中国中药资源大典

中国中药资源区划
——重点调查资源分布区划

主编·黄璐琦　张小波　李旻辉

上海科学技术出版社

内 容 提 要

本书选取《全国中药资源普查技术规范》中重点调查中药材和中药资源作为区划研究对象,基于第四次全国中药资源普查数据和文献资料,以文字和地图的形式直观地呈现了593种中药资源在全国的分布情况。

本书可供从事中药资源研究、中药材生产流通或管理人员参考借鉴。

本书出版受到以下项目支持:

国家中医药管理局委托项目(GZY-KJS-2018-004、GZY-KJS-2019-001);

国家中医药管理局中医药创新团队及人才支持计划项目(ZYYCXTD-D-202005);

全国重点实验室2023年度科研专项(CI2023E002);

国家自然科学基金(82274052);

科技部科技基础资源调查专项(2022FY101000)。

图书在版编目(CIP)数据

中国中药资源区划 : 重点调查资源分布区划 / 黄璐琦, 张小波, 李旻辉主编. -- 上海 : 上海科学技术出版社, 2024.3
  (中国中药资源大典)
  ISBN 978-7-5478-6471-5

Ⅰ.①中… Ⅱ.①黄… ②张… ③李… Ⅲ.①中药资源—区划—中国 Ⅳ.①R282

中国国家版本馆CIP数据核字(2023)第247867号

审图号:GS(2024)2181号

中国中药资源区划
——重点调查资源分布区划
主编·黄璐琦 张小波 李旻辉

上海世纪出版(集团)有限公司
上海 科 学 技 术 出 版 社 出版、发行
(上海市闵行区号景路159弄A座9F-10F)
邮政编码201101 www.sstp.cn
山东韵杰文化科技有限公司印刷
开本 889×1194 1/16 印张 38.25
字数:500千字
2024年3月第1版 2024年3月第1次印刷
ISBN 978-7-5478-6471-5/R·2927
定价:598.00元

编撰委员会

主　编

黄璐琦　张小波　李旻辉

副主编

郭兰萍　段金廒　赵润怀　景志贤　毕雅琼

编　委

（按姓氏笔画排序）

丁永康	弓豫璇	马晓辉	王慧	王文乐	王爱祥	王琰冰
方清茂	尹永飞	尹利民	尹海波	左佳莉	史婷婷	白吉庆
兰小中	毕雅琼	吕国帅	刘谦	刘昊临	刘佳丽	闫庆琦
许安	孙雪	孙嘉惠	严辉	李玲	李梦	李旻辉
李恬恬	李晓瑾	李海涛	李智赫	杨成梓	肖井雷	吴和真
邱斌	何培	何小磊	余丽莹	张丹	张珂	张茹
张一莹	张小波	张成刚	张明旭	张春红	张春椿	阿木古楞
陈冬雪	罗容	周涛	单飞彪	房君	赵泽源	赵润怀
段金廒	晋玲	高原	高峰	郭兰萍	黄璐琦	章登停
彭泽通	韩国庆	韩佳伟	景志贤	焦静	温秀萍	虞金宝
窦萱	赫凯	魏欣欣				

前 言

  中药资源是自然界赋予我们的宝贵财富,也是中药产业和中医药事业发展的基础。随着国民经济迅速发展和民众对身体健康需求的提升,社会各界对中药资源的需求不断变化,中药资源的分布和数量也在悄然发生变化。第四次全国中药资源普查(以下简称普查)外业调查工作获取了大量的分布数据信息,为中药资源区划提供了坚实的数据支撑。

  中药资源区划是发展中药生产的重要基础工作,研究中药资源及其地域系统的空间分异规律,并按照这种空间差异性和规律性对其进行区域划分,可为中药资源相关生产实践活动、中药材生产加工基地建设和原料基地选址等提供科学依据。

  本书依据《全国中药资源普查技术规范》中"重点调查中药资源(中药材)目录",去除药用动物和矿物资源,共选取 497 种中药材、593 种中药资源进行区划研究。全书以文字描述和地图相结合的方式,直观地呈现了 593 种中药资源在全国的分布情况。本书目录按中药材名称的笔画顺次排列,同一中药材多种基原的,分别列出其基原;同一基原多个入药部位的,中药材的名称用"/"分开。

  本书中对每种中药资源,先用两段文字描述其分布范围。其中:第一段文字描述,是综合普查获得、文献资料记载的分布范围。文献资料关于中药资源的分布范围,主要参考《中国植物志》《中国高等植物》《中国高等植物图鉴》《中华本草》《中国中药资源志要》《全国中草药汇编》《中药志》及公开发表的学术论文中的分布情况,并对其中区域性表述进行标准化替换,统一用省级行政区划名称描述。第二段文字描述,是根据普查工作中,全国各县级普查队实地调查获取、汇交到全国中药资源普查信息管理系统中的位置信息,利用空间信息技术,估算获得中药资源的分布概率,用省级行政区划名描述分布概率较高的区域。

  本书中对每种中药资源,绘制一幅分布概率图,利用地图展示其分布范围。分布概率图,是基于普查过程中收集的经纬度数据和全国范围自然生态环境数据,应用 ArcGIS 软件和生态位模型,估算获得的空间分布情况。在绘制过程中,对每种中药资源的分布区域范围,基于普查数据和文献资料等进行对比分析,针对与实际情况不符情况进行补充调查验证、对分布区域范围进行修订。采用自然断点法,对中药资源在全国的分布概率差异性进行分级展示。对个别调查数据量较小的资源,采用点状分布图的方式展示。

　　本书的编撰并非一蹴而就,而是在多年扎实普查工作的基础上,汇聚了众多专家学者的智慧与努力的成果。感谢各地普查工作者在本书编制过程中的辛勤付出和无私奉献,为中药资源区划研究提供了大量宝贵的基础资料。本书在编撰中,结合中药资源、地理等多学科的知识与方法,力求对中药资源分布范围进行全面地分析,但中药资源地域分布范围广泛,受区划研究的数据限制,研究中难免存在不足。对于书稿存在的不完善之处,敬请各位专家提出宝贵的意见和建议,为我们后续的修订工作提供参考,也期待与各位专家学者携手共同进行中药资源区划研究。我们相信,随着科学技术的进步和研究方法的不断更新,将会逐步丰富中药资源区划研究内容,更好地服务于中药产业和中医药事业发展。

编者

2024 年 1 月

目 录

一画

1. 一枝黄花

一枝黄花 *Solidago decurrens* Lour.

通过汇总和分析第四次全国中药资源普查及相关文献查阅的数据，一枝黄花分布于河北、山西、辽宁、吉林、黑龙江、上海、江苏、浙江、安徽、福建、江西、山东、河南、湖北、湖南、广东、广西、海南、重庆、四川、贵州、云南、西藏、陕西、甘肃、新疆、台湾等地。

一枝黄花分布概率较高的区域有浙江、安徽、福建、江西、湖北、湖南、重庆、贵州、台湾等地。一枝黄花的分布概率如图1。

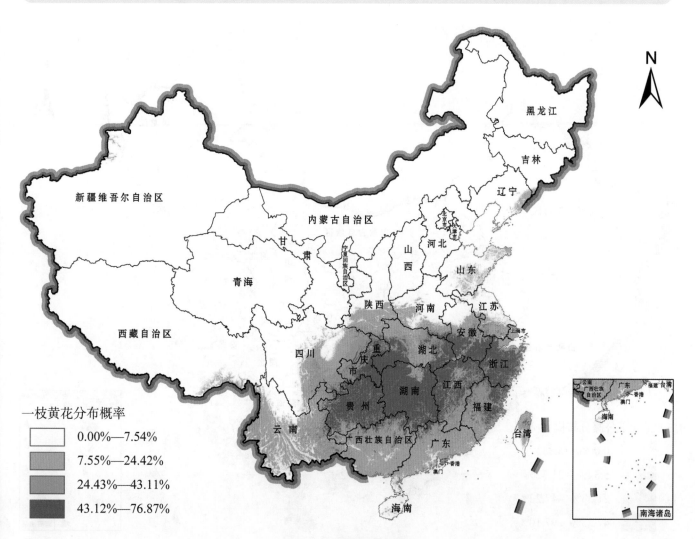

一枝黄花分布概率
- 0.00%—7.54%
- 7.55%—24.42%
- 24.43%—43.11%
- 43.12%—76.87%

图1 一枝黄花分布概率

二画

2. 丁公藤

光叶丁公藤 *Erycibe schmidtii* Craib

通过汇总和分析第四次全国中药资源普查及相关文献查阅的数据，光叶丁公藤分布于广东、广西、海南、重庆、云南等地。

光叶丁公藤分布概率较高的区域有广东、海南、台湾等地。光叶丁公藤的分布概率如图2。

丁公藤 *Erycibe obtusifolia* Benth. 也为丁公藤基原，主要分布于广东、广西、海南等地。丁公藤的分布如图439。

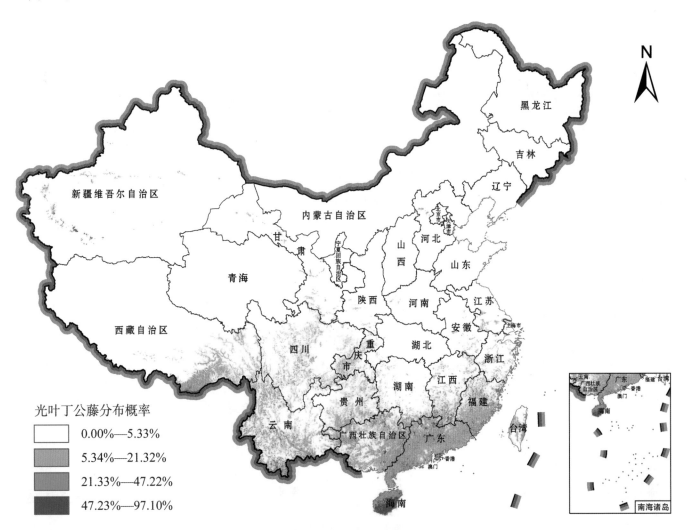

光叶丁公藤分布概率

	0.00%—5.33%
	5.34%—21.32%
	21.33%—47.22%
	47.23%—97.10%

图 2　光叶丁公藤分布概率

3. 丁香/母丁香

丁香 *Eugenia caryophyllata* Thunb.

通过汇总和分析第四次全国中药资源普查及相关文献查阅的数据,丁香分布于北京、河北、山西、辽宁、黑龙江、上海、江苏、浙江、安徽、福建、江西、山东、河南、湖南、广东、广西、海南、重庆、四川、贵州、云南、西藏、陕西、甘肃、青海、宁夏、台湾、香港、澳门等地。

丁香分布概率较高的区域有广东、海南、四川、云南、西藏、甘肃、青海、新疆等地。丁香的分布概率如图3。

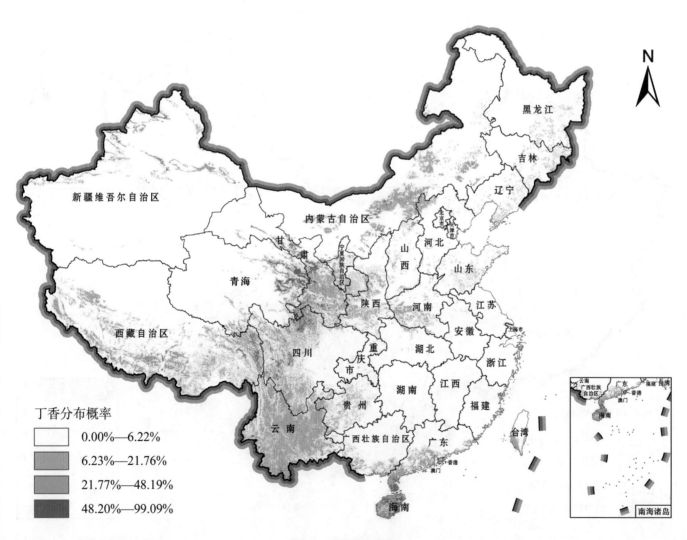

丁香分布概率

□	0.00%—6.22%
▨	6.23%—21.76%
▨	21.77%—48.19%
■	48.20%—99.09%

图3 丁香分布概率

4. 八角茴香

八角茴香 *Illicium verum* Hook. f.

通过汇总和分析第四次全国中药资源普查及相关文献查阅的数据,八角茴香分布于福建、广东、广西、贵州、云南、台湾等地。

八角茴香分布概率较高的区域有福建、湖南、广东、广西、四川、贵州、台湾、澳门等地。八角茴香的分布概率如图4。

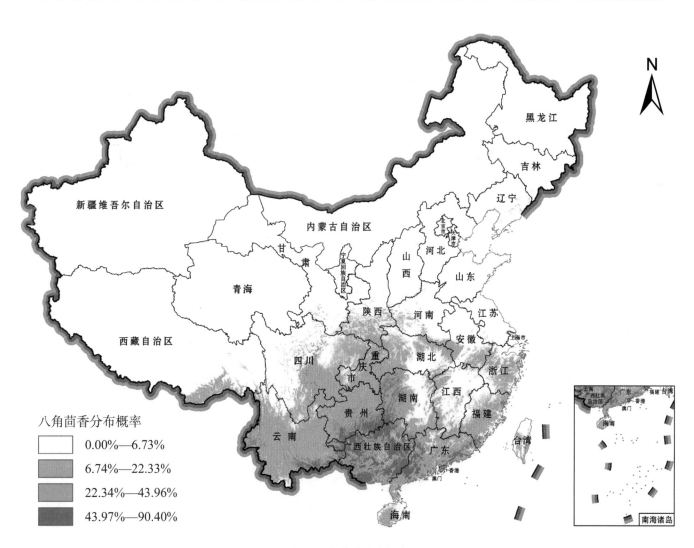

八角茴香分布概率

- 0.00%—6.73%
- 6.74%—22.33%
- 22.34%—43.96%
- 43.97%—90.40%

图4 八角茴香分布概率

5. 人参/人参叶

人参 *Panax ginseng* C. A. Mey.

通过汇总和分析第四次全国中药资源普查及相关文献查阅的数据,人参分布于北京、河北、山西、辽宁、吉林、黑龙江、福建、湖北、四川、云南、陕西、甘肃、宁夏等地。

人参分布概率较高的区域有辽宁、吉林、黑龙江等地。人参的分布概率如图5。

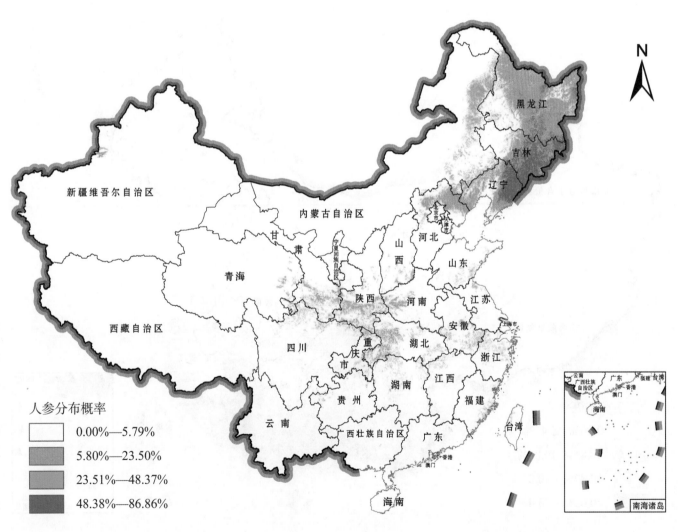

图5　人参分布概率

6. 九里香

九里香 *Murraya exotica* L.

通过汇总和分析第四次全国中药资源普查及相关文献查阅的数据,九里香分布于安徽、福建、湖南、广东、广西、海南、四川、贵州、云南、台湾等地。

九里香分布概率较高的区域有福建、广东、广西、海南、云南、香港等地。九里香的分布概率如图6-1。

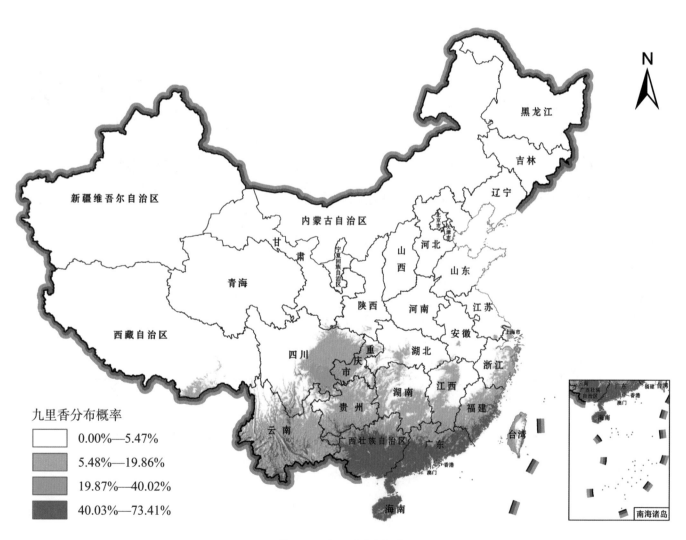

图6-1 九里香分布概率

千里香 *Murraya paniculata*（L.）Jack

通过汇总和分析第四次全国中药资源普查及相关文献查阅的数据，千里香分布于福建、江西、湖南、广东、广西、海南、四川、贵州、云南、台湾等地。

千里香分布概率较高的区域有广西、贵州等地。千里香的分布概率如图6-2。

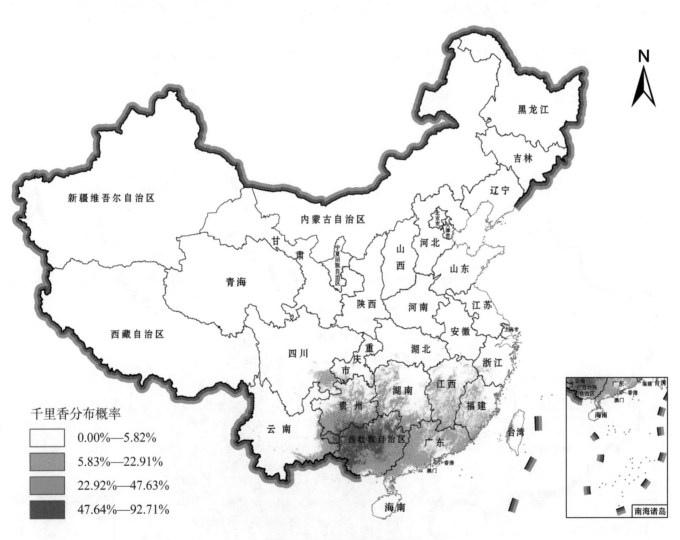

千里香分布概率

- 0.00%—5.82%
- 5.83%—22.91%
- 22.92%—47.63%
- 47.64%—92.71%

图6-2 千里香分布概率

7. 刀豆

刀豆 *Canavalia gladiata*（Jacq.）DC.

通过汇总和分析第四次全国中药资源普查及相关文献查阅的数据,刀豆分布于北京、河北、山西、上海、江苏、浙江、安徽、福建、江西、山东、河南、湖北、湖南、广东、广西、海南、重庆、四川、贵州、云南、陕西、台湾、香港、澳门等地。

刀豆分布概率较高的区域有浙江、安徽、福建、江西、湖北、湖南、广东、广西、海南、云南、台湾等地。刀豆的分布概率如图7。

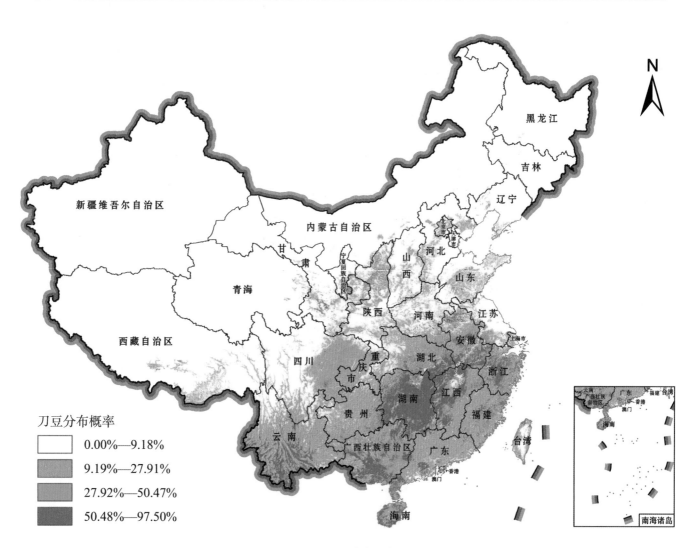

刀豆分布概率

□	0.00%—9.18%
▨	9.19%—27.91%
▨	27.92%—50.47%
▨	50.48%—97.50%

图 7 刀豆分布概率

三画

8. 三七

三七 *Panax notoginseng* (Burk.) F. H. Chen ex C. H. Chow

通过汇总和分析第四次全国中药资源普查及相关文献查阅的数据,三七分布于河北、山西、内蒙古、浙江、福建、江西、山东、河南、湖北、湖南、广东、广西、四川、贵州、云南、陕西、甘肃等地。

三七分布概率较高的区域有四川、贵州、云南等地。三七的分布概率如图8。

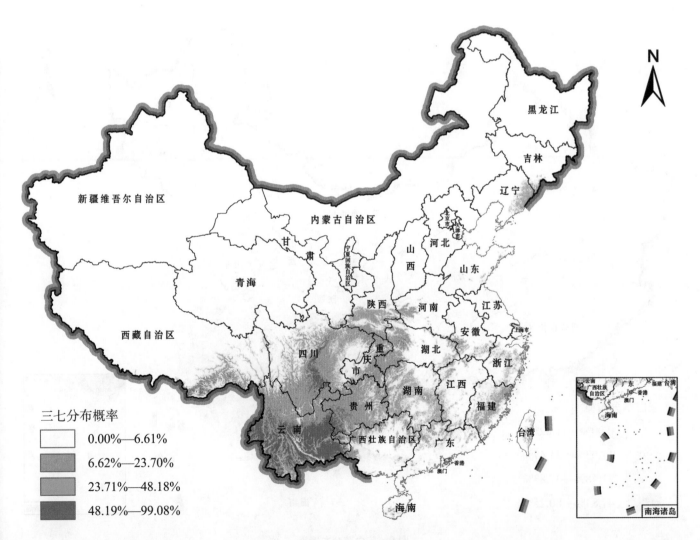

三七分布概率

- 0.00%—6.61%
- 6.62%—23.70%
- 23.71%—48.18%
- 48.19%—99.08%

图8　三七分布概率

9. 三白草

三白草 *Saururus chinensis*（Lour.）Baill.

通过汇总和分析第四次全国中药资源普查及相关文献查阅的数据,三白草分布于河北、上海、江苏、浙江、安徽、福建、江西、山东、河南、湖北、湖南、广东、广西、海南、重庆、四川、贵州、云南、西藏、陕西、甘肃、青海、台湾、香港、澳门等地。

三白草分布概率较高的区域有浙江、安徽、福建、江西、湖北、湖南、广东、广西、重庆、四川、贵州等地。三白草的分布概率如图9。

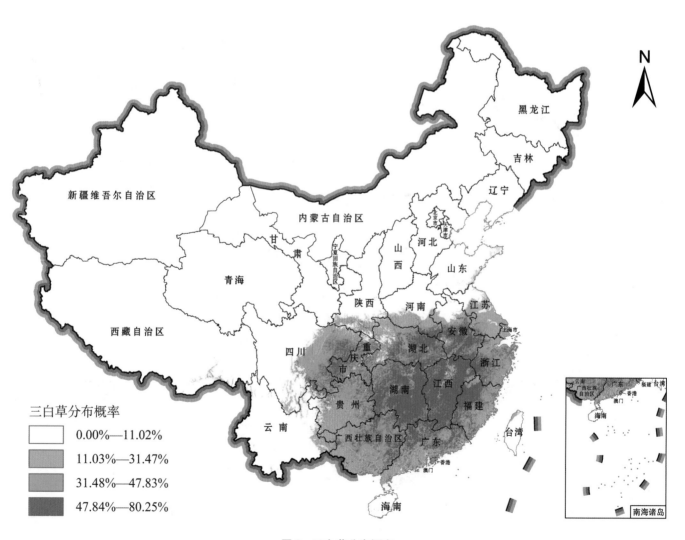

图9 三白草分布概率

10. 三棱

黑三棱 *Sparganium stoloniferum* (Buch. -Ham. ex Graebn.) Buch. -Ham. ex Juz.

通过汇总和分析第四次全国中药资源普查及相关文献查阅的数据,黑三棱分布于北京、天津、河北、山西、内蒙古、辽宁、吉林、黑龙江、上海、江苏、浙江、安徽、福建、江西、山东、河南、湖北、湖南、广东、广西、海南、重庆、四川、贵州、云南、西藏、陕西、甘肃、青海、宁夏、新疆、台湾、香港、澳门等地。

黑三棱分布概率较高的区域有北京、天津、河北、山西、内蒙古、辽宁、吉林、黑龙江、上海、江苏、浙江、安徽、江西、山东、河南、湖北、湖南、陕西、新疆、台湾等地。黑三棱的分布概率如图10。

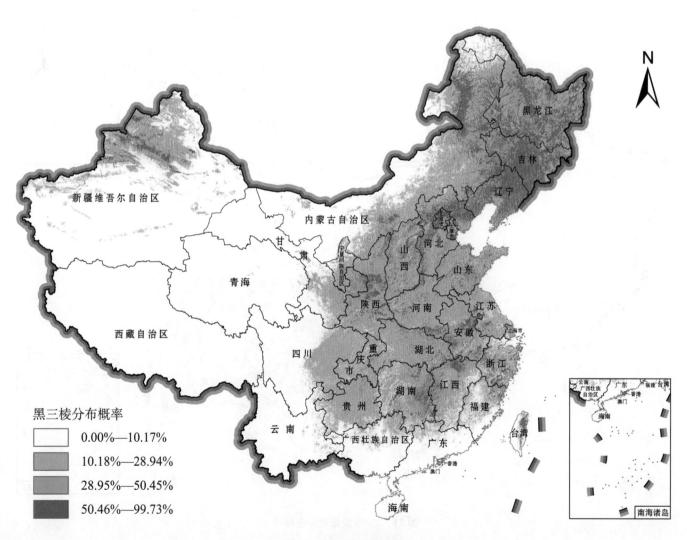

黑三棱分布概率

	0.00%—10.17%
	10.18%—28.94%
	28.95%—50.45%
	50.46%—99.73%

图 10　黑三棱分布概率

11. 三颗针

拟豪猪刺 *Berberis soulieana* C. K. Schneid.

通过汇总和分析第四次全国中药资源普查及相关文献查阅的数据,拟豪猪刺分布于河南、湖北、湖南、重庆、四川、贵州、云南、陕西、甘肃等地。

拟豪猪刺分布概率较高的区域有湖北、湖南、重庆、四川、云南、陕西、甘肃等地。拟豪猪刺的分布概率如图 11-1。

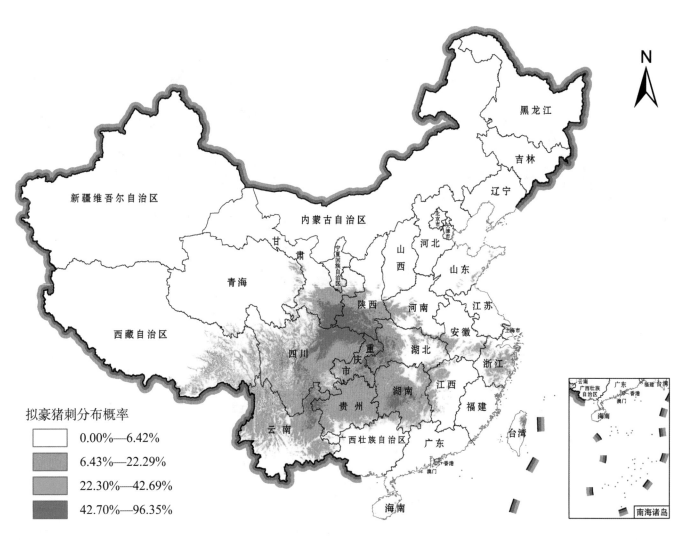

拟豪猪刺分布概率

□	0.00%—6.42%
	6.43%—22.29%
	22.30%—42.69%
	42.70%—96.35%

图 11-1 拟豪猪刺分布概率

小黄连刺 *Berberis wilsoniae* Hemsl.

通过汇总和分析第四次全国中药资源普查及相关文献查阅的数据,小黄连刺分布于江西、湖北、湖南、四川、贵州、云南、陕西、甘肃等地。

小黄连刺分布概率较高的区域有湖南、四川、云南等地。小黄连刺的分布概率如图 11 - 2。

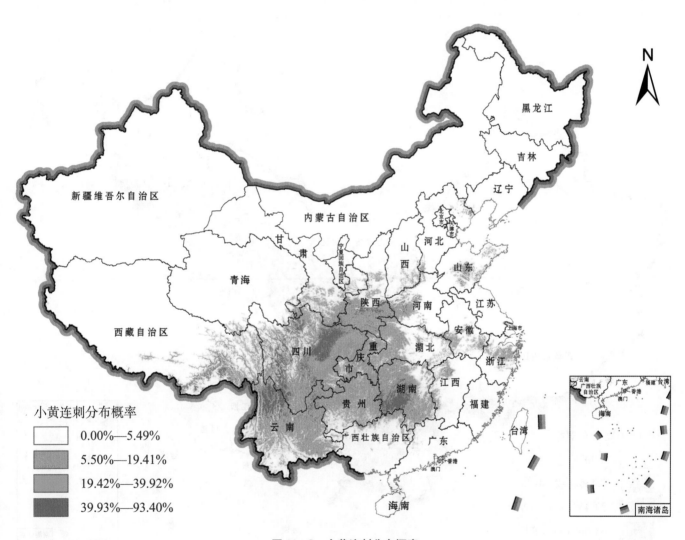

小黄连刺分布概率

	0.00%—5.49%
	5.50%—19.41%
	19.42%—39.92%
	39.93%—93.40%

图 11 - 2 小黄连刺分布概率

细叶小檗 *Berberis poiretii* C. K. Schneid.

通过汇总和分析第四次全国中药资源普查及相关文献查阅的数据,细叶小檗分布于北京、天津、河北、山西、内蒙古、辽宁、吉林、黑龙江、山东、河南、湖北、湖南、重庆、四川、贵州、云南、陕西、甘肃、青海、宁夏、新疆等地。

细叶小檗分布概率较高的区域有北京、河北、山西、辽宁、河南、湖北、四川、贵州、云南、陕西、甘肃等地。细叶小檗的分布概率如图 11 - 3。

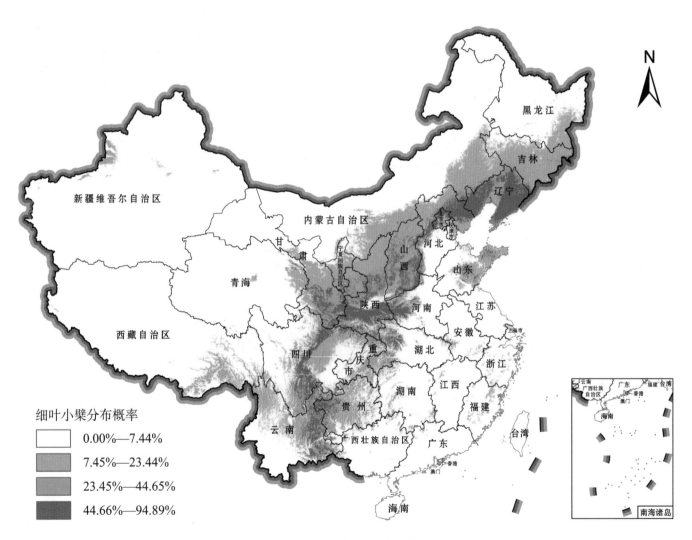

细叶小檗分布概率

	0.00%—7.44%
	7.45%—23.44%
	23.45%—44.65%
	44.66%—94.89%

图 11 - 3　细叶小檗分布概率

匙叶小檗 *Berberis vernae* **C. K. Schneid.**

通过汇总和分析第四次全国中药资源普查及相关文献查阅的数据,匙叶小檗分布于内蒙古、河南、湖北、湖南、四川、云南、陕西、甘肃、青海、新疆等地。

匙叶小檗分布概率较高的区域有河南、四川、陕西、甘肃、青海等地。匙叶小檗的分布概率如图 11 - 4。

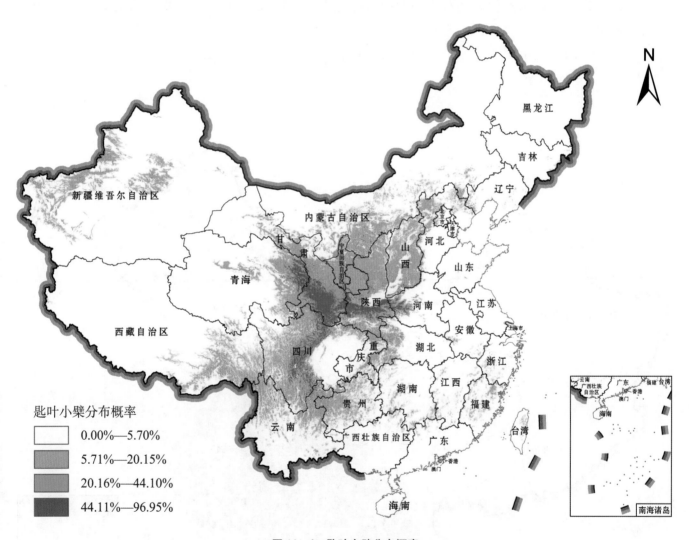

匙叶小檗分布概率

☐	0.00%—5.70%
▨	5.71%—20.15%
▨	20.16%—44.10%
■	44.11%—96.95%

图 11 - 4 匙叶小檗分布概率

12. 干姜/生姜

姜 *Zingiber officinale Rosc.*

通过汇总和分析第四次全国中药资源普查及相关文献查阅的数据,姜分布于北京、天津、河北、山西、内蒙古、上海、江苏、浙江、安徽、福建、江西、山东、河南、湖北、湖南、广东、广西、海南、重庆、四川、贵州、云南、西藏、陕西、甘肃、青海、宁夏、新疆、台湾、香港、澳门等地。

姜分布概率较高的区域有江苏、浙江、安徽、福建、江西、湖北、湖南、广东、广西、海南、重庆、四川、贵州、云南、台湾等地。姜的分布概率如图12。

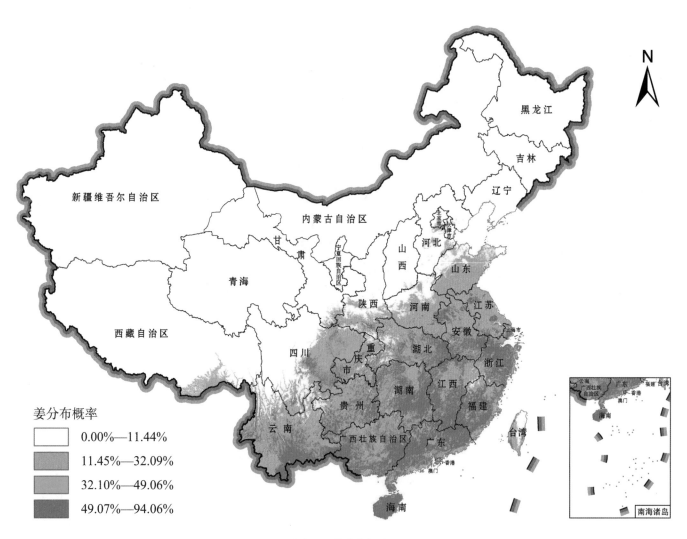

姜分布概率

0.00%—11.44%

11.45%—32.09%

32.10%—49.06%

49.07%—94.06%

图 12　姜分布概率

13. 干漆

漆树 Toxicodendron vernicifluum (Stokes) F. A. Barkl.

通过汇总和分析第四次全国中药资源普查及相关文献查阅的数据,漆树分布于北京、天津、河北、山西、内蒙古、辽宁、吉林、黑龙江、上海、江苏、浙江、安徽、福建、江西、山东、河南、湖北、湖南、广东、广西、海南、重庆、四川、贵州、云南、西藏、陕西、甘肃、青海、宁夏、台湾、香港、澳门等地。

漆树分布概率较高的区域有浙江、安徽、福建、江西、河南、湖北、湖南、广东、广西、重庆、四川、贵州、云南、陕西、甘肃等地。漆树的分布概率如图13。

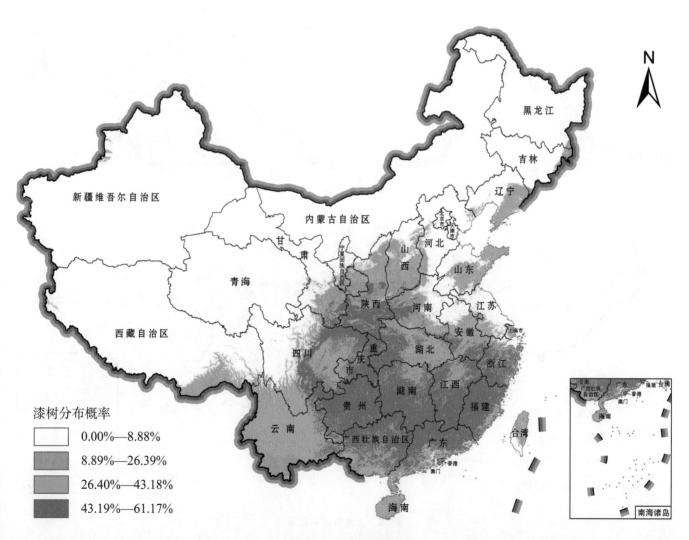

漆树分布概率

- 0.00%—8.88%
- 8.89%—26.39%
- 26.40%—43.18%
- 43.19%—61.17%

图13 漆树分布概率

14. 土木香

土木香 *Inula helenium* L.

通过汇总和分析第四次全国中药资源普查及相关文献查阅的数据,土木香分布于北京、天津、河北、山西、内蒙古、辽宁、吉林、黑龙江、安徽、湖北、湖南、四川、云南、陕西、甘肃、青海、宁夏、新疆等地。

土木香分布概率较高的区域有河北、山西、内蒙古、辽宁、吉林、黑龙江、安徽、河南、湖北、湖南、陕西、甘肃、宁夏、新疆等地。土木香的分布概率如图14。

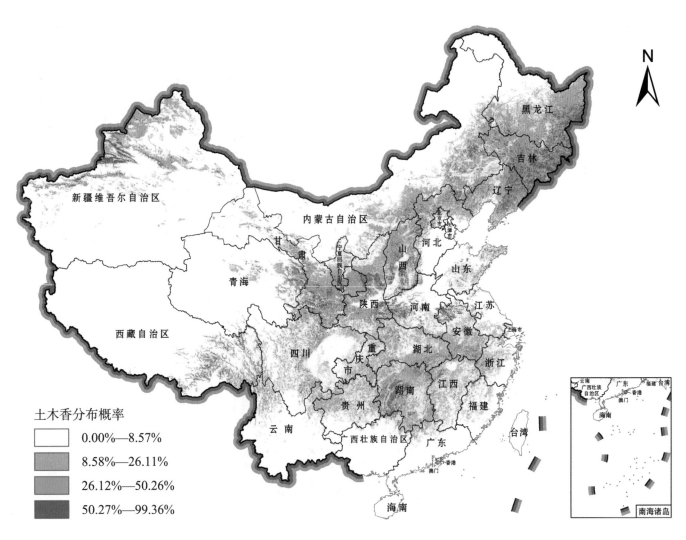

土木香分布概率

	0.00%—8.57%
	8.58%—26.11%
	26.12%—50.26%
	50.27%—99.36%

图 14　土木香分布概率

15. 土贝母

土贝母 *Bolbostemma paniculatum*（Maxim.）Franquet

通过汇总和分析第四次全国中药资源普查及相关文献查阅的数据,土贝母分布于河北、山西、辽宁、吉林、江苏、安徽、山东、河南、湖北、湖南、重庆、四川、贵州、云南、陕西、甘肃、青海、宁夏、新疆等地。

土贝母分布概率较高的区域有北京、河北、山西、山东、陕西、甘肃等地。土贝母的分布概率如图15。

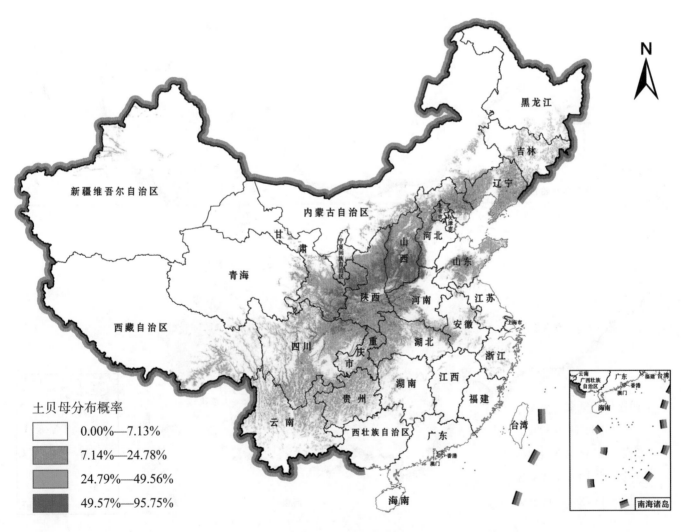

土贝母分布概率

0.00%—7.13%
7.14%—24.78%
24.79%—49.56%
49.57%—95.75%

图15 土贝母分布概率

16. 土荆皮

金钱松 *Pseudolarix amabilis*（J. Nelson）Rehder

通过汇总和分析第四次全国中药资源普查及相关文献查阅的数据，金钱松分布于上海、江苏、浙江、安徽、福建、江西、山东、河南、湖北、湖南、广西、重庆、四川、贵州、甘肃、台湾等地。

金钱松分布概率较高的区域有浙江、安徽、山东、湖北、湖南、重庆等地。金钱松的分布概率如图16。

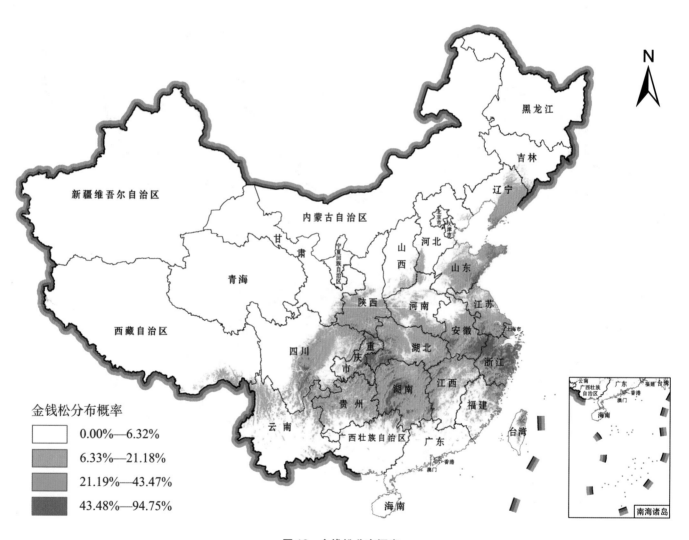

金钱松分布概率
- 0.00%—6.32%
- 6.33%—21.18%
- 21.19%—43.47%
- 43.48%—94.75%

图16 金钱松分布概率

17. 土茯苓

光叶菝葜 *Smilax glabra* Roxb.

通过汇总和分析第四次全国中药资源普查及相关文献查阅的数据,光叶菝葜分布于上海、江苏、浙江、安徽、福建、江西、山东、河南、湖北、湖南、广东、广西、海南、四川、贵州、陕西、甘肃、台湾等地。

光叶菝葜分布概率较高的区域有浙江、安徽、福建、江西、湖北、湖南、广东、广西、海南、重庆、四川、贵州、云南、台湾等地。光叶菝葜的分布概率如图17。

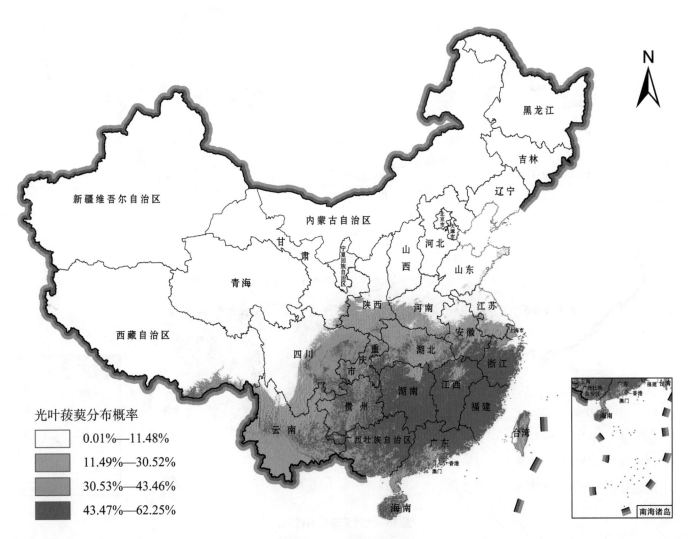

光叶菝葜分布概率

	0.01—11.48%
	11.49%—30.52%
	30.53%—43.46%
	43.47%—62.25%

图 17 光叶菝葜分布概率

18. 大叶紫珠

大叶紫珠 *Callicarpa macrophylla* Vahl

通过汇总和分析第四次全国中药资源普查及相关文献查阅的数据,大叶紫珠分布于安徽、福建、湖北、湖南、广东、广西、海南、重庆、四川、贵州、云南、西藏、香港、澳门等地。

大叶紫珠分布概率较高的区域有福建、广东、广西、贵州、云南等地。大叶紫珠的分布概率如图18。

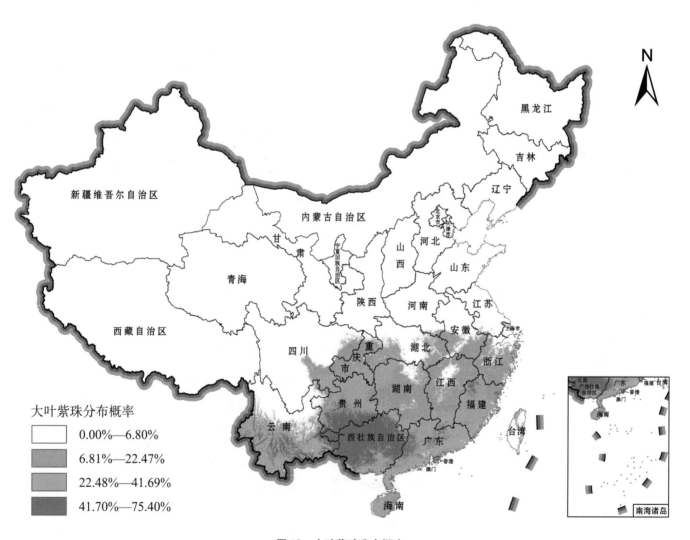

大叶紫珠分布概率

- 0.00%—6.80%
- 6.81%—22.47%
- 22.48%—41.69%
- 41.70%—75.40%

图18 大叶紫珠分布概率

19. 大血藤

大血藤 *Sargentodoxa cuneata* (Oliv.) Rehd. et Wils.

通过汇总和分析第四次全国中药资源普查及相关文献查阅的数据,大血藤分布于江苏、浙江、安徽、福建、江西、河南、湖北、湖南、广东、广西、海南、重庆、四川、贵州、云南、陕西、甘肃等地。

大血藤分布概率较高的区域有浙江、安徽、福建、江西、湖北、湖南、广西、重庆、贵州等地。大血藤的分布概率如图 19。

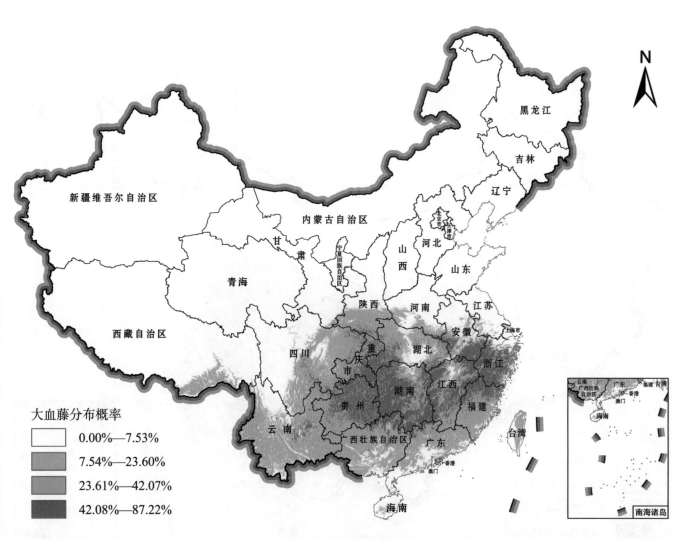

图 19 大血藤分布概率

20. 大皂角/皂角刺/猪牙皂

皂荚 *Gleditsia sinensis* Lam.

通过汇总和分析第四次全国中药资源普查及相关文献查阅的数据,皂荚分布于北京、天津、河北、山西、内蒙古、辽宁、吉林、黑龙江、上海、江苏、浙江、安徽、福建、江西、山东、河南、湖北、湖南、广东、广西、海南、四川、贵州、云南、陕西、甘肃、青海、宁夏、台湾、香港、澳门等地。

皂荚分布概率较高的区域有天津、河北、山西、辽宁、江苏、浙江、安徽、江西、山东、河南、湖北、湖南、重庆、四川、贵州、陕西、甘肃等地。皂荚的分布概率如图20。

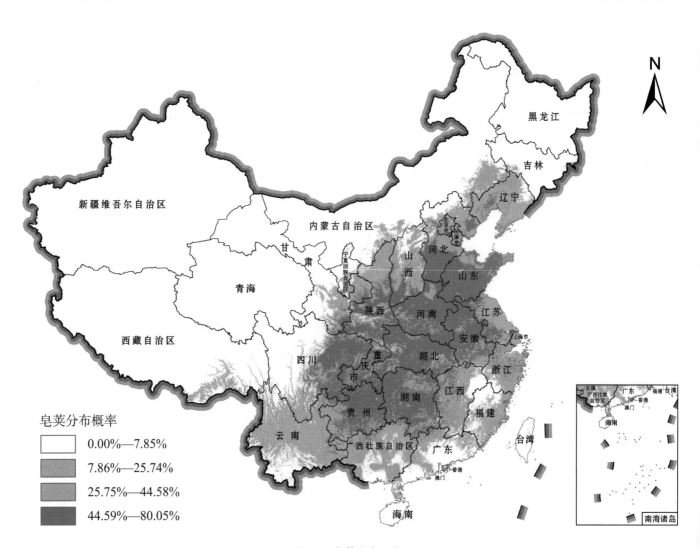

皂荚分布概率

- 0.00%—7.85%
- 7.86%—25.74%
- 25.75%—44.58%
- 44.59%—80.05%

图 20 皂荚分布概率

21. 大青叶/板蓝根

菘蓝 *Isatis indigotica* Fort.

通过汇总和分析第四次全国中药资源普查及相关文献查阅的数据,菘蓝分布于全国各地。

菘蓝分布概率较高的区域有北京、天津、河北、山西、辽宁、上海、江苏、安徽、山东、河南、湖北、湖南、四川、贵州、云南、陕西、甘肃、宁夏、新疆等地。菘蓝的分布概率如图21。

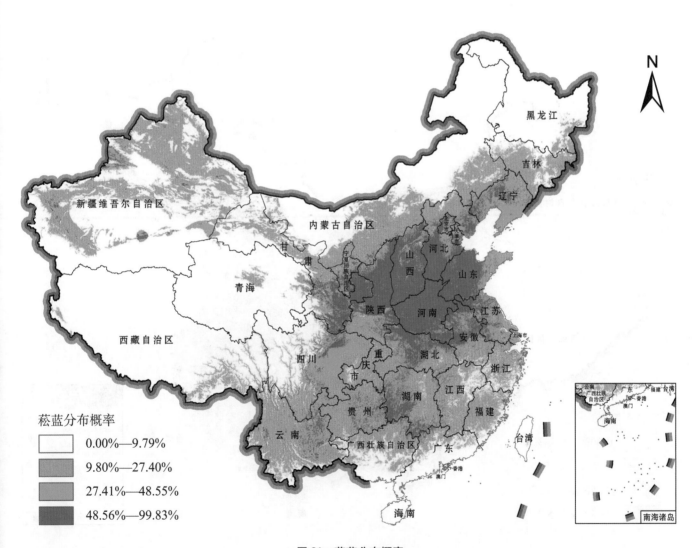

图 21　菘蓝分布概率

22. 大枣

枣 *Ziziphus jujuba* Mill.

通过汇总和分析第四次全国中药资源普查及相关文献查阅的数据,枣分布于全国各地。

枣分布概率较高的区域有北京、天津、河北、山西、辽宁、上海、江苏、浙江、安徽、福建、江西、山东、河南、湖北、湖南、广东、广西、重庆、四川、贵州、陕西、甘肃等地。枣的分布概率如图22。

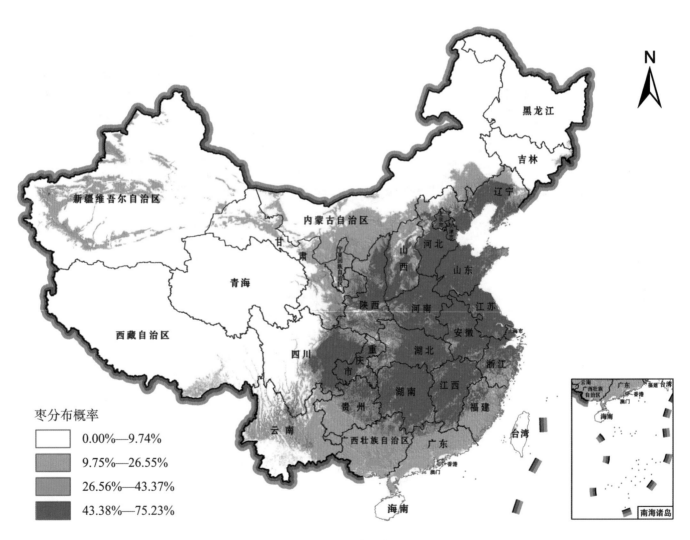

枣分布概率

0.00%—9.74%

9.75%—26.55%

26.56%—43.37%

43.38%—75.23%

图 22 枣分布概率

23. 大黄

掌叶大黄 *Rheum palmatum* **L.**

通过汇总和分析第四次全国中药资源普查及相关文献查阅的数据,掌叶大黄分布于北京、天津、河北、山西、内蒙古、河南、湖北、湖南、重庆、四川、云南、西藏、陕西、甘肃、青海、宁夏等地。

掌叶大黄分布概率较高的区域有山西、河南、湖北、重庆、四川、西藏、陕西、甘肃等地。掌叶大黄的分布概率如图 23 - 1。

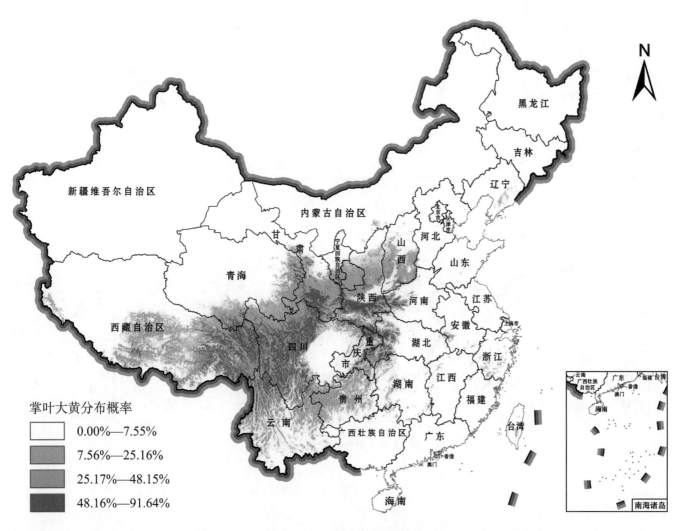

掌叶大黄分布概率

- 0.00%—7.55%
- 7.56%—25.16%
- 25.17%—48.15%
- 48.16%—91.64%

图 23 - 1 掌叶大黄分布概率

唐古特大黄 *Rheum tanguticum* Maxim. ex Regel

通过汇总和分析第四次全国中药资源普查及相关文献查阅的数据,唐古特大黄分布于湖北、四川、西藏、陕西、甘肃、青海、宁夏等地。

唐古特大黄分布概率较高的区域有四川、陕西、甘肃、青海等地。唐古特大黄的分布概率如图 23 - 2。

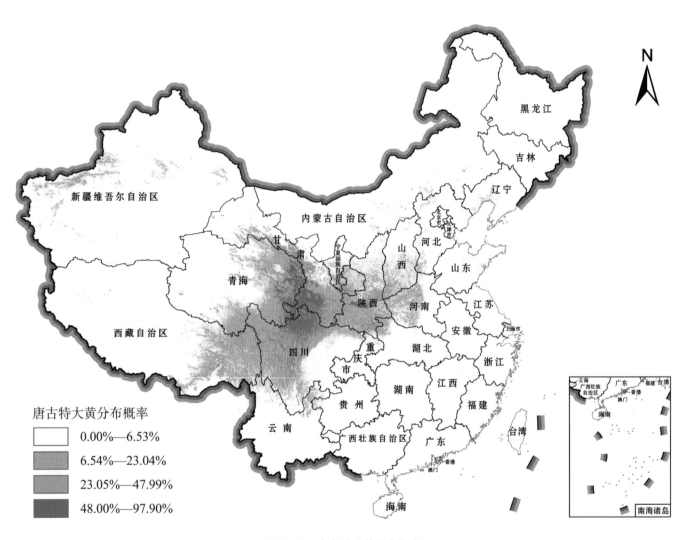

图 23 - 2　唐古特大黄分布概率

药用大黄 *Rheum officinale* Baill.

通过汇总和分析第四次全国中药资源普查及相关文献查阅的数据,药用大黄分布于山西、吉林、河南、湖北、湖南、重庆、四川、贵州、云南、西藏、陕西、甘肃、青海、宁夏、新疆等地。

药用大黄分布概率较高的区域有山西、河南、湖北、重庆、四川、陕西、甘肃、新疆等地。药用大黄的分布概率如图 23 - 3。

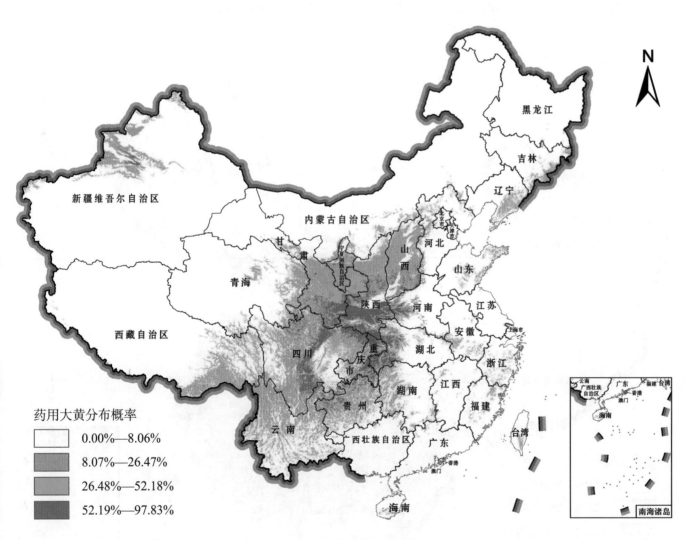

药用大黄分布概率

	0.00%—8.06%
	8.07%—26.47%
	26.48%—52.18%
	52.19%—97.83%

图 23 - 3 药用大黄分布概率

24. 大蓟

蓟 *Cirsium japonicum* Fisch. ex DC.

通过汇总和分析第四次全国中药资源普查及相关文献查阅的数据,蓟分布于全国各地。

蓟分布概率较高的区域有北京、天津、河北、山西、辽宁、上海、江苏、浙江、安徽、福建、江西、山东、河南、湖北、湖南、广东、广西、重庆、四川、贵州、云南、西藏、陕西、甘肃、新疆等地。蓟的分布概率如图24。

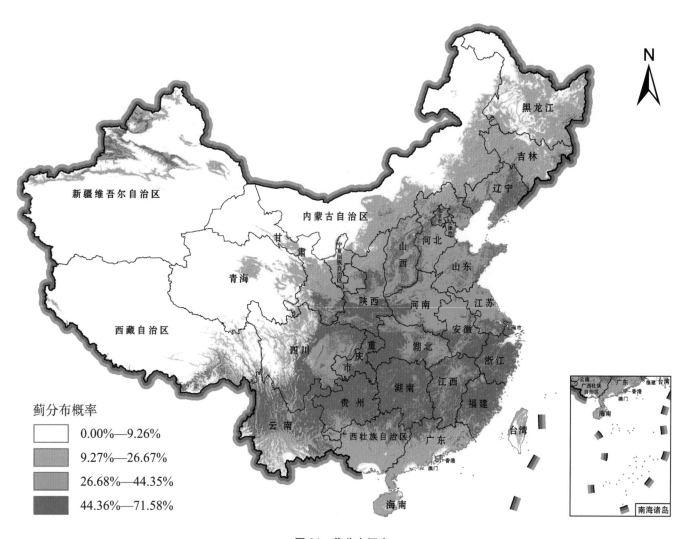

蓟分布概率

0.00%—9.26%
9.27%—26.67%
26.68%—44.35%
44.36%—71.58%

图24 蓟分布概率

25. 山麦冬

湖北麦冬 *Liriope spicata*（Thunb.）Lour. var. *prolifera* Y. T. Ma

通过汇总和分析第四次全国中药资源普查及相关文献查阅的数据,湖北麦冬分布于江苏、浙江、安徽、福建、河南、湖北、广西、重庆、四川、贵州、云南、西藏等地。

湖北麦冬分布概率较高的区域有安徽、湖北、湖南、重庆、四川、陕西等地。湖北麦冬的分布概率如图 25-1。

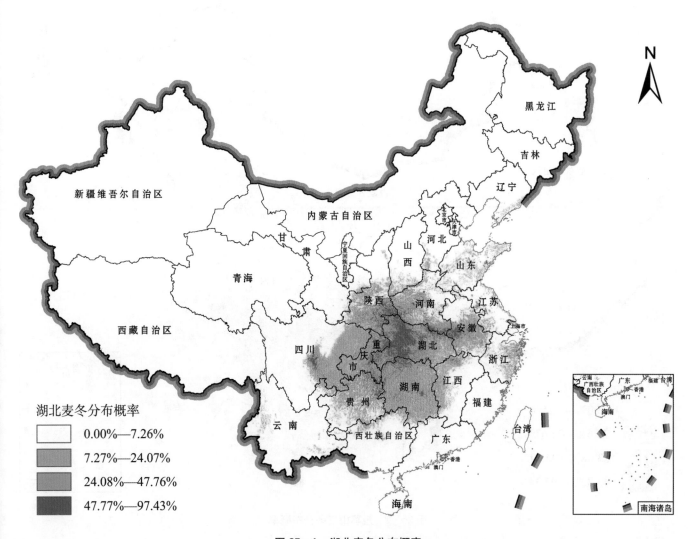

湖北麦冬分布概率

	0.00%—7.26%
	7.27%—24.07%
	24.08%—47.76%
	47.77%—97.43%

图 25-1 湖北麦冬分布概率

短葶山麦冬 *Liriope muscari*（Decne.）L. H. Bailey

通过汇总和分析第四次全国中药资源普查及相关文献查阅的数据，短葶山麦冬分布于北京、天津、河北、山西、辽宁、上海、江苏、浙江、安徽、福建、江西、山东、河南、湖北、湖南、广东、广西、海南、重庆、四川、贵州、云南、陕西、甘肃、宁夏、台湾、香港、澳门等地。

短葶山麦冬分布概率较高的区域有浙江、安徽、福建、河南、湖北、湖南、海南、重庆、四川、贵州等地。短葶山麦冬的分布概率如图 25 - 2。

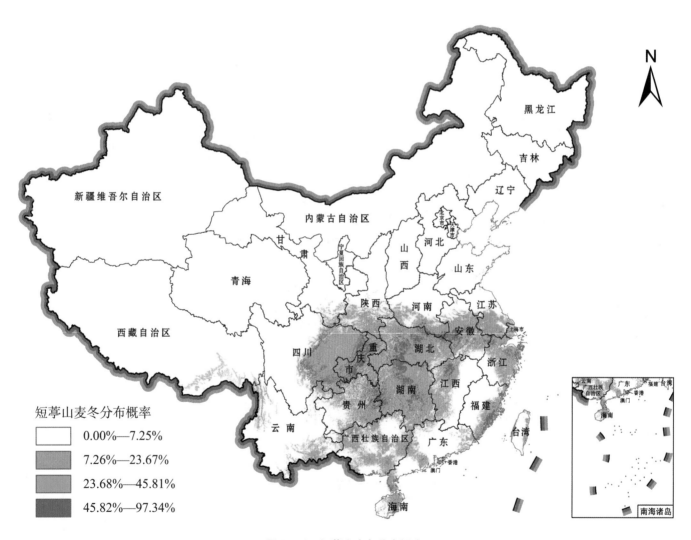

短葶山麦冬分布概率

	0.00%—7.25%
	7.26%—23.67%
	23.68%—45.81%
	45.82%—97.34%

图 25 - 2 短葶山麦冬分布概率

26. 山豆根

越南槐 *Sophora tonkinensis* **Gagnep.**

通过汇总和分析第四次全国中药资源普查及相关文献查阅的数据,越南槐分布于山西、江西、河南、湖北、湖南、广东、广西、重庆、四川、贵州、云南、陕西等地。

越南槐分布概率较高的区域有广西、贵州、云南等地。越南槐的分布概率如图26。

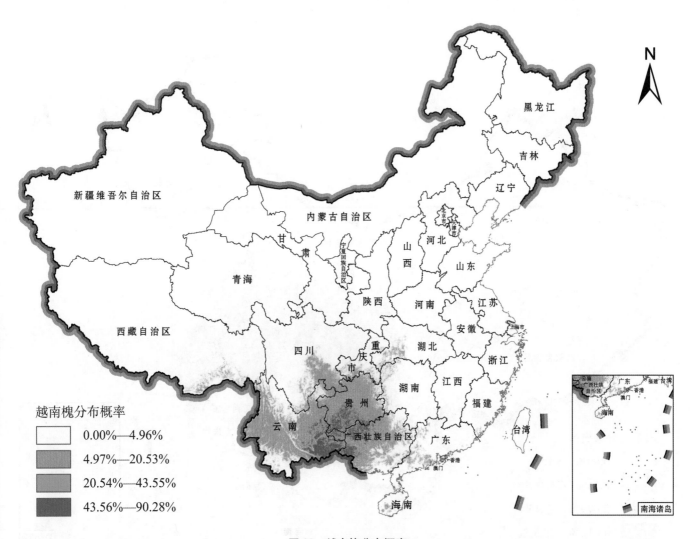

越南槐分布概率

- [ ] 0.00%—4.96%
- 4.97%—20.53%
- 20.54%—43.55%
- 43.56%—90.28%

图 26 越南槐分布概率

27. 山茱萸

山茱萸 *Cornus officinalis* Sieb. et Zucc.

通过汇总和分析第四次全国中药资源普查及相关文献查阅的数据,山茱萸分布于河北、山西、吉林、江苏、浙江、安徽、福建、江西、山东、河南、湖北、湖南、广东、广西、重庆、四川、贵州、云南、陕西、甘肃、宁夏等地。

山茱萸分布概率较高的区域有河北、山西、浙江、安徽、山东、河南、湖北、湖南、重庆、四川、贵州、陕西、甘肃等地。山茱萸的分布概率如图27。

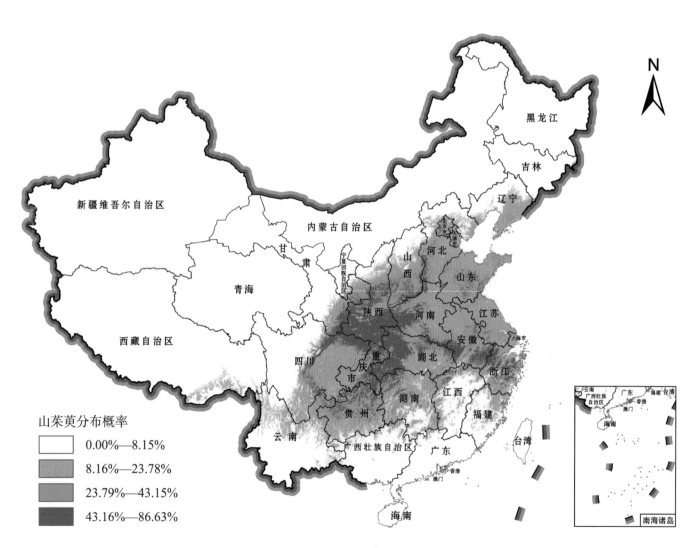

山茱萸分布概率

□	0.00%—8.15%
▨	8.16%—23.78%
▩	23.79%—43.15%
■	43.16%—86.63%

图 27 山茱萸分布概率

28. 山药

薯蓣 *Dioscorea opposita* **Thunb.**

通过汇总和分析第四次全国中药资源普查及相关文献查阅的数据,薯蓣分布于全国大部分省区。

薯蓣分布概率较高的区域有北京、天津、河北、山西、辽宁、江苏、浙江、安徽、福建、江西、山东、河南、湖北、湖南、广东、广西、海南、重庆、四川、贵州、云南、西藏、陕西、甘肃等地。薯蓣的分布概率如图28。

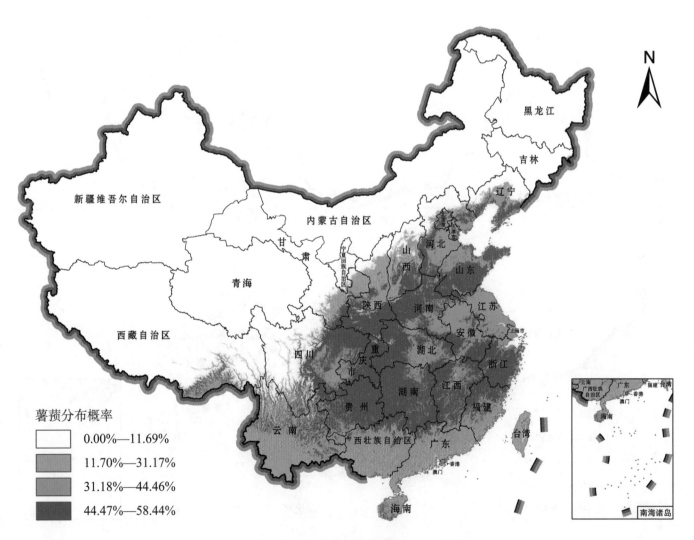

薯蓣分布概率

	0.00%—11.69%
	11.70%—31.17%
	31.18%—44.46%
	44.47%—58.44%

图 28 薯蓣分布概率

29. 山奈

山奈 *Kaempferia galanga* L.

通过汇总和分析第四次全国中药资源普查及相关文献查阅的数据,山奈分布于福建、江西、湖南、广东、广西、海南、四川、贵州、云南、台湾等地。

山奈分布概率较高的区域有广东、广西、海南、云南、台湾等地。山奈的分布概率如图29。

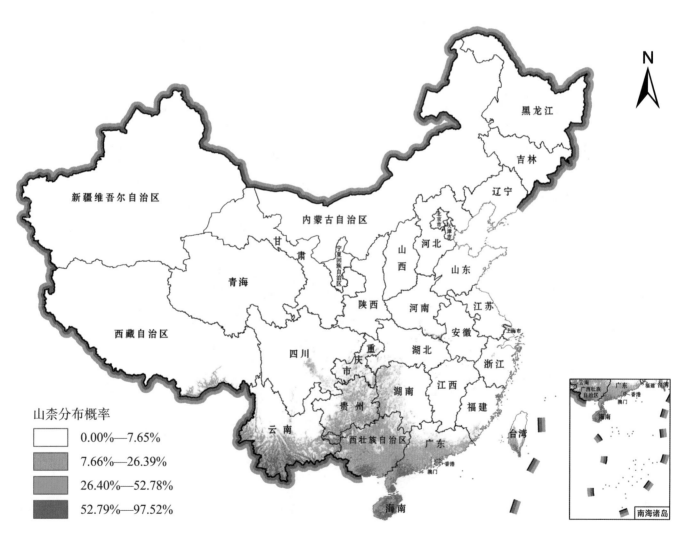

图 29　山奈分布概率

30. 山香圆叶

山香圆 *Turpinia arguta* (Lindl.) Seem.

通过汇总和分析第四次全国中药资源普查及相关文献查阅的数据,山香圆分布于福建、江西、湖南、广东、广西、海南、四川、贵州、云南等地。

山香圆分布概率较高的区域有浙江、福建、江西、湖南、广东、广西、海南、云南等地。山香圆的分布概率如图 30。

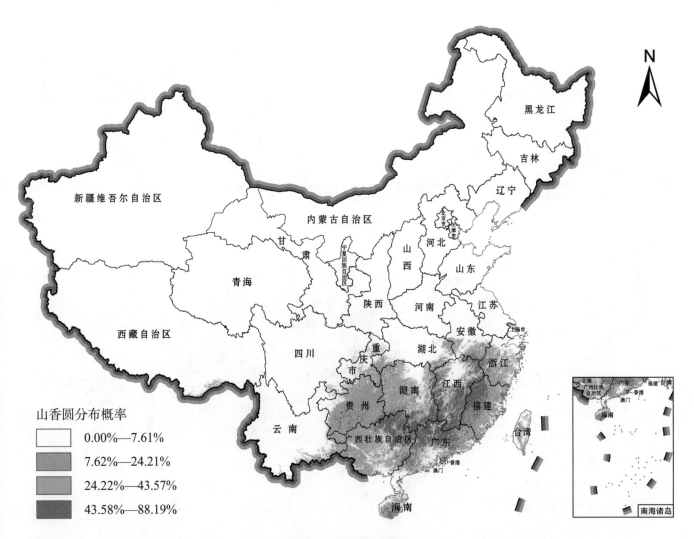

山香圆分布概率

☐	0.00%—7.61%
▨	7.62%—24.21%
▨	24.22%—43.57%
■	43.58%—88.19%

图 30 山香圆分布概率

31. 山银花

灰毡毛忍冬 *Lonicera macranthoides* **Hand. -Mazz.**

通过汇总和分析第四次全国中药资源普查及相关文献查阅的数据,灰毡毛忍冬分布于浙江、安徽、福建、江西、湖北、湖南、广东、广西、重庆、四川、贵州、甘肃等地。

灰毡毛忍冬分布概率较高的区域有浙江、安徽、福建、江西、湖北、湖南、广东、广西、重庆、四川、贵州等地。灰毡毛忍冬的分布概率如图31-1。

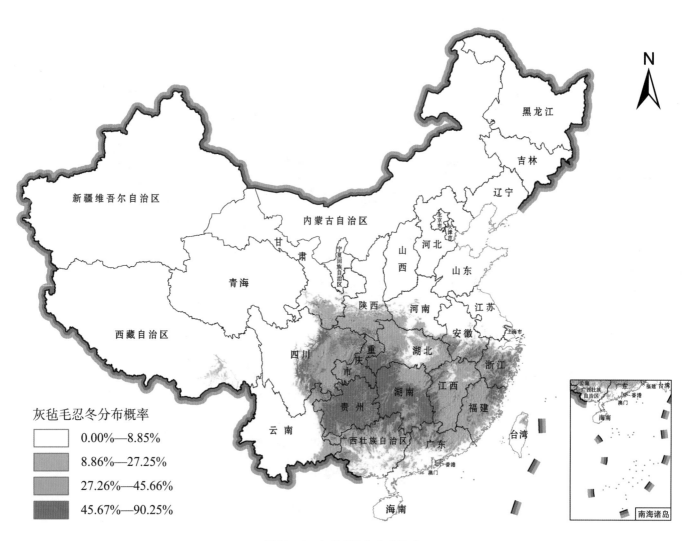

灰毡毛忍冬分布概率

□	0.00%—8.85%
▨	8.86%—27.25%
▩	27.26%—45.66%
▦	45.67%—90.25%

图31-1 灰毡毛忍冬分布概率

红腺忍冬 *Lonicera hypoglauca* Miq.

　　通过汇总和分析第四次全国中药资源普查及相关文献查阅的数据,红腺忍冬分布于江苏、浙江、安徽、福建、江西、河南、湖北、湖南、广东、广西、重庆、四川、贵州、云南、陕西、台湾等地。
　　红腺忍冬分布概率较高的区域有浙江、安徽、福建、江西、湖北、湖南、广东、广西、重庆、贵州、云南等地。红腺忍冬的分布概率如图 31 - 2。

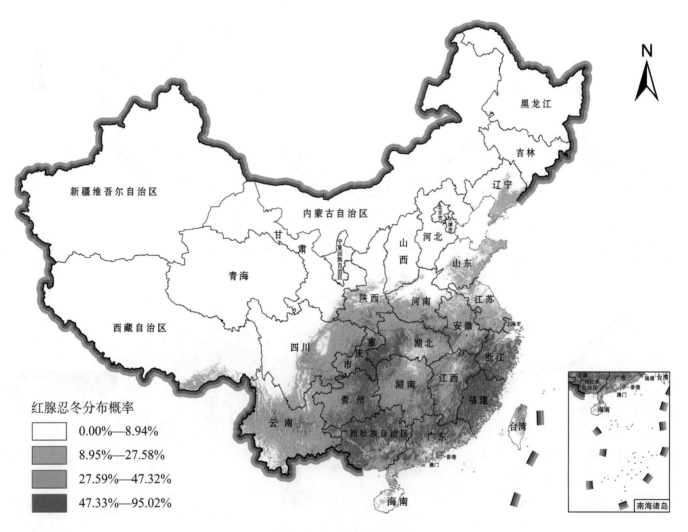

图 31 - 2　红腺忍冬分布概率

华南忍冬 *Lonicera confusa*（Sweet）DC.

通过汇总和分析第四次全国中药资源普查及相关文献查阅的数据,华南忍冬分布于内蒙古、浙江、福建、江西、湖北、湖南、广东、广西、海南、四川、贵州、云南、香港等地。

华南忍冬分布概率较高的区域有福建、江西、湖南、广东、广西、海南、贵州、香港等地。华南忍冬的分布概率如图 31-3。

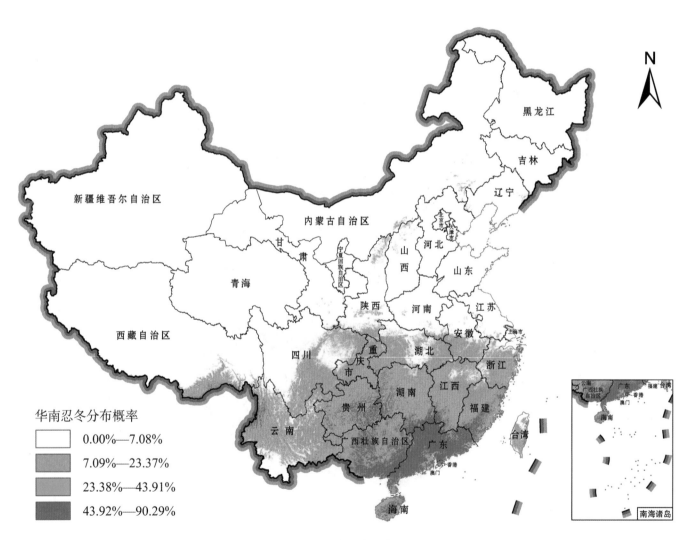

图 31-3 华南忍冬分布概率

黄褐毛忍冬 *Lonicera fulvotomentosa* Hsu et S. C. Cheng

通过汇总和分析第四次全国中药资源普查及相关文献查阅的数据,黄褐毛忍冬分布于福建、湖南、广西、贵州、云南等地。

黄褐毛忍冬分布概率较高的区域有湖南、广西、贵州、云南等地。黄褐毛忍冬的分布概率如图 31 - 4。

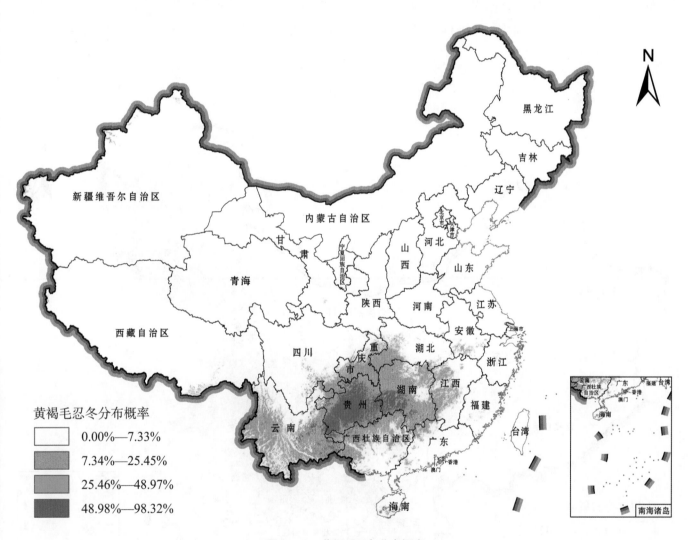

图 31 - 4　黄褐毛忍冬分布概率

32. 山楂/山楂叶

山里红 *Crataegus pinnatifida* **Bge. var.** *major* **N. E. Br.**

通过汇总和分析第四次全国中药资源普查及相关文献查阅的数据,山里红分布于北京、天津、河北、山西、内蒙古、江苏、安徽、山东、河南等地。

山里红分布概率较高的区域有北京、天津、河北、山西、辽宁、吉林、黑龙江、江苏、山东、河南等地。山里红的分布概率如图 32-1。

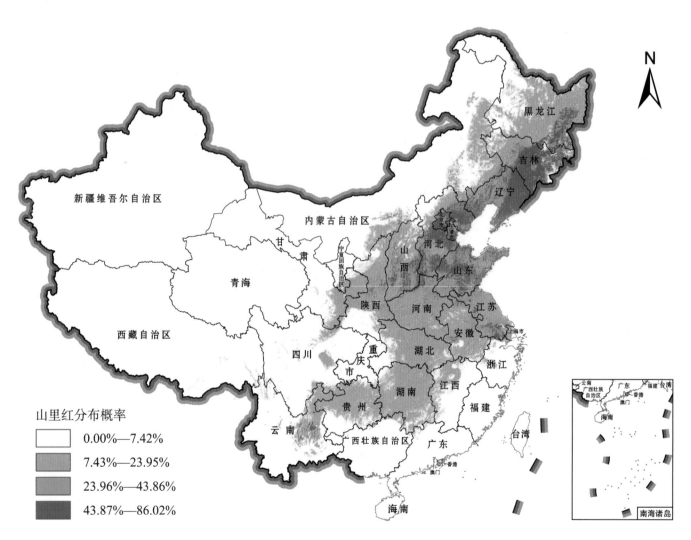

山里红分布概率

	0.00%—7.42%
	7.43%—23.95%
	23.96%—43.86%
	43.87%—86.02%

图 32-1　山里红分布概率

山楂 *Crataegus pinnatifida* Bge.

通过汇总和分析第四次全国中药资源普查及相关文献查阅的数据,山楂分布于北京、天津、河北、山西、内蒙古、吉林、辽宁、黑龙江、江苏、浙江、山东、河南、陕西等地。

山楂分布概率较高的区域有北京、天津、河北、山西、辽宁、吉林、黑龙江、安徽、福建、江西、山东、河南、湖北、湖南、四川、云南、陕西、甘肃等地。山楂的分布概率如图 32-2。

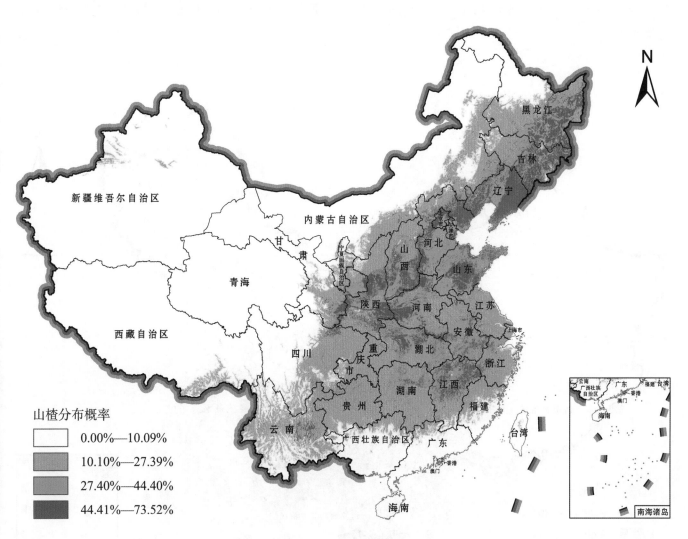

山楂分布概率

	0.00%—10.09%
	10.10%—27.39%
	27.40%—44.40%
	44.41%—73.52%

图 32-2 山楂分布概率

33. 山慈菇

杜鹃兰 *Cremastra appendiculata*（D. Don）Makino

通过汇总和分析第四次全国中药资源普查及相关文献查阅的数据,杜鹃兰分布于山西、上海、江苏、浙江、安徽、福建、江西、河南、湖北、湖南、广东、广西、海南、重庆、四川、贵州、云南、西藏、陕西、甘肃、台湾、香港、澳门等地。

杜鹃兰分布概率较高的区域有江苏、浙江、湖北、湖南、广西、重庆、四川、贵州、陕西、台湾等地。杜鹃兰的分布概率如图 33‑1。

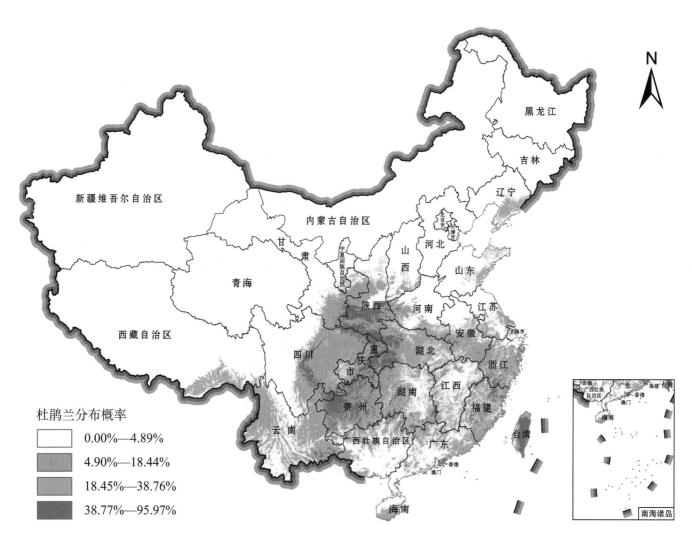

杜鹃兰分布概率

☐ 0.00%—4.89%
▨ 4.90%—18.44%
▨ 18.45%—38.76%
■ 38.77%—95.97%

图 33‑1 杜鹃兰分布概率

独蒜兰 *Pleione bulbocodioides* (Franch.) Rolfe

通过汇总和分析第四次全国中药资源普查及相关文献查阅的数据,独蒜兰分布于上海、江苏、浙江、安徽、福建、江西、山东、河南、湖北、湖南、广东、广西、海南、重庆、四川、贵州、云南、西藏、陕西、甘肃、台湾、香港、澳门等地。

独蒜兰分布概率较高的区域有浙江、安徽、福建、江西、湖北、湖南、重庆、四川、贵州、云南、陕西、西藏等地。独蒜兰的分布概率如图33-2。

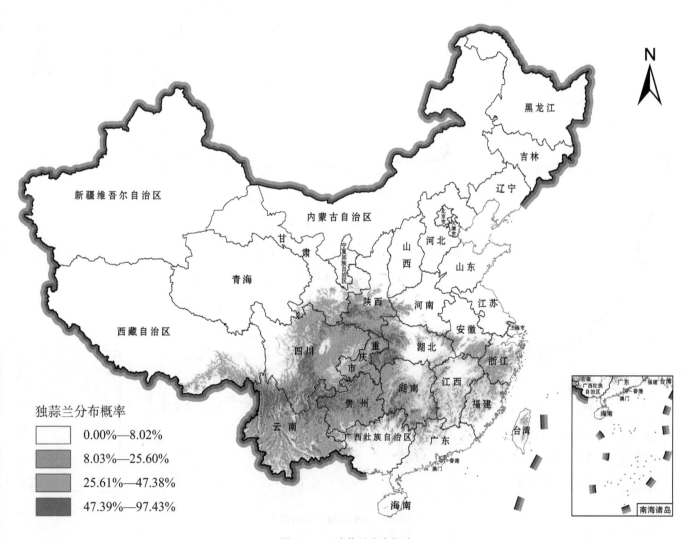

图 33-2　独蒜兰分布概率

云南独蒜兰 *Pleione yunnanensis* (Rolfe) Rolfe

通过汇总和分析第四次全国中药资源普查及相关文献查阅的数据,云南独蒜兰分布于四川、贵州、云南、西藏等地。

云南独蒜兰分布概率较高的区域有云南等地。云南独蒜兰的分布概率如图33-3。

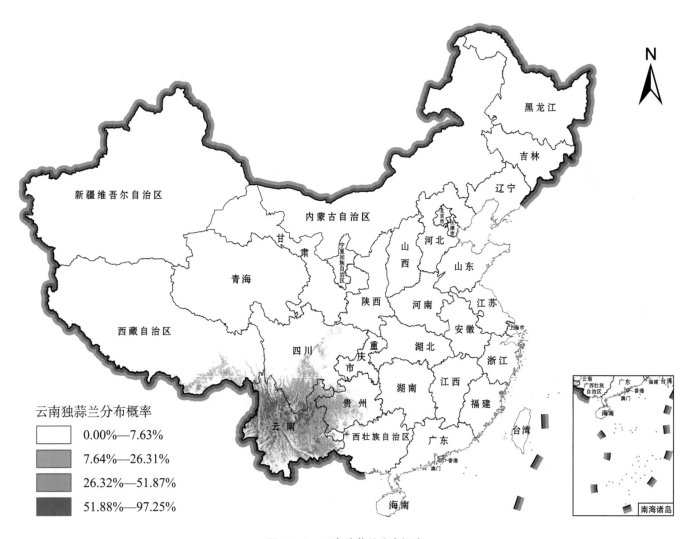

云南独蒜兰分布概率

0.00%—7.63%

7.64%—26.31%

26.32%—51.87%

51.88%—97.25%

图33-3 云南独蒜兰分布概率

34. 千年健

千年健 *Homalomena occulta*（Lour.）Schott

通过汇总和分析第四次全国中药资源普查及相关文献查阅的数据,千年健分布于河南、广东、广西、海南、四川、云南、贵州等地。

千年健分布概率较高的区域有广东、广西、海南、云南、台湾等地。千年健的分布概率如图34。

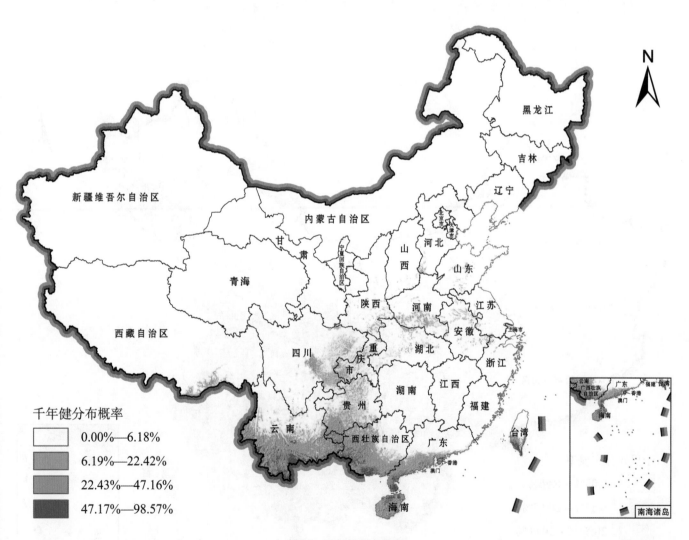

千年健分布概率

0.00%—6.18%

6.19%—22.42%

22.43%—47.16%

47.17%—98.57%

图34 千年健分布概率

35. 千里光

千里光 *Senecio scandens* Buch.-Ham. ex D. Don

通过汇总和分析第四次全国中药资源普查及相关文献查阅的数据,千里光分布于北京、河北、山西、内蒙古、辽宁、吉林、黑龙江、上海、江苏、浙江、安徽、福建、江西、山东、河南、湖北、湖南、广东、广西、海南、重庆、四川、贵州、云南、西藏、陕西、甘肃、宁夏、新疆、台湾、香港、澳门等地。

千里光分布概率较高的区域有上海、江苏、浙江、安徽、福建、江西、河南、湖北、湖南、广东、广西、海南、重庆、四川、贵州、云南、西藏、陕西、甘肃、台湾、香港、澳门等地。千里光的分布概率如图35。

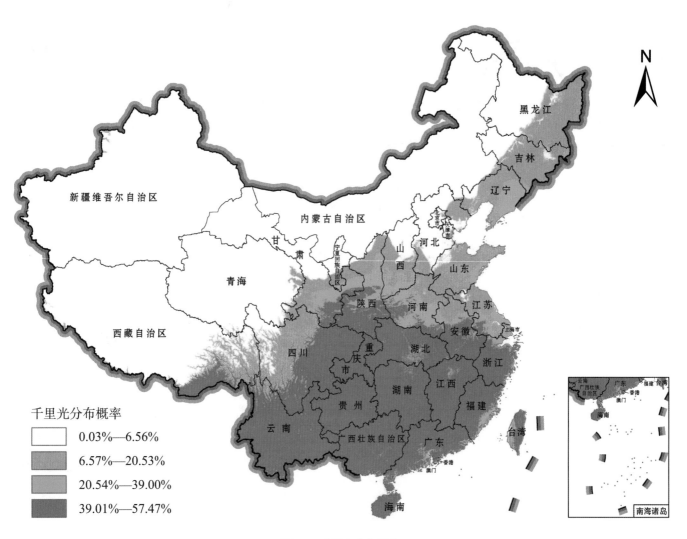

千里光分布概率

	0.03%—6.56%
	6.57%—20.53%
	20.54%—39.00%
	39.01%—57.47%

图 35 千里光分布概率

36. 千金子

续随子 *Euphorbia lathyris* L.

通过汇总和分析第四次全国中药资源普查及相关文献查阅的数据,续随子分布于河北、山西、内蒙古、辽宁、吉林、黑龙江、上海、江苏、浙江、安徽、福建、江西、山东、河南、湖北、湖南、广东、广西、海南、重庆、四川、贵州、云南、西藏、陕西、甘肃、新疆、台湾等地。

续随子分布概率较高的区域有山西、上海、江苏、浙江、安徽、河南、湖北、湖南、重庆、四川、贵州、云南、陕西、甘肃等地。续随子的分布概率如图 36。

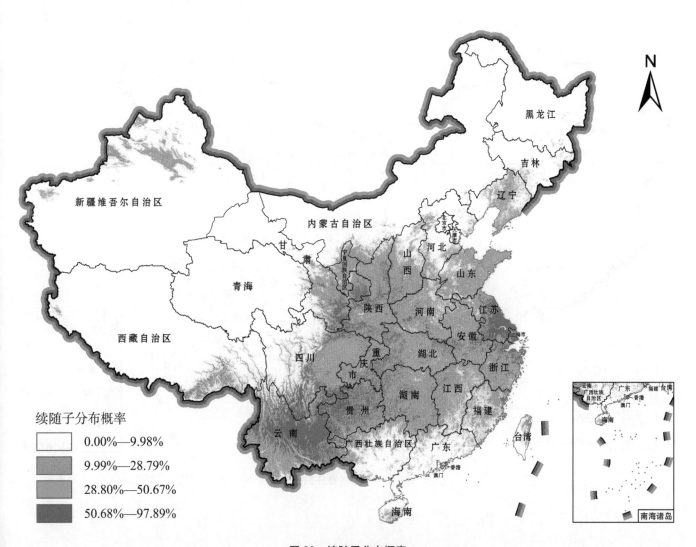

图 36 续随子分布概率

37. 川木香

川木香 *Vladimiria souliei* (Franch.) Shih

通过汇总和分析第四次全国中药资源普查及相关文献查阅的数据,川木香分布于四川、西藏、陕西等地。
川木香分布概率较高的区域有四川、云南、西藏等地。川木香的分布概率如图 37 - 1。

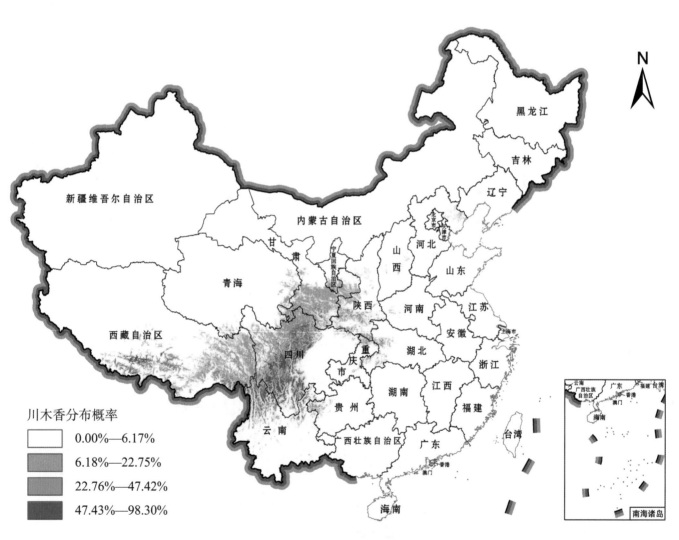

川木香分布概率

	0.00%—6.17%
	6.18%—22.75%
	22.76%—47.42%
	47.43%—98.30%

图 37 - 1 川木香分布概率

灰毛川木香 *Vladimiria souliei* (Franch.) Shih var. *cinerea* (Y. Ling) Q. Yuan

通过汇总和分析第四次全国中药资源普查及相关文献查阅的数据,灰毛川木香分布于四川、云南、西藏、陕西、甘肃、青海、宁夏、新疆等地。

灰毛川木香分布概率较高的区域有四川等地。灰毛川木香分布概率如图 37 - 2。

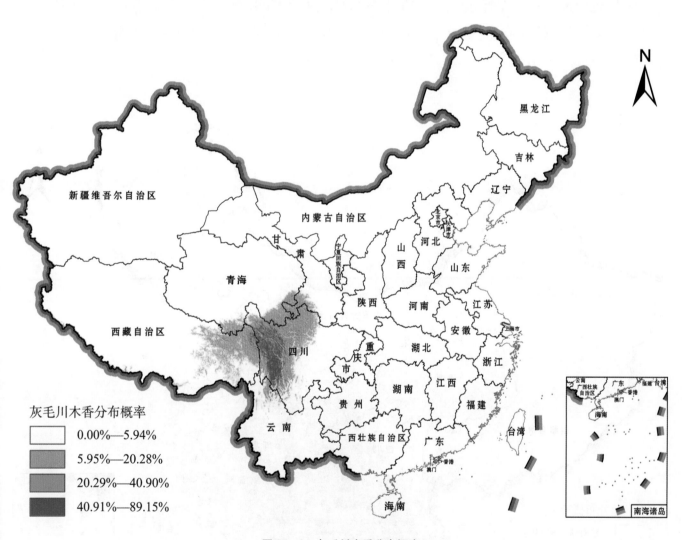

图 37 - 2　灰毛川木香分布概率

38. 川木通

小木通 *Clematis armandii* Franch.

通过汇总和分析第四次全国中药资源普查及相关文献查阅的数据,小木通分布于江苏、浙江、安徽、福建、江西、河南、湖北、湖南、广东、广西、重庆、四川、贵州、云南、西藏、陕西、甘肃等地。

小木通分布概率较高的区域有浙江、安徽、江西、湖北、湖南、广西、重庆、四川、贵州、云南等地。小木通的分布概率如图 38-1。

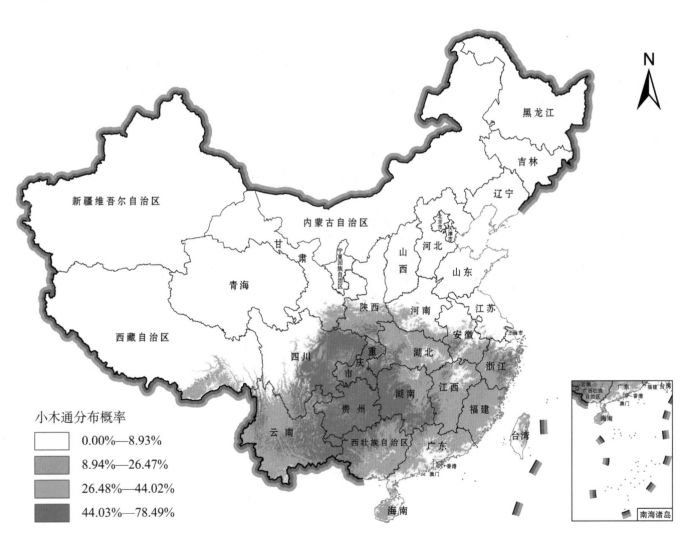

小木通分布概率

- 0.00%—8.93%
- 8.94%—26.47%
- 26.48%—44.02%
- 44.03%—78.49%

图 38-1 小木通分布概率

绣球藤 *Clematis montana* Buch. -Ham. ex DC.

　　通过汇总和分析第四次全国中药资源普查及相关文献查阅的数据,绣球藤分布于浙江、安徽、福建、江西、河南、湖北、湖南、广西、重庆、四川、贵州、云南、西藏、陕西、甘肃、青海、宁夏、台湾等地。
　　绣球藤分布概率较高的区域有湖北、重庆、四川、贵州、云南、西藏、陕西、甘肃、台湾等地。绣球藤的分布概率如图 38-2。

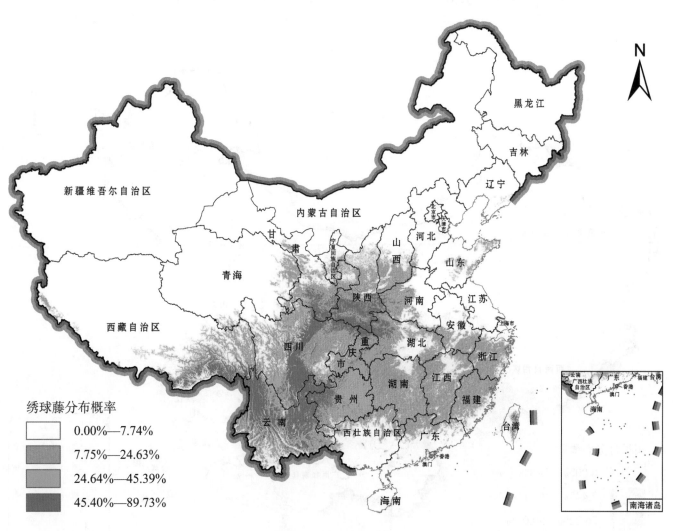

绣球藤分布概率

	0.00%—7.74%
	7.75%—24.63%
	24.64%—45.39%
	45.40%—89.73%

图 38-2　绣球藤分布概率

39. 川贝母

川贝母 *Fritillaria cirrhosa* **D. Don**

通过汇总和分析第四次全国中药资源普查及相关文献查阅的数据,川贝母分布于山西、黑龙江、河南、湖北、湖南、四川、云南、西藏、陕西、甘肃、青海、宁夏、新疆等地。

川贝母分布概率较高的区域有四川、云南、西藏、台湾等地。川贝母的分布概率如图 39 - 1。

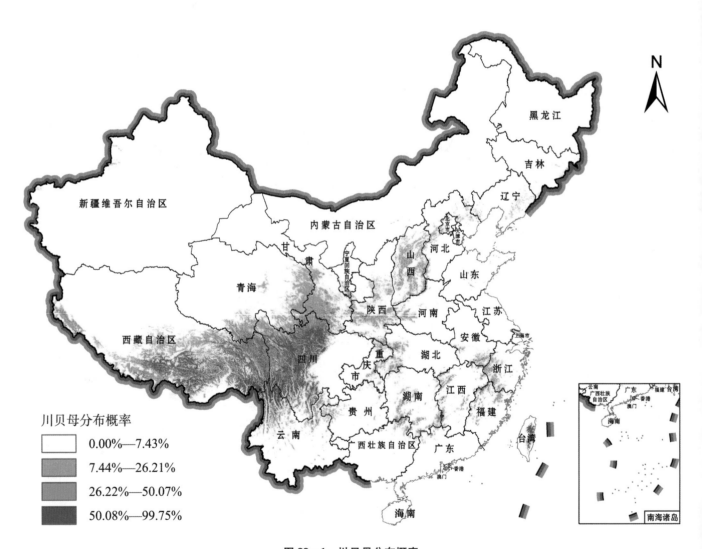

川贝母分布概率

- 0.00%—7.43%
- 7.44%—26.21%
- 26.22%—50.07%
- 50.08%—99.75%

图 39 - 1　川贝母分布概率

暗紫贝母 *Fritillaria unibracteata* P. K. Hsiao et K. C. Hsia

通过汇总和分析第四次全国中药资源普查及相关文献查阅的数据,暗紫贝母分布于四川、西藏、甘肃、青海等地。

暗紫贝母分布概率较高的区域有四川、甘肃、青海等地。暗紫贝母的分布概率如图39-2。

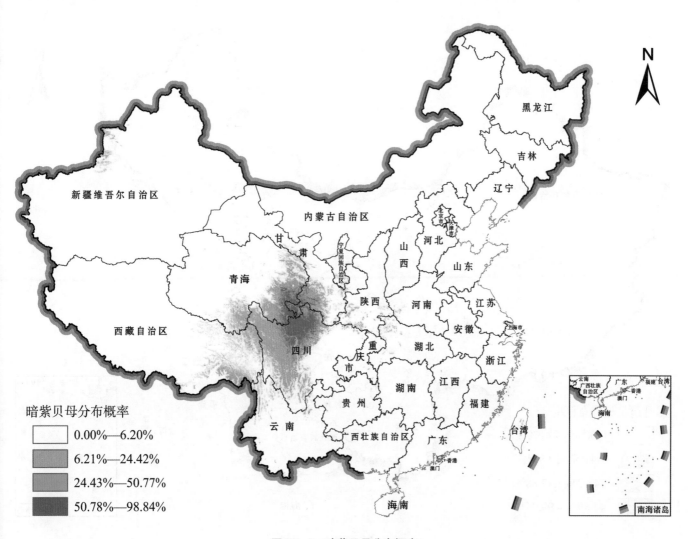

图 39-2 暗紫贝母分布概率

甘肃贝母 *Fritillaria przewalskii* **Maxim.**

通过汇总和分析第四次全国中药资源普查及相关文献查阅的数据,甘肃贝母分布于四川、西藏、陕西、甘肃、青海等地。

甘肃贝母分布概率较高的区域有四川、甘肃、青海等地。甘肃贝母的分布概率如图39-3。

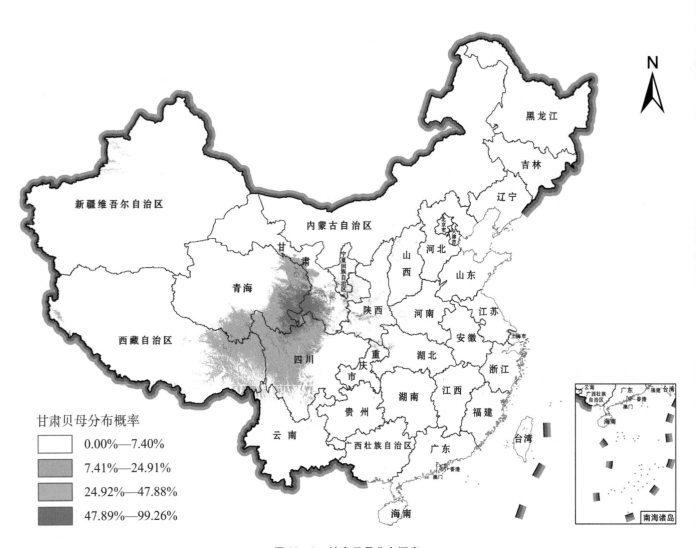

甘肃贝母分布概率

- 0.00%—7.40%
- 7.41%—24.91%
- 24.92%—47.88%
- 47.89%—99.26%

图 39-3　甘肃贝母分布概率

梭砂贝母 *Fritillaria delavayi* Franch.

通过汇总和分析第四次全国中药资源普查及相关文献查阅的数据,梭砂贝母分布于四川、云南、西藏、甘肃、青海等地。

梭砂贝母分布概率较高的区域有四川、西藏、青海等地。梭砂贝母的分布概率如图 39 - 4。

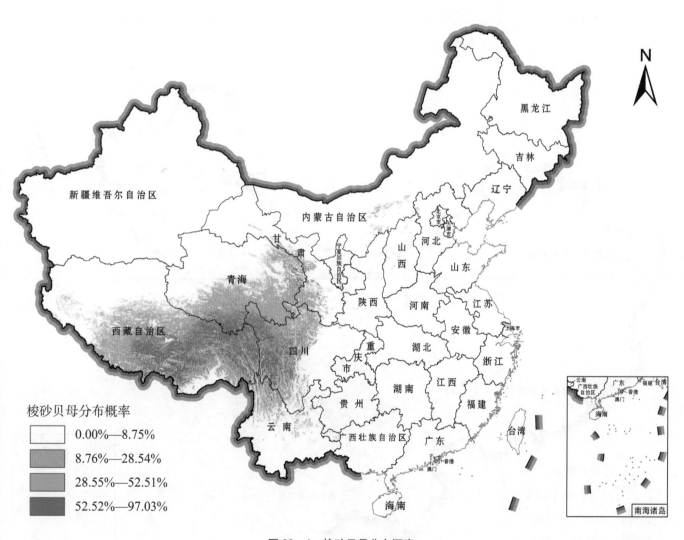

梭砂贝母分布概率

- 0.00%—8.75%
- 8.76%—28.54%
- 28.55%—52.51%
- 52.52%—97.03%

图 39 - 4 梭砂贝母分布概率

太白贝母 *Fritillaria taipaiensis* P. Y. Li

通过汇总和分析第四次全国中药资源普查及相关文献查阅的数据,太白贝母分布于山西、河南、湖北、重庆、四川、甘肃、陕西、宁夏等地。

太白贝母分布概率较高的区域有重庆、陕西等地。太白贝母的分布概率如图39-5。

瓦布贝母 *Fritillaria unibracteata* P. K. Hsiao et K. C. Hsia var. *wabuensis* (S. Y. Tang et S. C. Yueh) Z. D. Liu, Shu Wang et S. C. Chen 也为川贝母基原,主要分布于四川等地。瓦布贝母的分布如图439。

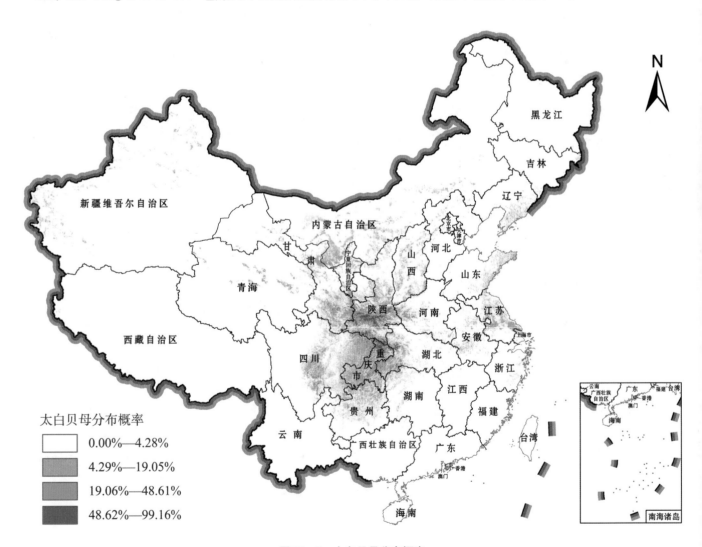

太白贝母分布概率

- 0.00%—4.28%
- 4.29%—19.05%
- 19.06%—48.61%
- 48.62%—99.16%

图39-5 太白贝母分布概率

40. 川牛膝

川牛膝 *Cyathula officinalis* **K. C. Kuan**

通过汇总和分析第四次全国中药资源普查及相关文献查阅的数据,川牛膝分布于福建、江西、河南、湖北、湖南、重庆、四川、贵州、云南等地。

川牛膝分布概率较高的区域有湖北、重庆、四川、贵州、云南等地。川牛膝的分布概率如图40。

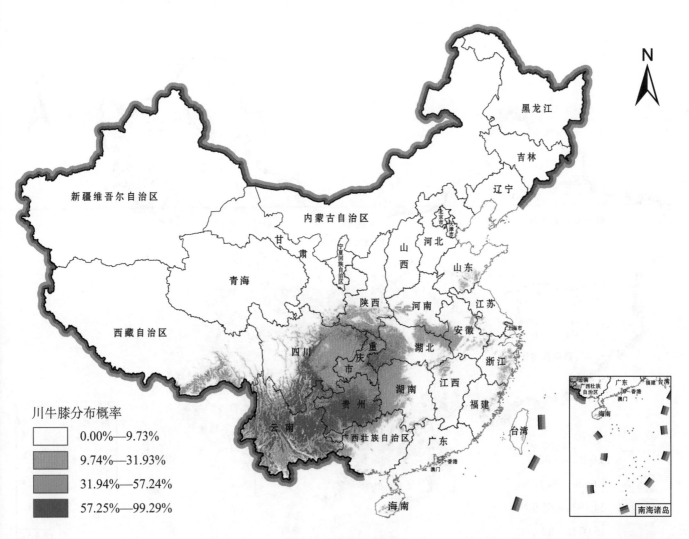

川牛膝分布概率

- 0.00%—9.73%
- 9.74%—31.93%
- 31.94%—57.24%
- 57.25%—99.29%

图40 川牛膝分布概率

41. 川乌/附子

乌头 *Aconitum carmichaelii* Debx.

通过汇总和分析第四次全国中药资源普查及相关文献查阅的数据,乌头分布于河北、山西、内蒙古、吉林、黑龙江、浙江、安徽、江西、山东、河南、湖北、湖南、重庆、四川、贵州、云南、西藏、陕西、甘肃、新疆等地。

乌头分布概率较高的区域有北京、河北、山西、辽宁、吉林、浙江、安徽、山东、河南、湖北、湖南、重庆、四川、贵州、云南、陕西、甘肃、新疆等地。乌头的分布概率如图41。

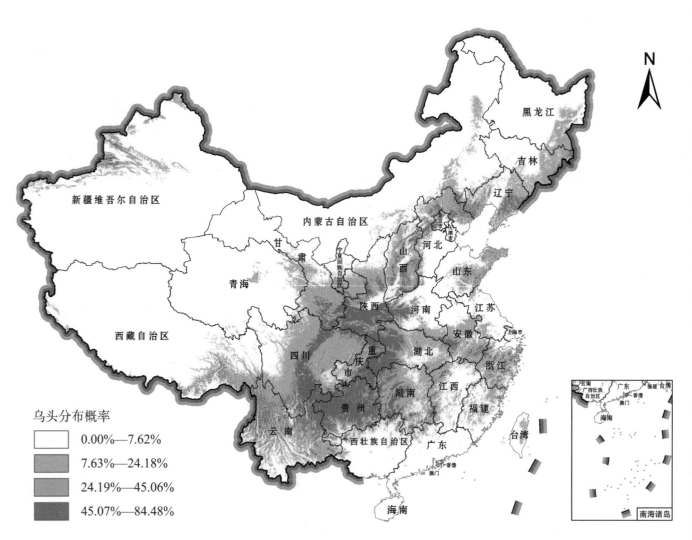

乌头分布概率

	0.00%—7.62%
	7.63%—24.18%
	24.19%—45.06%
	45.07%—84.48%

图41 乌头分布概率

42. 川芎

川芎 *Ligusticum chuanxiong* **Hort.**

通过汇总和分析第四次全国中药资源普查及相关文献查阅的数据,川芎分布于北京、天津、河北、山西、内蒙古、辽宁、吉林、黑龙江、江苏、浙江、安徽、江西、山东、河南、湖北、湖南、广西、重庆、四川、贵州、云南、西藏、陕西、甘肃等地。

川芎分布概率较高的区域有山西、江苏、浙江、安徽、河南、湖北、湖南、重庆、四川、贵州、云南、西藏、陕西、甘肃等地。川芎的分布概率如图42。

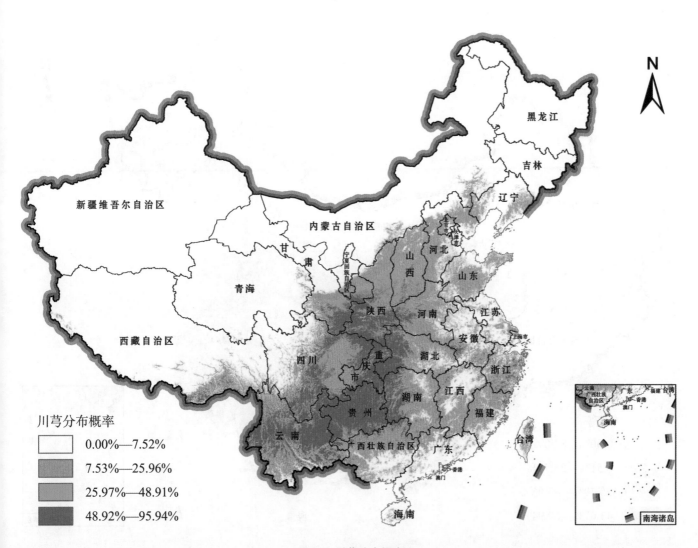

川芎分布概率

0.00%—7.52%

7.53%—25.96%

25.97%—48.91%

48.92%—95.94%

图 42 川芎分布概率

43. 川射干

鸢尾 *Iris tectorum* Maxim.

通过汇总和分析第四次全国中药资源普查及相关文献查阅的数据,鸢尾分布于北京、河北、山西、内蒙古、辽宁、吉林、黑龙江、上海、江苏、浙江、安徽、福建、江西、山东、河南、湖北、湖南、广东、广西、重庆、四川、贵州、云南、西藏、陕西、甘肃、新疆、台湾、香港、澳门等地。

鸢尾分布概率较高的区域有北京、天津、河北、山西、辽宁、江苏、浙江、安徽、福建、江西、山东、河南、湖北、湖南、广西、重庆、四川、贵州、云南、西藏、陕西、甘肃等地。鸢尾的分布概率如图43。

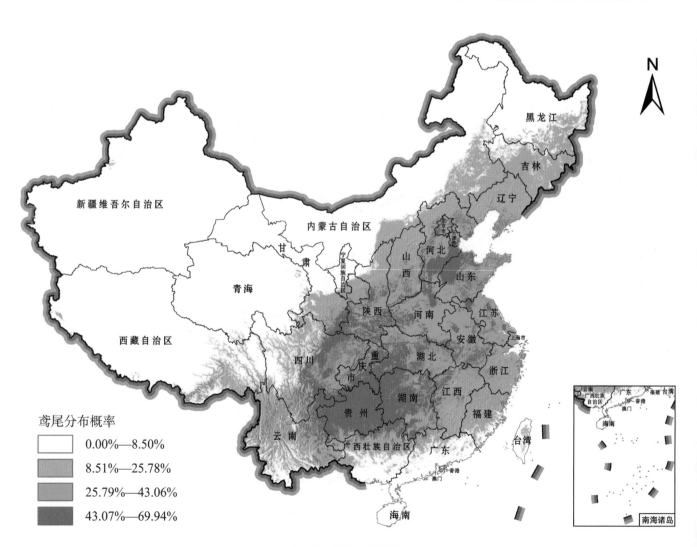

鸢尾分布概率

- 0.00%—8.50%
- 8.51%—25.78%
- 25.79%—43.06%
- 43.07%—69.94%

图43 鸢尾分布概率

44. 川楝子/苦楝皮

川楝 *Melia toosendan* Side. et Zucc.

通过汇总和分析第四次全国中药资源普查及相关文献查阅的数据,川楝分布于河北、江苏、浙江、安徽、福建、河南、湖北、湖南、广东、广西、海南、重庆、四川、贵州、云南、西藏、陕西、甘肃、香港、澳门等地。

川楝分布概率较高的区域有广西、重庆、四川、贵州、云南、陕西等地。川楝的分布概率如图44。

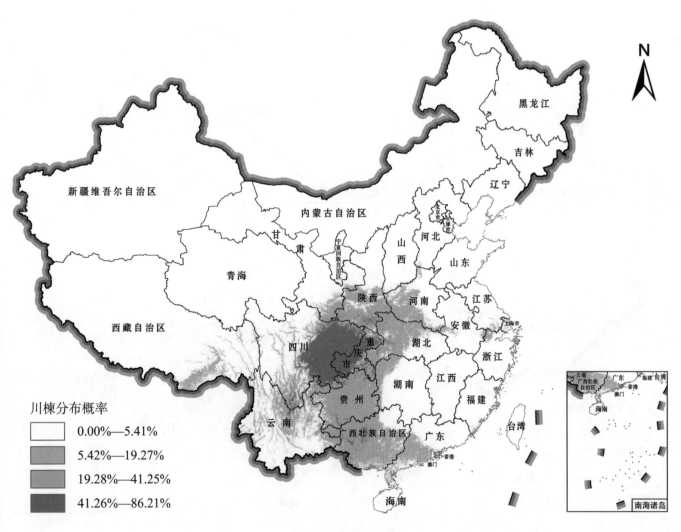

川楝分布概率

0.00%—5.41%

5.42%—19.27%

19.28%—41.25%

41.26%—86.21%

图44 川楝分布概率

45. 广东紫珠

广东紫珠 *Callicarpa kwangtungensis Chun*

通过汇总和分析第四次全国中药资源普查及相关文献查阅的数据,广东紫珠分布于浙江、福建、江西、湖北、湖南、广东、广西、海南、贵州、云南等地。

广东紫珠分布概率较高的区域有浙江、安徽、福建、江西、湖南、广东、广西等地。广东紫珠的分布概率如图45。

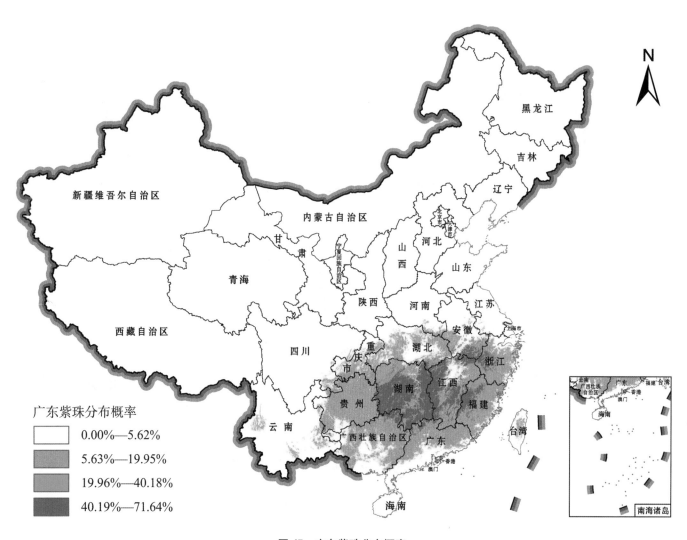

广东紫珠分布概率

- 0.00%—5.62%
- 5.63%—19.95%
- 19.96%—40.18%
- 40.19%—71.64%

图45 广东紫珠分布概率

46. 广枣

南酸枣 *Choerospondias axillaris* (Roxb.) B. L. Burtt et A. H. Hill

通过汇总和分析第四次全国中药资源普查及相关文献查阅的数据,南酸枣分布于浙江、安徽、福建、江西、湖北、湖南、广东、广西、海南、重庆、四川、贵州、云南、西藏、甘肃等地。

南酸枣分布概率较高的区域有浙江、安徽、福建、江西、湖北、湖南、广东、广西、海南、重庆、四川、贵州、香港、澳门等地。南酸枣的分布概率如图 46。

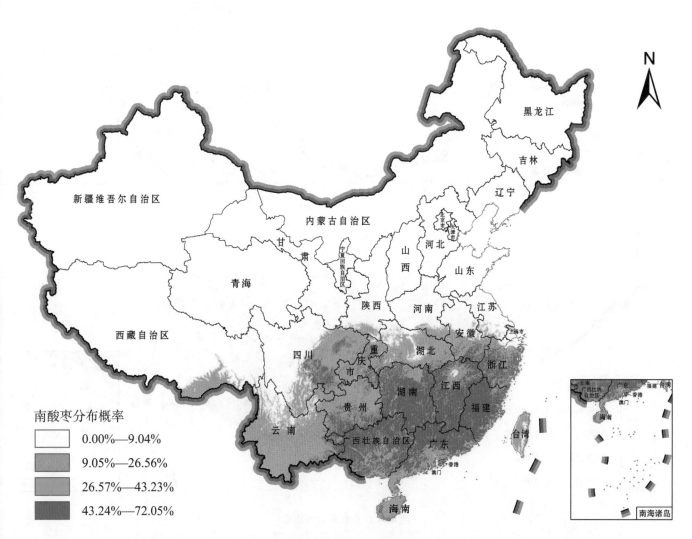

南酸枣分布概率

	0.00%—9.04%
	9.05%—26.56%
	26.57%—43.23%
	43.24%—72.05%

图46 南酸枣分布概率

47. 广金钱草

广金钱草 *Grona styracifolia* (Osbeck) H. Ohashi et K. Ohashi

通过汇总和分析第四次全国中药资源普查及相关文献查阅的数据，广金钱草分布于福建、湖北、湖南、广东、广西、海南、重庆、四川、云南等地。

广金钱草分布概率较高的区域有湖南、广东、广西、海南、香港等地。广金钱草的分布概率如图47。

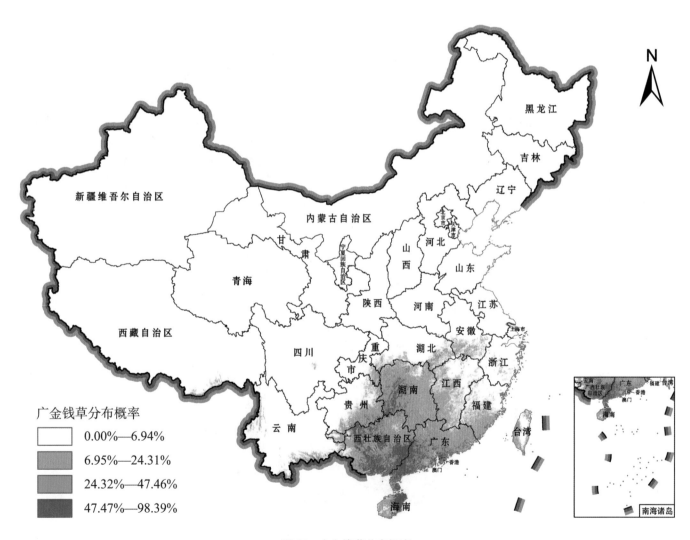

广金钱草分布概率
- 0.00%—6.94%
- 6.95%—24.31%
- 24.32%—47.46%
- 47.47%—98.39%

图 47　广金钱草分布概率

48. 广藿香

广藿香 *Pogostemon cablin*（Blanco）Benth.

通过汇总和分析第四次全国中药资源普查及相关文献查阅的数据,广藿香分布于吉林、上海、江苏、浙江、安徽、福建、江西、河南、湖北、湖南、广东、广西、海南、重庆、四川、贵州、云南、宁夏、台湾、香港、澳门等地。

广藿香分布概率较高的区域有浙江、福建、广东、广西、海南、贵州、云南、澳门等地。广藿香的分布概率如图48。

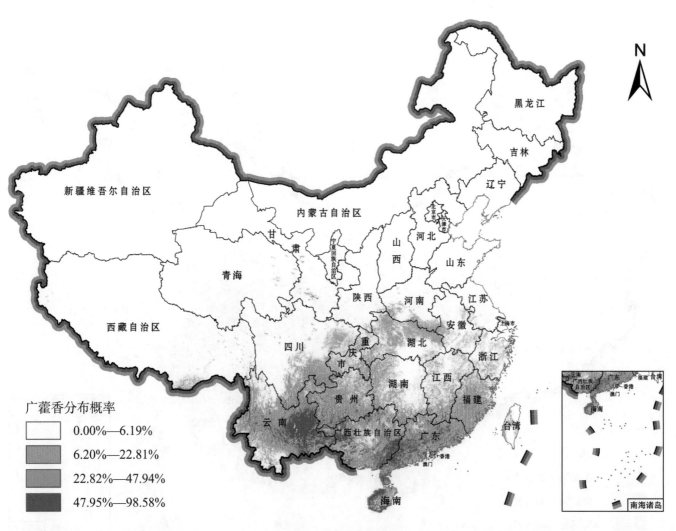

广藿香分布概率

0.00%—6.19%
6.20%—22.81%
22.82%—47.94%
47.95%—98.58%

图48 广藿香分布概率

49. 女贞子

女贞 *Ligustrum lucidum* W. T. Aiton

通过汇总和分析第四次全国中药资源普查及相关文献查阅的数据,女贞分布于北京、天津、河北、山西、内蒙古、辽宁、上海、江苏、浙江、安徽、福建、江西、山东、河南、湖北、湖南、广东、广西、海南、重庆、四川、贵州、云南、西藏、陕西、甘肃、新疆、台湾、香港、澳门等地。

女贞分布概率较高的区域有河北、山西、上海、江苏、浙江、安徽、福建、江西、山东、河南、湖北、湖南、广东、广西、重庆、四川、贵州、云南、陕西等地。女贞的分布概率如图 49。

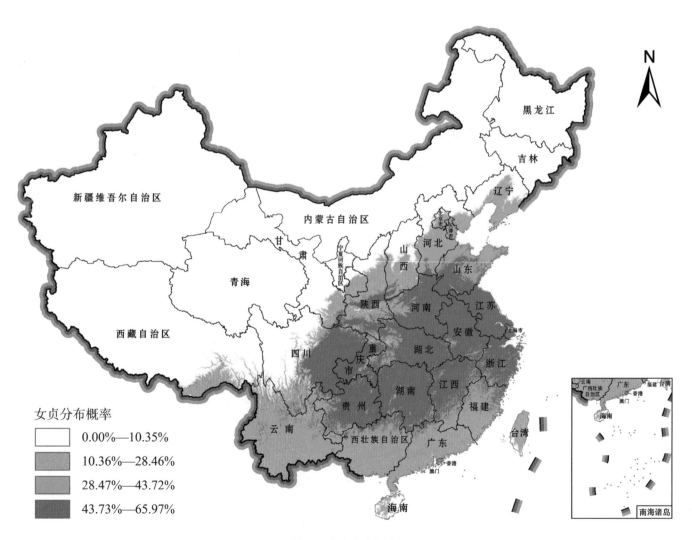

女贞分布概率

	0.00%—10.35%
	10.36%—28.46%
	28.47%—43.72%
	43.73%—65.97%

图 49 女贞分布概率

50. 小叶莲

桃儿七 *Sinopodophyllum hexandrum* (Royle) T. S. Ying

通过汇总和分析第四次全国中药资源普查及相关文献查阅的数据,桃儿七分布于湖北、湖南、重庆、四川、贵州、云南、西藏、陕西、甘肃、青海、宁夏等地。

桃儿七分布概率较高的区域有四川、云南、西藏、甘肃等地。桃儿七的分布概率如图50。

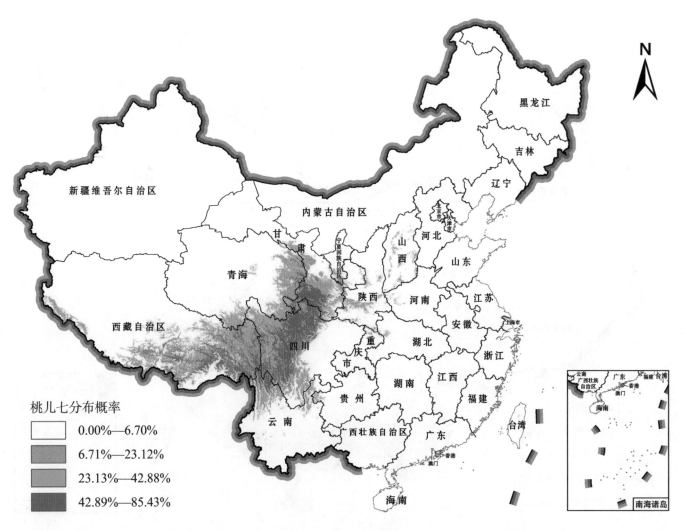

桃儿七分布概率

- 0.00%—6.70%
- 6.71%—23.12%
- 23.13%—42.88%
- 42.89%—85.43%

图 50　桃儿七分布概率

51. 小驳骨

小驳骨 *Gendarussa vulgaris* Nees

通过汇总和分析第四次全国中药资源普查及相关文献查阅的数据,小驳骨分布于安徽、福建、河南、湖北、广东、广西、海南、重庆、贵州、云南、台湾、香港等地。

小驳骨分布概率较高的区域有广东、广西、海南、云南、台湾、香港、澳门等地。小驳骨的分布概率如图51。

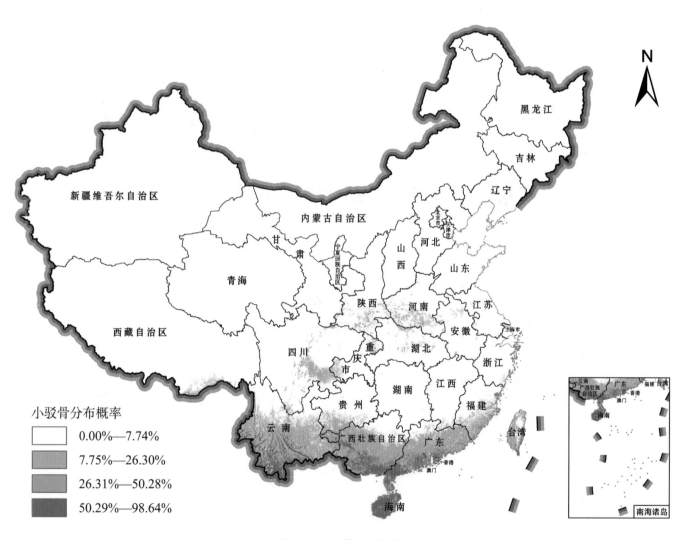

小驳骨分布概率

	0.00%—7.74%
	7.75%—26.30%
	26.31%—50.28%
	50.29%—98.64%

图51 小驳骨分布概率

52. 小茴香

茴香 *Foeniculum vulgare* Mill.

通过汇总和分析第四次全国中药资源普查及相关文献查阅的数据,茴香分布于全国各地。

茴香分布概率较高的区域有辽宁、吉林、上海、江苏、浙江、安徽、江西、山东、河南、湖北、湖南、广西、重庆、四川、贵州、云南、陕西、甘肃、新疆、台湾等地。茴香的分布概率如图52。

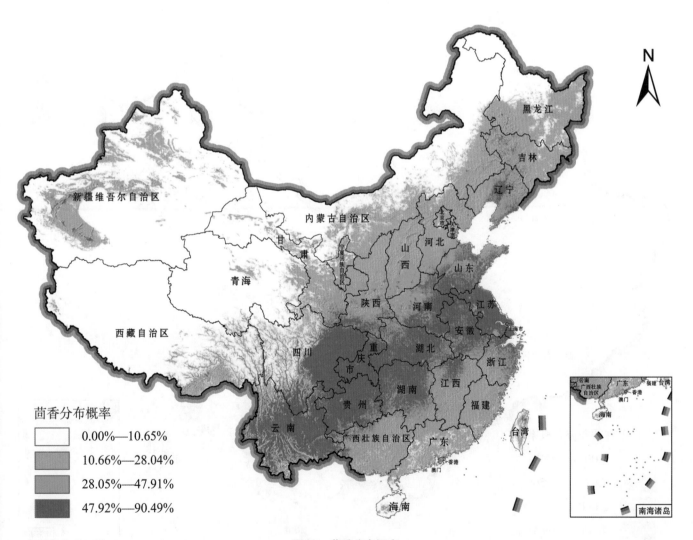

茴香分布概率

- 0.00%—10.65%
- 10.66%—28.04%
- 28.05%—47.91%
- 47.92%—90.49%

图52 茴香分布概率

53. 小通草

喜马山旌节花 *Stachyurus himalaicus* Hook. f. et Thoms.

通过汇总和分析第四次全国中药资源普查及相关文献查阅的数据,喜马山旌节花分布于浙江、江西、河南、湖北、湖南、广东、广西、重庆、四川、贵州、云南、西藏、陕西、甘肃、台湾等地。

喜马山旌节花分布概率较高的区域有浙江、湖北、湖南、广西、重庆、四川、贵州、陕西、台湾等地。喜马山旌节花的分布概率如图53-1。

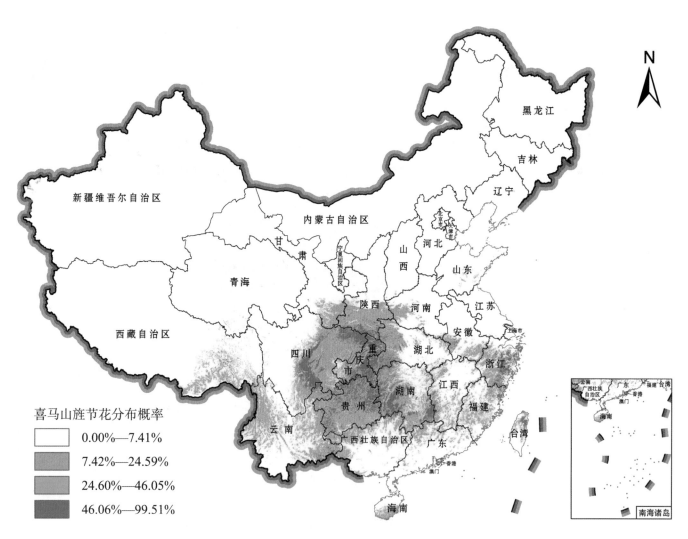

喜马山旌节花分布概率

	0.00%—7.41%
	7.42%—24.59%
	24.60%—46.05%
	46.06%—99.51%

图53-1 喜马山旌节花分布概率

中国旌节花 *Stachyurus chinensis* Franch.

通过汇总和分析第四次全国中药资源普查及相关文献查阅的数据,中国旌节花分布于浙江、安徽、福建、江西、河南、湖北、湖南、广东、广西、重庆、四川、贵州、云南、西藏、陕西、甘肃等地。

中国旌节花分布概率较高的区域有浙江、安徽、福建、江西、湖北、湖南、广西、重庆、四川、贵州、云南、陕西、甘肃等地。中国旌节花的分布概率如图53-2。

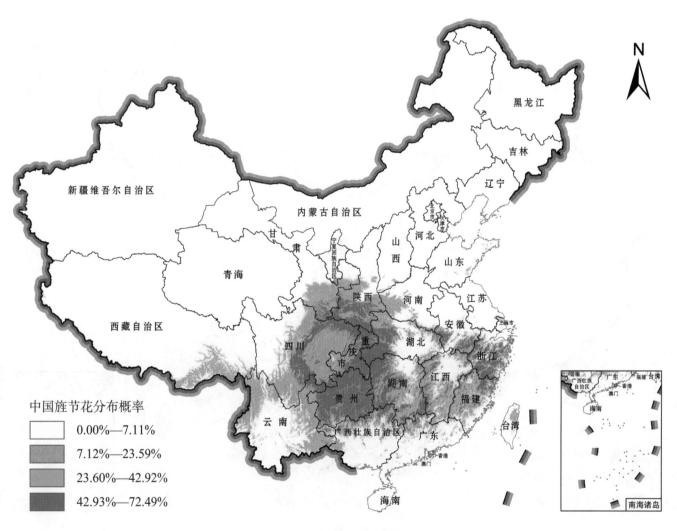

图53-2 中国旌节花分布概率

青荚叶 *Helwingia japonica*（Thunb.）F. Dietr.

通过汇总和分析第四次全国中药资源普查及相关文献查阅的数据,青荚叶分布于上海、江苏、浙江、安徽、福建、江西、河南、湖北、湖南、广东、广西、海南、重庆、四川、贵州、云南、西藏、陕西、甘肃、台湾、香港、澳门等地。

青荚叶分布概率较高的区域有浙江、安徽、福建、湖北、湖南、重庆、四川、贵州、云南、西藏、陕西、甘肃、台湾等地。青荚叶的分布概率如图53-3。

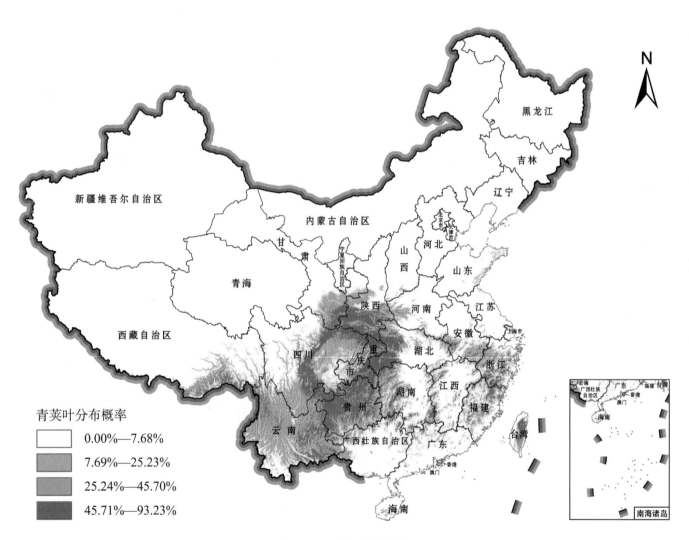

青荚叶分布概率

	0.00%—7.68%
	7.69%—25.23%
	25.24%—45.70%
	45.71%—93.23%

图 53-3　青荚叶分布概率

54. 小蓟

刺儿菜 *Cirsium setosum*（**Willd.**）**MB.**

通过汇总和分析第四次全国中药资源普查及相关文献查阅的数据，刺儿菜分布于全国各地。

刺儿菜分布概率较高的区域有北京、天津、河北、山西、内蒙古、辽宁、吉林、黑龙江、上海、江苏、浙江、安徽、江西、山东、河南、湖北、湖南、重庆、四川、贵州、云南、陕西、甘肃、青海、宁夏等地。刺儿菜的分布概率如图54。

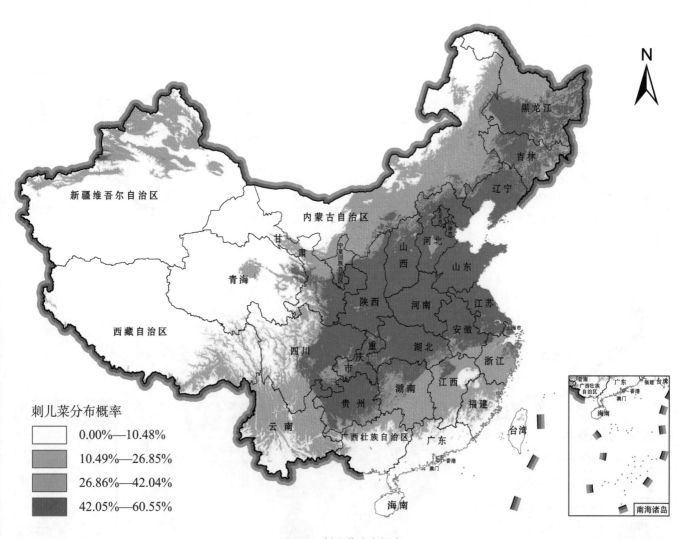

刺儿菜分布概率

- 0.00%—10.48%
- 10.49%—26.85%
- 26.86%—42.04%
- 42.05%—60.55%

图 54　刺儿菜分布概率

55. 飞扬草

飞扬草 *Euphorbia hirta* L.

通过汇总和分析第四次全国中药资源普查及相关文献查阅的数据，飞扬草分布于浙江、福建、江西、湖南、广东、广西、海南、四川、贵州、云南、台湾等地。

飞扬草分布概率较高的区域有浙江、福建、江西、湖南、广东、广西、海南、云南、台湾、香港、澳门等地。飞扬草的分布概率如图 55。

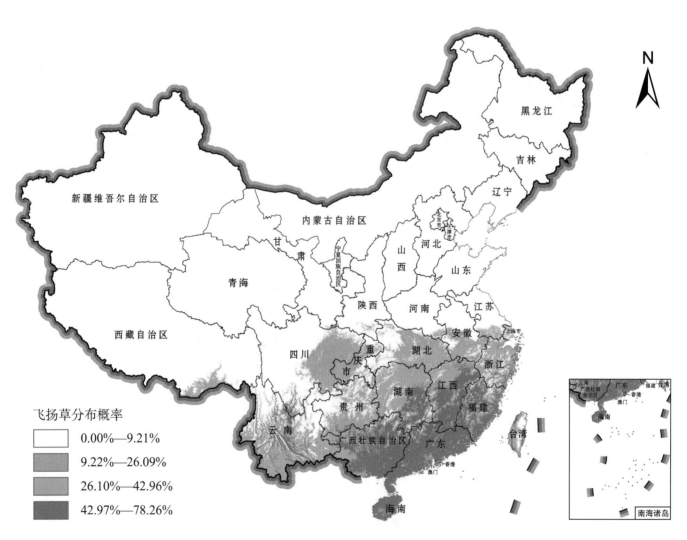

飞扬草分布概率

	0.00%—9.21%
	9.22%—26.09%
	26.10%—42.96%
	42.97%—78.26%

图 55　飞扬草分布概率

56. 马齿苋

马齿苋 *Portulaca oleracea* **L.**

通过汇总和分析第四次全国中药资源普查及相关文献查阅的数据,马齿苋分布于全国各地。

马齿苋分布概率较高的区域有北京、天津、河北、山西、内蒙古、辽宁、吉林、黑龙江、上海、江苏、浙江、安徽、福建、江西、山东、河南、湖北、湖南、广东、广西、海南、重庆、四川、贵州、陕西、台湾、香港等地。马齿苋的分布概率如图56。

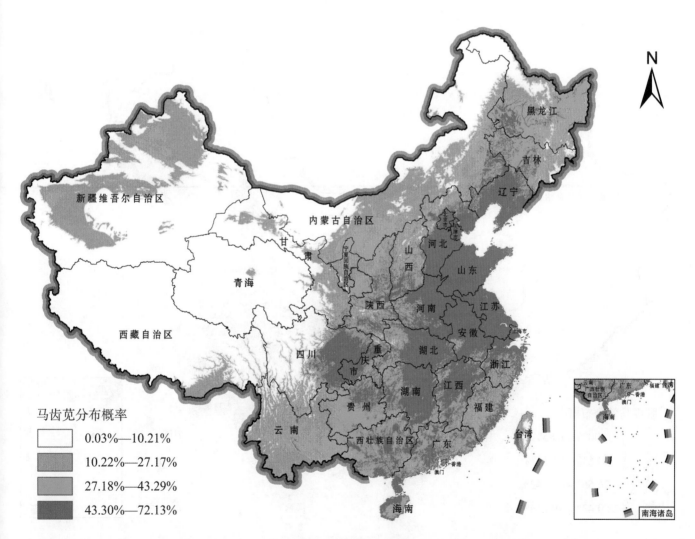

图 56　马齿苋分布概率

57. 马勃

脱皮马勃 *Lasiosphaera fenzlii* Reich.

通过汇总和分析第四次全国中药资源普查及相关文献查阅的数据,脱皮马勃分布于天津、河北、内蒙古、辽宁、吉林、黑龙江、江苏、安徽、江西、山东、湖北、湖南、贵州、云南、陕西、甘肃、青海、宁夏、新疆等地。

脱皮马勃分布概率较高的区域有北京、河北、辽宁、吉林、黑龙江、安徽、江西、河南、湖北、湖南、贵州、云南、陕西、甘肃等地。脱皮马勃的分布概率如图 57-1。

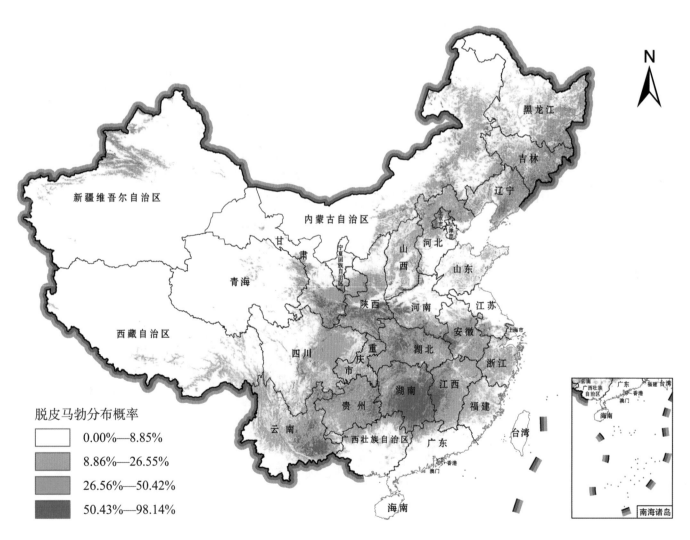

脱皮马勃分布概率
	0.00%—8.85%
	8.86%—26.55%
	26.56%—50.42%
	50.43%—98.14%

图 57-1 脱皮马勃分布概率

大马勃 *Calvatia gigantea*（Batsch）Lloyd

通过汇总和分析第四次全国中药资源普查及相关文献查阅的数据,大马勃分布于北京、天津、河北、山西、内蒙古、辽宁、吉林、黑龙江、江苏、浙江、安徽、福建、江西、山东、河南、湖北、湖南、重庆、四川、贵州、云南、陕西、甘肃、青海、宁夏、新疆等地。

大马勃分布概率较高的区域有北京、河北、山西、内蒙古、辽宁、吉林、黑龙江、浙江、安徽、江西、山东、河南、湖北、湖南、四川、贵州、云南、陕西、甘肃等地。大马勃的分布概率如图57-2。

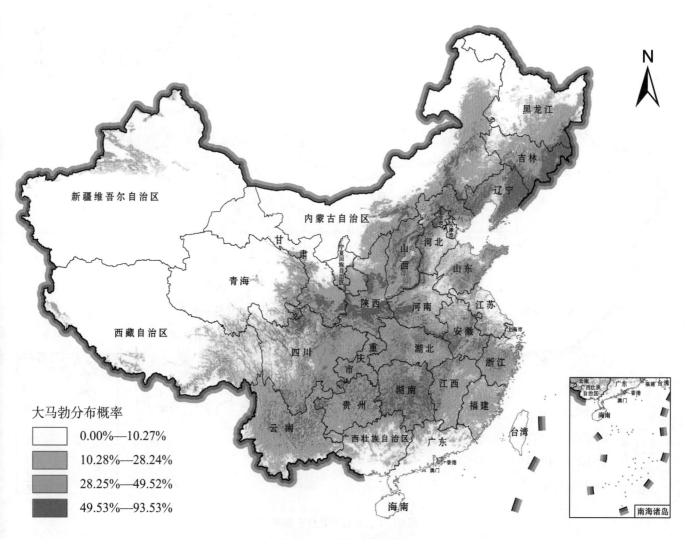

图 57-2 大马勃分布概率

紫色马勃 *Calvatia lilacina*（Mont. et Berk.）Henn.

　　通过汇总和分析第四次全国中药资源普查及相关文献查阅的数据，紫色马勃分布于河北、内蒙古、辽宁、江苏、安徽、福建、江西、湖南、广东、广西、海南、四川、云南、陕西、青海、新疆等地。

　　紫色马勃分布概率较高的区域有北京、天津、河北、辽宁、吉林、上海、江苏、浙江、安徽、江西、山东、湖北、湖南、四川、云南、西藏等地。紫色马勃的分布概率如图 57 - 3。

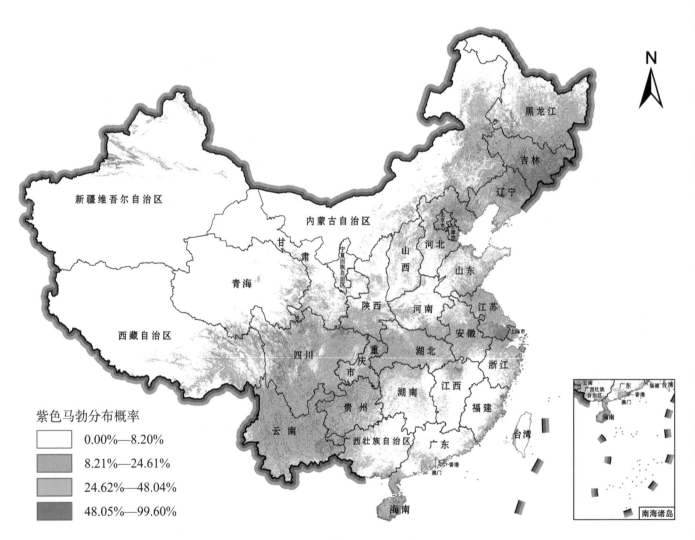

紫色马勃分布概率

	0.00%—8.20%
	8.21%—24.61%
	24.62%—48.04%
	48.05%—99.60%

图 57 - 3　紫色马勃分布概率

58. 马兜铃/天仙藤

北马兜铃 *Aristolochia contorta* Bunge

通过汇总和分析第四次全国中药资源普查及相关文献查阅的数据,北马兜铃分布于北京、天津、河北、山西、内蒙古、辽宁、吉林、黑龙江、山东、河南、湖北、湖南、四川、陕西、甘肃、青海、宁夏、新疆等地。

北马兜铃分布概率较高的区域有北京、河北、山西、辽宁、山东、河南、陕西等地。北马兜铃的分布概率如图58-1。

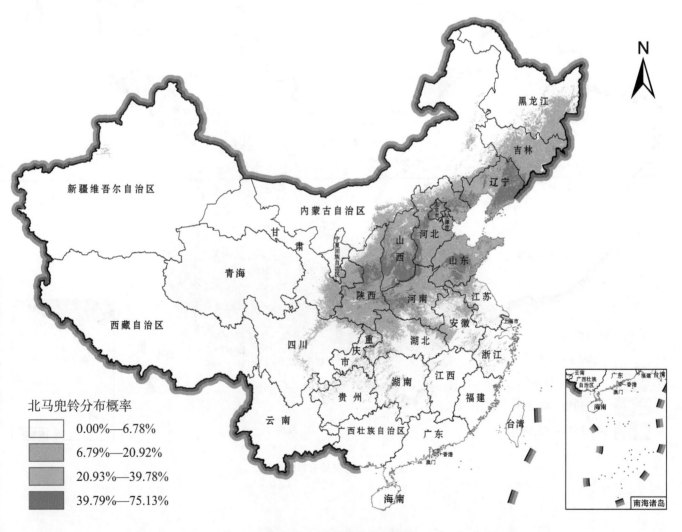

北马兜铃分布概率

0.00%—6.78%

6.79%—20.92%

20.93%—39.78%

39.79%—75.13%

图 58-1 北马兜铃分布概率

马兜铃 *Aristolochia debilis* Siebold et Zucc.

通过汇总和分析第四次全国中药资源普查及相关文献查阅的数据,马兜铃分布于北京、天津、河北、山西、内蒙古、吉林、辽宁、黑龙江、山东、河南、湖北、四川、陕西、甘肃、青海、宁夏、新疆等地。

马兜铃分布概率较高的区域有河北、山西、辽宁、江苏、浙江、安徽、江西、山东、河南、湖北、湖南、陕西等地。马兜铃的分布概率如图 58‑2。

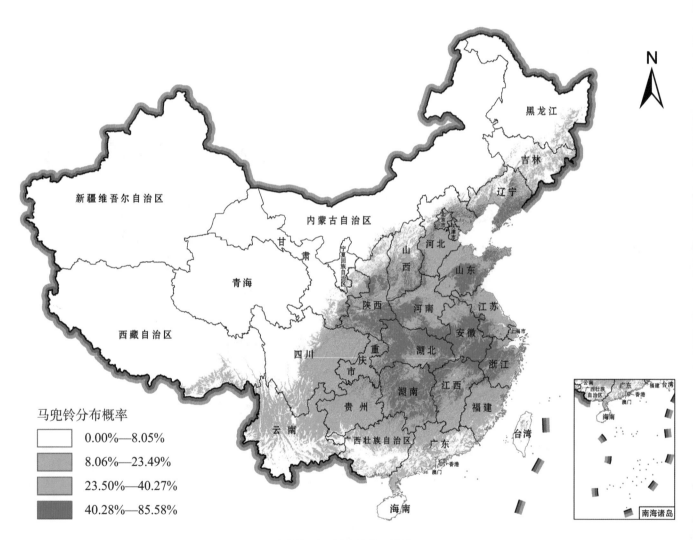

图 58‑2 马兜铃分布概率

59. 马鞭草

马鞭草 *Verbena officinalis* **L.**

通过汇总和分析第四次全国中药资源普查及相关文献查阅的数据,马鞭草分布于河北、山西、江苏、浙江、安徽、福建、江西、河南、湖北、湖南、广东、广西、海南、重庆、四川、贵州、云南、西藏、陕西、甘肃、新疆等地。

马鞭草分布概率较高的区域有上海、江苏、浙江、安徽、福建、江西、河南、湖北、湖南、广东、广西、海南、重庆、四川、贵州、云南、西藏、陕西、甘肃等地。马鞭草的分布概率如图59。

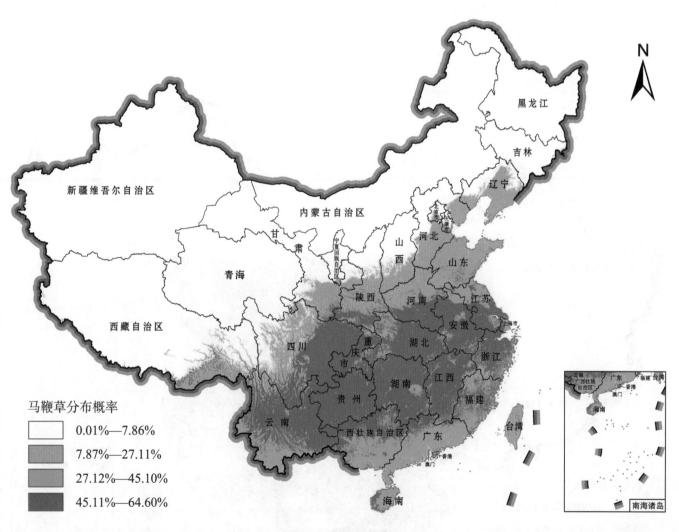

图59 马鞭草分布概率

四画

60. 王不留行

麦蓝菜 *Vaccaria segetalis*（Neck.）Garcke

通过汇总和分析第四次全国中药资源普查及相关文献查阅的数据，麦蓝菜分布北京、天津、河北、山西、内蒙古、辽宁、吉林、黑龙江、上海、江苏、浙江、安徽、福建、江西、山东、河南、湖北、湖南、广西、重庆、四川、贵州、云南、西藏、陕西、甘肃、青海、宁夏、新疆、台湾等地。

麦蓝菜分布概率较高的区域有北京、天津、河北、山西、辽宁、上海、江苏、浙江、安徽、江西、山东、河南、湖北、湖南、四川、云南、陕西、甘肃、宁夏、新疆等地。麦蓝菜的分布概率如图60。

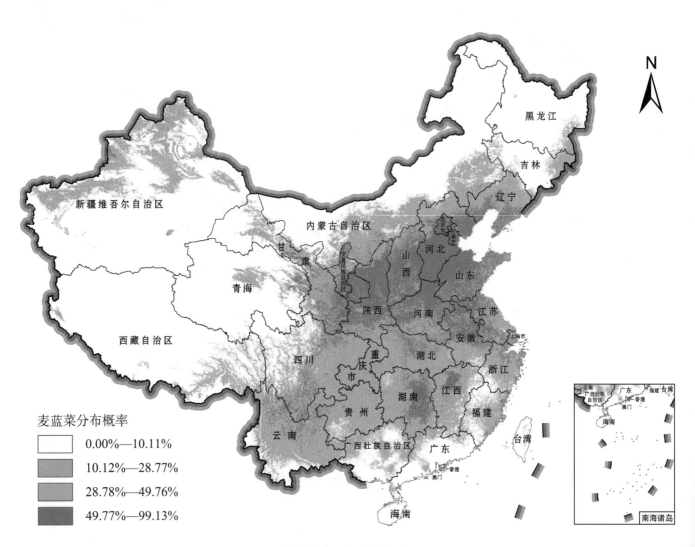

麦蓝菜分布概率

	0.00%—10.11%
	10.12%—28.77%
	28.78%—49.76%
	49.77%—99.13%

图 60 麦蓝菜分布概率

61. 天山雪莲

天山雪莲 *Saussurea involucrata*（Kar. et Kir.）Sch. Bip.

通过汇总和分析第四次全国中药资源普查及相关文献查阅的数据,天山雪莲分布于新疆。
天山雪莲分布概率较高的区域有新疆。天山雪莲的分布概率如图61。

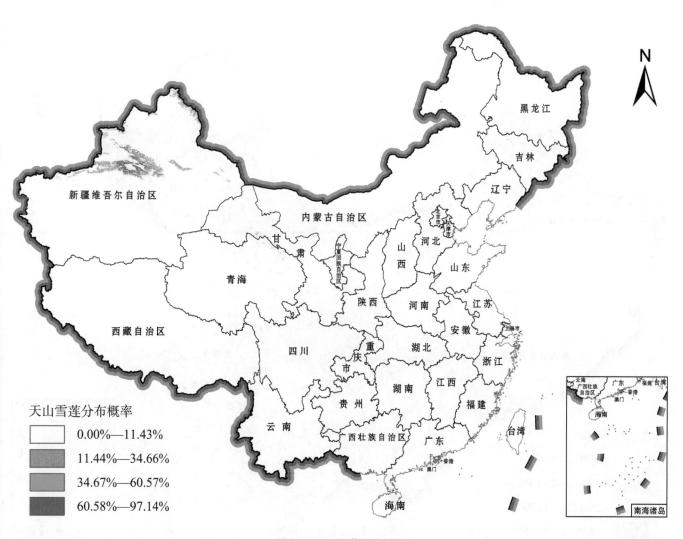

图61　天山雪莲分布概率

62. 天仙子

莨菪 *Hyoscyamus niger* L.

通过汇总和分析第四次全国中药资源普查及相关文献查阅的数据,莨菪分布于全国各地。

莨菪分布概率较高的区域有河北、山西、内蒙古、四川、陕西、甘肃、青海、宁夏、新疆等地。莨菪的分布概率如图62。

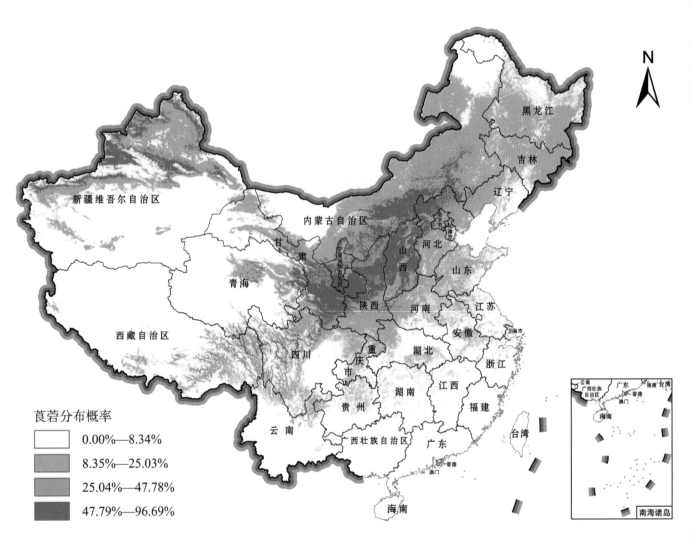

莨菪分布概率

	0.00%—8.34%
	8.35%—25.03%
	25.04%—47.78%
	47.79%—96.69%

图62 莨菪分布概率

63. 天冬

天冬 *Asparagus cochinchinensis* (Lour.) Merr.

通过汇总和分析第四次全国中药资源普查及相关文献查阅的数据,天冬分布于北京、河北、山西、上海、江苏、浙江、安徽、福建、江西、山东、河南、湖北、湖南、广东、广西、海南、重庆、四川、贵州、云南、西藏、陕西、甘肃、新疆、台湾、香港、澳门等地。

天冬分布概率较高的区域有江苏、浙江、安徽、福建、江西、河南、湖北、湖南、广东、广西、海南、重庆、四川、贵州、云南、西藏、陕西、台湾、香港等地。天冬的分布概率如图 63。

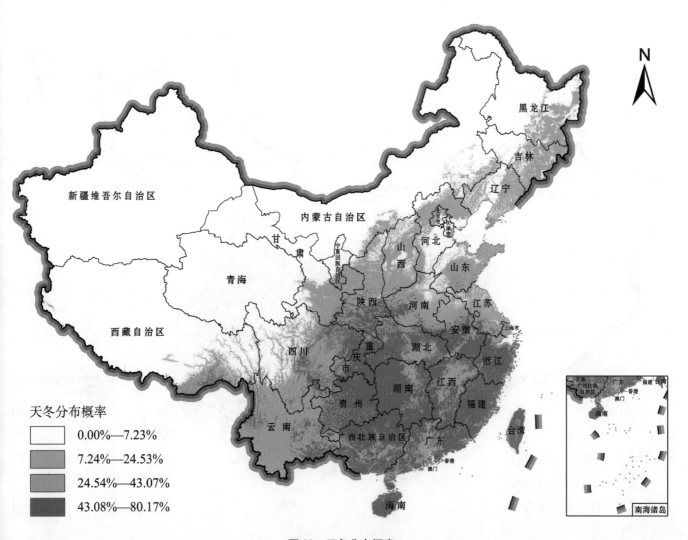

天冬分布概率

- 0.00%—7.23%
- 7.24%—24.53%
- 24.54%—43.07%
- 43.08%—80.17%

图 63　天冬分布概率

64. 天花粉/瓜蒌/瓜蒌子/瓜蒌皮

栝楼 *Trichosanthes kirilowii* **Maxim.**

通过汇总和分析第四次全国中药资源普查及相关文献查阅的数据,栝楼分布于北京、天津、河北、山西、内蒙古、辽宁、吉林、黑龙江、上海、江苏、浙江、安徽、福建、江西、山东、河南、湖北、湖南、广东、广西、海南、重庆、四川、贵州、云南、陕西、甘肃、青海、宁夏、新疆、台湾、香港、澳门等地。

栝楼分布概率较高的区域有河北、山西、上海、江苏、浙江、安徽、福建、江西、山东、河南、湖北、湖南、重庆、四川、贵州、陕西等地。栝楼的分布概率如图64-1。

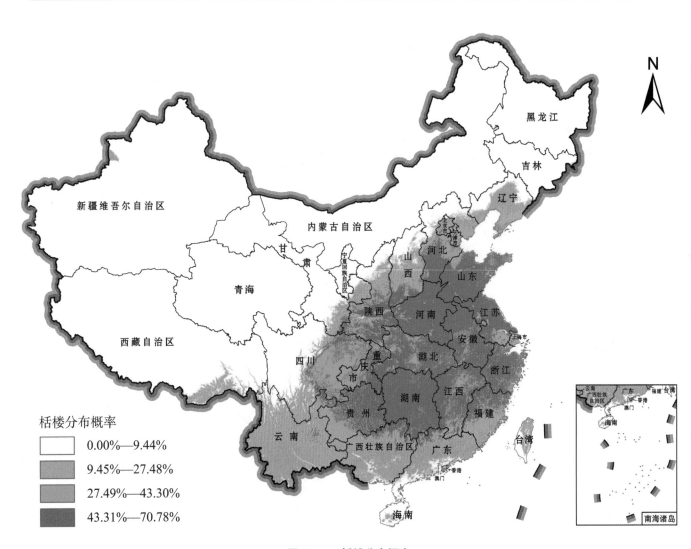

栝楼分布概率

- 0.00%—9.44%
- 9.45%—27.48%
- 27.49%—43.30%
- 43.31%—70.78%

图64-1 栝楼分布概率

双边栝楼 *Trichosanthes rosthornii* Harms

通过汇总和分析第四次全国中药资源普查及相关文献查阅的数据,双边栝楼分布于河北、安徽、福建、江西、山东、河南、湖北、湖南、广东、广西、重庆、四川、贵州、云南、陕西、甘肃、台湾等地。

双边栝楼分布概率较高的区域有河北、河南、湖北、湖南、重庆、四川、贵州、陕西等地。双边栝楼的分布概率如图 64 - 2。

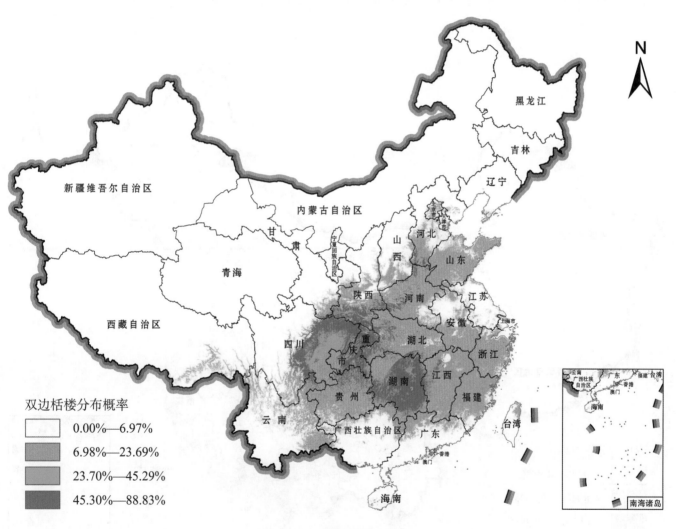

双边栝楼分布概率

- 0.00%—6.97%
- 6.98%—23.69%
- 23.70%—45.29%
- 45.30%—88.83%

图 64 - 2 双边栝楼分布概率

65. 天竺黄

青皮竹 *Bambusa textilis* McClure

通过汇总和分析第四次全国中药资源普查及相关文献查阅的数据,青皮竹分布于上海、江苏、浙江、安徽、福建、江西、山东、河南、湖北、湖南、广东、广西、重庆、四川、贵州、云南、西藏、台湾等地。

青皮竹分布概率较高的区域有浙江、福建、广东、广西等地。青皮竹的分布概率如图65。

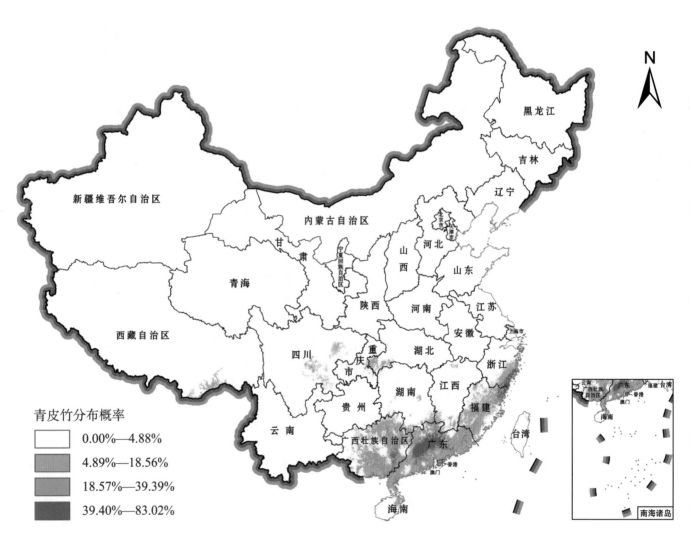

青皮竹分布概率

- 0.00%—4.88%
- 4.89%—18.56%
- 18.57%—39.39%
- 39.40%—83.02%

图 65 青皮竹分布概率

66. 天南星

天南星 *Arisaema erubescens*（Wall.）Schott

通过汇总和分析第四次全国中药资源普查及相关文献查阅的数据,天南星分布于全国大部分省区。

天南星分布概率较高的区域有山西、浙江、安徽、福建、江西、山东、河南、湖北、湖南、广东、广西、重庆、四川、贵州、云南、西藏、陕西、甘肃、台湾等地。天南星的分布概率如图 66-1。

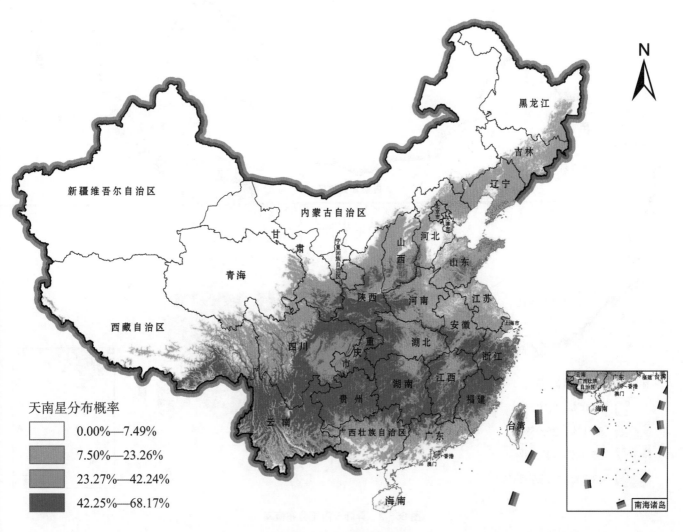

天南星分布概率

	0.00%—7.49%
	7.50%—23.26%
	23.27%—42.24%
	42.25%—68.17%

图 66-1　天南星分布概率

异叶天南星 *Arisaema heterophyllum* Blume

通过汇总和分析第四次全国中药资源普查及相关文献查阅的数据,异叶天南星分布于北京、天津、河北、山西、内蒙古、辽宁、吉林、黑龙江、上海、江苏、浙江、安徽、福建、江西、山东、河南、湖北、湖南、广东、广西、海南、重庆、四川、贵州、云南、陕西、甘肃、台湾、香港、澳门等地。

异叶天南星分布概率较高的区域有辽宁、浙江、安徽、福建、江西、河南、湖北、湖南、广东、广西、重庆、四川、贵州、云南、台湾等地。异叶天南星的分布概率如图66-2。

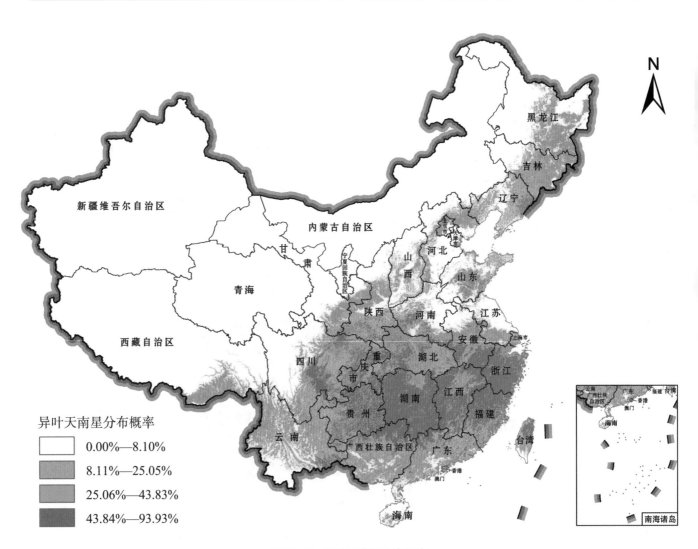

异叶天南星分布概率

- 0.00%—8.10%
- 8.11%—25.05%
- 25.06%—43.83%
- 43.84%—93.93%

图66-2 异叶天南星分布概率

东北天南星 *Arisaema amurense* Maxim.

通过汇总和分析第四次全国中药资源普查及相关文献查阅的数据，东北天南星分布于北京、天津、河北、山西、内蒙古、辽宁、吉林、黑龙江、江苏、安徽、江西、山东、河南、湖北、四川、陕西、甘肃、宁夏等地。

东北天南星分布概率较高的区域有辽宁、吉林、黑龙江、安徽等地。东北天南星的分布概率如图66-3。

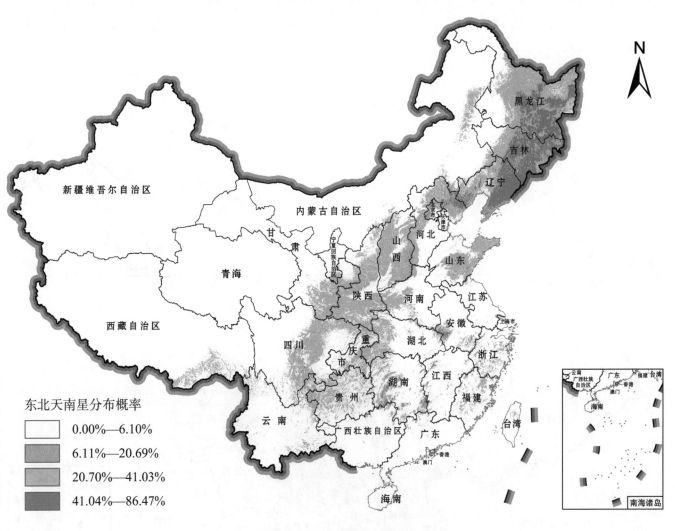

东北天南星分布概率

- 0.00%—6.10%
- 6.11%—20.69%
- 20.70%—41.03%
- 41.04%—86.47%

图66-3　东北天南星分布概率

67. 天麻

天麻 *Gastrodia elata* Bl.

通过汇总和分析第四次全国中药资源普查及相关文献查阅的数据,天麻分布于河北、山西、内蒙古、辽宁、吉林、黑龙江、江苏、浙江、江西、安徽、河南、湖北、湖南、重庆、四川、贵州、云南、西藏、陕西、甘肃、台湾等地。

天麻分布概率较高的区域有辽宁、吉林、安徽、河南、湖北、湖南、重庆、四川、贵州、云南、陕西、台湾等地。天麻的分布概率如图67。

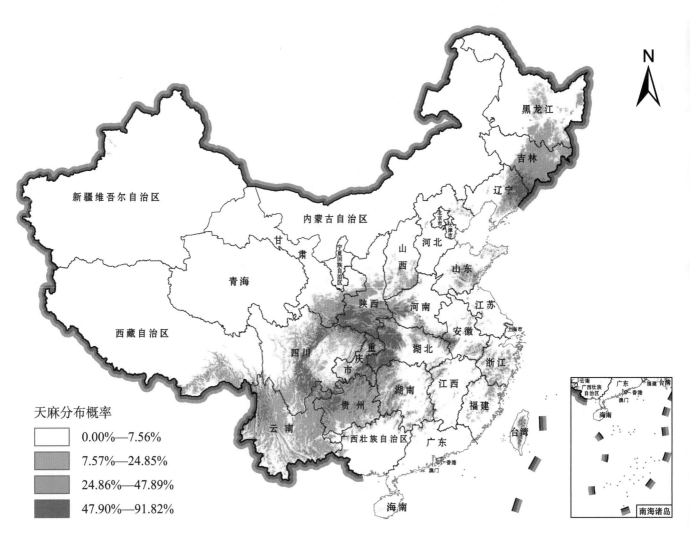

天麻分布概率

	0.00%—7.56%
	7.57%—24.85%
	24.86%—47.89%
	47.90%—91.82%

图 67　天麻分布概率

68. 天葵子

天葵 *Semiaquilegia adoxoides*（DC.）Makino

通过汇总和分析第四次全国中药资源普查及相关文献查阅的数据,天葵分布于上海、江苏、浙江、安徽、福建、江西、山东、河南、湖北、湖南、广东、广西、重庆、四川、贵州、陕西、甘肃等地。

天葵分布概率较高的区域有江苏、浙江、安徽、福建、江西、河南、湖北、湖南、广西、重庆、贵州等地。天葵的分布概率如图68。

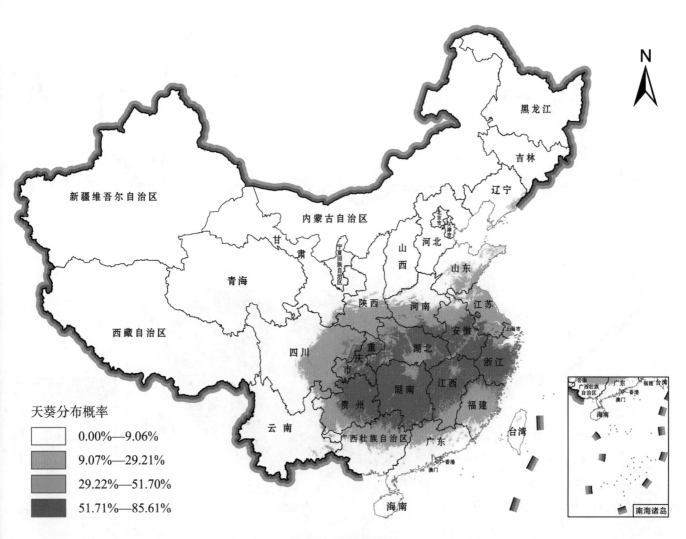

天葵分布概率

- 0.00%—9.06%
- 9.07%—29.21%
- 29.22%—51.70%
- 51.71%—85.61%

图68 天葵分布概率

69. 天然冰片

樟 *Camphora officinarum* Nees

　　通过汇总和分析第四次全国中药资源普查及相关文献查阅的数据,樟分布于上海、江苏、浙江、安徽、福建、江西、湖南、广东、广西、海南、重庆、四川、贵州、云南、西藏、台湾、香港、澳门等地。

　　樟分布概率较高的区域有上海、江苏、浙江、安徽、福建、江西、河南、湖北、湖南、广东、广西、重庆、四川、贵州、陕西、台湾、香港、澳门等地。樟的分布概率如图 69。

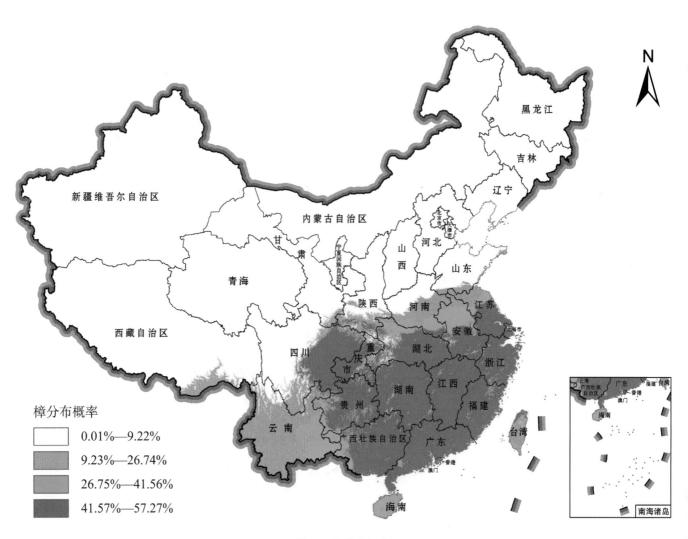

樟分布概率

☐	0.01%—9.22%
▨	9.23%—26.74%
▨	26.75%—41.56%
■	41.57%—57.27%

图 69　樟分布概率

70. 云芝

彩绒革盖菌 *Coriolus versicolor*（L. ex Fr.）Quel

通过汇总和分析第四次全国中药资源普查及相关文献查阅的数据,彩绒革盖菌分布于全国大部分省区。

彩绒革盖菌分布概率较高的区域有北京、辽宁、吉林、浙江、安徽、江西、山东、湖北、湖南、云南等地。彩绒革盖菌的分布概率如图 70。

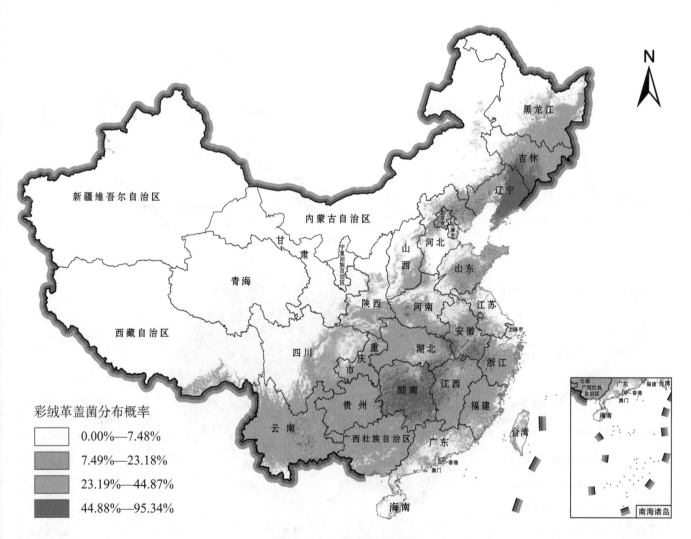

彩绒革盖菌分布概率

- 0.00%—7.48%
- 7.49%—23.18%
- 23.19%—44.87%
- 44.88%—95.34%

图 70　彩绒革盖菌分布概率

71. 木瓜

贴梗海棠 *Chaenomeles speciosa*（Sweet）Nakai

　　通过汇总和分析第四次全国中药资源普查及相关文献查阅的数据,贴梗海棠分布于河北、山西、江苏、浙江、安徽、福建、江西、山东、河南、湖北、湖南、广东、重庆、四川、贵州、云南、陕西、甘肃、宁夏等地。

　　贴梗海棠分布概率较高的区域有北京、天津、河北、上海、江苏、浙江、安徽、福建、江西、山东、河南、湖北、湖南、重庆、四川、贵州、云南、陕西、甘肃、宁夏等地。贴梗海棠的分布概率如图71。

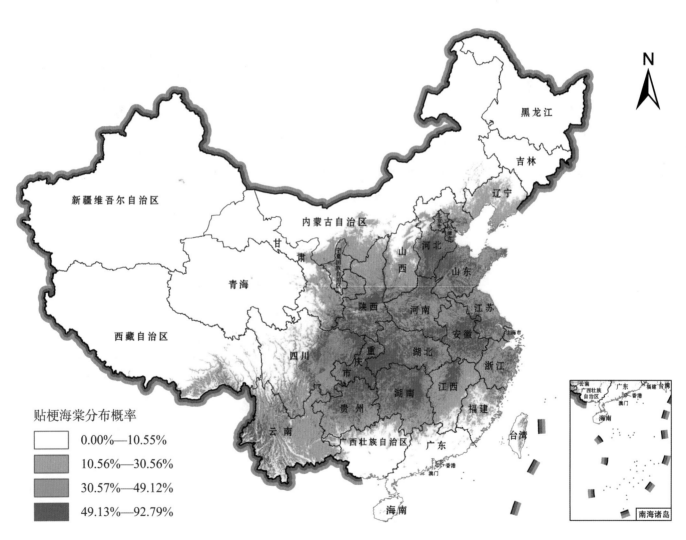

图 71　贴梗海棠分布概率

72. 木香

木香 *Aucklandia lappa* Decne.

通过汇总和分析第四次全国中药资源普查及相关文献查阅的数据,木香分布于河北、山西、浙江、福建、江西、山东、河南、湖北、湖南、广西、重庆、四川、贵州、云南、陕西、甘肃、新疆等地。

木香分布概率较高的区域有重庆、四川、云南、陕西等地。木香的分布概率如图72。

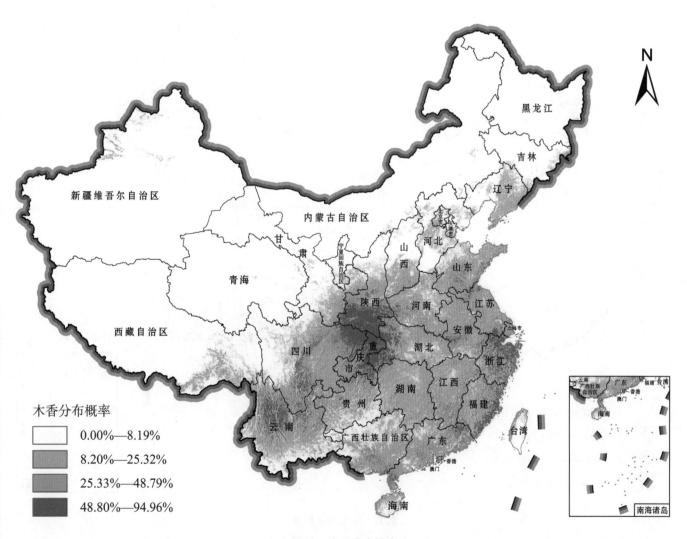

图 72　木香分布概率

73. 木贼

木贼 *Equisetum hyemale* L.

通过汇总和分析第四次全国中药资源普查及相关文献查阅的数据,木贼分布于全国各地。

木贼分布概率较高的区域有辽宁、吉林、黑龙江、重庆、四川、贵州、云南、陕西等地。木贼的分布概率如图73。

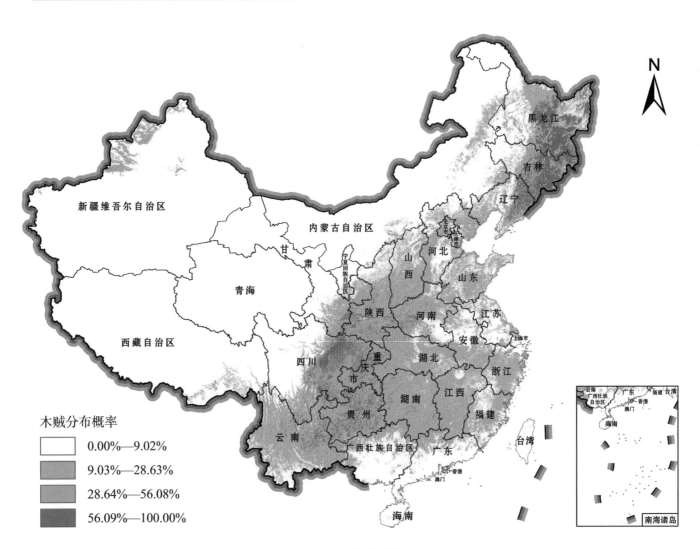

木贼分布概率

	0.00%—9.02%
	9.03%—28.63%
	28.64%—56.08%
	56.09%—100.00%

图73 木贼分布概率

74. 木通/预知子

木通 *Akebia quinata*（Houtt.）Decne.

通过汇总和分析第四次全国中药资源普查及相关文献查阅的数据，木通分布于天津、河北、山西、辽宁、吉林、上海、江苏、浙江、安徽、福建、江西、山东、河南、湖北、湖南、广东、广西、海南、重庆、四川、贵州、云南、西藏、陕西、甘肃、青海、香港、澳门等地。

木通分布概率较高的区域有上海、浙江、安徽、福建、江西、河南、湖北、湖南、广西、重庆、四川、贵州、陕西、甘肃等地。木通的分布概率如图74-1。

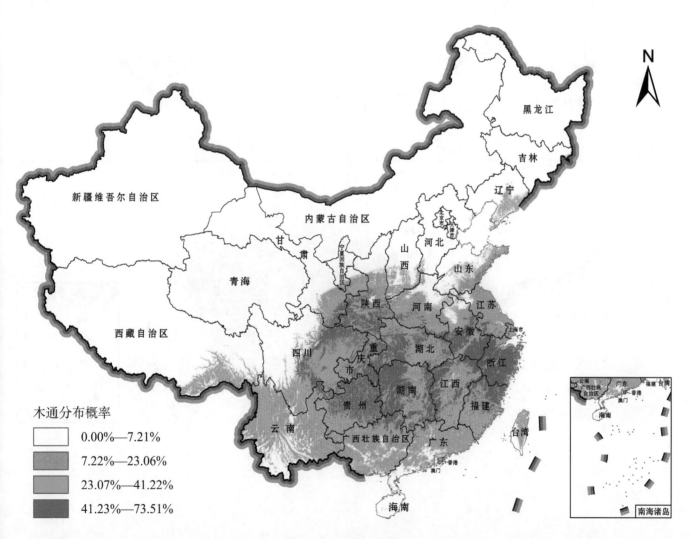

木通分布概率

	0.00%—7.21%
	7.22%—23.06%
	23.07%—41.22%
	41.23%—73.51%

图 74-1 木通分布概率

三叶木通 *Akebia trifoliata*（Thunb.）Koidz.

通过汇总和分析第四次全国中药资源普查及相关文献查阅的数据,三叶木通分布于河北、山西、上海、江苏、浙江、安徽、福建、江西、山东、河南、湖北、湖南、广东、广西、重庆、四川、贵州、云南、西藏、陕西、甘肃、青海、台湾等地。

三叶木通分布概率较高的区域有浙江、安徽、福建、江西、河南、湖北、湖南、广东、广西、重庆、四川、贵州、陕西、甘肃等地。三叶木通的分布概率如图74-2。

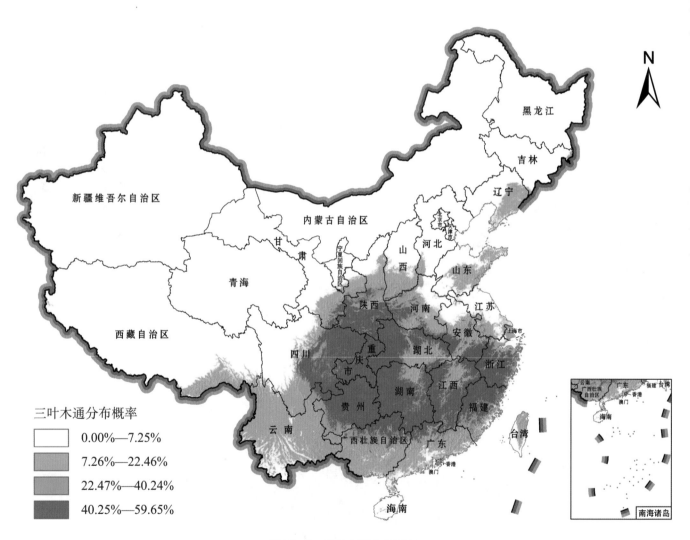

三叶木通分布概率

☐	0.00%—7.25%
▨	7.26%—22.46%
▨	22.47%—40.24%
■	40.25%—59.65%

图 74-2　三叶木通分布概率

白木通 *Akebia trifoliata* (Thunb.) Koidz. subsp. *australis* (Diels) T. Shimizu

通过汇总和分析第四次全国中药资源普查及相关文献查阅的数据,白木通分布于河北、山西、上海、江苏、浙江、安徽、福建、江西、山东、河南、湖北、湖南、广东、广西、重庆、四川、贵州、云南、西藏、陕西、甘肃、青海、台湾等地。

白木通分布概率较高的区域有浙江、安徽、江西、湖北、湖南、广西、重庆、四川、贵州、陕西、台湾等地。白木通的分布概率如图74-3。

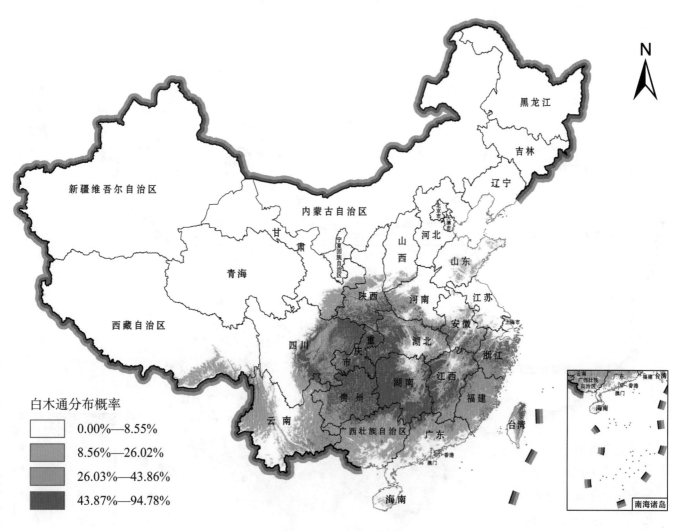

图 74-3　白木通分布概率

75. 木棉花

木棉 *Gossampinus malabarica*（DC.）Merr.

通过汇总和分析第四次全国中药资源普查及相关文献查阅的数据,木棉分布于上海、江苏、浙江、安徽、福建、江西、河南、湖北、湖南、广东、广西、海南、重庆、四川、贵州、云南、西藏、台湾、香港、澳门等地。

木棉分布概率较高的区域有广东、广西、海南、云南、香港等地。木棉的分布概率如图75。

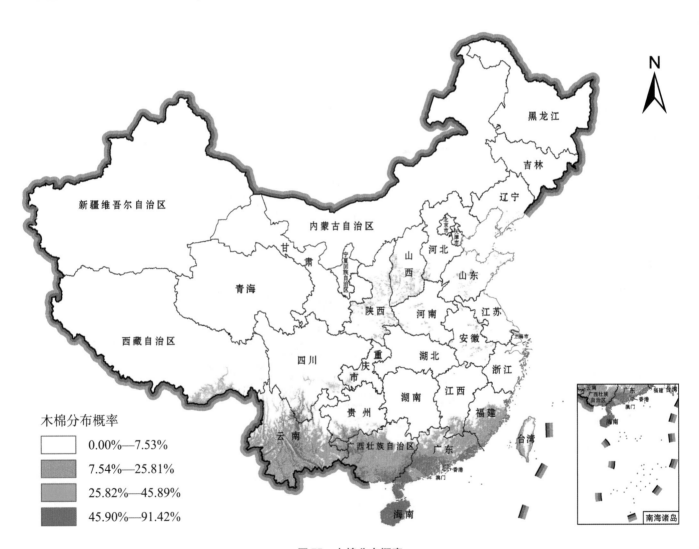

木棉分布概率

	0.00%—7.53%
	7.54%—25.81%
	25.82%—45.89%
	45.90%—91.42%

图 75 木棉分布概率

76. 木蝴蝶

木蝴蝶 *Oroxylum indicum*（L.）Kurz

通过汇总和分析第四次全国中药资源普查及相关文献查阅的数据,木蝴蝶分布于福建、广东、广西、海南、四川、贵州、云南、台湾等地。

木蝴蝶分布概率较高的区域有广西、海南、贵州、云南等地。木蝴蝶的分布概率如76。

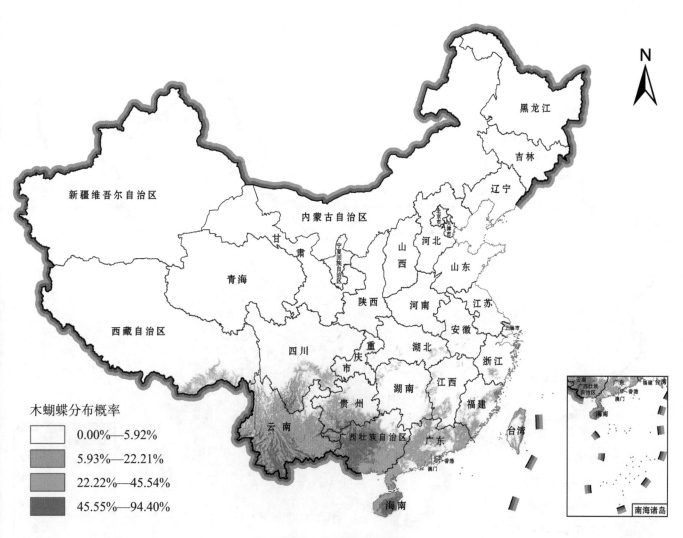

木蝴蝶分布概率

	0.00%—5.92%
	5.93%—22.21%
	22.22%—45.54%
	45.55%—94.40%

图 76　木蝴蝶分布概率

77. 木鳖子

木鳖 *Momordica cochinchinensis* (Lour.) Spreng.

通过汇总和分析第四次全国中药资源普查及相关文献查阅的数据,木鳖分布于河北、上海、江苏、浙江、安徽、福建、江西、山东、河南、湖北、湖南、广东、广西、海南、重庆、四川、贵州、云南、西藏、陕西、甘肃、台湾、香港、澳门等地。

木鳖分布概率较高的区域有浙江、安徽、江西、湖北、湖南、广东、广西、海南、重庆、四川、贵州、台湾、香港等地。木鳖的分布概率如图77。

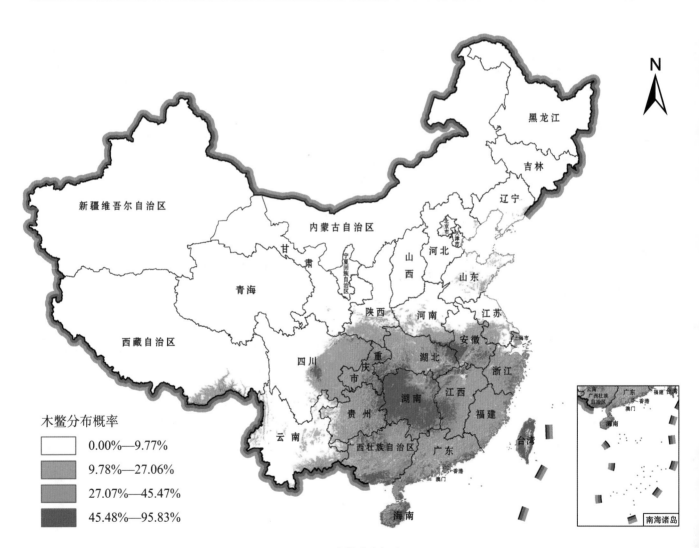

木鳖分布概率

□	0.00%—9.77%
▨	9.78%—27.06%
▧	27.07%—45.47%
▓	45.48%—95.83%

图77 木鳖分布概率

78. 五加皮

细柱五加 *Acanthopanax gracilistylus* **W. W. Smith**

通过汇总和分析第四次全国中药资源普查及相关文献查阅的数据,细柱五加分布于山西、上海、江苏、浙江、安徽、福建、江西、山东、河南、湖北、湖南、广东、广西、海南、重庆、四川、贵州、云南、西藏、陕西、甘肃、台湾、香港、澳门等地。

细柱五加分布概率较高的区域有浙江、安徽、江西、河南、湖北、湖南、广西、重庆、贵州等地。细柱五加的分布概率如图78。

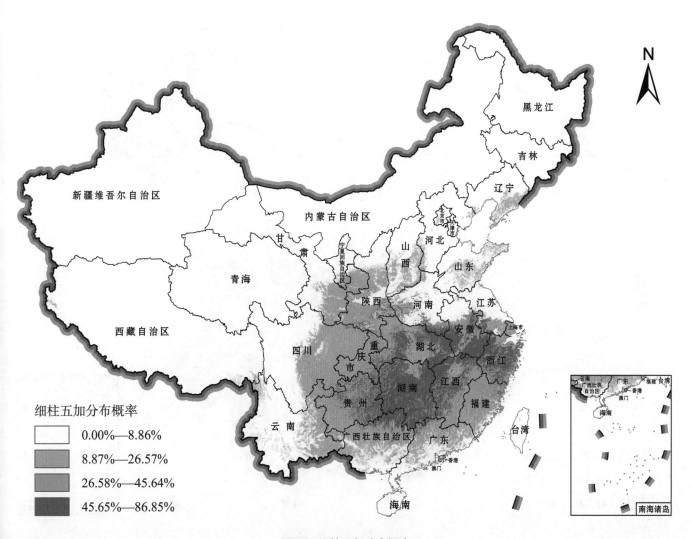

细柱五加分布概率

- 0.00%—8.86%
- 8.87%—26.57%
- 26.58%—45.64%
- 45.65%—86.85%

图 78 细柱五加分布概率

79. 五味子

五味子 *Schisandra chinensis*（Turcz.）Baill.

　　通过汇总和分析第四次全国中药资源普查及相关文献查阅的数据,五味子分布于北京、天津、河北、山西、内蒙古、辽宁、吉林、黑龙江、江苏、浙江、安徽、江西、山东、河南、湖北、湖南、广东、广西、重庆、四川、贵州、云南、陕西、甘肃、宁夏等地。

　　五味子分布概率较高的区域有北京、河北、山西、辽宁、吉林、黑龙江、河南、湖北、湖南、重庆、四川、贵州、陕西、甘肃等地。五味子的分布概率如图79。

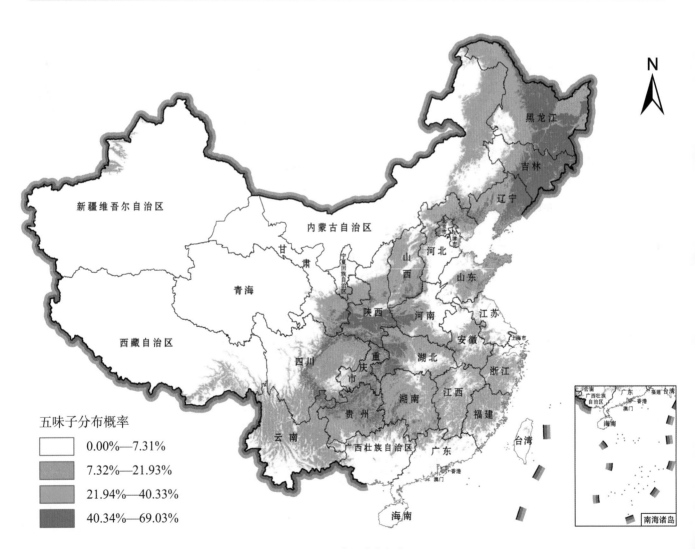

五味子分布概率

□	0.00%—7.31%
▨	7.32%—21.93%
▨	21.94%—40.33%
■	40.34%—69.03%

图 79　五味子分布概率

80. 五倍子

盐肤木 *Rhus chinensis* Mill.

通过汇总和分析第四次全国中药资源普查及相关文献查阅的数据,盐肤木分布于北京、天津、河北、山西、上海、江苏、浙江、安徽、福建、江西、山东、河南、湖北、湖南、广东、广西、海南、重庆、四川、贵州、云南、西藏、陕西、甘肃、宁夏、台湾、香港、澳门等地。

盐肤木分布概率较高的区域有江苏、浙江、安徽、福建、江西、河南、湖北、湖南、广东、广西、重庆、四川、贵州、云南、西藏、陕西、甘肃、台湾等地。盐肤木的分布概率如图 80-1。

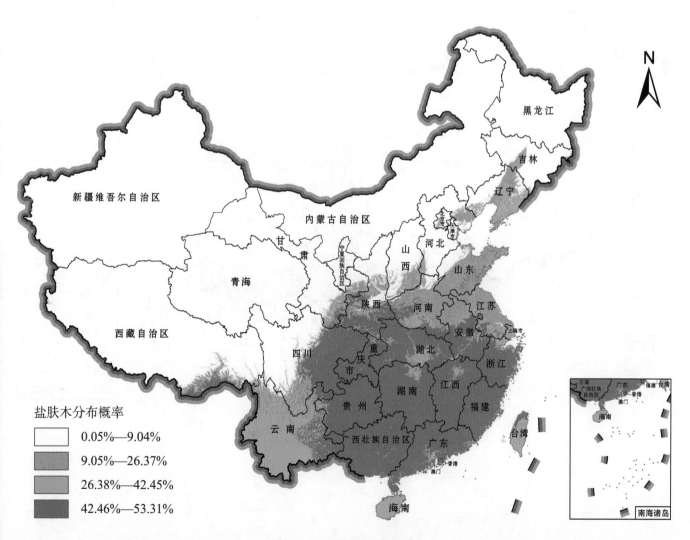

盐肤木分布概率

	0.05%—9.04%
	9.05%—26.37%
	26.38%—42.45%
	42.46%—53.31%

图 80-1 盐肤木分布概率

青麸杨 *Rhus potaninii* Maxim.

通过汇总和分析第四次全国中药资源普查及相关文献查阅的数据,青麸杨分布于全国大部分省区。

青麸杨分布概率较高的区域有山西、河南、湖北、重庆、四川、贵州、陕西、甘肃等地。青麸杨的分布概率如图80-2。

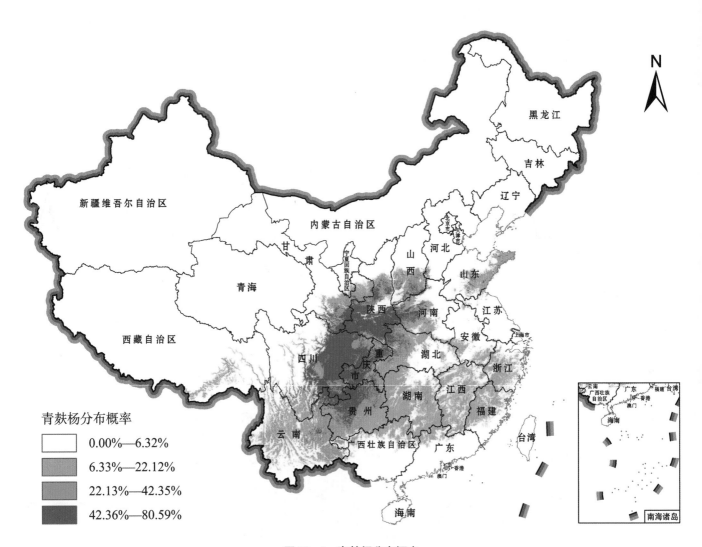

青麸杨分布概率

0.00%—6.32%

6.33%—22.12%

22.13%—42.35%

42.36%—80.59%

图 80-2 青麸杨分布概率

红麸杨 *Rhus punjabensis* Stewart var. *sinica*（Diels）Rehder et E. H. Wilson

　　通过汇总和分析第四次全国中药资源普查及相关文献查阅的数据，红麸杨分布于河北、山西、辽宁、吉林、黑龙江、上海、江苏、浙江、安徽、福建、江西、山东、河南、湖北、湖南、广东、广西、海南、四川、贵州、云南、西藏、陕西、甘肃、新疆、台湾等地。

　　红麸杨分布概率较高的区域有湖北、湖南、重庆、四川、贵州、云南、陕西等地。红麸杨的分布概率如图 80 - 3。

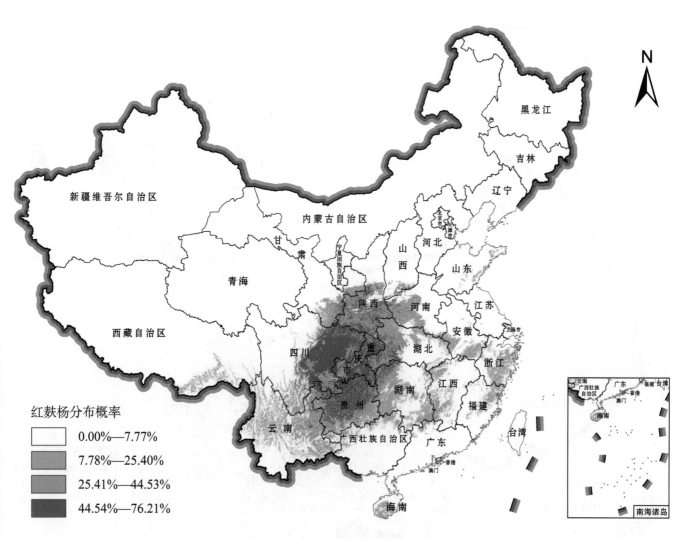

红麸杨分布概率

- 0.00%—7.77%
- 7.78%—25.40%
- 25.41%—44.53%
- 44.54%—76.21%

图 80 - 3　红麸杨分布概率

81. 太子参

孩儿参 *Pseudostellaria heterophylla*（Miq.）Pax ex Pax et Hoffm.

通过汇总和分析第四次全国中药资源普查及相关文献查阅的数据,孩儿参分布于北京、天津、河北、山西、内蒙古、辽宁、吉林、黑龙江、上海、江苏、浙江、安徽、福建、江西、山东、河南、湖北、湖南、重庆、四川、贵州、陕西、甘肃、青海、宁夏、新疆、台湾等地。

孩儿参分布概率较高的区域有辽宁、吉林、上海、江苏、浙江、安徽、山东等地。孩儿参的分布概率如图81。

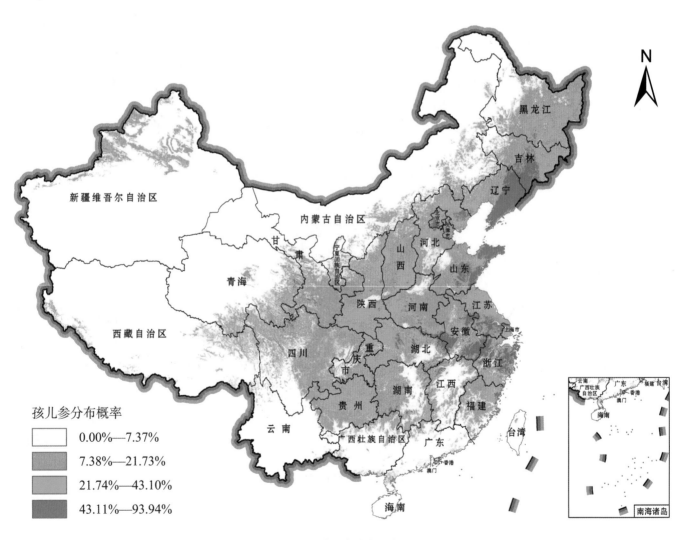

孩儿参分布概率

	0.00%—7.37%
	7.38%—21.73%
	21.74%—43.10%
	43.11%—93.94%

图81 孩儿参分布概率

82. 车前草/车前子

车前 *Plantago asiatica* L.

通过汇总和分析第四次全国中药资源普查及相关文献查阅的数据,车前分布于全国各地。

车前分布概率较高的区域有北京、天津、河北、山西、内蒙古、辽宁、吉林、黑龙江、上海、江苏、浙江、安徽、福建、江西、山东、河南、湖北、湖南、广东、广西、重庆、四川、贵州、云南、西藏、陕西、甘肃、宁夏、新疆、台湾等地。车前的分布概率如图 82-1。

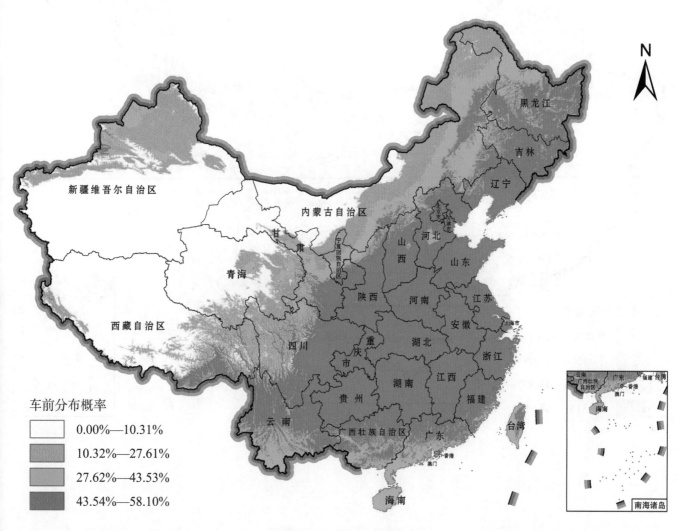

车前分布概率
- 0.00%—10.31%
- 10.32%—27.61%
- 27.62%—43.53%
- 43.54%—58.10%

图 82-1 车前分布概率

平车前 *Plantago depressa* Willd.

通过汇总和分析第四次全国中药资源普查及相关文献查阅的数据,平车前分布于全国各地。

平车前分布概率较高的区域有北京、天津、河北、山西、内蒙古、辽宁、吉林、黑龙江、江苏、安徽、山东、河南、湖北、重庆、四川、贵州、西藏、陕西、甘肃、青海、宁夏、新疆等地。平车前的分布概率如图 82-2。

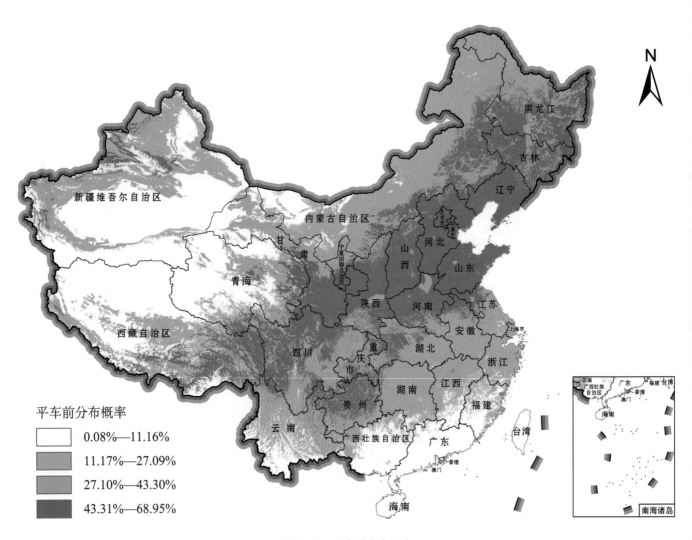

平车前分布概率

0.08%—11.16%

11.17%—27.09%

27.10%—43.30%

43.31%—68.95%

图 82-2 平车前分布概率

83. 瓦松

瓦松 *Orostachys fimbriata*（Turcz.）A. Berger

通过汇总和分析第四次全国中药资源普查及相关文献查阅的数据,瓦松分布于北京、天津、河北、山西、内蒙古、辽宁、吉林、黑龙江、上海、江苏、浙江、安徽、福建、江西、山东、河南、湖北、湖南、陕西、甘肃、青海、宁夏、新疆、台湾等地。

瓦松分布概率较高的区域有北京、河北、山西、内蒙古、辽宁、山东、河南、陕西、甘肃、青海、宁夏、新疆等地。瓦松的分布概率如图83。

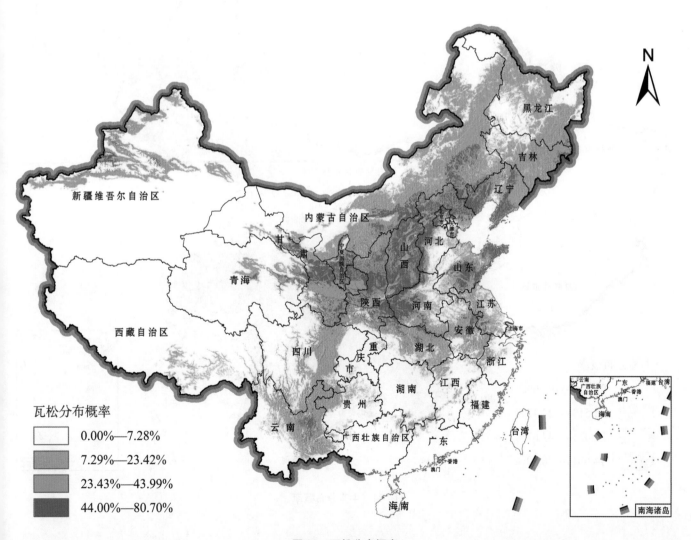

瓦松分布概率

　0.00%—7.28%

　7.29%—23.42%

　23.43%—43.99%

　44.00%—80.70%

图83　瓦松分布概率

84. 牛蒡子

牛蒡 *Arctium lappa* **L.**

通过汇总和分析第四次全国中药资源普查及相关文献查阅的数据,牛蒡分布于全国各地。

牛蒡分布概率较高的区域有北京、河北、山西、辽宁、吉林、黑龙江、山东、河南、湖北、湖南、重庆、四川、贵州、云南、西藏、陕西、甘肃、宁夏、新疆等地。牛蒡的分布概率如图84。

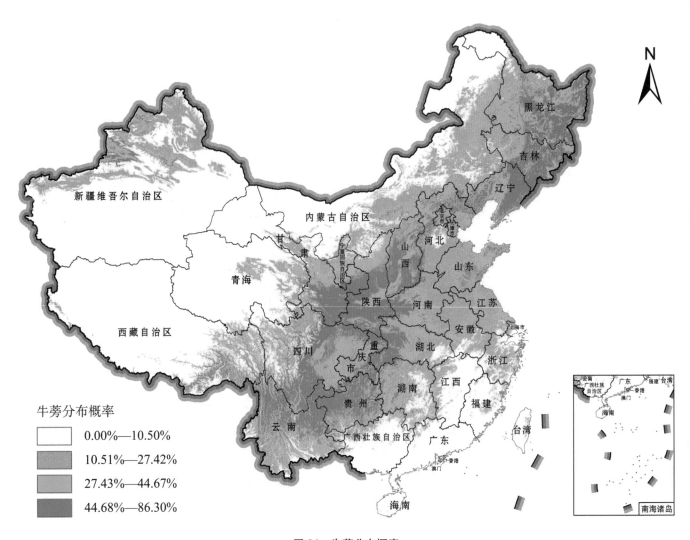

牛蒡分布概率

	0.00%—10.50%
	10.51%—27.42%
	27.43%—44.67%
	44.68%—86.30%

图84 牛蒡分布概率

85. 牛膝

牛膝 *Achyranthes bidentata* **Bl.**

通过汇总和分析第四次全国中药资源普查及相关文献查阅的数据,牛膝分布于全国大部分省区。

牛膝分布概率较高的区域有上海、江苏、浙江、安徽、福建、江西、山东、河南、湖北、湖南、广东、广西、重庆、四川、贵州、云南、西藏、陕西等地。牛膝的分布概率如图 85。

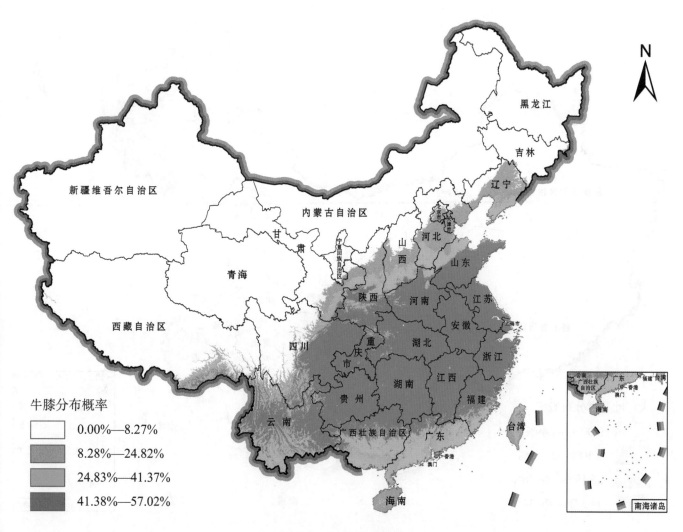

牛膝分布概率

	0.00%—8.27%
	8.28%—24.82%
	24.83%—41.37%
	41.38%—57.02%

图 85 牛膝分布概率

86. 升麻

大三叶升麻 *Cimicifuga heracleifolia* Kom.

通过汇总和分析第四次全国中药资源普查及相关文献查阅的数据,大三叶升麻分布于河北、辽宁、吉林、黑龙江、重庆、陕西等地。

大三叶升麻分布概率较高的区域有辽宁、吉林、黑龙江等地。大三叶升麻的分布概率如图86-1。

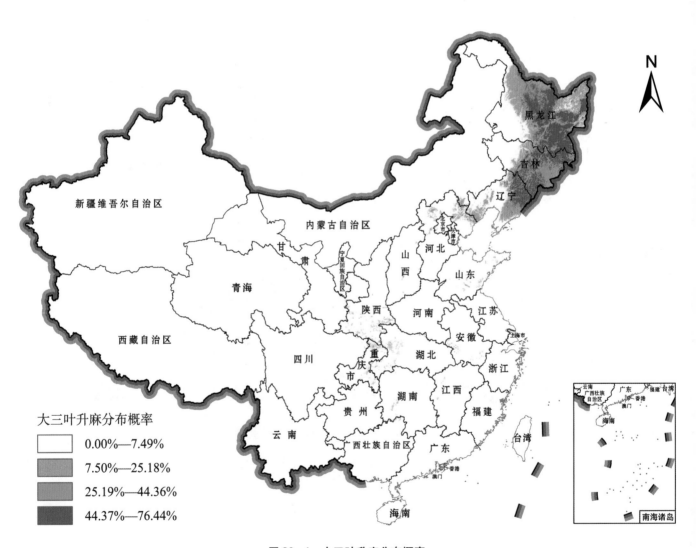

大三叶升麻分布概率

- 0.00%—7.49%
- 7.50%—25.18%
- 25.19%—44.36%
- 44.37%—76.44%

图86‑1 大三叶升麻分布概率

兴安升麻 *Actaea dahurica* Turcz. ex Fisch. et C. A. Mey.

通过汇总和分析第四次全国中药资源普查及相关文献查阅的数据,兴安升麻分布于北京、天津、河北、山西、内蒙古、辽宁、吉林、黑龙江、山东、河南、湖北、四川等地。

兴安升麻分布概率较高的区域有内蒙古、辽宁、吉林、黑龙江等地。兴安升麻的分布概率如图 86 - 2。

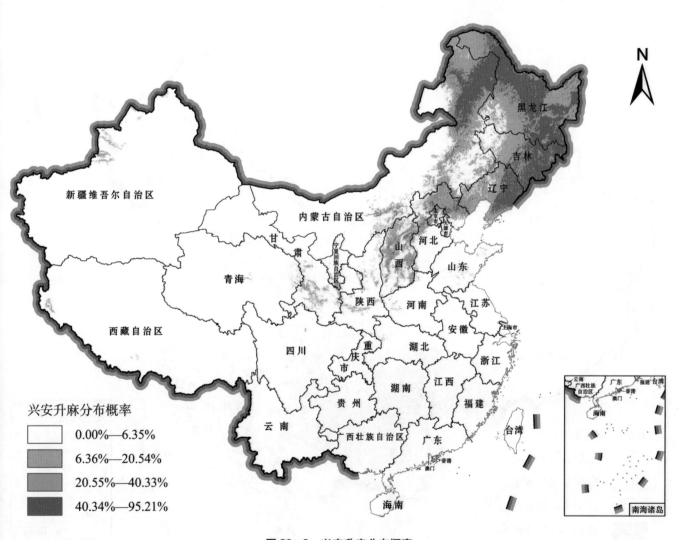

图 86 - 2 兴安升麻分布概率

升麻 *Actaea cimicifuga* L.

通过汇总和分析第四次全国中药资源普查及相关文献查阅的数据,升麻分布于河北、山西、内蒙古、辽宁、吉林、黑龙江、江苏、浙江、安徽、河南、湖北、湖南、重庆、四川、贵州、云南、西藏、陕西、甘肃、青海、宁夏等地。

升麻分布概率较高的区域有山西、河南、湖北、重庆、四川、贵州、云南、西藏、陕西、甘肃、青海等地。升麻的分布概率如图86-3。

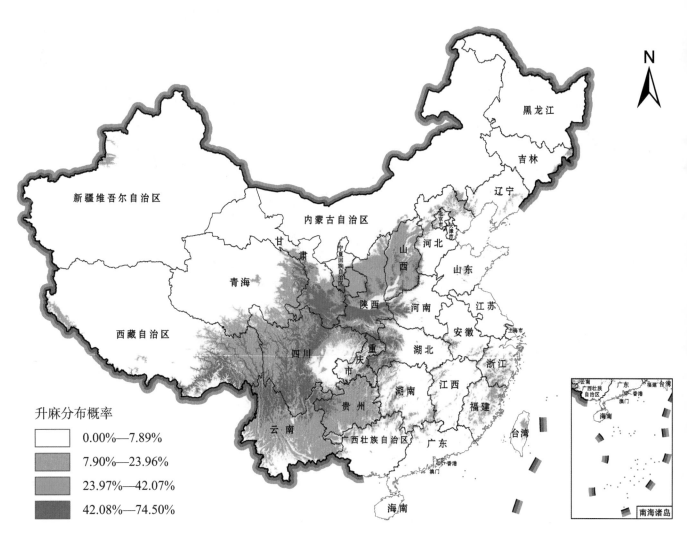

升麻分布概率

☐	0.00%—7.89%
▨	7.90%—23.96%
▨	23.97%—42.07%
■	42.08%—74.50%

图86-3 升麻分布概率

87. 化橘红

化州柚 *Citrus grandis* 'Tomentosa'

通过汇总和分析第四次全国中药资源普查及相关文献查阅的数据,化州柚分布于上海、江苏、浙江、安徽、福建、江西、河南、湖南、广东、广西、海南、重庆、四川、贵州、云南、台湾、香港、澳门等地。

化州柚分布概率较高的区域有广东、广西、海南等地。化州柚的分布概率如图87-1。

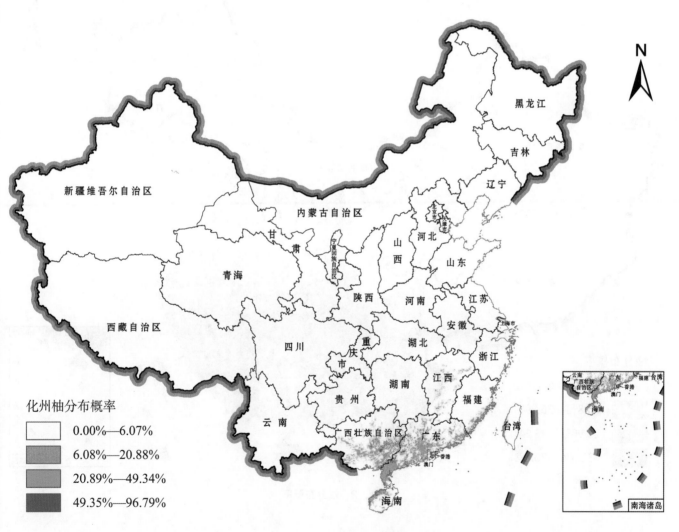

化州柚分布概率

- ☐ 0.00%—6.07%
- ☐ 6.08%—20.88%
- ☐ 20.89%—49.34%
- ☐ 49.35%—96.79%

图 87-1 化州柚分布概率

柚 *Citrus grandis*（L.）Osbeck

通过汇总和分析第四次全国中药资源普查及相关文献查阅的数据,柚分布于上海、江苏、浙江、安徽、福建、江西、河南、湖北、湖南、广东、广西、海南、重庆、四川、贵州、云南、台湾、香港、澳门等地。

柚分布概率较高的区域有浙江、福建、江西、湖北、湖南、广东、广西、海南、重庆、四川、贵州、香港、澳门等地。柚的分布概率如图87-2。

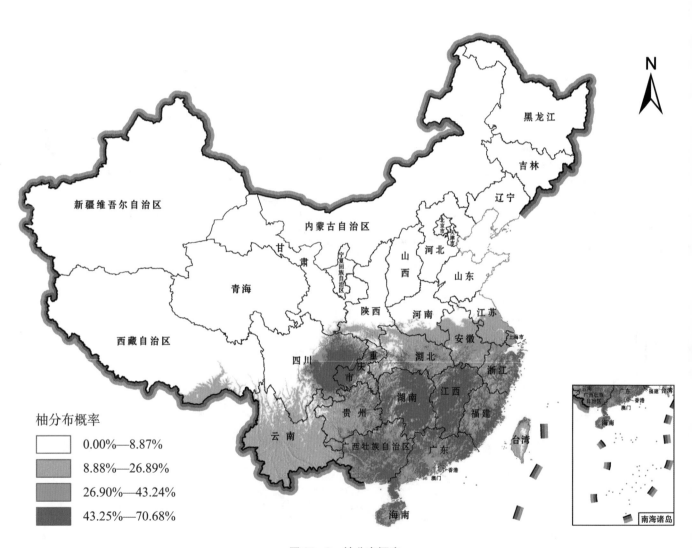

柚分布概率

	0.00%—8.87%
	8.88%—26.89%
	26.90%—43.24%
	43.25%—70.68%

图87-2　柚分布概率

88. 丹参

丹参 *Salvia miltiorrhiza* **Bge.**

通过汇总和分析第四次全国中药资源普查及相关文献查阅的数据,丹参分布于全国各地。

丹参分布概率较高的区域有北京、河北、山西、辽宁、江苏、安徽、山东、河南、湖北、四川、陕西、甘肃等地。丹参的分布概率如图88。

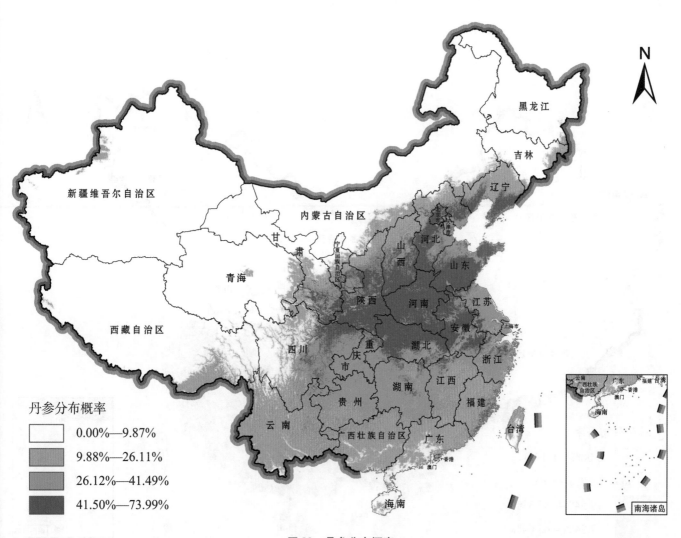

丹参分布概率

- 0.00%—9.87%
- 9.88%—26.11%
- 26.12%—41.49%
- 41.50%—73.99%

图88 丹参分布概率

89. 乌药

乌药 *Lindera aggregata* (Sims) Kosterm.

通过汇总和分析第四次全国中药资源普查及相关文献查阅的数据,乌药分布于江苏、浙江、安徽、福建、江西、河南、湖北、湖南、广东、广西、四川、贵州、云南、陕西、甘肃、台湾等地。

乌药分布概率较高的区域有浙江、安徽、福建、江西、湖南、广东、广西、台湾、香港等地。乌药的分布概率如图 89。

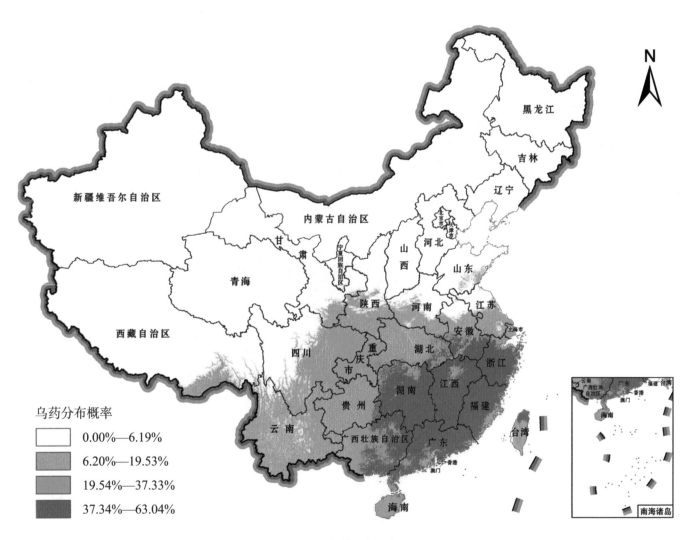

乌药分布概率
□	0.00%—6.19%
▨	6.20%—19.53%
▨	19.54%—37.33%
■	37.34%—63.04%

图 89　乌药分布概率

90. 火麻仁

大麻 *Cannabis sativa* L.

　　通过汇总和分析第四次全国中药资源普查及相关文献查阅的数据,大麻分布于全国各地。

　　大麻分布概率较高的区域有北京、天津、河北、山西、内蒙古、辽宁、吉林、黑龙江、山东、四川、云南、陕西、甘肃、宁夏、新疆等地。大麻的分布概率如图90。

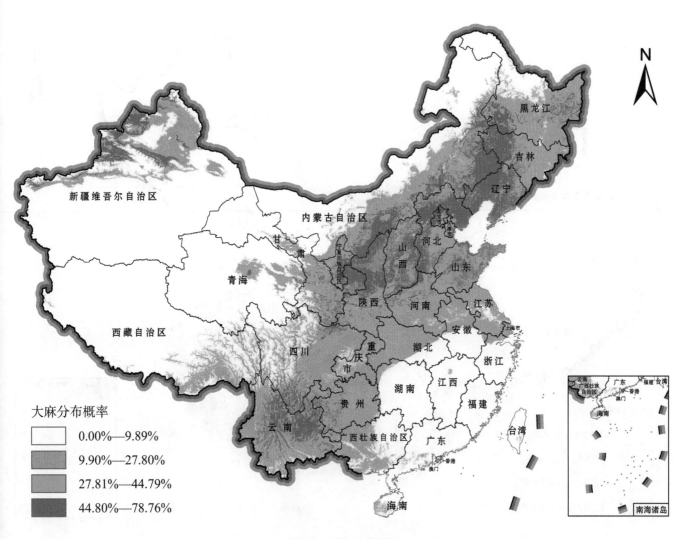

大麻分布概率

- 0.00%—9.89%
- 9.90%—27.80%
- 27.81%—44.79%
- 44.80%—78.76%

图90　大麻分布概率

91. 巴豆

巴豆 *Croton tiglium* L.

通过汇总和分析第四次全国中药资源普查及相关文献查阅的数据,巴豆分布于河北、江苏、浙江、福建、江西、湖北、湖南、广东、广西、海南、重庆、四川、贵州、云南、西藏、台湾等地。

巴豆分布概率较高的区域有福建、广东、广西、海南、重庆、四川、台湾等地。巴豆的分布概率如图91。

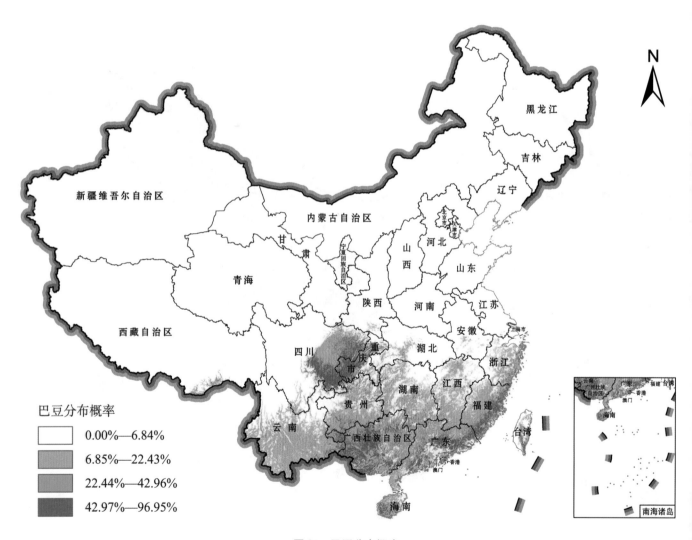

巴豆分布概率

	0.00%—6.84%
	6.85%—22.43%
	22.44%—42.96%
	42.97%—96.95%

图91 巴豆分布概率

92. 巴戟天

巴戟天 *Morinda officinalis* F. C. How

通过汇总和分析第四次全国中药资源普查及相关文献查阅的数据,巴戟天分布于福建、江西、湖北、湖南、广东、广西、海南、四川、贵州、云南等地。

巴戟天分布概率较高的区域有福建、广东、广西、海南等地。巴戟天的分布概率如图92。

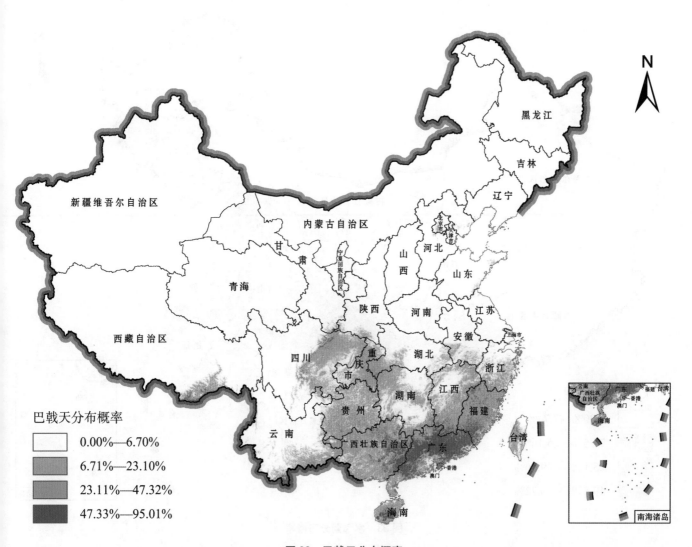

图 92 巴戟天分布概率

93. 水飞蓟

水飞蓟 *Silybum marianum*（L.）Gaertn.

通过汇总和分析第四次全国中药资源普查及相关文献查阅的数据,水飞蓟分布于全国各地。

水飞蓟分布概率较高的区域有辽宁、江苏、山东、四川、陕西、甘肃等地。水飞蓟的分布概率如图93。

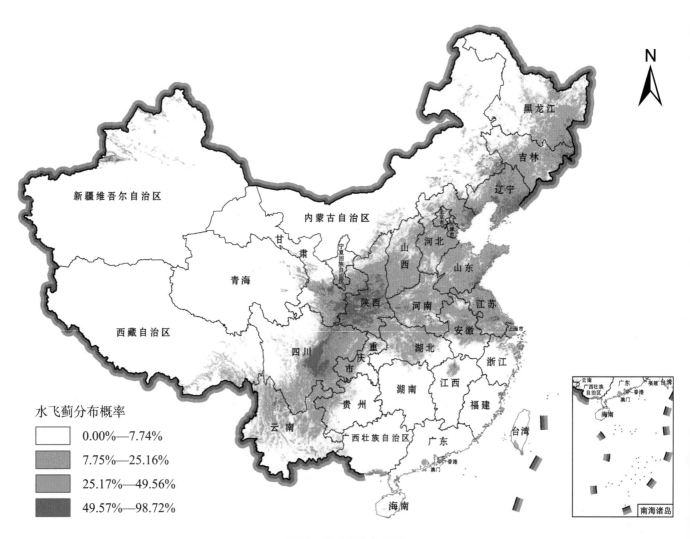

水飞蓟分布概率

	0.00%—7.74%
	7.75%—25.16%
	25.17%—49.56%
	49.57%—98.72%

图93 水飞蓟分布概率

94. 水红花子

红蓼 *Polygonum orientale* (L.) Spach

通过汇总和分析第四次全国中药资源普查及相关文献查阅的数据,红蓼分布于全国各地。

红蓼分布概率较高的区域有北京、天津、河北、山西、辽宁、吉林、上海、江苏、浙江、安徽、江西、山东、河南、湖北、湖南、重庆、四川、贵州、陕西、甘肃等地。红蓼的分布概率如图94。

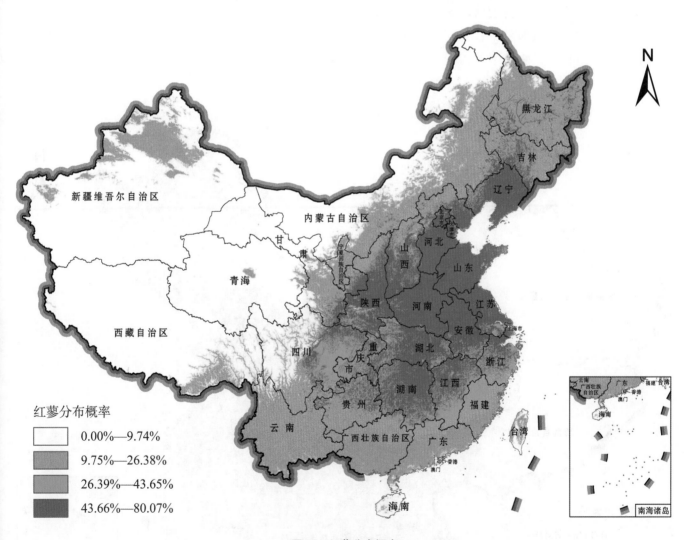

红蓼分布概率

- 0.00%—9.74%
- 9.75%—26.38%
- 26.39%—43.65%
- 43.66%—80.07%

图94 红蓼分布概率

五画

95. 玉竹

玉竹 *Polygonatum odoratum* （Mill.）Druce

通过汇总和分析第四次全国中药资源普查及相关文献查阅的数据，玉竹分布于北京、天津、河北、山西、内蒙古、辽宁、吉林、黑龙江、上海、江苏、浙江、安徽、福建、江西、山东、河南、湖北、湖南、广东、广西、海南、重庆、四川、贵州、云南、陕西、甘肃、青海、宁夏、新疆、台湾、香港、澳门等地。

玉竹分布概率较高的区域有北京、河北、山西、内蒙古、辽宁、吉林、黑龙江、浙江、安徽、江西、山东、河南、湖北、湖南、重庆、四川、贵州、陕西、甘肃、宁夏等地。玉竹的分布概率如图95。

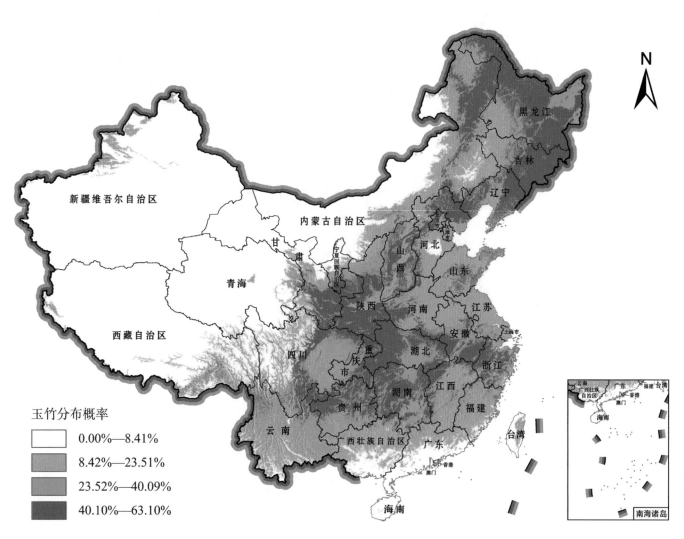

玉竹分布概率

0.00%—8.41%

8.42%—23.51%

23.52%—40.09%

40.10%—63.10%

图 95　玉竹分布概率

96. 功劳木

阔叶十大功劳 *Mahonia bealei* (Fortune) Carr.

　　通过汇总和分析第四次全国中药资源普查及相关文献查阅的数据,阔叶十大功劳分布于北京、河北、上海、江苏、浙江、安徽、福建、江西、山东、河南、湖北、湖南、广东、广西、海南、重庆、四川、贵州、云南、陕西、甘肃、台湾、香港、澳门等地。

　　阔叶十大功劳分布概率较高的区域有浙江、安徽、福建、江西、湖北、湖南、广东、广西、重庆、四川、贵州、云南、陕西、台湾等地。阔叶十大功劳的分布概率如图96-1。

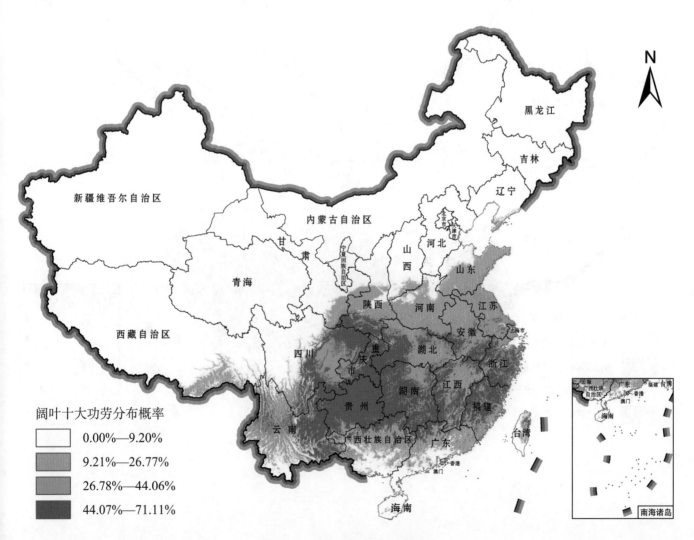

图96-1　阔叶十大功劳分布概率

细叶十大功劳 *Mahonia fortunei*（Lindl.）Fedde

通过汇总和分析第四次全国中药资源普查及相关文献查阅的数据,细叶十大功劳分布于北京、内蒙古、江苏、浙江、安徽、福建、江西、河南、湖北、湖南、广东、广西、海南、重庆、四川、贵州、云南、陕西、香港、澳门等地。

细叶十大功劳分布概率较高的区域有上海、江苏、安徽、江西、湖北、湖南、广西、重庆、四川、贵州、云南等地。细叶十大功劳的分布概率如图 96 - 2。

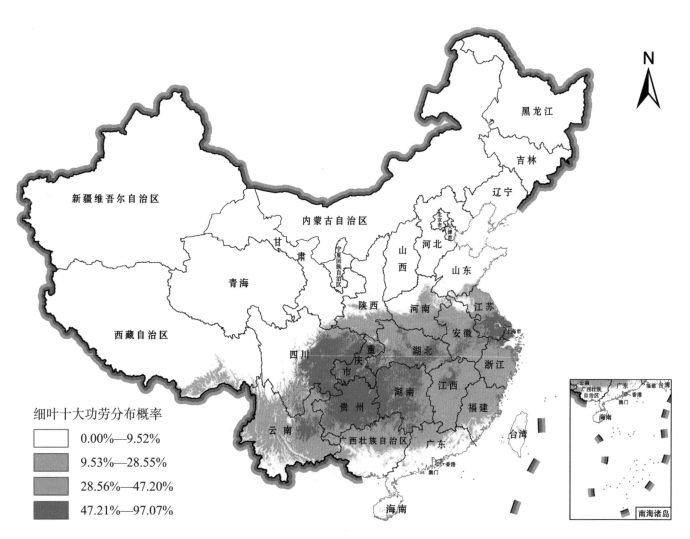

细叶十大功劳分布概率

	0.00%—9.52%
	9.53%—28.55%
	28.56%—47.20%
	47.21%—97.07%

图 96 - 2 细叶十大功劳分布概率

97. 甘松

甘松 *Nardostachys jatamansi* (D. Don) DC.

通过汇总和分析第四次全国中药资源普查及相关文献查阅的数据,甘松分布于重庆、四川、贵州、云南、西藏、甘肃、青海等地。

甘松分布概率较高的区域有四川、甘肃、青海等地。甘松的分布概率如图 97。

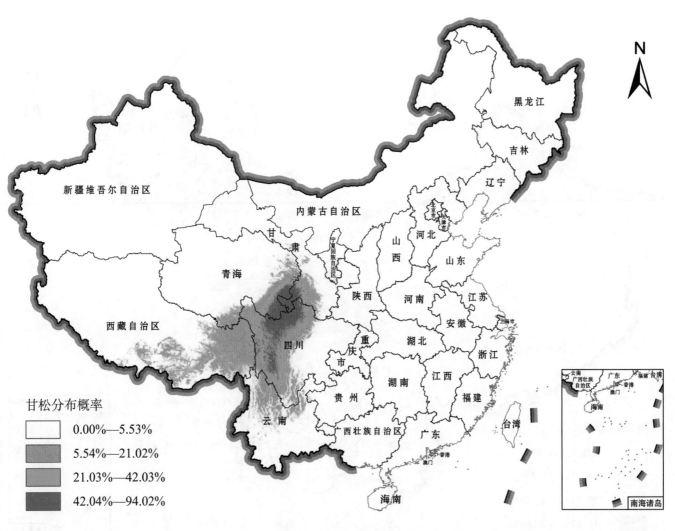

甘松分布概率

	0.00%—5.53%
	5.54%—21.02%
	21.03%—42.03%
	42.04%—94.02%

图 97 甘松分布概率

98. 甘草

甘草 *Glycyrrhiza uralensis* Fisch.

通过汇总和分析第四次全国中药资源普查及相关文献查阅的数据,甘草分布于北京、天津、河北、山西、内蒙古、辽宁、吉林、黑龙江、江苏、山东、河南、四川、贵州、云南、陕西、甘肃、青海、宁夏、新疆等地。

甘草分布概率较高的区域有北京、河北、山西、内蒙古、辽宁、吉林、黑龙江、陕西、甘肃、宁夏、新疆等地。甘草的分布概率如图 98-1。

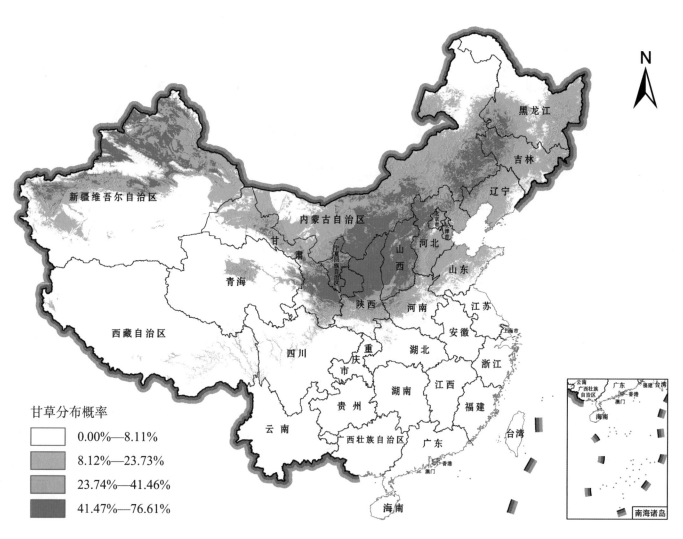

甘草分布概率

	0.00%—8.11%
	8.12%—23.73%
	23.74%—41.46%
	41.47%—76.61%

图 98-1 甘草分布概率

胀果甘草 *Glycyrrhiza inflata* Bat.

通过汇总和分析第四次全国中药资源普查及相关文献查阅的数据,胀果甘草分布于内蒙古、甘肃、新疆等地。胀果甘草分布概率较高的区域有甘肃、新疆等地。胀果甘草的分布概率如图98-2。

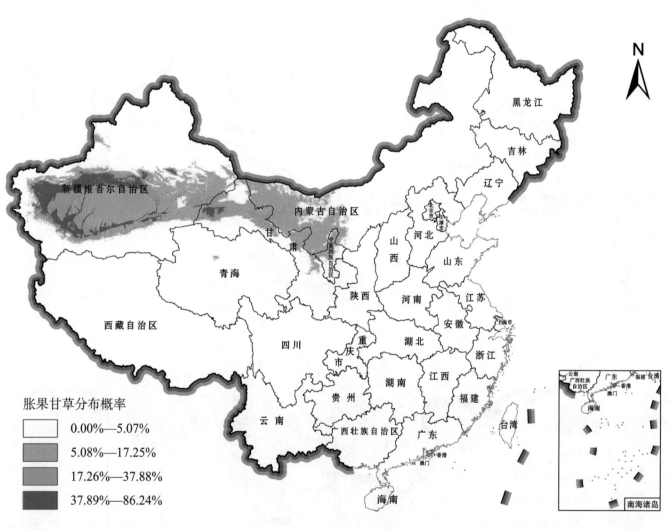

胀果甘草分布概率

- 0.00%—5.07%
- 5.08%—17.25%
- 17.26%—37.88%
- 37.89%—86.24%

图 98-2 胀果甘草分布概率

光果甘草 *Glycyrrhiza glabra* L.

通过汇总和分析第四次全国中药资源普查及相关文献查阅的数据,光果甘草分布于北京、天津、河北、山西、内蒙古、辽宁、吉林、黑龙江、陕西、甘肃、青海、宁夏、新疆等地。

光果甘草分布概率较高的区域有新疆等地。光果甘草的分布概率如图98-3。

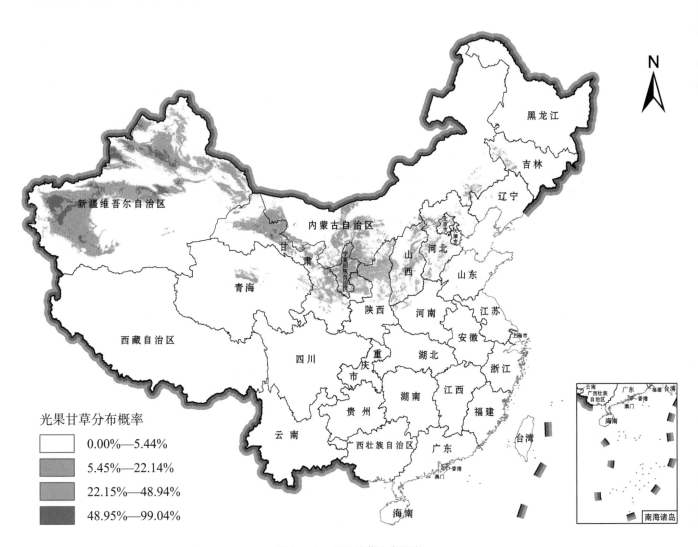

图98-3 光果甘草分布概率

99. 甘遂

甘遂 *Euphorbia kansui* Liou ex S. B. Ho

通过汇总和分析第四次全国中药资源普查及相关文献查阅的数据,甘遂分布于河北、山西、内蒙古、安徽、河南、湖北、湖南、广西、四川、贵州、云南、陕西、甘肃、宁夏等地。

甘遂分布概率较高的区域有山西、河南、陕西、甘肃等地。甘遂的分布概率如图99。

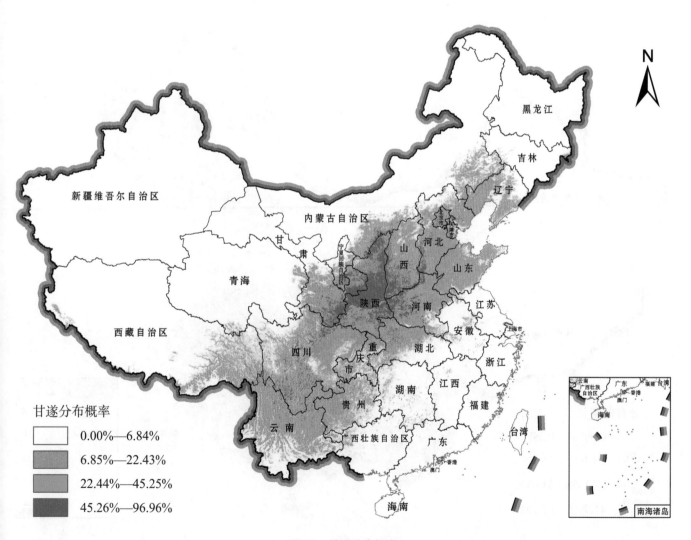

甘遂分布概率

- 0.00%—6.84%
- 6.85%—22.43%
- 22.44%—45.25%
- 45.26%—96.96%

图99 甘遂分布概率

100. 艾叶

艾 *Artemisia argyi* H. Lévl. et Vaniot

通过汇总和分析第四次全国中药资源普查及相关文献查阅的数据,艾分布于全国各地。

艾分布概率较高的区域有北京、天津、河北、山西、内蒙古、辽宁、吉林、黑龙江、上海、江苏、浙江、安徽、福建、江西、山东、河南、湖北、湖南、广东、广西、重庆、四川、贵州、云南、陕西、甘肃等地。艾的分布概率如图100。

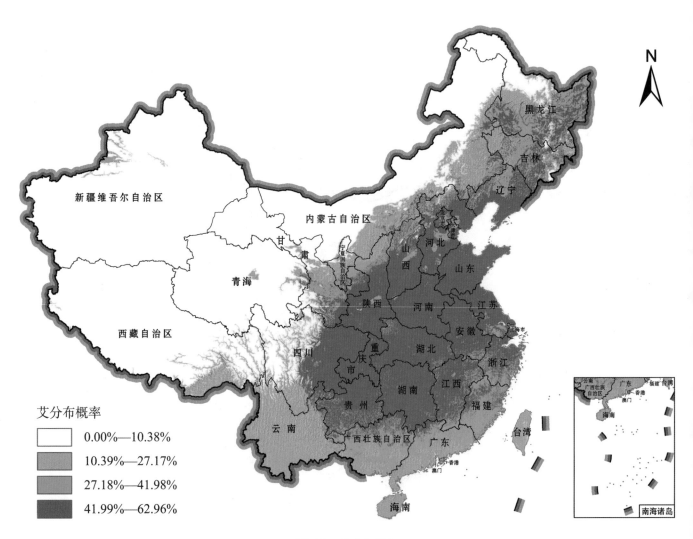

艾分布概率

- 0.00%—10.38%
- 10.39%—27.17%
- 27.18%—41.98%
- 41.99%—62.96%

图 100　艾分布概率

101．石韦

庐山石韦 *Pyrrosia sheareri* （Baker） Ching

通过汇总和分析第四次全国中药资源普查及相关文献查阅的数据，庐山石韦分布于山西、上海、江苏、浙江、安徽、福建、江西、河南、湖北、湖南、广东、广西、海南、重庆、四川、贵州、云南、西藏、陕西、台湾、香港、澳门等地。

庐山石韦分布概率较高的区域有浙江、安徽、湖北、湖南、广西、重庆、四川、贵州等地。庐山石韦的分布概率如图 101 - 1。

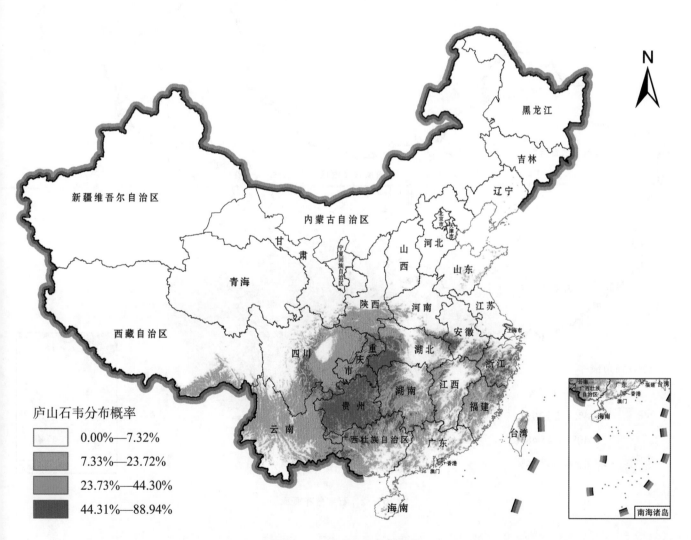

庐山石韦分布概率

	0.00%—7.32%
	7.33%—23.72%
	23.73%—44.30%
	44.31%—88.94%

图 101 - 1　庐山石韦分布概率

石韦 *Pyrrosia lingua*（Thunb.）Farwell

通过汇总和分析第四次全国中药资源普查及相关文献查阅的数据,石韦分布于北京、山西、辽宁、吉林、黑龙江、上海、江苏、浙江、安徽、福建、江西、山东、河南、湖北、湖南、广东、广西、海南、重庆、四川、贵州、云南、西藏、陕西、甘肃、台湾、香港、澳门等地。

石韦分布概率较高的区域有浙江、安徽、福建、江西、河南、湖北、湖南、广东、广西、重庆、四川、贵州、云南、西藏、陕西、台湾等地。石韦的分布概率如图101-2。

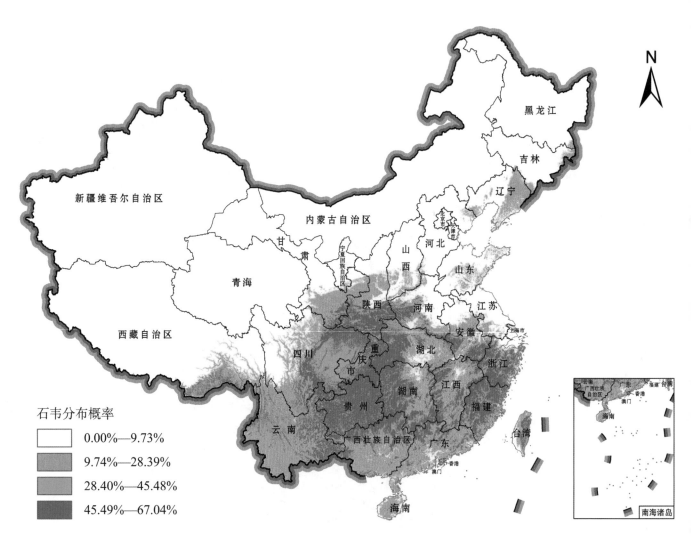

石韦分布概率

	0.00%—9.73%
	9.74%—28.39%
	28.40%—45.48%
	45.49%—67.04%

图101-2 石韦分布概率

有柄石韦 *Pyrrosia petiolosa*（Christ）Ching

通过汇总和分析第四次全国中药资源普查及相关文献查阅的数据,有柄石韦分布于北京、天津、河北、山西、内蒙古、辽宁、吉林、黑龙江、上海、江苏、浙江、安徽、福建、江西、山东、河南、湖北、湖南、广西、重庆、四川、贵州、云南、西藏、陕西、甘肃、青海、宁夏、新疆等地。

有柄石韦分布概率较高的区域有北京、河北、辽宁、安徽、山东、河南、湖北、湖南、重庆、四川、贵州、陕西等地。有柄石韦的分布概率如图 101 - 3。

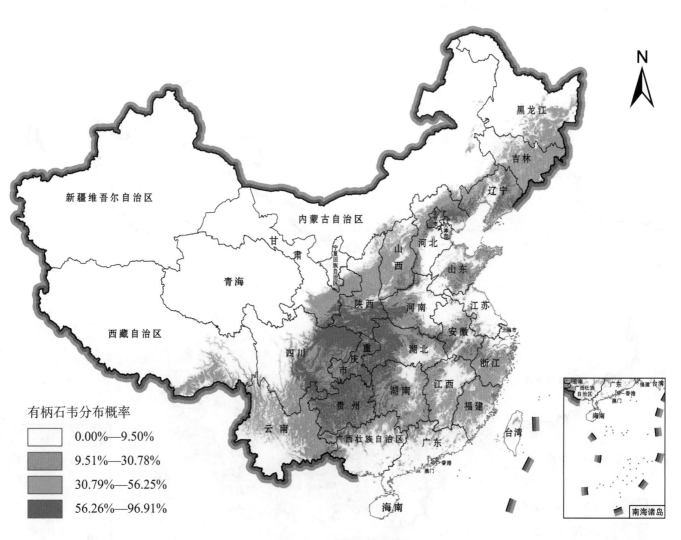

有柄石韦分布概率

- 0.00%—9.50%
- 9.51%—30.78%
- 30.79%—56.25%
- 56.26%—96.91%

图 101 - 3　有柄石韦分布概率

102. 石吊兰

吊石苣苔 *Lysionotus pauciflorus* Maxim.

通过汇总和分析第四次全国中药资源普查及相关文献查阅的数据,吊石苣苔分布于江苏、浙江、安徽、福建、江西、河南、湖北、湖南、广东、广西、海南、重庆、四川、贵州、云南、西藏、陕西、甘肃、台湾、香港、澳门等地。

吊石苣苔分布概率较高的区域有浙江、安徽、福建、江西、湖北、湖南、广东、广西、海南、重庆、四川、贵州、云南、陕西、台湾等地。吊石苣苔的分布概率如图102。

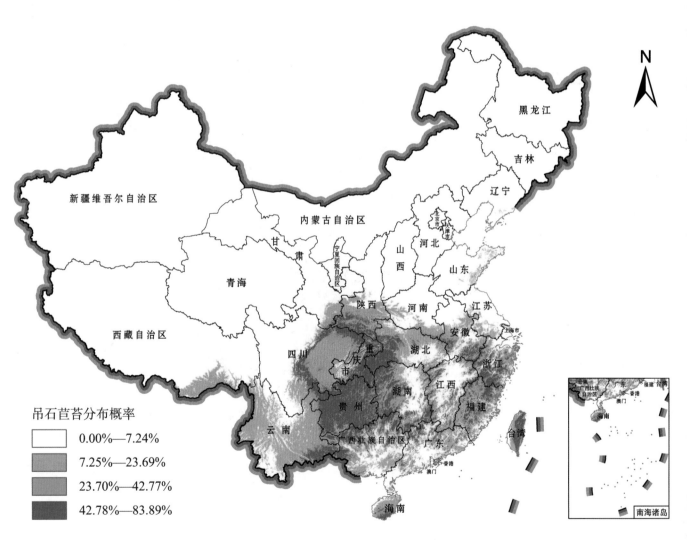

吊石苣苔分布概率

□	0.00%—7.24%
▨	7.25%—23.69%
▨	23.70%—42.77%
■	42.78%—83.89%

图102 吊石苣苔分布概率

103. 石菖蒲

石菖蒲 *Acorus tatarinowii* Schott

通过汇总和分析第四次全国中药资源普查及相关文献查阅的数据,石菖蒲分布于北京、辽宁、吉林、上海、江苏、浙江、安徽、福建、江西、山东、河南、湖北、湖南、广东、广西、海南、重庆、四川、贵州、云南、西藏、陕西、甘肃、台湾、香港、澳门等地。

石菖蒲分布概率较高的区域有浙江、安徽、福建、江西、湖北、湖南、广东、广西、重庆、四川、贵州、陕西、台湾、香港等地。石菖蒲的分布概率如图103。

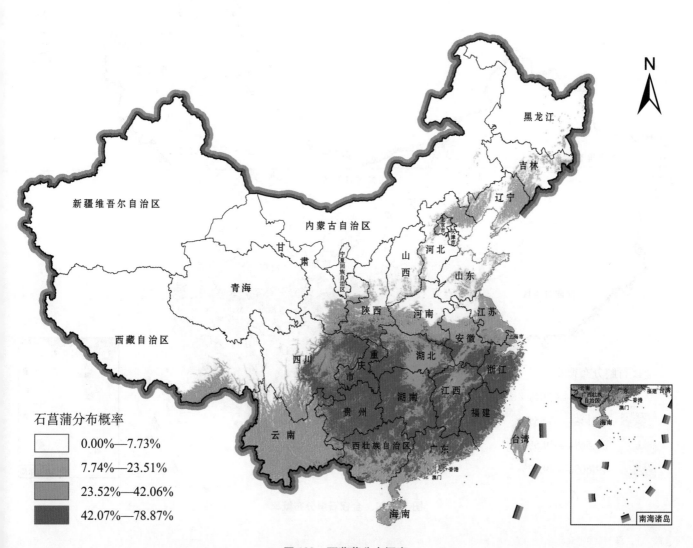

石菖蒲分布概率

	0.00%—7.73%
	7.74%—23.51%
	23.52%—42.06%
	42.07%—78.87%

图 103 石菖蒲分布概率

104. 石斛

金钗石斛 *Dendrobium nobile* Lindl.

通过汇总和分析第四次全国中药资源普查及相关文献查阅的数据,金钗石斛分布于上海、江苏、浙江、安徽、福建、江西、湖北、湖南、广东、广西、海南、重庆、四川、贵州、云南、西藏、台湾、香港、澳门等地。

金钗石斛分布概率较高的区域有广西、四川、贵州、云南、西藏、台湾等地。金钗石斛的分布概率如图 104-1。

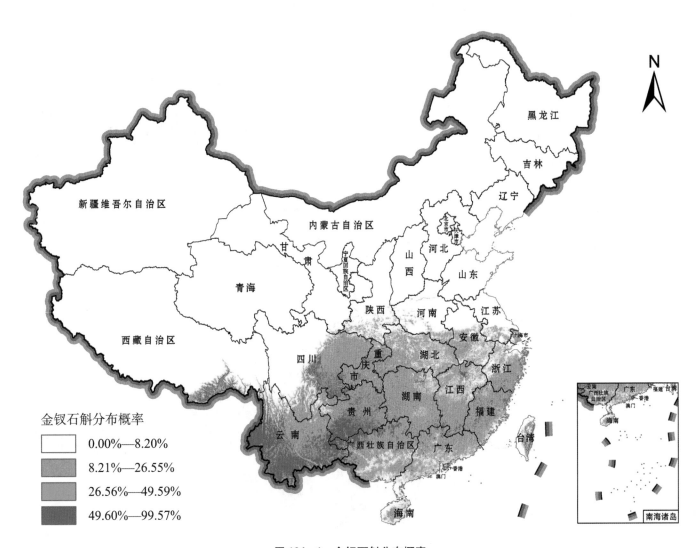

金钗石斛分布概率

	0.00%—8.20%
	8.21%—26.55%
	26.56%—49.59%
	49.60%—99.57%

图 104-1 金钗石斛分布概率

鼓槌石斛 *Dendrobium chrysotoxum* Lindl.

通过汇总和分析第四次全国中药资源普查及相关文献查阅的数据,鼓槌石斛分布于江苏、安徽、福建、云南等地。

鼓槌石斛分布概率较高的区域有云南等地。鼓槌石斛的分布概率如图104-2。

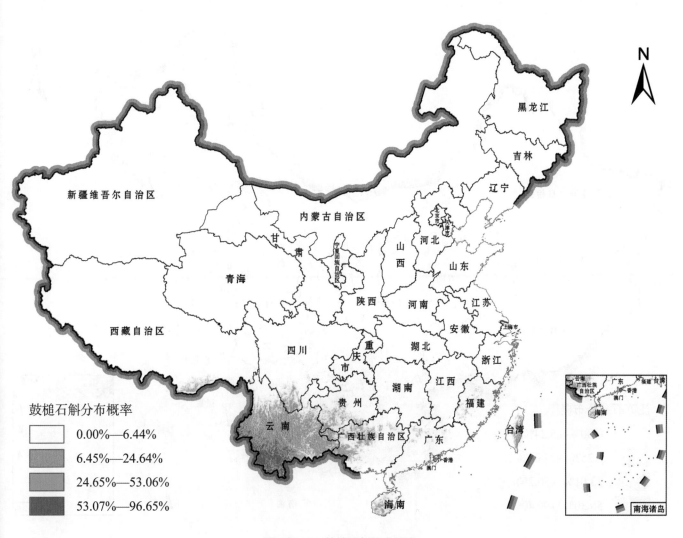

鼓槌石斛分布概率

- 0.00%—6.44%
- 6.45%—24.64%
- 24.65%—53.06%
- 53.07%—96.65%

图104-2 鼓槌石斛分布概率

流苏石斛 *Dendrobium fimbriatum* Hook.

通过汇总和分析第四次全国中药资源普查及相关文献查阅的数据,流苏石斛分布于江苏、湖北、广东、广西、四川、贵州、云南等地。

流苏石斛分布概率较高的区域有广西、云南等地。流苏石斛的分布概率如图 104 - 3。

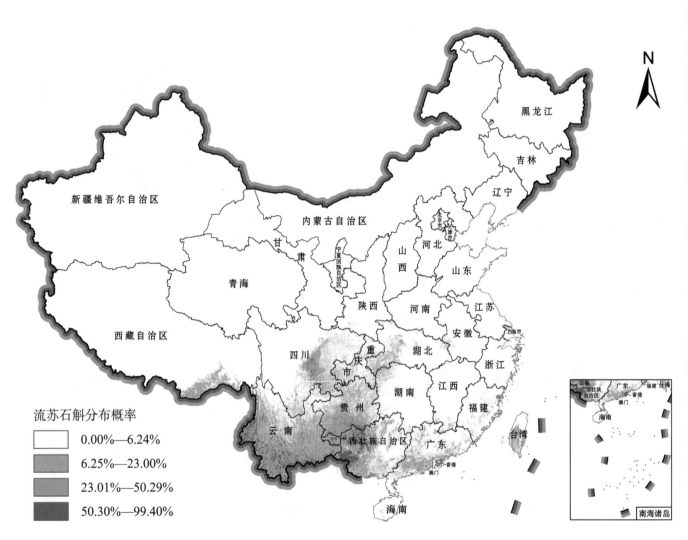

流苏石斛分布概率

- 0.00%—6.24%
- 6.25%—23.00%
- 23.01%—50.29%
- 50.30%—99.40%

图 104 - 3 流苏石斛分布概率

105. 石榴皮

石榴 *Punica granatum* L.

通过汇总和分析第四次全国中药资源普查及相关文献查阅的数据,石榴分布于全国各地。

石榴分布概率较高的区域有北京、天津、河北、山西、上海、江苏、浙江、安徽、福建、江西、山东、河南、湖北、湖南、重庆、四川、贵州、云南、陕西等地。石榴的分布概率如图105。

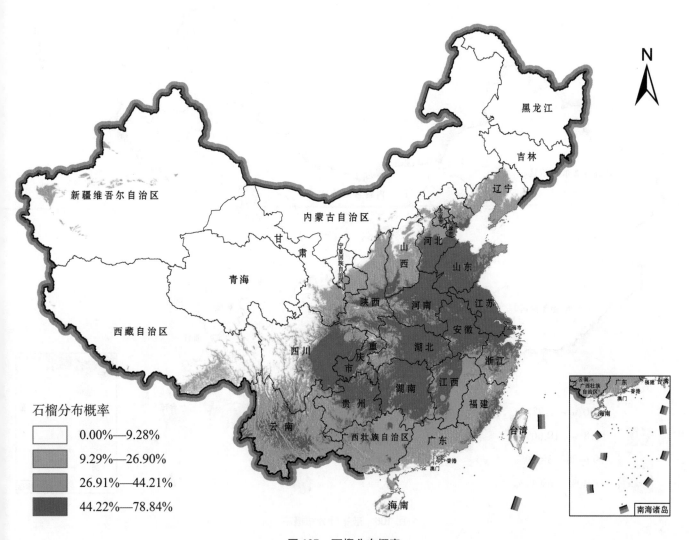

石榴分布概率

- 0.00%—9.28%
- 9.29%—26.90%
- 26.91%—44.21%
- 44.22%—78.84%

图 105 石榴分布概率

106. 布渣叶

破布叶 *Microcos paniculata* L.

通过汇总和分析第四次全国中药资源普查及相关文献查阅的数据,破布叶分布于广东、广西、海南、云南等地。破布叶分布概率较高的区域有广东、广西、海南等地。破布叶的分布概率如图106。

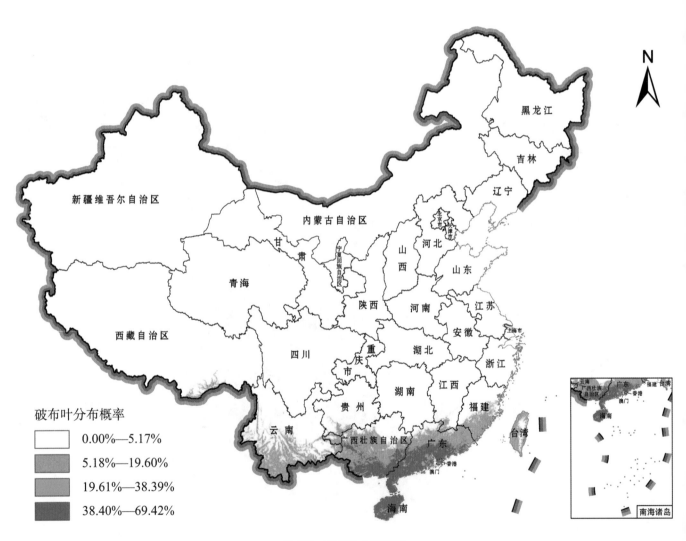

破布叶分布概率

□	0.00%—5.17%
▨	5.18%—19.60%
▨	19.61%—38.39%
■	38.40%—69.42%

图 106 破布叶分布概率

107. 龙胆

条叶龙胆 *Gentiana manshurica* Kitag.

通过汇总和分析第四次全国中药资源普查及相关文献查阅的数据,条叶龙胆分布于内蒙古、辽宁、吉林、黑龙江、江苏、浙江、安徽、江西、山东、河南、湖北、湖南、广东、广西、海南等地。

条叶龙胆分布概率较高的区域有吉林、黑龙江、浙江、安徽、湖北、湖南等地。条叶龙胆的分布概率如图107-1。

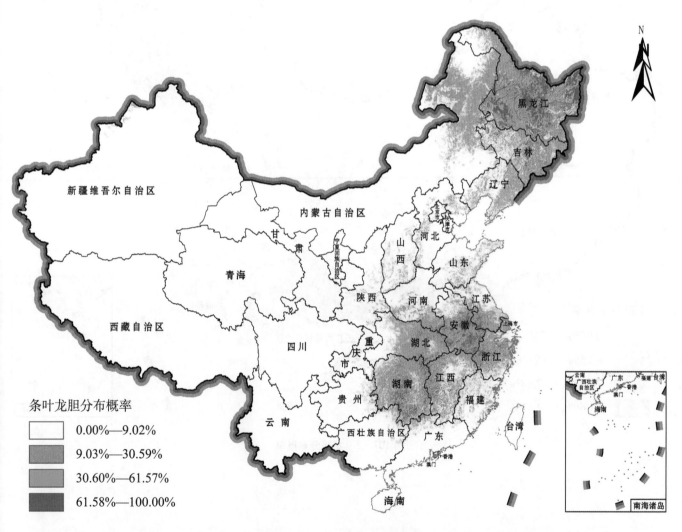

条叶龙胆分布概率

- 0.00%—9.02%
- 9.03%—30.59%
- 30.60%—61.57%
- 61.58%—100.00%

图107-1 条叶龙胆分布概率

龙胆 *Gentiana scabra* Bge.

　　通过汇总和分析第四次全国中药资源普查及相关文献查阅的数据,龙胆分布于河北、内蒙古、辽宁、吉林、黑龙江、江苏、浙江、安徽、福建、江西、山东、河南、湖北、湖南、广东、广西、重庆、四川、贵州、陕西、甘肃、青海、宁夏等地。

　　龙胆分布概率较高的区域有辽宁、吉林、黑龙江、重庆、四川、贵州、陕西等地。龙胆的分布概率如图107-2。

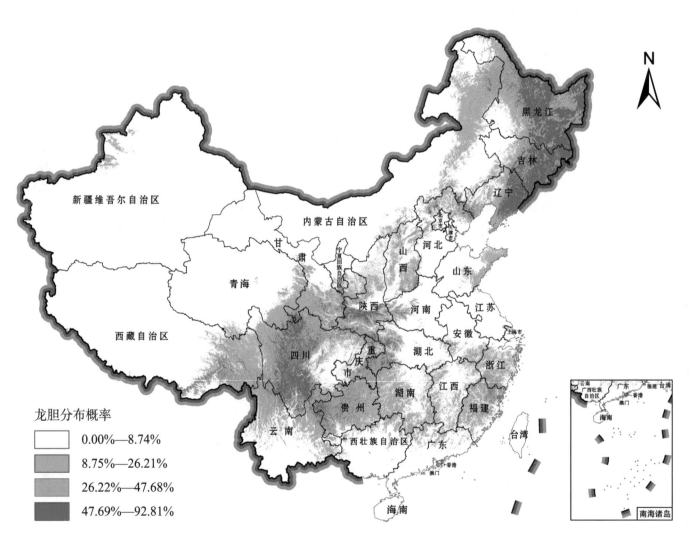

龙胆分布概率

0.00%—8.74%

8.75%—26.21%

26.22%—47.68%

47.69%—92.81%

图 107-2 龙胆分布概率

三花龙胆 *Gentiana triflora* **Pall.**

通过汇总和分析第四次全国中药资源普查及相关文献查阅的数据,三花龙胆分布于河北、内蒙古、辽宁、吉林、黑龙江、四川等地。

三花龙胆分布概率较高的区域有内蒙古、吉林、黑龙江等地。三花龙胆的分布概率如图107-3。

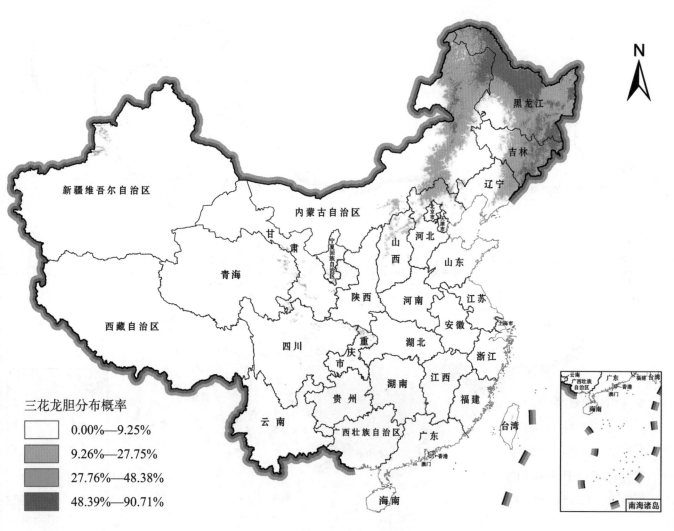

图 107-3 三花龙胆分布概率

坚龙胆 *Gentiana rigescens* Franch.

通过汇总和分析第四次全国中药资源普查及相关文献查阅的数据,坚龙胆分布于湖南、广西、四川、贵州、云南等地。

坚龙胆分布概率较高的区域有四川、贵州、云南等地。坚龙胆的分布概率如图107-4。

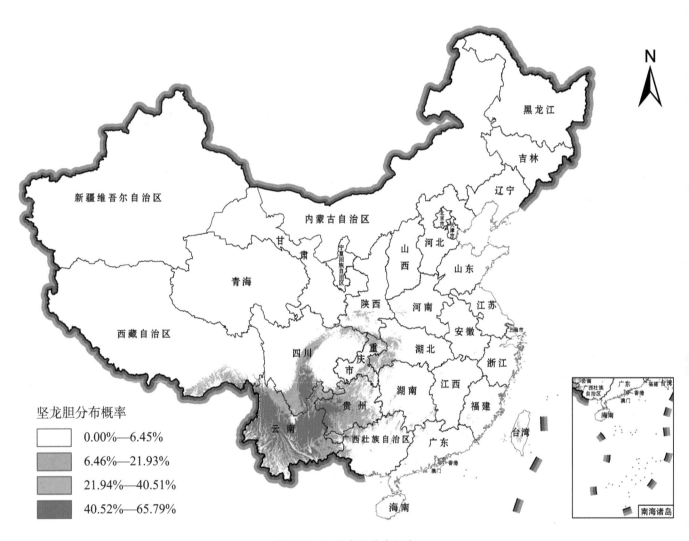

坚龙胆分布概率

- 0.00%—6.45%
- 6.46%—21.93%
- 21.94%—40.51%
- 40.52%—65.79%

图 107-4 坚龙胆分布概率

108. 龙眼肉

龙眼 *Dimocarpus longan* Lour.

通过汇总和分析第四次全国中药资源普查及相关文献查阅的数据,龙眼分布上海、江苏、浙江、安徽、福建、江西、广东、广西、海南、重庆、四川、贵州、云南、西藏、台湾、香港、澳门等地。

龙眼分布概率较高的区域有福建、广东、广西、海南、台湾等地。龙眼的分布概率如图108。

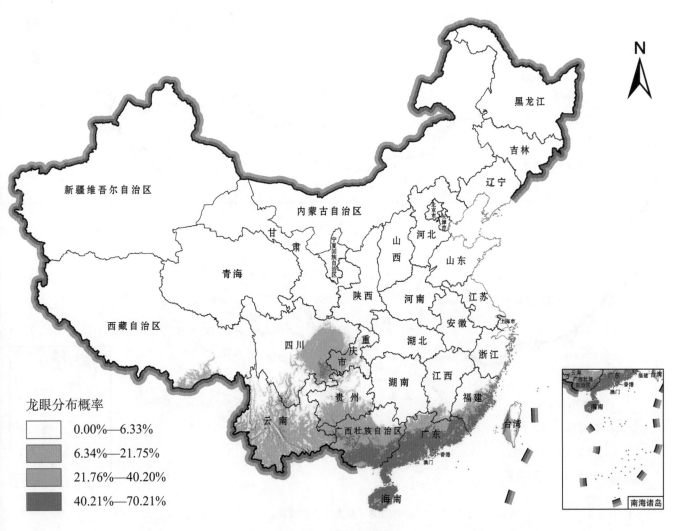

龙眼分布概率

	0.00%—6.33%
	6.34%—21.75%
	21.76%—40.20%
	40.21%—70.21%

图108 龙眼分布概率

109. 龙脷叶

龙脷叶 *Sauropus spatulifolius* **Beille**

通过汇总和分析第四次全国中药资源普查及相关文献查阅的数据,龙脷叶分布于福建、广东、广西、海南等地。龙脷叶分布概率较高的区域有广东、广西等地。龙脷叶的分布概率如图109。

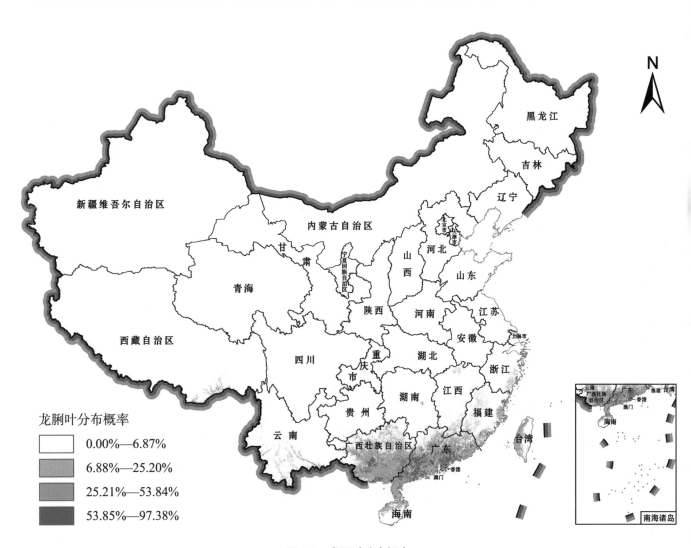

龙脷叶分布概率

	0.00%—6.87%
	6.88%—25.20%
	25.21%—53.84%
	53.85%—97.38%

图 109 龙脷叶分布概率

110. 平贝母

平贝母 *Fritillaria ussuriensis* **Maxim.**

通过汇总和分析第四次全国中药资源普查及相关文献查阅的数据,平贝母分布于北京、河北、辽宁、吉林、黑龙江、福建、山东、河南、湖北、湖南、四川、云南等地。

平贝母分布概率较高的区域有辽宁、吉林、黑龙江等地。平贝母的分布概率如图110。

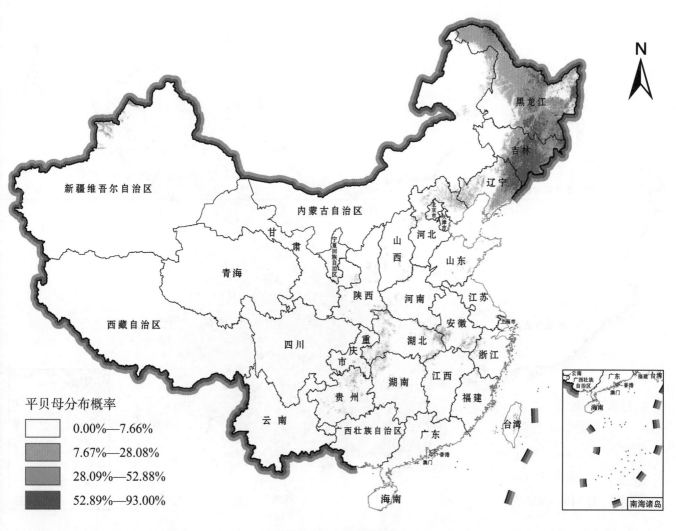

平贝母分布概率
- 0.00%—7.66%
- 7.67%—28.08%
- 28.09%—52.88%
- 52.89%—93.00%

图110 平贝母分布概率

111. 北刘寄奴

阴行草 *Siphonostegia chinensis* Benth.

通过汇总和分析第四次全国中药资源普查及相关文献查阅的数据,阴行草分布于全国各地。

阴行草分布概率较高的区域有北京、河北、山西、辽宁、吉林、黑龙江、浙江、安徽、江西、山东、河南、湖北、湖南、贵州、云南、陕西、甘肃等地。阴行草的分布概率如图111。

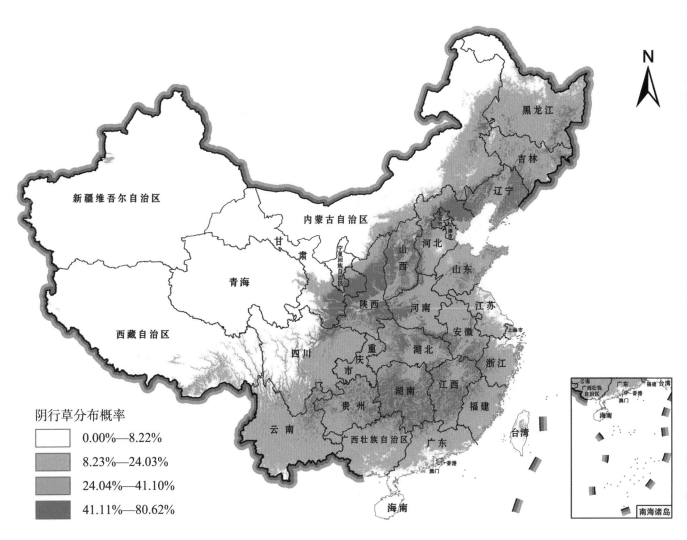

阴行草分布概率

□	0.00%—8.22%
▨	8.23%—24.03%
▨	24.04%—41.10%
■	41.11%—80.62%

图 111　阴行草分布概率

112. 北豆根

蝙蝠葛 *Menispermum dauricum* DC.

通过汇总和分析第四次全国中药资源普查及相关文献查阅的数据,蝙蝠葛分布于北京、天津、河北、山西、内蒙古、辽宁、吉林、黑龙江、上海、江苏、浙江、安徽、福建、江西、山东、河南、湖北、湖南、四川、贵州、陕西、甘肃、宁夏、台湾等地。

蝙蝠葛分布概率较高的区域有北京、河北、山西、辽宁、吉林、黑龙江、山东、河南、陕西等地。蝙蝠葛的分布概率如图112。

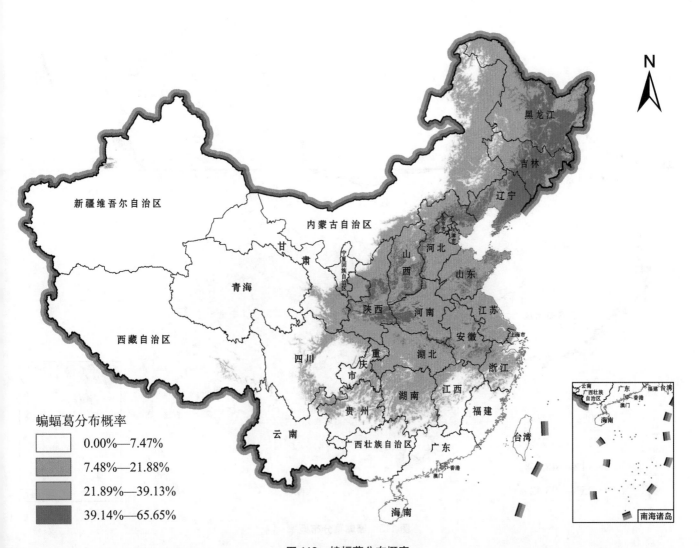

蝙蝠葛分布概率

- 0.00%—7.47%
- 7.48%—21.88%
- 21.89%—39.13%
- 39.14%—65.65%

图 112 蝙蝠葛分布概率

113. 北沙参

珊瑚菜 *Glehnia littoralis* Fr. Schmidt ex Miq.

通过汇总和分析第四次全国中药资源普查及相关文献查阅的数据,珊瑚菜分布于北京、天津、河北、山西、内蒙古、辽宁、吉林、上海、江苏、浙江、安徽、福建、江西、山东、河南、湖北、湖南、广东、广西、海南、重庆、四川、贵州、云南、西藏、陕西、甘肃、台湾、香港、澳门等地。

珊瑚菜分布概率较高的区域有天津、河北、辽宁、山东等地。珊瑚菜的分布概率如图113。

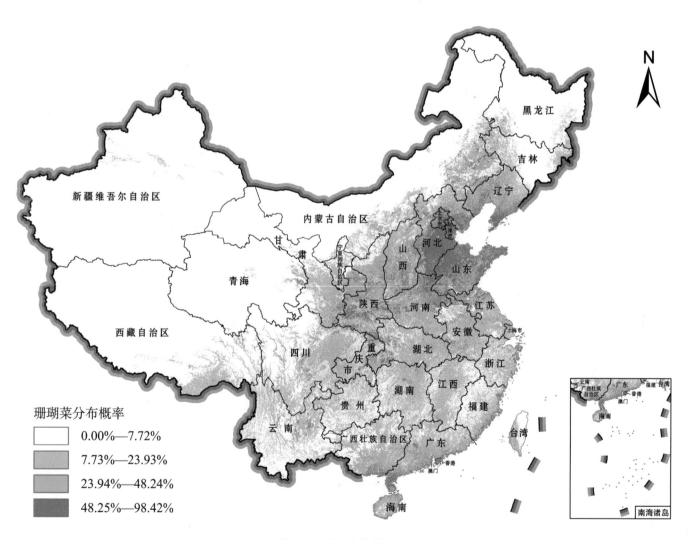

珊瑚菜分布概率

- 0.00%—7.72%
- 7.73%—23.93%
- 23.94%—48.24%
- 48.25%—98.42%

图 113　珊瑚菜分布概率

114. 四季青

冬青 *Ilex chinensis* Sims

通过汇总和分析第四次全国中药资源普查及相关文献查阅的数据,冬青分布于河北、山西、内蒙古、上海、江苏、浙江、安徽、福建、江西、山东、河南、湖北、湖南、广东、广西、海南、西藏、重庆、四川、贵州、云南、陕西、台湾、香港、澳门等地。

冬青分布概率较高的区域有上海、江苏、浙江、安徽、福建、江西、湖北、湖南、广西、重庆、四川、贵州等地。冬青的分布概率如图114。

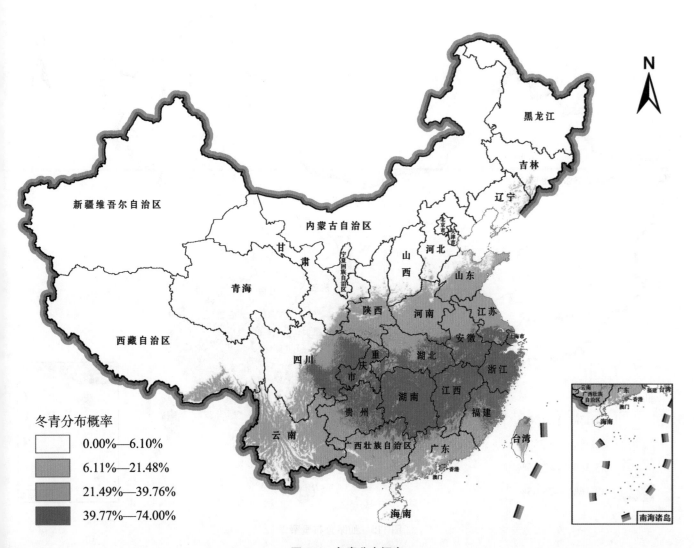

图 114 冬青分布概率

115. 仙茅

仙茅 *Curculigo orchioides* Gaertn.

通过汇总和分析第四次全国中药资源普查及相关文献查阅的数据,仙茅分布于河北、上海、江苏、浙江、安徽、福建、江西、山东、河南、湖北、湖南、广东、广西、海南、重庆、四川、贵州、云南、西藏、新疆、台湾、香港、澳门等地。

仙茅分布概率较高的区域有浙江、福建、江西、湖南、广东、广西、海南、重庆、四川、贵州、云南等地。仙茅的分布概率如图 115。

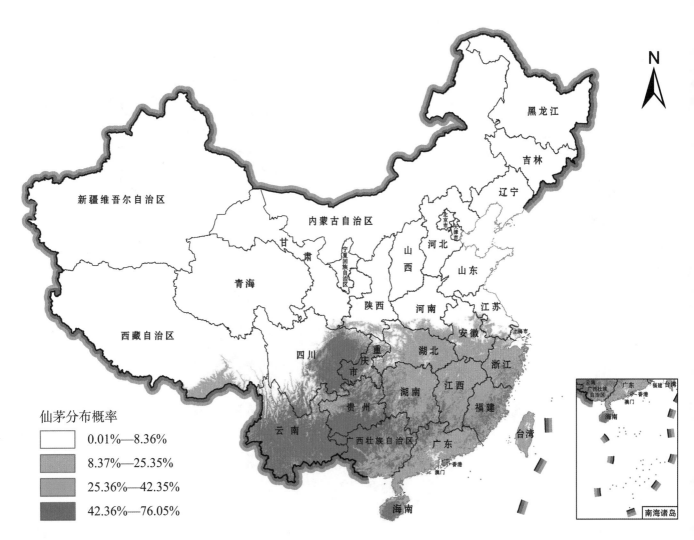

仙茅分布概率

- 0.01%—8.36%
- 8.37%—25.35%
- 25.36%—42.35%
- 42.36%—76.05%

图 115 仙茅分布概率

116. 仙鹤草

龙芽草 *Agrimonia pilosa* **Ledeb.**

通过汇总和分析第四次全国中药资源普查及相关文献查阅的数据,龙芽草分布于全国各地。

龙芽草分布概率较高的区域有北京、河北、山西、内蒙古、辽宁、吉林、黑龙江、江苏、浙江、安徽、福建、江西、山东、河南、湖北、湖南、广东、广西、重庆、四川、贵州、云南、西藏、陕西、甘肃、台湾等地。龙芽草的分布概率如图116。

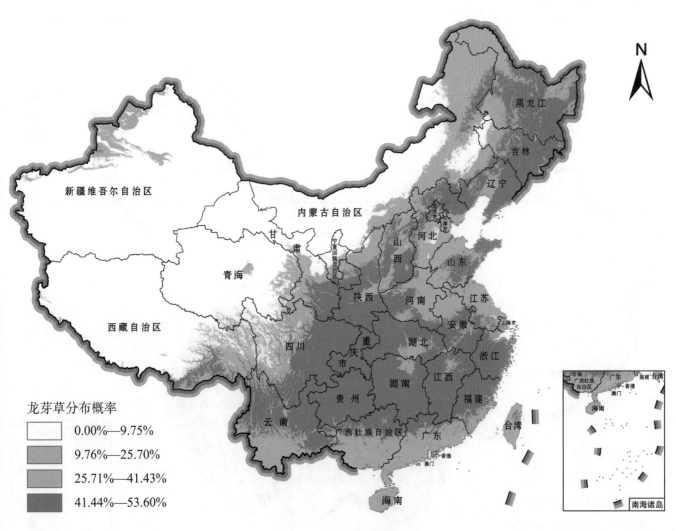

龙芽草分布概率

	0.00%—9.75%
	9.76%—25.70%
	25.71%—41.43%
	41.44%—53.60%

图 116　龙芽草分布概率

117. 白及

白及 *Bletilla striata* (Thunb. ex A. Murray) Rchb. f.

通过汇总和分析第四次全国中药资源普查及相关文献查阅的数据,白及分布于北京、河北、山西、上海、江苏、浙江、安徽、福建、江西、山东、河南、湖北、湖南、广东、广西、海南、重庆、四川、贵州、云南、西藏、陕西、甘肃、青海、台湾、香港、澳门等地。

白及分布概率较高的区域有江苏、浙江、安徽、江西、湖北、湖南、广西、重庆、四川、贵州、云南、西藏、陕西等地。白及的分布概率如图117。

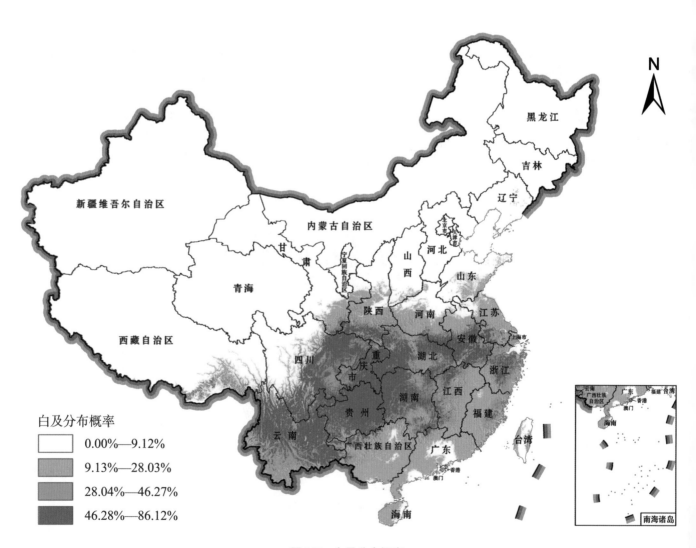

白及分布概率

- 0.00%—9.12%
- 9.13%—28.03%
- 28.04%—46.27%
- 46.28%—86.12%

图 117 白及分布概率

118. 白术

白术 *Atractylodes macrocephala* **Koidz.**

通过汇总和分析第四次全国中药资源普查及相关文献查阅的数据，白术分布于北京、天津、河北、山西、内蒙古、辽宁、吉林、黑龙江、上海、江苏、浙江、安徽、福建、江西、山东、河南、湖北、湖南、广东、广西、海南、重庆、四川、贵州、云南、西藏、陕西、甘肃、青海、宁夏、新疆、香港、澳门等地。

白术分布概率较高的区域有江苏、浙江、安徽、江西、山东、河南、湖北、湖南、重庆、贵州等地。白术的分布概率如图118。

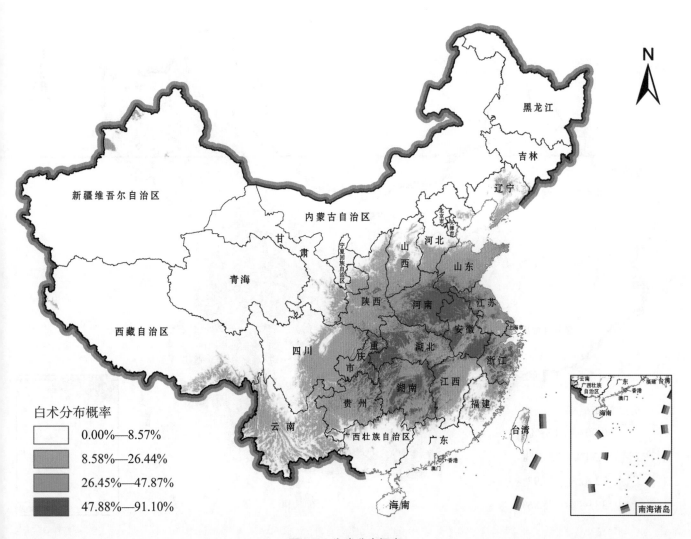

白术分布概率

- 0.00%—8.57%
- 8.58%—26.44%
- 26.45%—47.87%
- 47.88%—91.10%

图 118　白术分布概率

119. 白头翁

白头翁 *Pulsatilla chinensis*（Bunge）Regel

通过汇总和分析第四次全国中药资源普查及相关文献查阅的数据,白头翁分布于北京、天津、河北、山西、内蒙古、辽宁、吉林、黑龙江、上海、江苏、浙江、安徽、福建、江西、山东、河南、湖北、湖南、广东、广西、海南、重庆、四川、贵州、云南、陕西、甘肃、青海、宁夏、新疆、台湾、香港、澳门等地。

白头翁分布概率较高的区域有北京、河北、山西、内蒙古、辽宁、吉林、黑龙江、安徽、山东、河南、湖北、广西、海南、陕西、甘肃、台湾等地。白头翁的分布概率如图119。

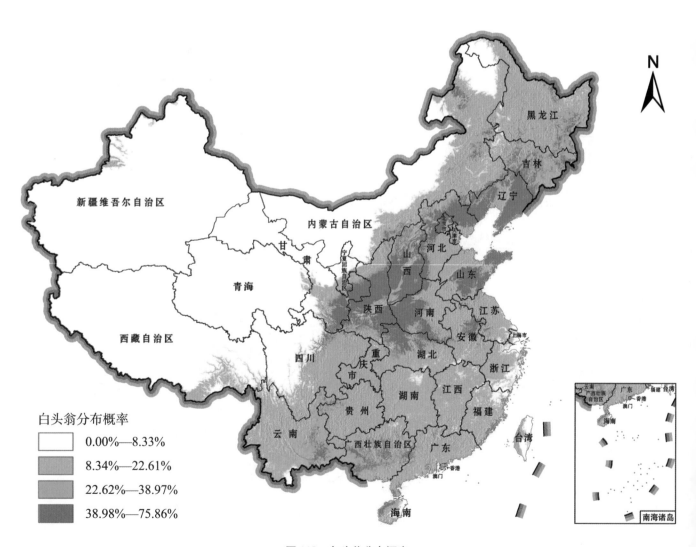

白头翁分布概率

☐	0.00%—8.33%
	8.34%—22.61%
	22.62%—38.97%
	38.98%—75.86%

图 119　白头翁分布概率

120. 白芷

白芷 *Angelica dahurica* (Fisch. ex Hoffm.) Benth. et Hook. f. ex Franch. et Sav.

通过汇总和分析第四次全国中药资源普查及相关文献查阅的数据,白芷分布于北京、天津、河北、山西、内蒙古、辽宁、吉林、黑龙江、江苏、浙江、安徽、福建、江西、山东、河南、湖北、湖南、重庆、四川、贵州、云南、西藏、陕西、甘肃、宁夏、新疆、台湾等地。

白芷分布概率较高的区域有北京、河北、山西、内蒙古、辽宁、吉林、黑龙江、安徽、河南、湖北、陕西、甘肃等地。白芷的分布概率如图 120 - 1。

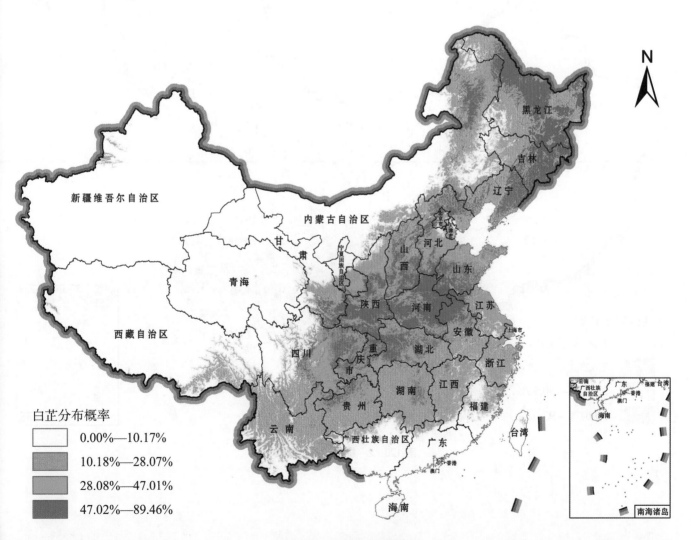

白芷分布概率

□	0.00%—10.17%
▨	10.18%—28.07%
▨	28.08%—47.01%
▩	47.02%—89.46%

图 120 - 1　白芷分布概率

杭白芷 *Angelica dahurica* 'Hangbaizhi'

　　通过汇总和分析第四次全国中药资源普查及相关文献查阅的数据,杭白芷分布于河北、山西、内蒙古、辽宁、吉林、黑龙江、江苏、浙江、安徽、福建、江西、湖北、湖南、重庆、四川、云南、陕西、台湾等地。

　　杭白芷分布概率较高的区域有江苏、浙江、安徽、河南、湖北、湖南、重庆、四川、台湾等地。杭白芷的分布概率如图 120-2。

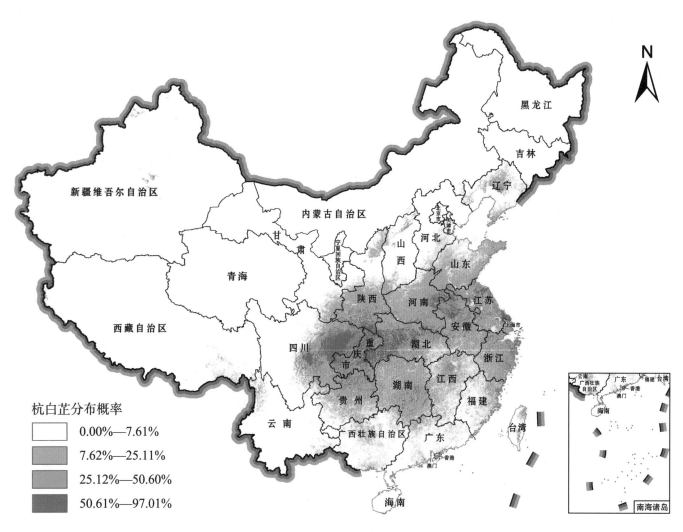

杭白芷分布概率

- 0.00%—7.61%
- 7.62%—25.11%
- 25.12%—50.60%
- 50.61%—97.01%

图 120-2　杭白芷分布概率

121. 白附子

独角莲 *Typhonium giganteum* **Engl.**

通过汇总和分析第四次全国中药资源普查及相关文献查阅的数据,独角莲分布于北京、天津、河北、山西、辽宁、吉林、黑龙江、上海、江苏、浙江、安徽、福建、江西、山东、河南、湖北、湖南、广东、广西、海南、重庆、四川、贵州、云南、西藏、陕西、甘肃、青海、宁夏、台湾、香港、澳门等地。

独角莲分布概率较高的区域有山西、河南、湖北、四川、陕西、甘肃等地。独角莲的分布概率如图121。

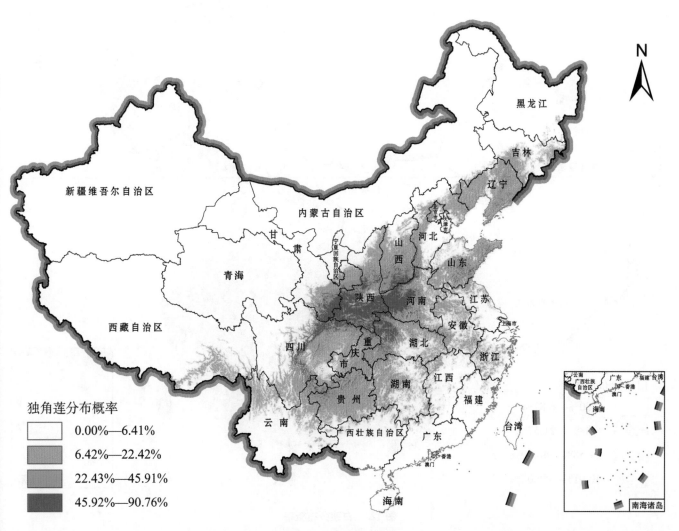

独角莲分布概率

- 0.00%—6.41%
- 6.42%—22.42%
- 22.43%—45.91%
- 45.92%—90.76%

图 121　独角莲分布概率

122. 白茅根

白茅 *Imperata cylindrica*（L.）Raeusch. var. *major*（Nees）C. E. Hubb.

通过汇总和分析第四次全国中药资源普查及相关文献查阅的数据，白茅分布于全国各地。

白茅分布概率较高的区域有天津、河北、山西、辽宁、上海、江苏、浙江、安徽、福建、江西、山东、河南、湖北、湖南、广东、广西、海南、重庆、四川、贵州、云南、西藏、陕西、甘肃、台湾、香港、澳门等地。白茅的分布概率如图 122。

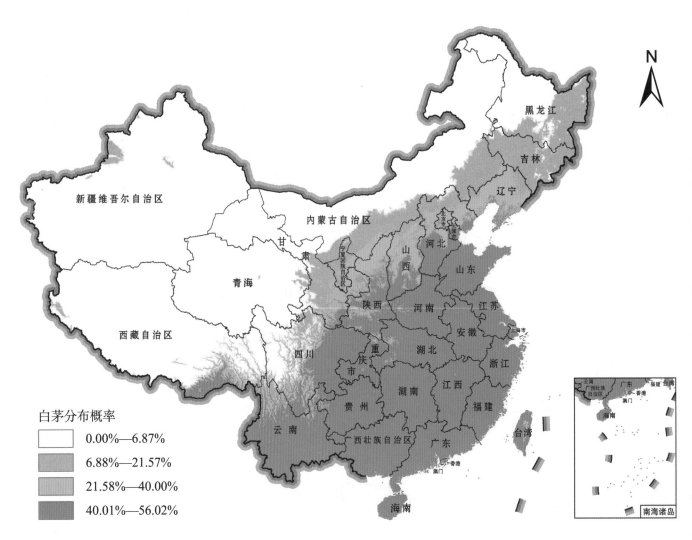

白茅分布概率

	0.00%—6.87%
	6.88%—21.57%
	21.58%—40.00%
	40.01%—56.02%

图 122 白茅分布概率

123. 白果/银杏叶

银杏 *Ginkgo biloba* L.

通过汇总和分析第四次全国中药资源普查及相关文献查阅的数据,银杏分布于北京、天津、河北、山西、内蒙古、辽宁、吉林、上海、江苏、浙江、安徽、福建、江西、山东、河南、湖北、湖南、广东、广西、海南、重庆、四川、贵州、云南、西藏、陕西、甘肃、青海、宁夏、新疆、台湾、香港、澳门等地。

银杏分布概率较高的区域有天津、河北、山西、辽宁、上海、江苏、浙江、安徽、福建、江西、山东、河南、湖北、湖南、广西、重庆、四川、贵州、陕西等地。银杏的分布概率如图123。

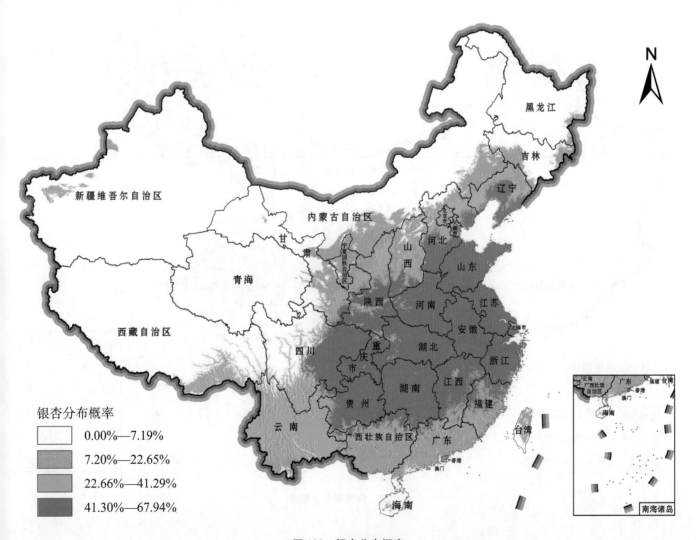

银杏分布概率

- □ 0.00%—7.19%
- ▨ 7.20%—22.65%
- ▧ 22.66%—41.29%
- ■ 41.30%—67.94%

图 123 银杏分布概率

124. 白屈菜

白屈菜 *Chelidonium majus* L.

通过汇总和分析第四次全国中药资源普查及相关文献查阅的数据,白屈菜分布于全国各地。

白屈菜分布概率较高的区域有北京、河北、山西、内蒙古、辽宁、吉林、黑龙江、山东、河南、陕西、新疆等地。白屈菜的分布概率如图124。

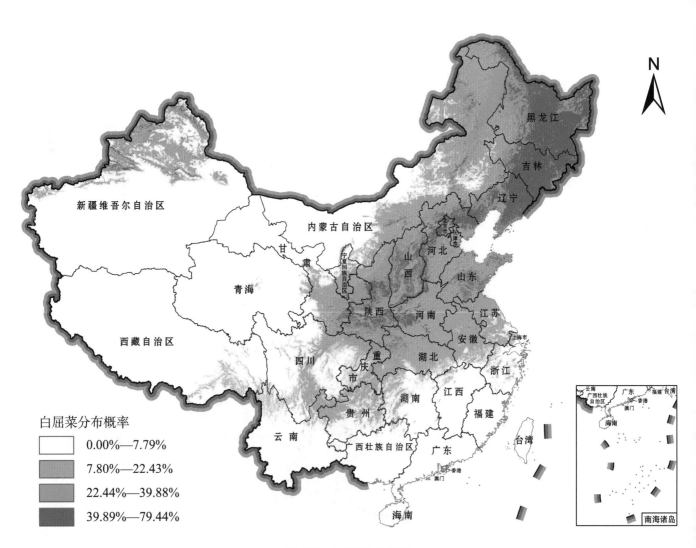

白屈菜分布概率

- 0.00%—7.79%
- 7.80%—22.43%
- 22.44%—39.88%
- 39.89%—79.44%

图 124 白屈菜分布概率

125. 白前

柳叶白前 *Cynanchum stauntonii*（Decne.）Schltr. ex Lévl.

通过汇总和分析第四次全国中药资源普查及相关文献查阅的数据,柳叶白前分布于山西、辽宁、黑龙江、江苏、浙江、安徽、福建、江西、湖北、湖南、广东、广西、重庆、四川、贵州、云南、陕西、甘肃等地。

柳叶白前分布概率较高的区域有浙江、安徽、福建、江西、湖北、湖南、广西等地。柳叶白前的分布概率如图 125 - 1。

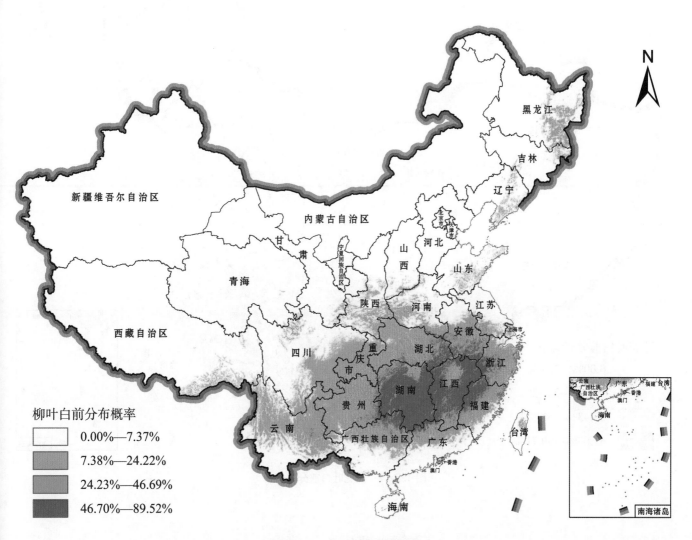

图 125 - 1　柳叶白前分布概率

芫花叶白前 *Cynanchum glaucescens* （Decne.）Hand.-Mazz.

通过汇总和分析第四次全国中药资源普查及相关文献查阅的数据,芫花叶白前分布于江苏、浙江、安徽、福建、江西、河南、湖北、湖南、广东、广西、四川、贵州、云南、陕西等地。

芫花叶白前分布概率较高的区域有江苏、安徽、江西、河南、湖北、湖南、云南等地。芫花叶白前的分布概率如图 125 - 2。

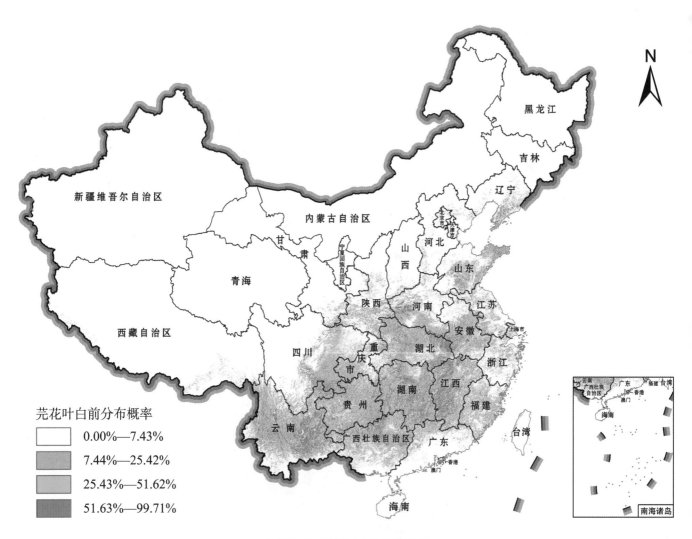

芫花叶白前分布概率

	0.00%—7.43%
	7.44%—25.42%
	25.43%—51.62%
	51.63%—99.71%

图 125 - 2　芫花叶白前分布概率

126. 白扁豆

扁豆 *Dolichos lablab* L.

通过汇总和分析第四次全国中药资源普查及相关文献查阅的数据,扁豆分布于全国各地。

扁豆分布概率较高的区域有河北、辽宁、上海、江苏、浙江、安徽、福建、江西、山东、河南、湖北、湖南、广东、广西、海南、重庆、四川、云南等地。扁豆的分布概率如图126。

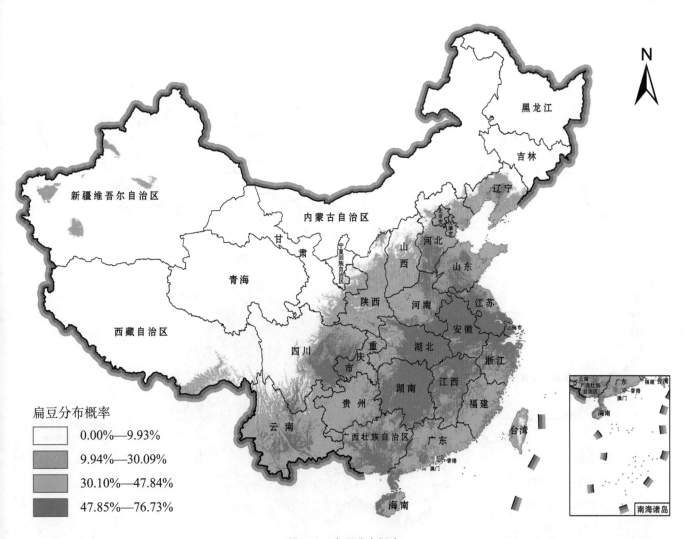

扁豆分布概率

- 0.00%—9.93%
- 9.94%—30.09%
- 30.10%—47.84%
- 47.85%—76.73%

图 126 扁豆分布概率

127. 白蔹

白蔹 *Ampelopsis japonica*（Thunb.）Makino

通过汇总和分析第四次全国中药资源普查及相关文献查阅的数据,白蔹分布于北京、天津、河北、山西、内蒙古、辽宁、吉林、黑龙江、上海、江苏、浙江、安徽、福建、江西、山东、河南、湖北、湖南、广东、广西、海南、重庆、四川、贵州、云南、西藏、陕西、宁夏、台湾等地。

白蔹分布概率较高的区域有北京、河北、辽宁、浙江、安徽、江西、山东、河南、湖北、湖南等地。白蔹的分布概率如图 127。

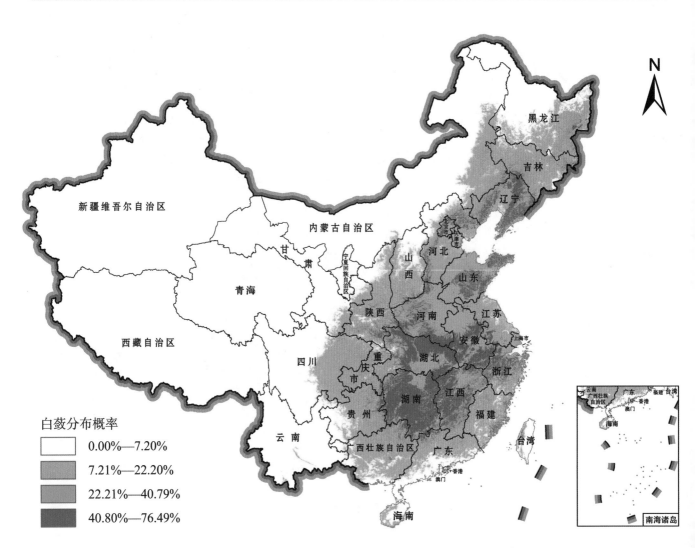

白蔹分布概率

□	0.00%—7.20%
	7.21%—22.20%
	22.21%—40.79%
	40.80%—76.49%

图 127 白蔹分布概率

128. 白鲜皮

白鲜 *Dictamnus dasycarpus* Turcz.

通过汇总和分析第四次全国中药资源普查及相关文献查阅的数据,白鲜分布于北京、天津、河北、山西、内蒙古、辽宁、吉林、黑龙江、上海、江苏、浙江、安徽、福建、江西、山东、河南、湖北、湖南、四川、贵州、陕西、甘肃、青海、宁夏、新疆、台湾等地。

白鲜分布概率较高的区域有河北、内蒙古、辽宁、吉林、黑龙江等地。白鲜的分布概率如图128。

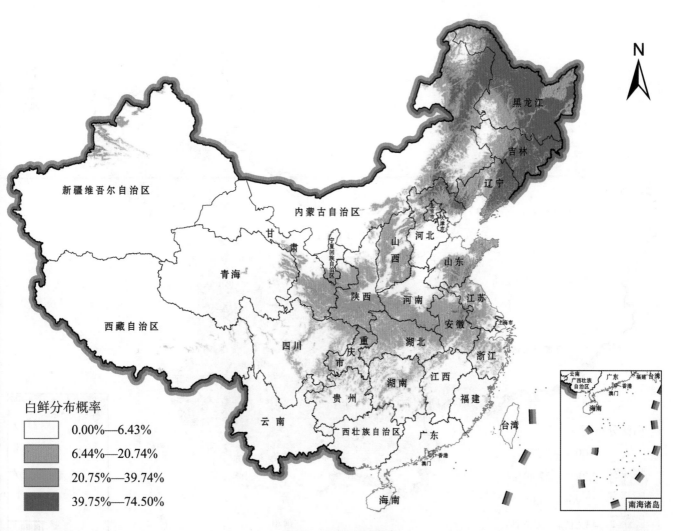

白鲜分布概率

	0.00%—6.43%
	6.44%—20.74%
	20.75%—39.74%
	39.75%—74.50%

图 128 白鲜分布概率

129. 白薇

白薇 *Cynanchum atratum* **Bge.**

通过汇总和分析第四次全国中药资源普查及相关文献查阅的数据,白薇分布于北京、天津、河北、山西、内蒙古、辽宁、吉林、黑龙江、上海、江苏、浙江、安徽、福建、江西、山东、河南、湖北、湖南、广东、广西、海南、重庆、四川、贵州、云南、西藏、陕西、甘肃、台湾等地。

白薇分布概率较高的区域有北京、河北、山西、辽宁、吉林、山东、河南、湖北、湖南、广西、重庆、四川、贵州、云南、陕西等地。白薇的分布概率如图 129-1。

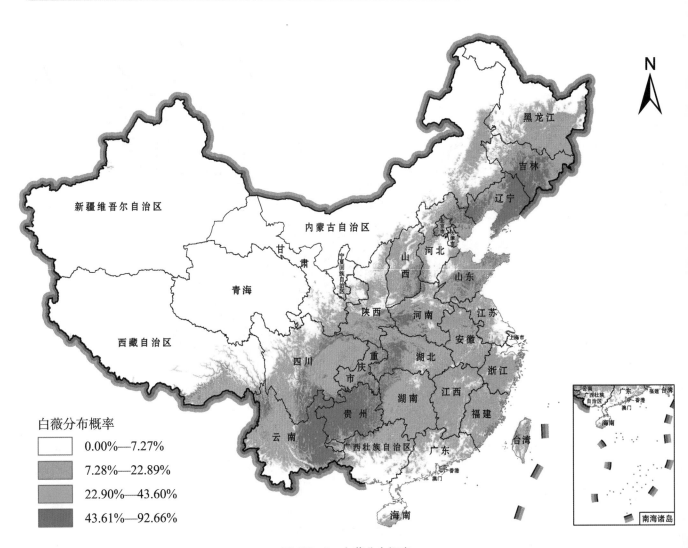

白薇分布概率

□	0.00%—7.27%
▨	7.28%—22.89%
▨	22.90%—43.60%
■	43.61%—92.66%

图 129-1 白薇分布概率

蔓生白薇 *Cynanchum versicolor* **Bge.**

通过汇总和分析第四次全国中药资源普查及相关文献查阅的数据,蔓生白薇分布于北京、天津、河北、山西、辽宁、吉林、江苏、浙江、安徽、山东、河南、湖北、湖南、四川等地。

蔓生白薇分布概率较高的区域有北京、河北、辽宁、山东等地。蔓生白薇的分布概率如图129-2。

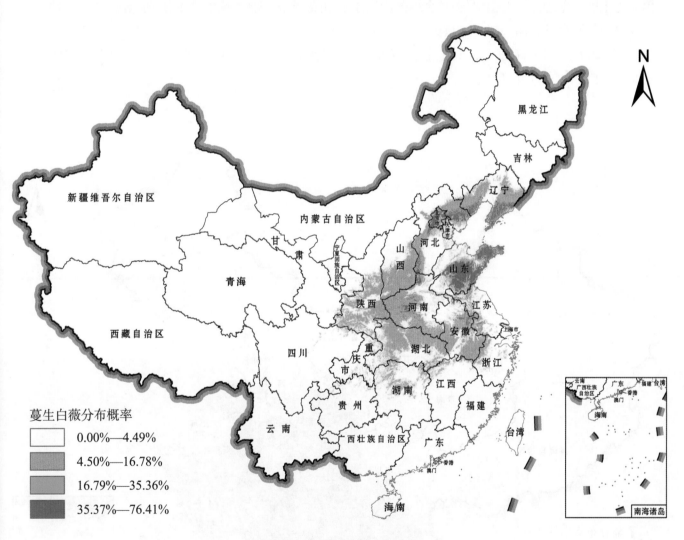

蔓生白薇分布概率
- 0.00%—4.49%
- 4.50%—16.78%
- 16.79%—35.36%
- 35.37%—76.41%

图 129-2 蔓生白薇分布概率

130. 瓜子金

瓜子金 *Polygala japonica* Houtt.

通过汇总和分析第四次全国中药资源普查及相关文献查阅的数据,瓜子金分布于北京、天津、河北、山西、内蒙古、辽宁、吉林、黑龙江、上海、江苏、浙江、安徽、福建、江西、山东、河南、湖北、湖南、广东、广西、海南、重庆、四川、贵州、云南、西藏、陕西、甘肃、青海、宁夏、新疆、台湾等地。

瓜子金分布概率较高的区域有辽宁、浙江、安徽、福建、江西、河南、湖北、湖南、重庆、四川、贵州、陕西等地。瓜子金的分布概率如图130。

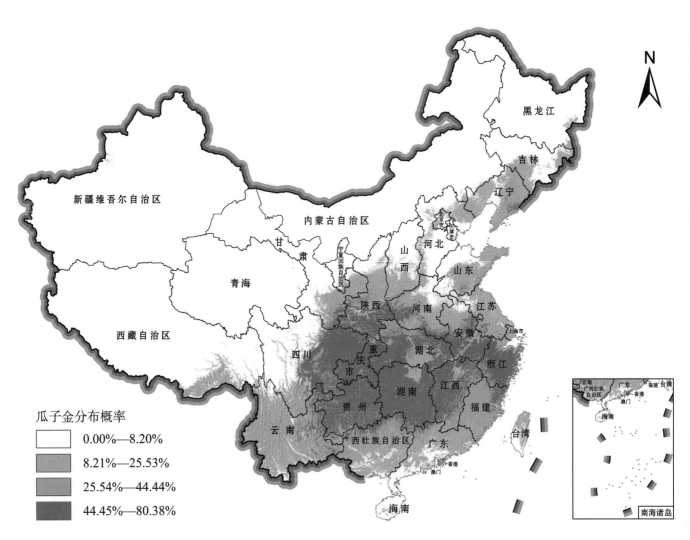

瓜子金分布概率
- 0.00%—8.20%
- 8.21%—25.53%
- 25.54%—44.44%
- 44.45%—80.38%

图130 瓜子金分布概率

131. 冬虫夏草

冬虫夏草菌 *Cordyceps sinensis*（Berk.）Sacc.

> 　　通过汇总和分析第四次全国中药资源普查及相关文献查阅的数据,冬虫夏草菌分布于山西、湖北、海南、重庆、四川、贵州、云南、西藏、甘肃、青海等地。
>
> 　　冬虫夏草菌分布概率较高的区域有四川、甘肃、青海等地。冬虫夏草菌的分布概率如图131。

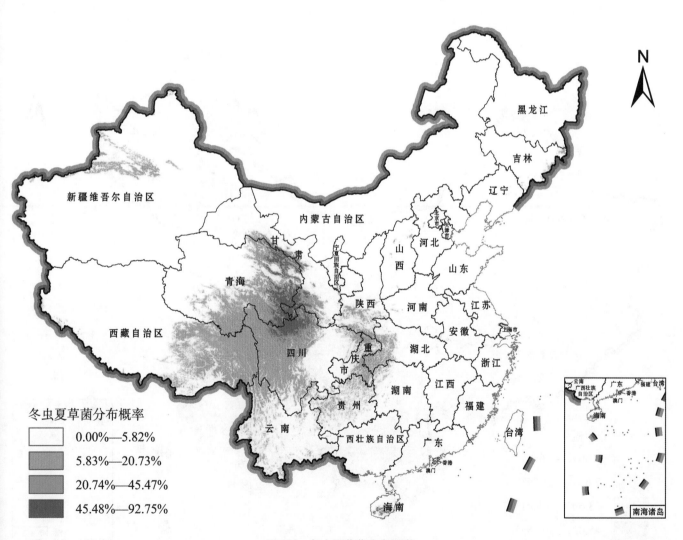

冬虫夏草菌分布概率

	0.00%—5.82%
	5.83%—20.73%
	20.74%—45.47%
	45.48%—92.75%

图 131　冬虫夏草菌分布概率

132. 冬凌草

碎米桠 *Rabdosia rubescens*（Hemsl.）H. Hara

通过汇总和分析第四次全国中药资源普查及相关文献查阅的数据,碎米桠分布于北京、河北、山西、内蒙古、浙江、安徽、江西、山东、河南、湖北、湖南、广东、广西、重庆、四川、贵州、云南、陕西、甘肃、青海、宁夏等地。

碎米桠分布概率较高的区域有北京、河北、山西、河南、湖北、湖南、重庆、四川、贵州、陕西、甘肃等地。碎米桠的分布概率如图132。

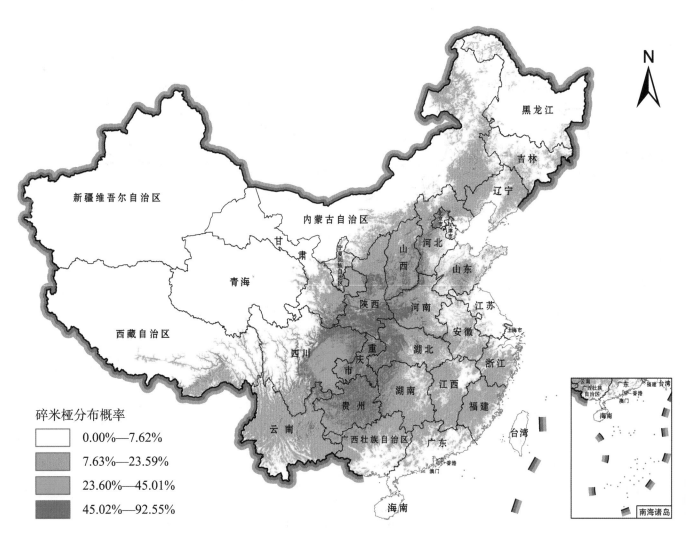

碎米桠分布概率

- 0.00%—7.62%
- 7.63%—23.59%
- 23.60%—45.01%
- 45.02%—92.55%

图 132　碎米桠分布概率

133. 冬葵果

冬葵 *Malva verticillata* L. var. *crispa* L.

通过汇总和分析第四次全国中药资源普查及相关文献查阅的数据,冬葵分布于全国各地。

冬葵分布概率较高的区域有江西、湖南、重庆、四川、贵州、云南、陕西、甘肃、青海、宁夏等地。冬葵的分布概率如图133。

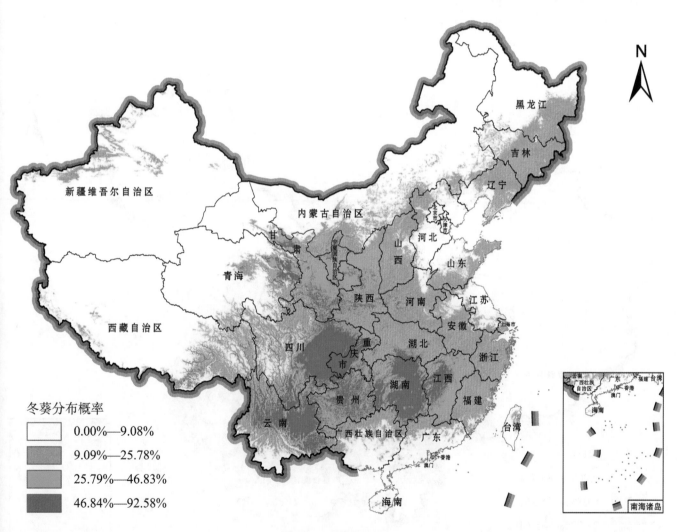

冬葵分布概率

- 0.00%—9.08%
- 9.09%—25.78%
- 25.79%—46.83%
- 46.84%—92.58%

图 133　冬葵分布概率

134. 玄参

玄参 *Scrophularia ningpoensis* Hemsl.

通过汇总和分析第四次全国中药资源普查及相关文献查阅的数据,玄参分布于河北、山西、内蒙古、辽宁、上海、江苏、浙江、安徽、福建、江西、山东、河南、湖北、湖南、广东、广西、重庆、四川、贵州、云南、西藏、陕西、甘肃、青海等地。

玄参分布概率较高的区域有上海、江苏、浙江、安徽、福建、江西、河南、湖北、湖南、广西、重庆、四川、贵州、陕西等地。玄参的分布概率如图134。

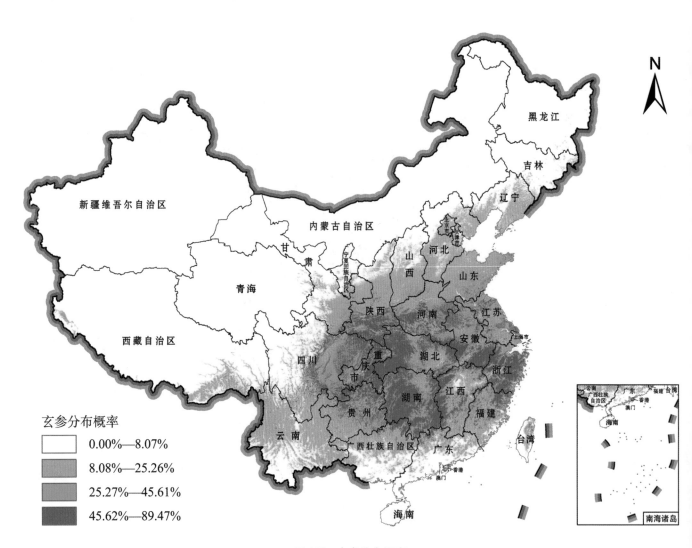

玄参分布概率

	0.00%—8.07%
	8.08%—25.26%
	25.27%—45.61%
	45.62%—89.47%

图134 玄参分布概率

135. 半边莲

半边莲 *Lobelia chinensis* Lour.

通过汇总和分析第四次全国中药资源普查及相关文献查阅的数据，半边莲分布于河北、黑龙江、上海、江苏、浙江、安徽、福建、江西、山东、河南、湖北、湖南、广东、广西、海南、重庆、四川、贵州、云南、西藏、陕西、甘肃、青海、台湾、香港、澳门等地。

半边莲分布概率较高的区域有江苏、浙江、安徽、福建、江西、湖北、湖南、广东、广西、重庆、四川、贵州等地。半边莲的分布概率如图135。

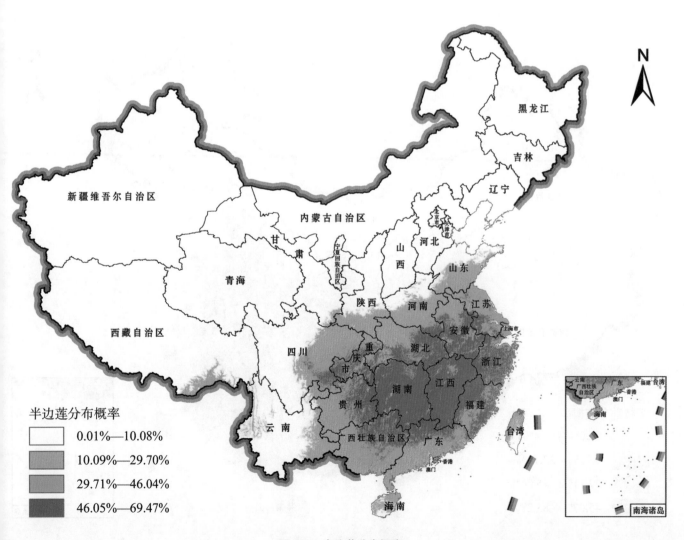

半边莲分布概率

☐	0.01%—10.08%
▨	10.09%—29.70%
▨	29.71%—46.04%
■	46.05%—69.47%

图 135　半边莲分布概率

136. 半枝莲

半枝莲 *Scutellaria barbata* D. Don

通过汇总和分析第四次全国中药资源普查及相关文献查阅的数据,半枝莲分布于河北、山西、黑龙江、上海、江苏、浙江、安徽、福建、江西、山东、河南、湖北、湖南、广东、广西、海南、重庆、四川、贵州、云南、西藏、陕西、甘肃、新疆、台湾、香港、澳门等地。

半枝莲分布概率较高的区域有上海、江苏、浙江、安徽、福建、江西、河南、湖北、湖南、广东、广西、贵州、云南、台湾等地。半枝莲的分布概率如图136。

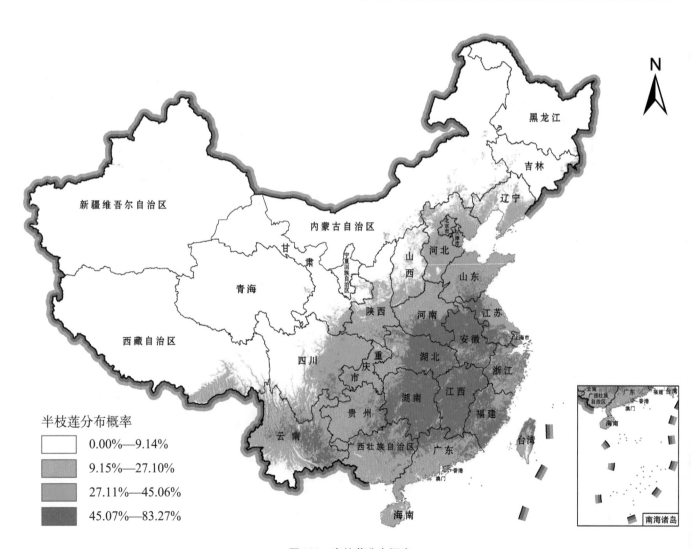

半枝莲分布概率

	0.00%—9.14%
	9.15%—27.10%
	27.11%—45.06%
	45.07%—83.27%

图 136 半枝莲分布概率

137. 半夏

半夏 *Pinellia ternate*（**Thunb.**）**Breit.**

> 通过汇总和分析第四次全国中药资源普查及相关文献查阅的数据,半夏分布于全国大部分省区。
>
> 半夏分布概率较高的区域有北京、天津、河北、山西、上海、江苏、浙江、安徽、福建、江西、山东、河南、湖北、湖南、广东、广西、重庆、四川、贵州、云南、西藏、陕西等地。半夏的分布概率如图137。

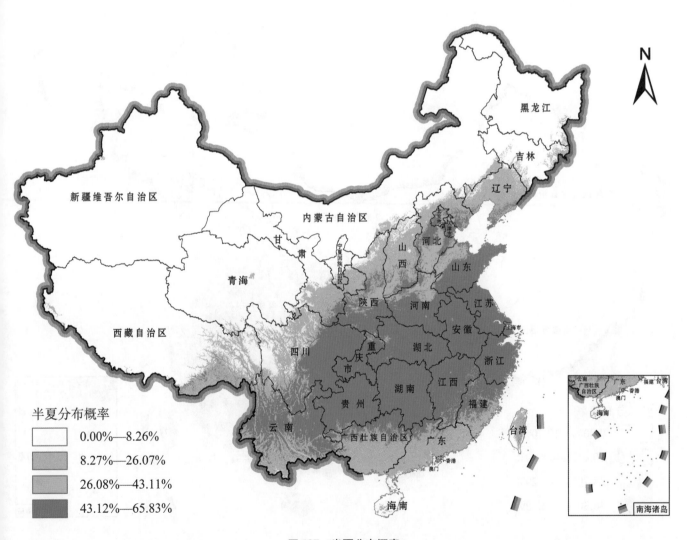

半夏分布概率

0.00%—8.26%

8.27%—26.07%

26.08%—43.11%

43.12%—65.83%

图 137　半夏分布概率

138. 丝瓜络

丝瓜 *Luffa cylindrica*（L.）Roem.

通过汇总和分析第四次全国中药资源普查及相关文献查阅的数据，丝瓜分布于全国大部分省区。

丝瓜分布概率较高的区域有河北、上海、江苏、浙江、安徽、福建、江西、山东、河南、湖北、湖南、广东、广西、海南、重庆、四川、贵州、陕西、澳门等地。丝瓜的分布概率如图138。

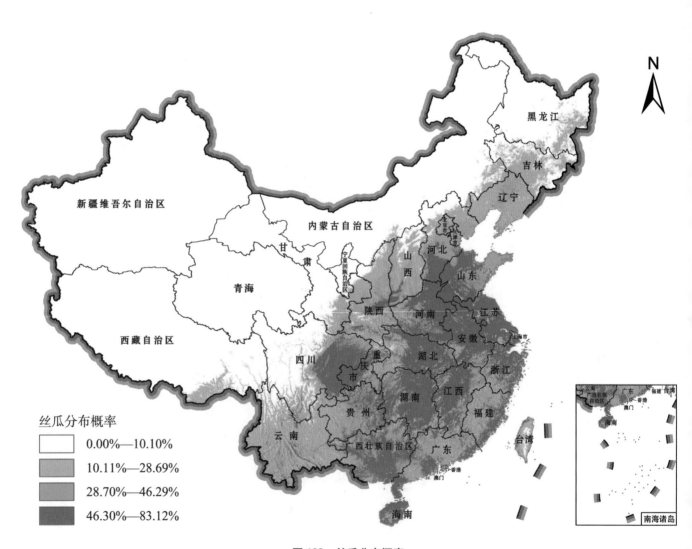

丝瓜分布概率

- 0.00%—10.10%
- 10.11%—28.69%
- 28.70%—46.29%
- 46.30%—83.12%

图138 丝瓜分布概率

六画

139. 老鹳草

牻牛儿苗 *Erodium stephanianum* Willd.

通过汇总和分析第四次全国中药资源普查及相关文献查阅的数据,牻牛儿苗分布于北京、天津、河北、山西、内蒙古、辽宁、吉林、黑龙江、安徽、山东、河南、湖北、湖南、四川、云南、西藏、陕西、甘肃、青海、宁夏、新疆等地。

牻牛儿苗分布概率较高的区域有北京、天津、河北、山西、内蒙古、辽宁、山东、河南、陕西、甘肃、宁夏等地。牻牛儿苗的分布概率如图 139-1。

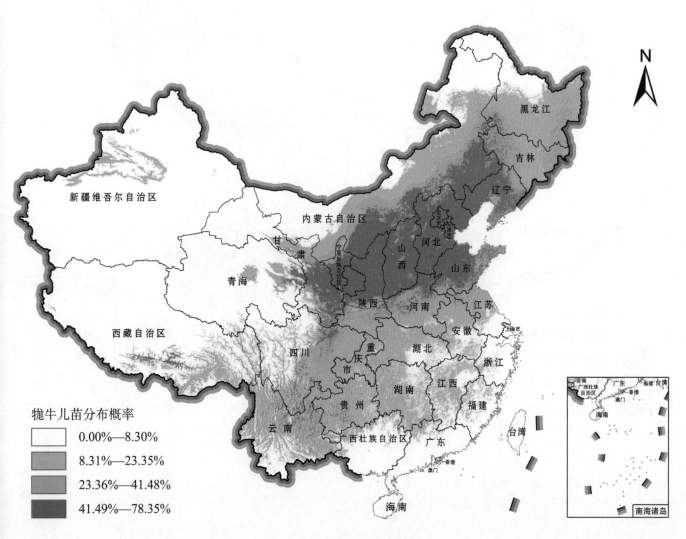

牻牛儿苗分布概率

	0.00%—8.30%
	8.31%—23.35%
	23.36%—41.48%
	41.49%—78.35%

图 139-1　牻牛儿苗分布概率

老鹳草 *Geranium wilfordii* Maxim.

通过汇总和分析第四次全国中药资源普查及相关文献查阅的数据,老鹳草分布于北京、天津、河北、山西、内蒙古、黑龙江、吉林、辽宁、上海、江苏、浙江、安徽、福建、江西、山东、河南、湖北、湖南、重庆、四川、贵州、云南、西藏、陕西、甘肃、台湾等地。

老鹳草分布概率较高的区域有北京、天津、河北、山西、辽宁、吉林、黑龙江、浙江、安徽、山东、河南、湖北、湖南、重庆、四川、贵州、云南、西藏、陕西、甘肃、宁夏等地。老鹳草的分布概率如图139-2。

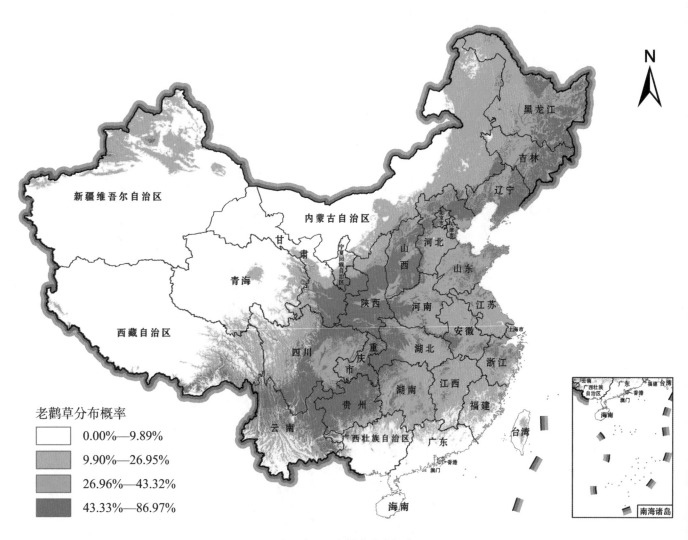

老鹳草分布概率

- 0.00%—9.89%
- 9.90%—26.95%
- 26.96%—43.32%
- 43.33%—86.97%

图 139-2 老鹳草分布概率

野老鹳草 *Geranium carolinianum* L.

通过汇总和分析第四次全国中药资源普查及相关文献查阅的数据,野老鹳草分布于江苏、浙江、安徽、江西、山东、河南、湖北、湖南、四川、云南等地。

野老鹳草分布概率较高的区域有上海、江苏、浙江、安徽、福建、江西、山东、河南、湖北、湖南等地。野老鹳草的分布概率如图139-3。

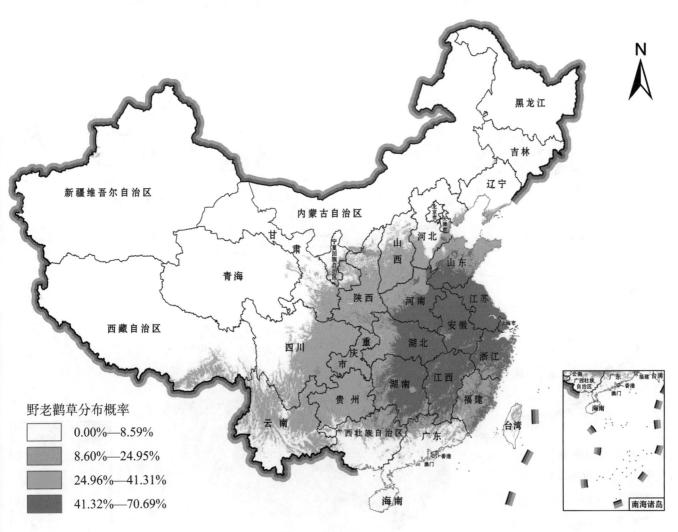

野老鹳草分布概率

	0.00%—8.59%
	8.60%—24.95%
	24.96%—41.31%
	41.32%—70.69%

图139-3 野老鹳草分布概率

140. 地枫皮

地枫皮 *Illicium difengpi* K. I. B. et K. I. M. ex B. N. Chang

通过汇总和分析第四次全国中药资源普查及相关文献查阅的数据,地枫皮分布于湖南、广西、重庆、四川、贵州、云南、西藏等地。

地枫皮分布概率较高的区域有福建、江西、广西、贵州、台湾等地。地枫皮的分布概率如图140。

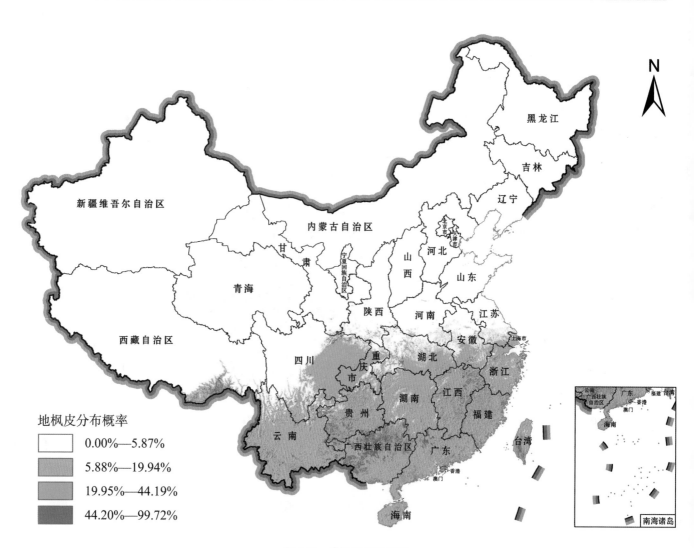

地枫皮分布概率

0.00%—5.87%

5.88%—19.94%

19.95%—44.19%

44.20%—99.72%

图 140 地枫皮分布概率

141. 地肤子

地肤 *Kochia scoparia*（L.）Schrad.

通过汇总和分析第四次全国中药资源普查及相关文献查阅的数据，地肤分布于全国各地。

地肤分布概率较高的区域有北京、天津、河北、山西、辽宁、上海、江苏、浙江、安徽、江西、山东、河南、湖北、湖南、重庆、四川、贵州、陕西、甘肃、宁夏、新疆等地。地肤的分布概率如图141。

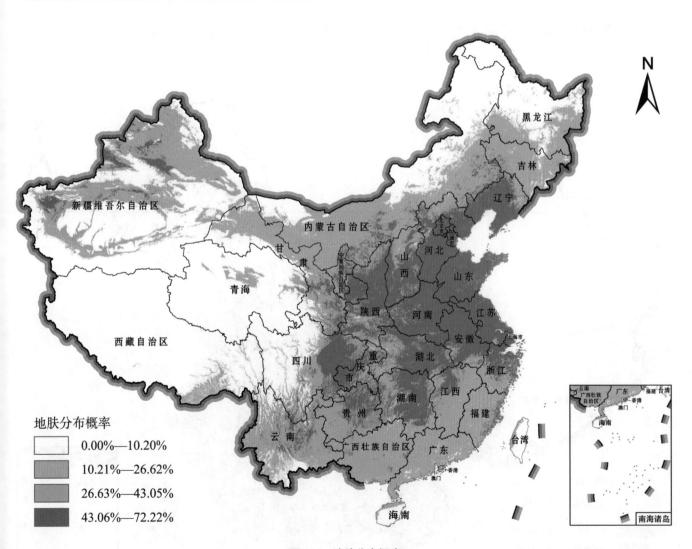

图 141 地肤分布概率

142. 地骨皮

枸杞 *Lycium chinense* Miller

通过汇总和分析第四次全国中药资源普查及相关文献查阅的数据,枸杞分布于全国各地。

枸杞分布概率较高的区域有北京、天津、河北、山西、上海、江苏、浙江、安徽、江西、山东、河南、湖北、湖南、陕西、甘肃、宁夏等地。枸杞的分布概率如图142。

宁夏枸杞 *Lycium barbarum* L. 也为地骨皮基原。宁夏枸杞分布概率较高的区域有北京、天津、河北、山西、内蒙古、辽宁、山东、陕西、甘肃、青海、宁夏、新疆等地,分布概率如图285。

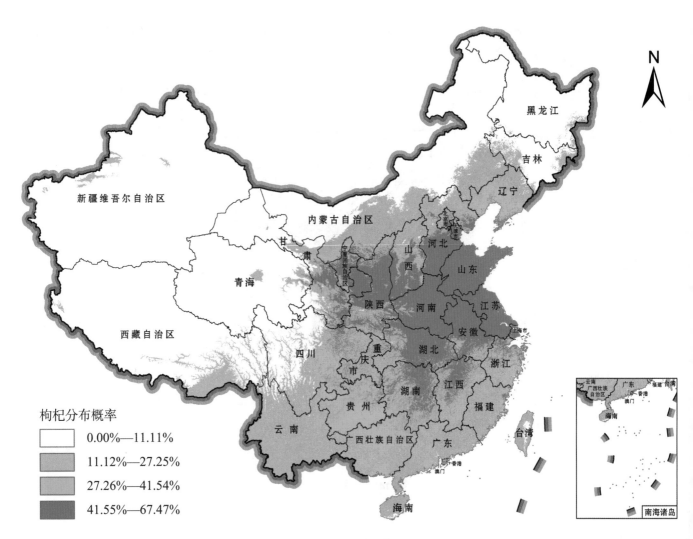

枸杞分布概率
- 0.00%—11.11%
- 11.12%—27.25%
- 27.26%—41.54%
- 41.55%—67.47%

图 142 枸杞分布概率

143. 地黄

地黄 *Rehmannia glutinosa* (Gaertn.) Libosch. ex Fisch. et C. A. Mey.

通过汇总和分析第四次全国中药资源普查及相关文献查阅的数据,地黄分布于全国各地。

地黄分布概率较高的区域有北京、天津、河北、山西、辽宁、江苏、安徽、山东、河南、陕西等地。地黄的分布概率如图143。

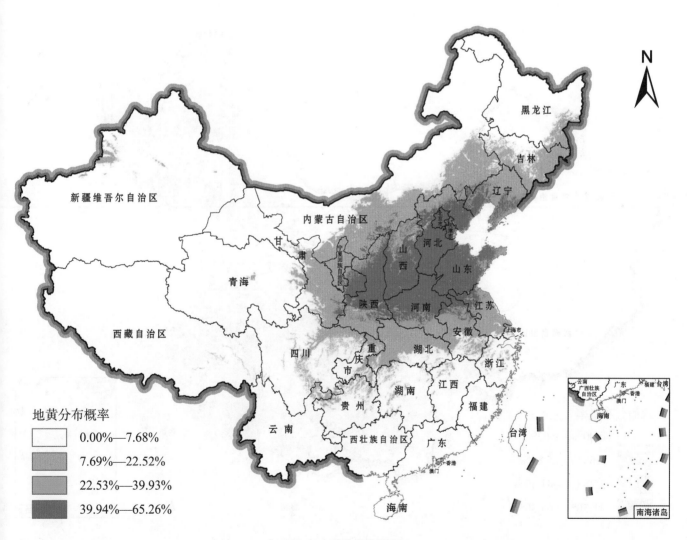

地黄分布概率

	0.00%—7.68%
	7.69%—22.52%
	22.53%—39.93%
	39.94%—65.26%

图 143 地黄分布概率

144. 地榆

地榆 *Sanguisorba officinalis* L.

通过汇总和分析第四次全国中药资源普查及相关文献查阅的数据,地榆分布于全国各地。

地榆分布概率较高的区域有北京、河北、山西、内蒙古、辽宁、吉林、黑龙江、浙江、安徽、江西、山东、河南、湖北、湖南、陕西、甘肃、宁夏、新疆等地。地榆的分布概率如图 144 - 1。

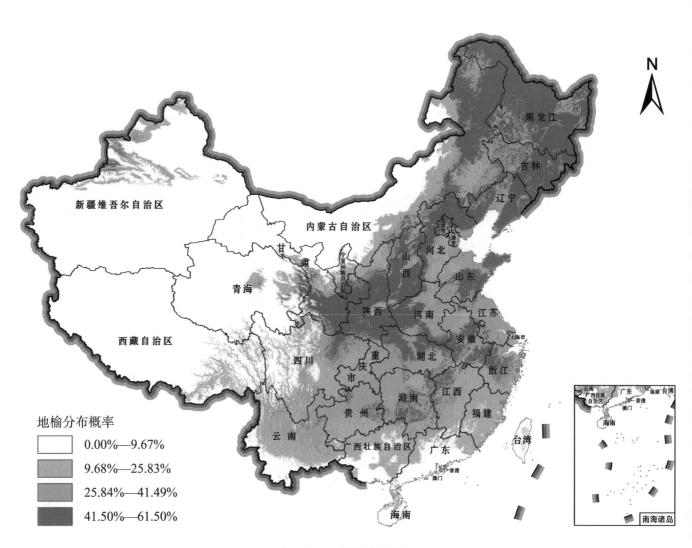

地榆分布概率

- 0.00%—9.67%
- 9.68%—25.83%
- 25.84%—41.49%
- 41.50%—61.50%

图 144 - 1　地榆分布概率

长叶地榆 *Sanguisorba officinalis* L. var. *longifolia* (Bertol) Yü et C. L. Li

通过汇总和分析第四次全国中药资源普查及相关文献查阅的数据,长叶地榆分布于北京、天津、河北、山西、内蒙古、辽宁、黑龙江、上海、江苏、浙江、安徽、福建、江西、山东、河南、湖北、湖南、广东、广西、海南、重庆、四川、贵州、云南、西藏、甘肃、台湾、香港、澳门等地。

长叶地榆分布概率较高的区域有江苏、浙江、安徽、江西、山东、河南、湖北、湖南等地。长叶地榆的分布概率如图 144 - 2。

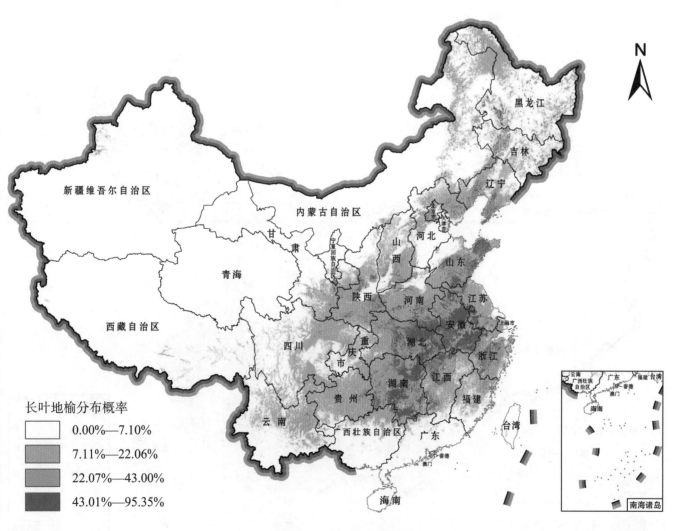

长叶地榆分布概率

0.00%—7.10%
7.11%—22.06%
22.07%—43.00%
43.01%—95.35%

图 144 - 2 长叶地榆分布概率

145. 地锦草

地锦 *Euphorbia humifusa* Willd. ex Schltdl.

通过汇总和分析第四次全国中药资源普查及相关文献查阅的数据,地锦分布于全国各地。

地锦分布概率较高的区域有北京、天津、河北、山西、内蒙古、辽宁、吉林、黑龙江、上海、江苏、浙江、安徽、福建、江西、山东、河南、湖北、湖南、重庆、四川、贵州、陕西、甘肃、宁夏等地。地锦的分布概率如图 145 - 1。

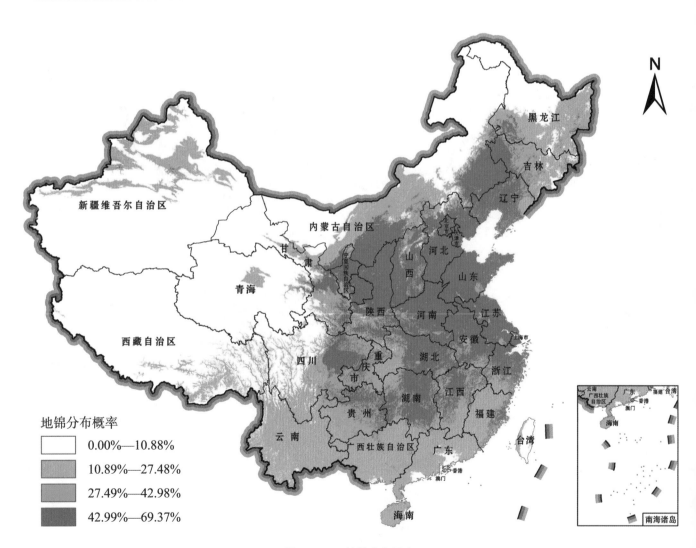

地锦分布概率
- 0.00%—10.88%
- 10.89%—27.48%
- 27.49%—42.98%
- 42.99%—69.37%

图 145 - 1　地锦分布概率

斑地锦 *Euphorbia maculata* L.

通过汇总和分析第四次全国中药资源普查及相关文献查阅的数据,斑地锦分布于河北、上海、江苏、浙江、安徽、福建、江西、山东、河南、湖北、广东、广西、台湾等地。

斑地锦分布概率较高的区域有天津、河北、辽宁、上海、江苏、浙江、安徽、江西、山东、河南、湖北、湖南、重庆、四川等地。斑地锦的分布概率如图 145 - 2。

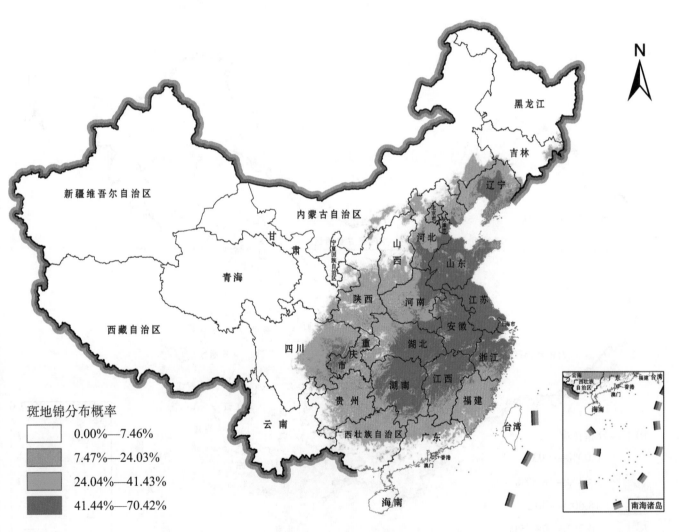

斑地锦分布概率

- 0.00%—7.46%
- 7.47%—24.03%
- 24.04%—41.43%
- 41.44%—70.42%

图 145 - 2 斑地锦分布概率

146. 亚乎奴（锡生藤）

锡生藤 *Cissampelos pareira* L. var. *hirsuta*（Buch. ex DC.）Forman

通过汇总和分析第四次全国中药资源普查及相关文献查阅的数据，锡生藤分布于广西、贵州、云南、西藏等地。锡生藤分布概率较高的区域有广西、海南等地。锡生藤的分布概率如图146。

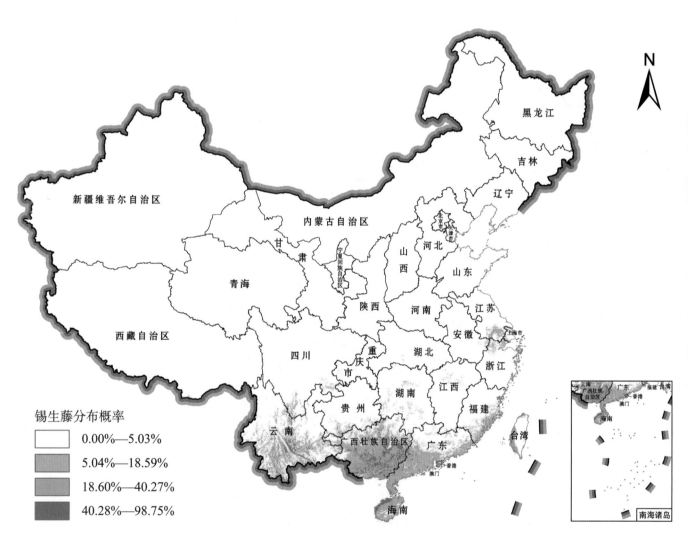

锡生藤分布概率

- 0.00%—5.03%
- 5.04%—18.59%
- 18.60%—40.27%
- 40.28%—98.75%

图146 锡生藤分布概率

147. 亚麻子

亚麻 *Linum usitatissimum* L.

通过汇总和分析第四次全国中药资源普查及相关文献查阅的数据,亚麻分布于全国各地。

亚麻分布概率较高的区域有北京、河北、山西、内蒙古、辽宁、陕西、甘肃、宁夏、新疆等地。亚麻的分布概率如图 147。

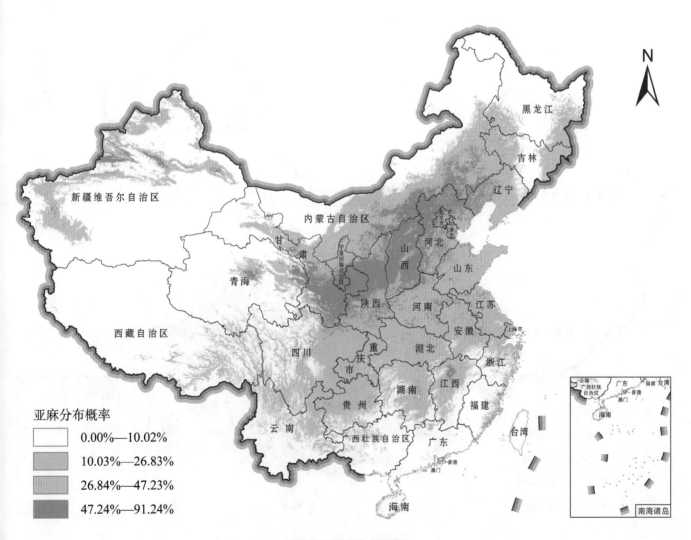

亚麻分布概率

0.00%—10.02%

10.03%—26.83%

26.84%—47.23%

47.24%—91.24%

图 147 亚麻分布概率

148. 西红花

番红花 Crocus sativus **L.**

通过汇总和分析第四次全国中药资源普查及相关文献查阅的数据,番红花分布于全国大部分省区。

番红花分布概率较高的区域有上海、江苏、安徽、湖北、湖南、重庆、四川、贵州等地。番红花的分布概率如图 148。

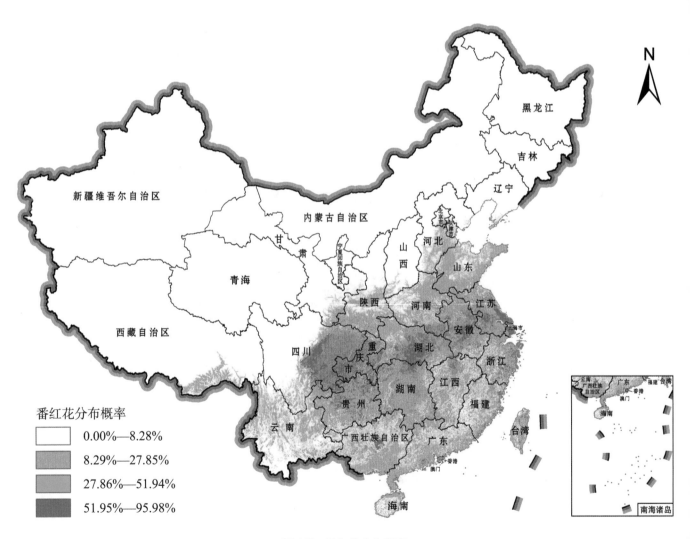

番红花分布概率

	0.00%—8.28%
	8.29%—27.85%
	27.86%—51.94%
	51.95%—95.98%

图 148 番红花分布概率

149. 西河柳

柽柳 *Tamarix chinensis* **Lour.**

通过汇总和分析第四次全国中药资源普查及相关文献查阅的数据,柽柳分布于北京、天津、河北、山西、内蒙古、辽宁、吉林、黑龙江、上海、江苏、浙江、安徽、福建、江西、山东、河南、湖北、湖南、广东、广西、重庆、四川、贵州、云南、西藏、台湾等地。

柽柳分布概率较高的区域有北京、天津、河北、山西、辽宁、江苏、安徽、山东、河南、陕西、甘肃、宁夏等地。柽柳的分布概率如图149。

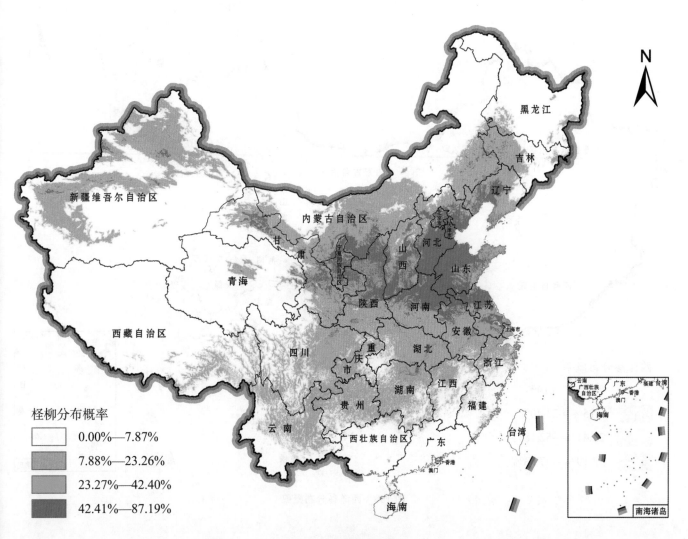

柽柳分布概率

	0.00%—7.87%
	7.88%—23.26%
	23.27%—42.40%
	42.41%—87.19%

图149 柽柳分布概率

150. 西洋参

西洋参 *Panax quinquefolium* L.

通过汇总和分析第四次全国中药资源普查及相关文献查阅的数据，西洋参分布于北京、辽宁、吉林、黑龙江、江西、陕西等地。

西洋参分布概率较高的区域有辽宁、吉林等地。西洋参的分布概率如图150。

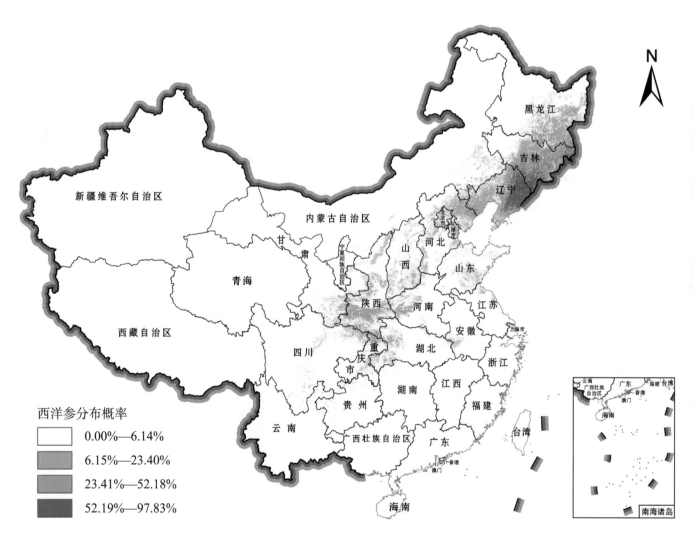

西洋参分布概率

- 0.00%—6.14%
- 6.15%—23.40%
- 23.41%—52.18%
- 52.19%—97.83%

图 150　西洋参分布概率

151. 百合

卷丹 *Lilium lancifolium* **Thunb.**

　　通过汇总和分析第四次全国中药资源普查及相关文献查阅的数据,卷丹分布于北京、河北、山西、内蒙古、辽宁、吉林、黑龙江、江苏、浙江、安徽、福建、江西、山东、河南、湖北、湖南、广东、广西、海南、重庆、四川、贵州、云南、西藏、陕西、甘肃、青海、宁夏、新疆、香港、澳门等地。

　　卷丹分布概率较高的区域有北京、河北、山西、辽宁、吉林、浙江、安徽、江西、山东、河南、湖北、湖南、重庆、四川、贵州、云南、陕西、甘肃等地。卷丹的分布概率如图151-1。

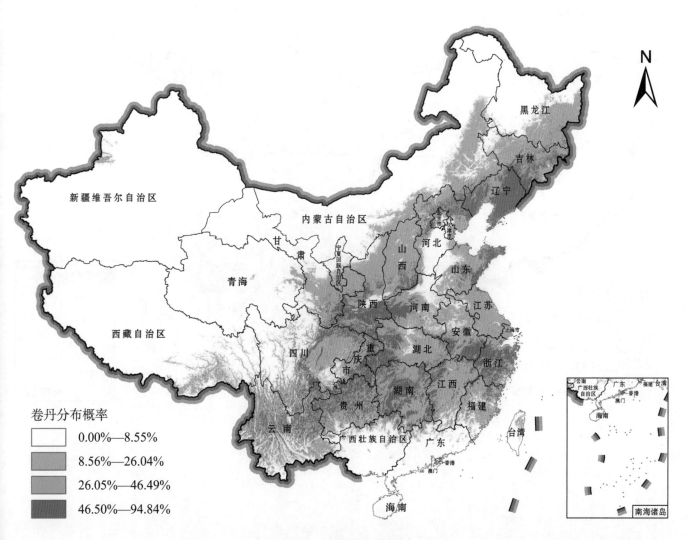

卷丹分布概率

- 0.00%—8.55%
- 8.56%—26.04%
- 26.05%—46.49%
- 46.50%—94.84%

图 151-1　卷丹分布概率

百合 *Lilium brownii* F. E. Brown var. *viridulum* Baker

通过汇总和分析第四次全国中药资源普查及相关文献查阅的数据,百合分布于全国各地。

百合分布概率较高的区域有北京、河北、山西、辽宁、浙江、安徽、福建、江西、河南、湖北、湖南、广东、广西、重庆、四川、贵州、云南、陕西、甘肃等地。百合的分布概率如图151-2。

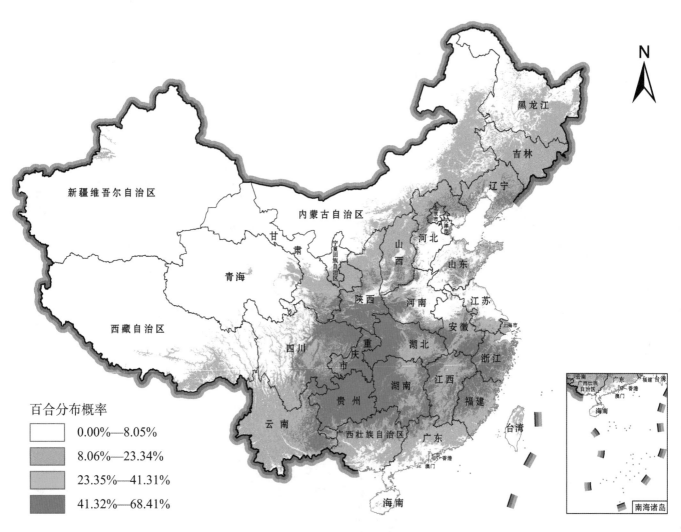

百合分布概率

- 0.00%—8.05%
- 8.06%—23.34%
- 23.35%—41.31%
- 41.32%—68.41%

图 151-2 百合分布概率

细叶百合 *Lilium pumilum* DC.

通过汇总和分析第四次全国中药资源普查及相关文献查阅的数据,细叶百合分布于北京、天津、河北、山西、内蒙古、辽宁、吉林、黑龙江、安徽、山东、河南、湖北、四川、贵州、云南、陕西、甘肃、青海、宁夏、新疆等地。

细叶百合分布概率较高的区域有北京、河北、山西、内蒙古、辽宁、吉林、黑龙江、山东、河南、陕西、甘肃、宁夏等地。细叶百合的分布概率如图151-3。

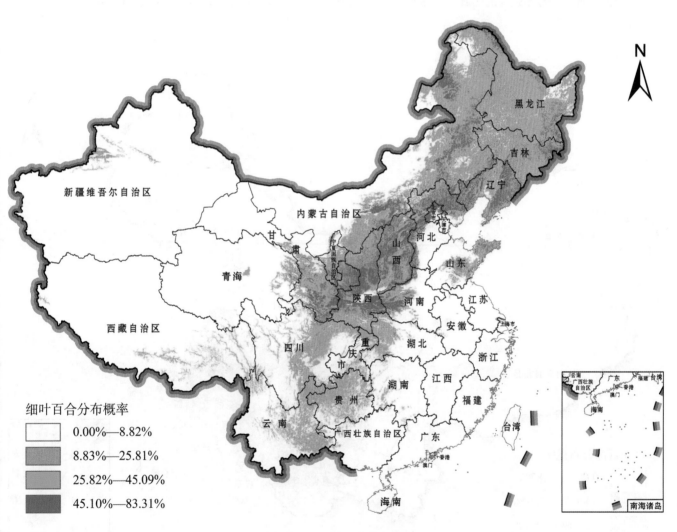

细叶百合分布概率

0.00%—8.82%
8.83%—25.81%
25.82%—45.09%
45.10%—83.31%

图 151-3 细叶百合分布概率

152. 百部

直立百部 *Stemona sessilifolia*（Miq.）Miq.

通过汇总和分析第四次全国中药资源普查及相关文献查阅的数据，直立百部分布于山西、上海、江苏、浙江、安徽、福建、江西、山东、河南、湖北、湖南、广西、四川、贵州、云南、陕西、台湾等地。

直立百部分布概率较高的区域有江苏、安徽、山东、河南、湖北等地。直立百部的分布概率如图152-1。

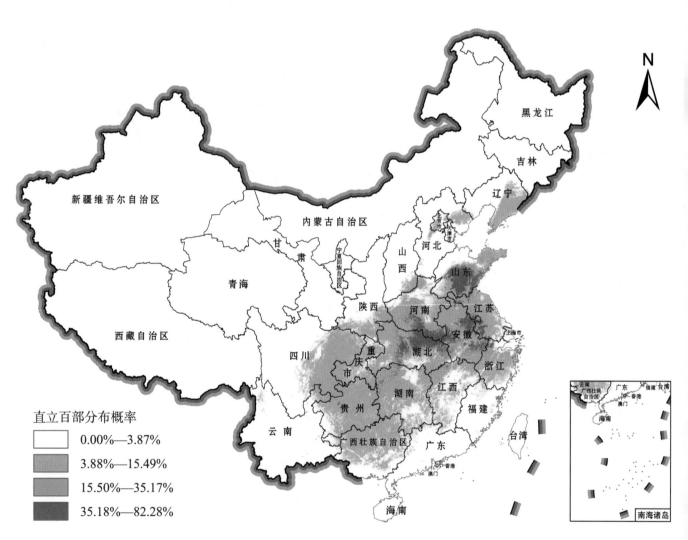

直立百部分布概率

☐ 0.00%—3.87%

▨ 3.88%—15.49%

▩ 15.50%—35.17%

■ 35.18%—82.28%

图 152-1 直立百部分布概率

蔓生百部 *Stemona japonica*（Bl.）Miq.

通过汇总和分析第四次全国中药资源普查及相关文献查阅的数据,蔓生百部分布于上海、江苏、浙江、安徽、福建、江西、山东、河南、湖北、湖南、广东、广西、海南、重庆、四川、贵州、云南、陕西、台湾等地。

蔓生百部分布概率较高的区域有浙江、安徽、江西、湖北、湖南、海南、重庆等地。蔓生百部的分布概率如图 152 - 2。

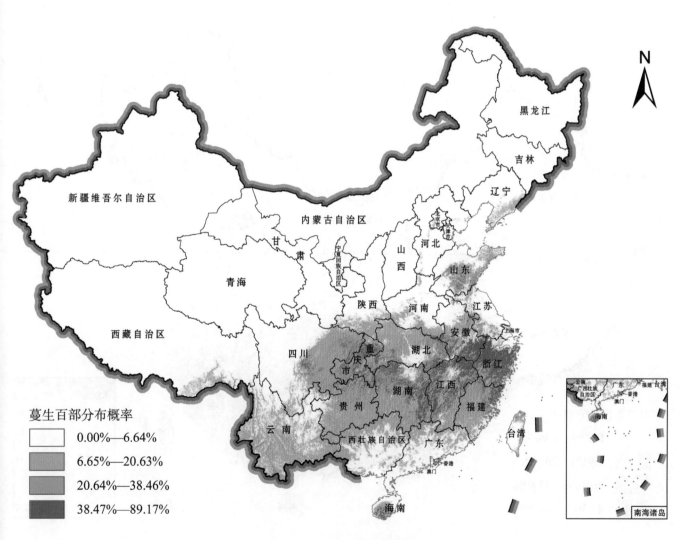

蔓生百部分布概率
- 0.00%—6.64%
- 6.65%—20.63%
- 20.64%—38.46%
- 38.47%—89.17%

图 152 - 2　蔓生百部分布概率

对叶百部 *Stemona tuberosa* **Lour.**

通过汇总和分析第四次全国中药资源普查及相关文献查阅的数据,对叶百部分布于上海、江苏、浙江、安徽、福建、江西、湖北、湖南、广东、广西、海南、重庆、四川、贵州、云南、台湾、香港、澳门等地。

对叶百部分布概率较高的区域有浙江、安徽、福建、江西、湖北、湖南、广东、广西、海南、重庆、四川、贵州、云南、西藏、台湾、香港等地。对叶百部的分布概率如图 152 - 3。

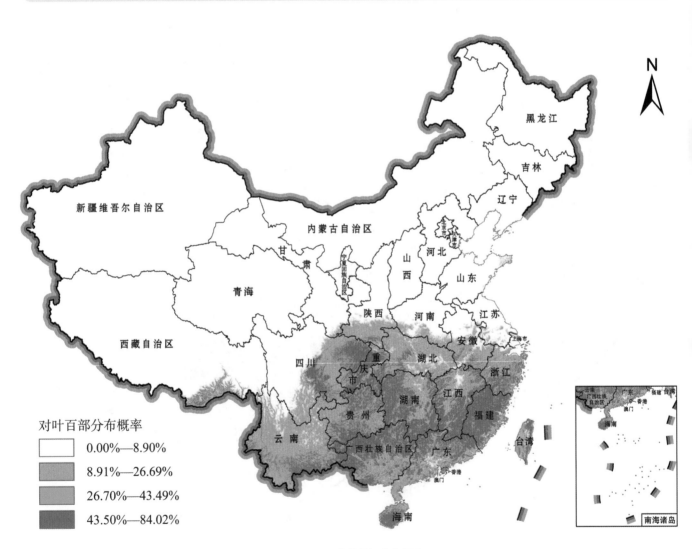

对叶百部分布概率

	0.00%—8.90%
	8.91%—26.69%
	26.70%—43.49%
	43.50%—84.02%

图 152 - 3 对叶百部分布概率

153. 当归

当归 *Angelica sinensis*（Oliv.）Diels

通过汇总和分析第四次全国中药资源普查及相关文献查阅的数据，当归分布于北京、天津、河北、山西、内蒙古、辽宁、吉林、黑龙江、上海、江苏、浙江、安徽、福建、山东、河南、湖北、湖南、广东、广西、海南、重庆、四川、贵州、云南、西藏、陕西、甘肃、青海、宁夏、新疆、台湾等地。

当归分布概率较高的区域有四川、贵州、云南、西藏、陕西、甘肃、宁夏、新疆等地。当归的分布概率如图153。

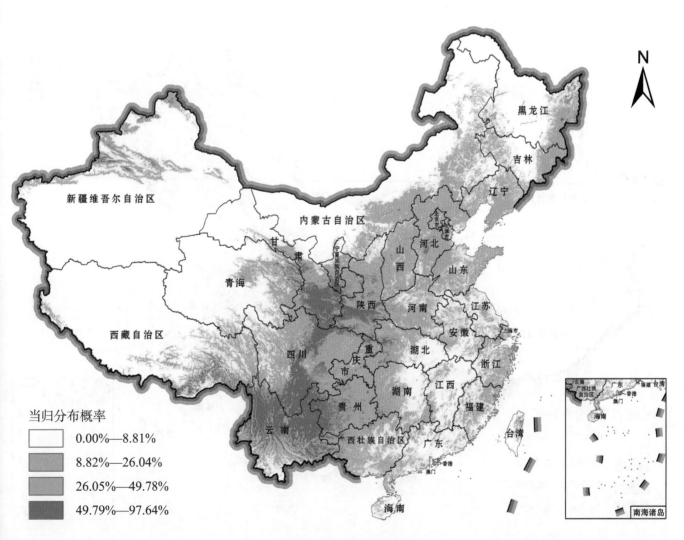

当归分布概率

	0.00%—8.81%
	8.82%—26.04%
	26.05%—49.78%
	49.79%—97.64%

图 153　当归分布概率

154. 当药

瘤毛獐牙菜 *Swertia pseudochinensis* H. Hara

通过汇总和分析第四次全国中药资源普查及相关文献查阅的数据,瘤毛獐牙菜分布于北京、天津、河北、山西、内蒙古、辽宁、吉林、山东、河南、湖北、四川、云南、陕西、甘肃、青海等地。

瘤毛獐牙菜分布概率较高的区域有北京、天津、河北、山西、内蒙古、辽宁、吉林、黑龙江、山东等地。瘤毛獐牙菜的分布概率如图154。

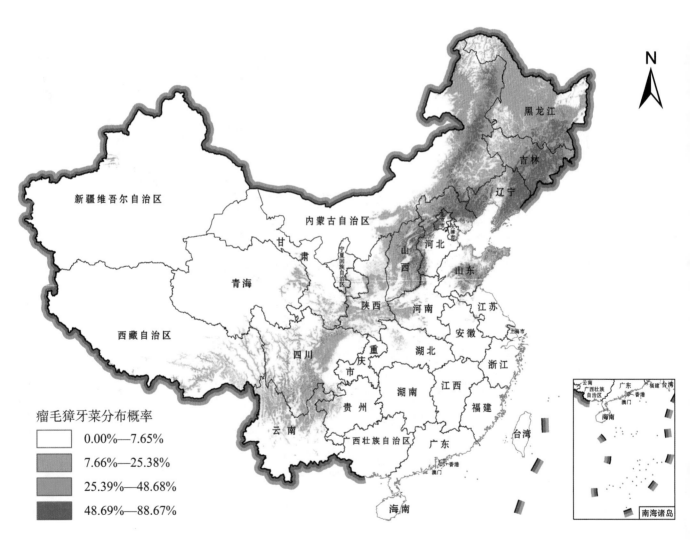

瘤毛獐牙菜分布概率

- 0.00%—7.65%
- 7.66%—25.38%
- 25.39%—48.68%
- 48.69%—88.67%

图 154　瘤毛獐牙菜分布概率

155. 肉苁蓉

肉苁蓉 *Cistanche deserticola* Y. C. Ma

通过汇总和分析第四次全国中药资源普查及相关文献查阅的数据,肉苁蓉分布于河北、内蒙古、陕西、甘肃、青海、宁夏、新疆等地。

肉苁蓉分布概率较高的区域有内蒙古、甘肃、宁夏、新疆等地。肉苁蓉的分布概率如图155-1。

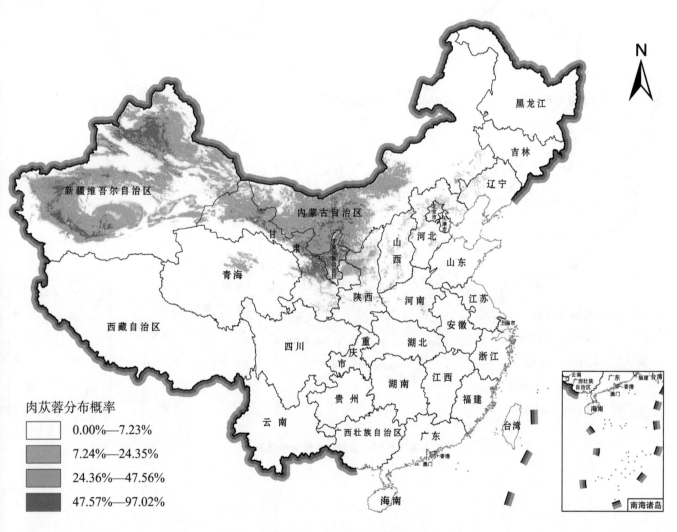

肉苁蓉分布概率

	0.00%—7.23%
	7.24%—24.35%
	24.36%—47.56%
	47.57%—97.02%

图 155-1 肉苁蓉分布概率

管花肉苁蓉 *Cistanche tubulosa* (Schrenk) Wight

通过汇总和分析第四次全国中药资源普查及相关文献查阅的数据,管花肉苁蓉分布于新疆。管花肉苁蓉分布概率较高的区域有新疆。管花肉苁蓉的分布概率如图 155 - 2。

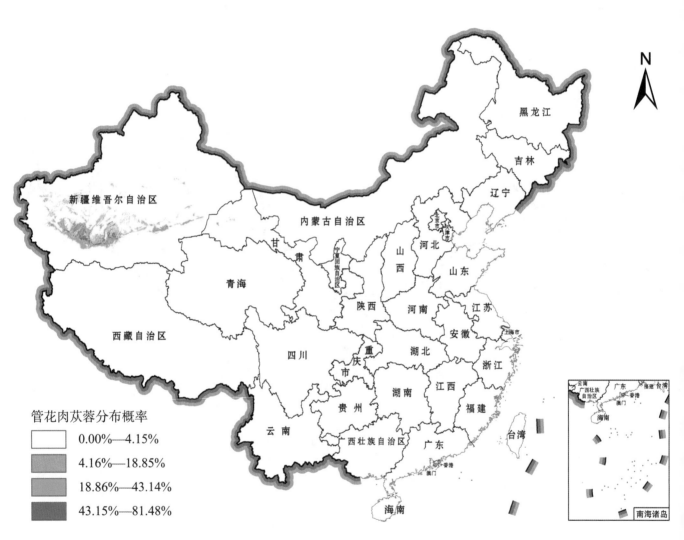

管花肉苁蓉分布概率

0.00%—4.15%

4.16%—18.85%

18.86%—43.14%

43.15%—81.48%

图 155 - 2　管花肉苁蓉分布概率

156. 肉豆蔻

肉豆蔻 *Myristica fragrans* **Houtt.**

通过汇总和分析第四次全国中药资源普查及相关文献查阅的数据,肉豆蔻分布于河北、广东、海南、云南、台湾等地。

肉豆蔻分布概率较高的区域有河北、广东、海南、台湾、新疆等地。肉豆蔻的分布概率如图156。

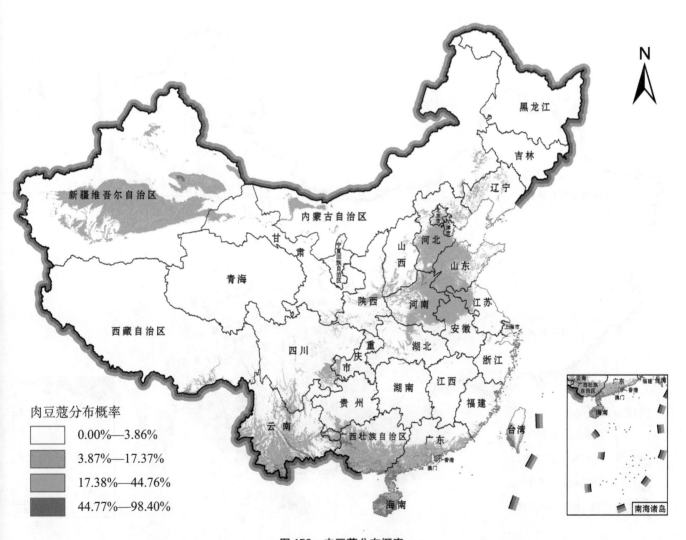

肉豆蔻分布概率

0.00%—3.86%

3.87%—17.37%

17.38%—44.76%

44.77%—98.40%

图 156 肉豆蔻分布概率

157. 肉桂/桂枝

肉桂 *Cinnamomum cassia* Presl.

通过汇总和分析第四次全国中药资源普查及相关文献查阅的数据,肉桂分布于辽宁、江苏、浙江、福建、湖北、湖南、广东、广西、海南、四川、贵州、云南、台湾等地。

肉桂分布概率较高的区域有福建、广东、广西、云南、香港等地。肉桂的分布概率如图157。

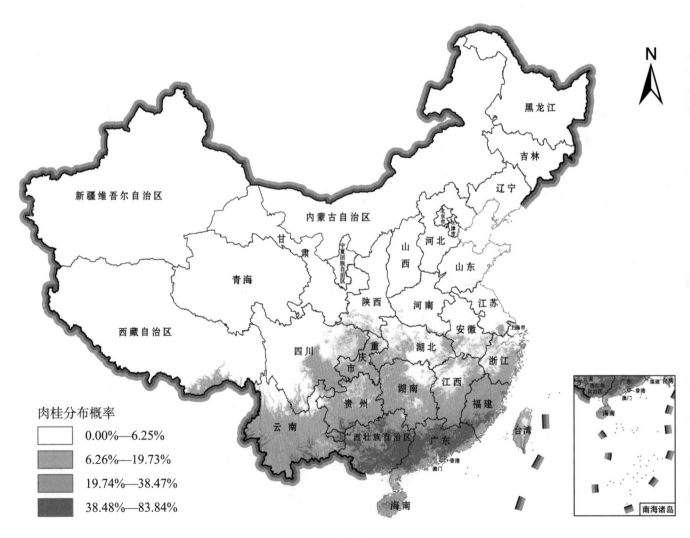

肉桂分布概率

0.00%—6.25%

6.26%—19.73%

19.74%—38.47%

38.48%—83.84%

图157 肉桂分布概率

158. 朱砂根

朱砂根 *Ardisia crenata* **Sims**

　　通过汇总和分析第四次全国中药资源普查及相关文献查阅的数据,朱砂根分布于上海、江苏、浙江、安徽、福建、江西、河南、湖北、湖南、广东、广西、海南、重庆、四川、贵州、云南、西藏、陕西、甘肃、青海、台湾、香港等地。

　　朱砂根分布概率较高的区域有浙江、安徽、福建、江西、湖北、湖南、广东、广西、重庆、四川、贵州、云南、西藏、台湾、香港等地。朱砂根的分布概率如图158。

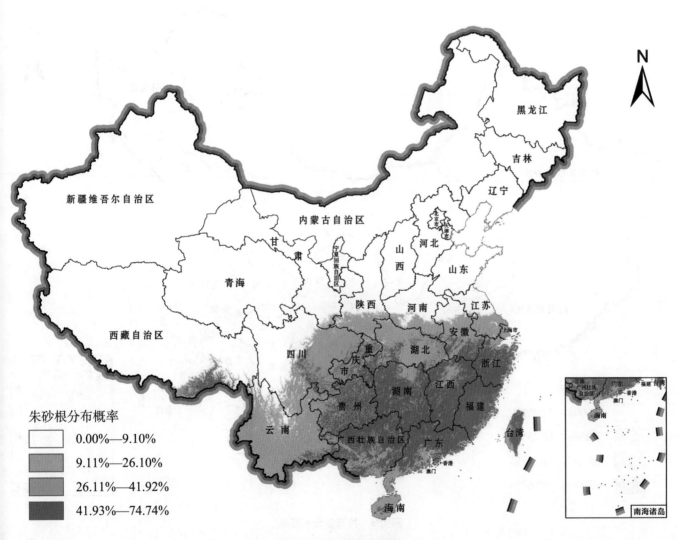

朱砂根分布概率

	0.00%—9.10%
	9.11%—26.10%
	26.11%—41.92%
	41.93%—74.74%

图158　朱砂根分布概率

159. 竹节参

竹节参 *Panax japonicus* (T. Nees) C. A. Mey.

通过汇总和分析第四次全国中药资源普查及相关文献查阅的数据,竹节参分布于浙江、安徽、福建、江西、河南、湖北、湖南、广西、重庆、四川、贵州、云南、西藏、陕西、甘肃、青海等地。

竹节参分布概率较高的区域有安徽、湖北、湖南、重庆、四川、贵州、云南等地。竹节参的分布概率如图 159。

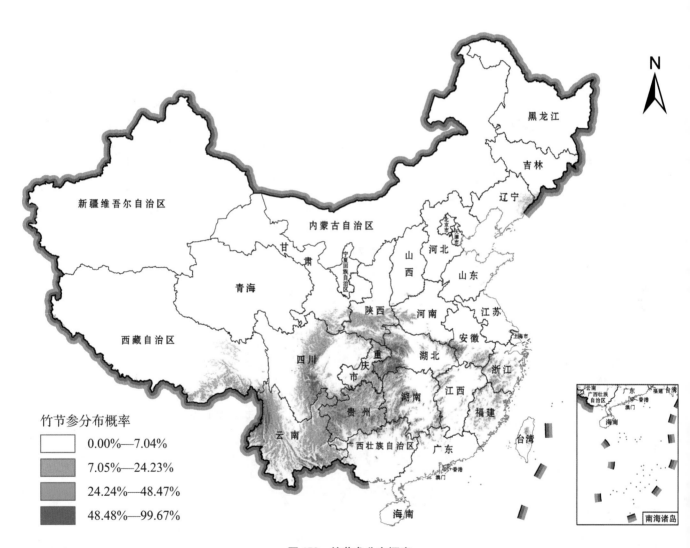

竹节参分布概率

	0.00%—7.04%
	7.05%—24.23%
	24.24%—48.47%
	48.48%—99.67%

图 159 竹节参分布概率

160. 竹茹

青秆竹 *Bambusa tuldoides* Munro

通过汇总和分析第四次全国中药资源普查及相关文献查阅的数据,青秆竹分布于上海、江苏、浙江、安徽、福建、江西、山东、河南、湖北、湖南、广东、广西、海南、四川、贵州、云南、陕西、甘肃、台湾、香港等地。

青秆竹分布概率较高的区域有福建、广东、广西、海南、西藏、香港、澳门等地。青秆竹的分布概率如图160-1。

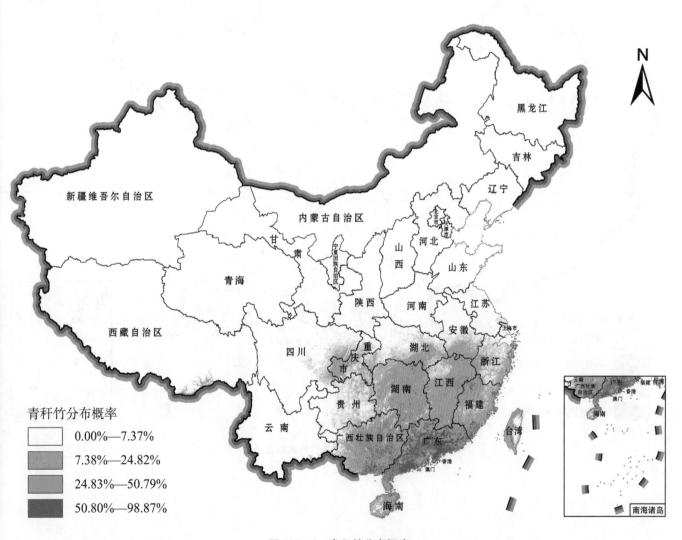

图 160-1 青秆竹分布概率

大头典竹 *Sinocalamus beecheyanus* （Munro） McClure var. *pubescens* P. F. Li

通过汇总和分析第四次全国中药资源普查及相关文献查阅的数据,大头典竹分布于广东、广西、海南等地。大头典竹分布概率较高的区域有广西等地。大头典竹的分布概率如图160-2。

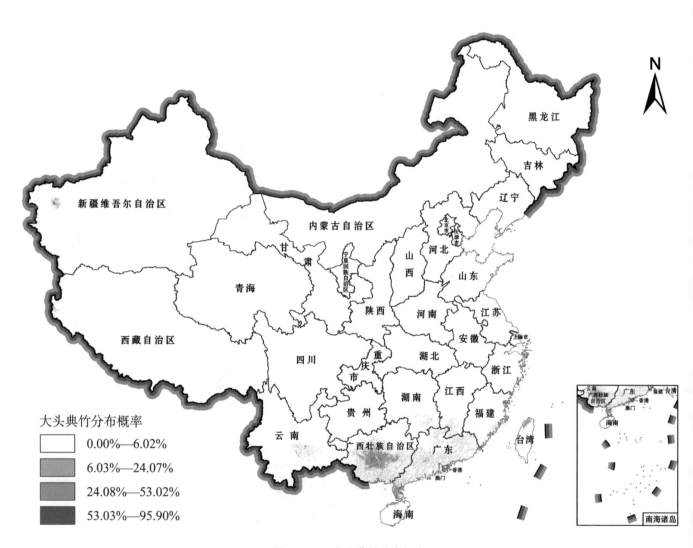

图 160-2 大头典竹分布概率

淡竹 *Phyllostachys nigra* (Lodd. ex Lindl.) Munro var. *henonis* (Mitford) Stapf ex Rendle

通过汇总和分析第四次全国中药资源普查及相关文献查阅的数据,淡竹分布于山西、内蒙古、上海、江苏、浙江、安徽、福建、江西、山东、河南、湖南、湖北、广东、广西、海南、重庆、四川、贵州、云南、陕西、甘肃、青海、宁夏、台湾、香港、澳门等地。

淡竹分布概率较高的区域有山西、辽宁、江苏、浙江、安徽、福建、江西、山东、河南、湖北、湖南、四川、陕西等地。淡竹的分布概率如图 160-3。

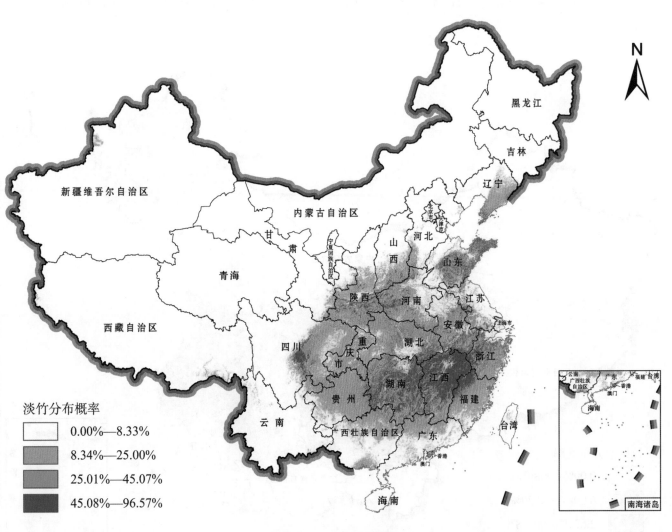

图 160-3 淡竹分布概率

161. 延胡索（元胡）

延胡索 *Corydalis yanhusuo* (Y. H. Chou et C. C. Hsu) W. T. Wang ex Z. Y. Su et C. Y. Wu

　　通过汇总和分析第四次全国中药资源普查及相关文献查阅的数据,延胡索分布于北京、河北、山西、内蒙古、辽宁、吉林、黑龙江、上海、江苏、浙江、安徽、福建、江西、山东、河南、湖北、湖南、四川、贵州、云南、西藏、陕西、甘肃等地。

　　延胡索分布概率较高的区域有吉林、黑龙江、江苏、浙江、安徽、湖北等地。延胡索的分布概率如图161。

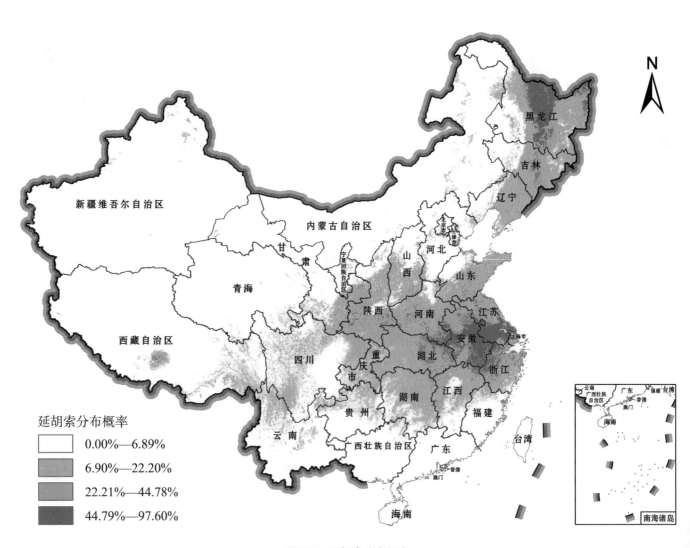

图 161　延胡索分布概率

162. 华山参

漏斗胿囊草 *Physochlaina infundibularis* **Kuang**

通过汇总和分析第四次全国中药资源普查及相关文献查阅的数据，漏斗胿囊草分布于河南、湖北、陕西等地。

漏斗胿囊草分布概率较高的区域有北京、山西、上海、江苏、安徽、山东、河南、湖北、四川、陕西、甘肃、新疆、台湾等地。漏斗胿囊草的分布概率如图162。

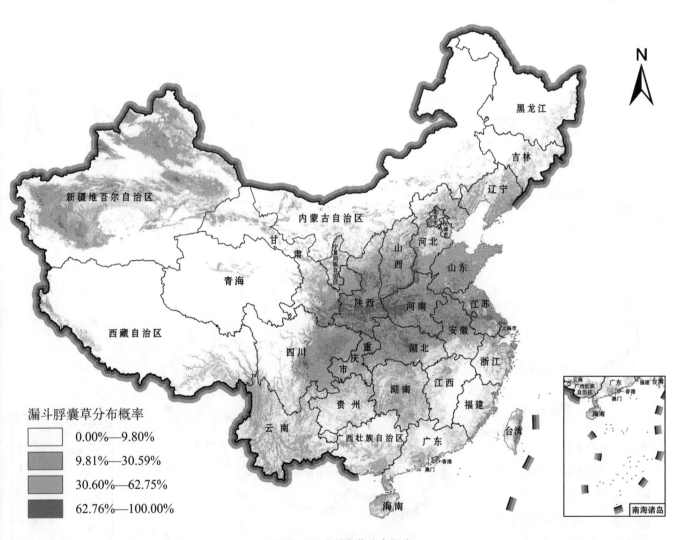

漏斗胿囊草分布概率

0.00%—9.80%

9.81%—30.59%

30.60%—62.75%

62.76%—100.00%

图 162　漏斗胿囊草分布概率

163. 伊贝母

新疆贝母 *Fritillaria walujewii* Regel

通过汇总和分析第四次全国中药资源普查及相关文献查阅的数据,新疆贝母分布于青海、新疆等地。新疆贝母分布概率较高的区域有新疆等地。新疆贝母的分布概率如图163。

伊犁贝母 *Fritillaria pallidiflora* Schrenk ex Fisch. et C. A. Mey. 也为伊贝母基原,主要分布于新疆等地。伊犁贝母的分布如图439。

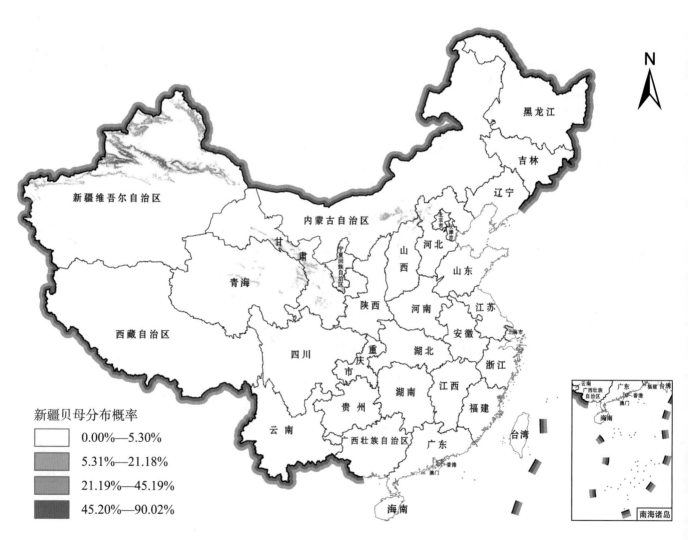

新疆贝母分布概率

	0.00%—5.30%
	5.31%—21.18%
	21.19%—45.19%
	45.20%—90.02%

图 163　新疆贝母分布概率

164. 血竭

麒麟竭 *Daemonorops draco*（Willd.）Blume

通过汇总和分析第四次全国中药资源普查及相关文献查阅的数据,麒麟竭分布于广东、广西、海南、云南、台湾等地。

麒麟竭分布概率较高的区域有海南等地。麒麟竭的分布概率如图164。

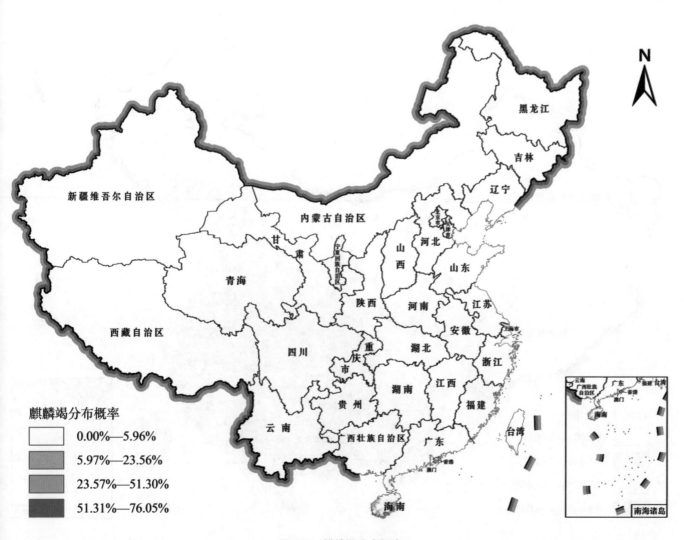

麒麟竭分布概率

- 0.00%—5.96%
- 5.97%—23.56%
- 23.57%—51.30%
- 51.31%—76.05%

图164 麒麟竭分布概率

165. 合欢皮/合欢花

合欢 *Albizia julibrissin* Durazz.

通过汇总和分析第四次全国中药资源普查及相关文献查阅的数据,合欢分布于全国各地。

合欢分布概率较高的区域有北京、天津、河北、山西、辽宁、上海、江苏、浙江、安徽、福建、江西、山东、河南、湖北、湖南、海南、重庆、四川、贵州、云南、陕西、台湾等地。合欢的分布概率如图165。

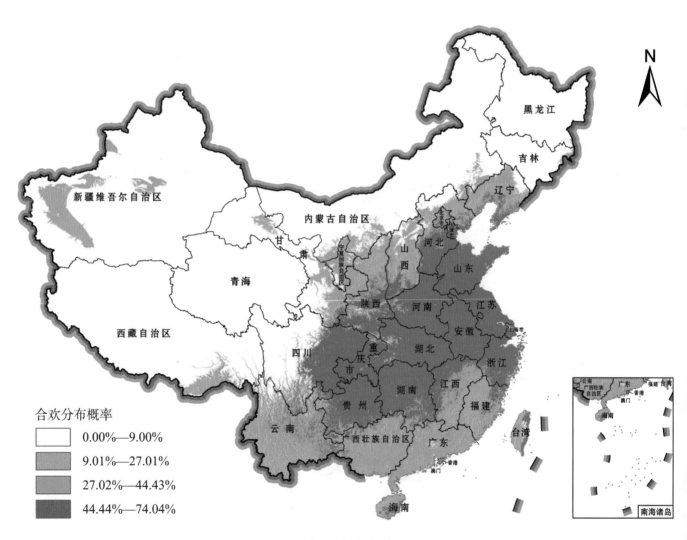

合欢分布概率
- 0.00%—9.00%
- 9.01%—27.01%
- 27.02%—44.43%
- 44.44%—74.04%

图165 合欢分布概率

166. 决明子

钝叶决明 *Cassia obtusifolia* L.

通过汇总和分析第四次全国中药资源普查及相关文献查阅的数据,钝叶决明分布于全国大部分省区。

钝叶决明分布概率较高的区域有天津、河北、上海、江苏、安徽、江西、山东、河南、湖北、湖南、广东、广西、海南、重庆、云南、陕西、台湾等地。钝叶决明的分布概率如图 166-1。

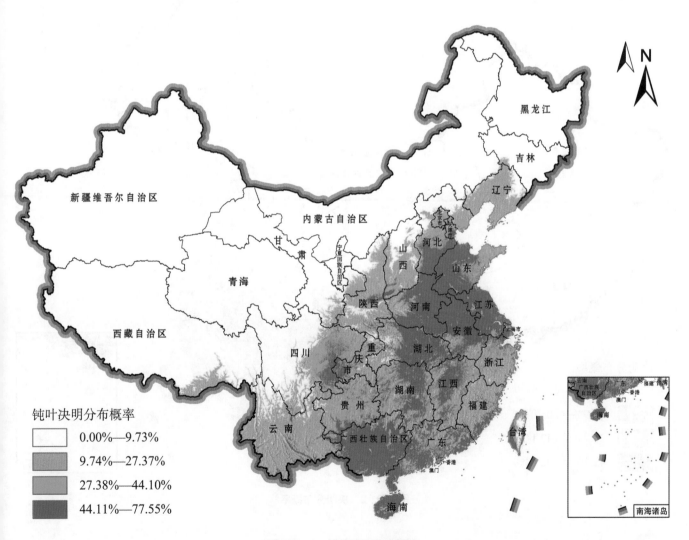

钝叶决明分布概率

- 0.00%—9.73%
- 9.74%—27.37%
- 27.38%—44.10%
- 44.11%—77.55%

图 166-1　钝叶决明分布概率

决明 *Cassia tora* L.

通过汇总和分析第四次全国中药资源普查及相关文献查阅的数据,决明分布于北京、天津、河北、山西、内蒙古、辽宁、吉林、上海、江苏、浙江、安徽、福建、江西、山东、河南、湖北、湖南、广东、广西、海南、重庆、四川、贵州、云南、西藏、陕西、台湾、香港、澳门等地。

决明分布概率较高的区域有广东、广西、湖南、海南、台湾等地。决明的分布概率如图 166 - 2。

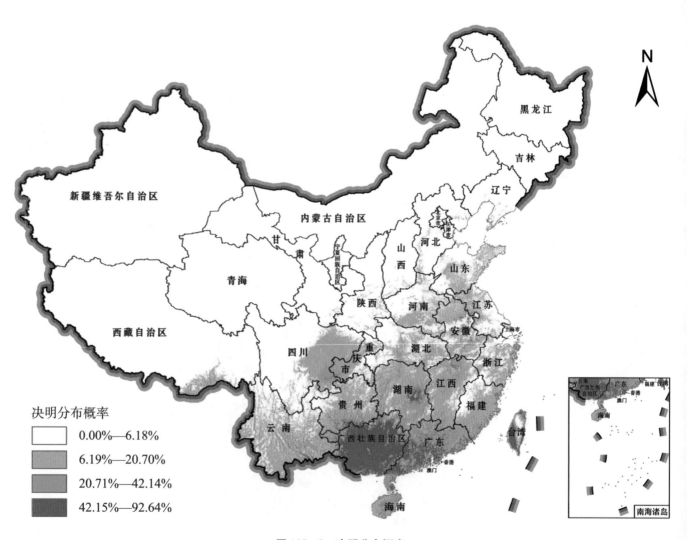

决明分布概率

	0.00%—6.18%
	6.19%—20.70%
	20.71%—42.14%
	42.15%—92.64%

图 166 - 2 决明分布概率

167. 关黄柏

黄檗 *Phellodendron amurense* Rupr.

通过汇总和分析第四次全国中药资源普查及相关文献查阅的数据,黄檗分布于北京、天津、河北、山西、内蒙古、吉林、辽宁、黑龙江、安徽、山东、河南、湖北、湖南、广西、重庆、四川、贵州、云南、陕西、甘肃、宁夏等地。

黄檗分布概率较高的区域有吉林、辽宁、黑龙江、安徽等地。黄檗的分布概率如图167。

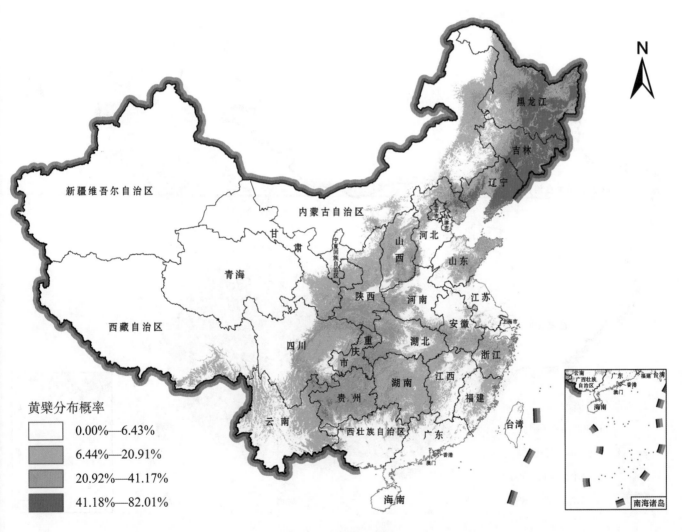

黄檗分布概率

	0.00%—6.43%
	6.44%—20.91%
	20.92%—41.17%
	41.18%—82.01%

图 167　黄檗分布概率

168. 灯心草

灯心草 *Juncus effuses* L.

通过汇总和分析第四次全国中药资源普查及相关文献查阅的数据，灯心草分布于全国各地。

灯心草分布概率较高的区域有河北、山西、辽宁、吉林、江苏、浙江、安徽、福建、江西、山东、河南、湖北、湖南、广东、广西、重庆、四川、贵州、云南、西藏、陕西、甘肃等地。灯心草的分布概率如图168。

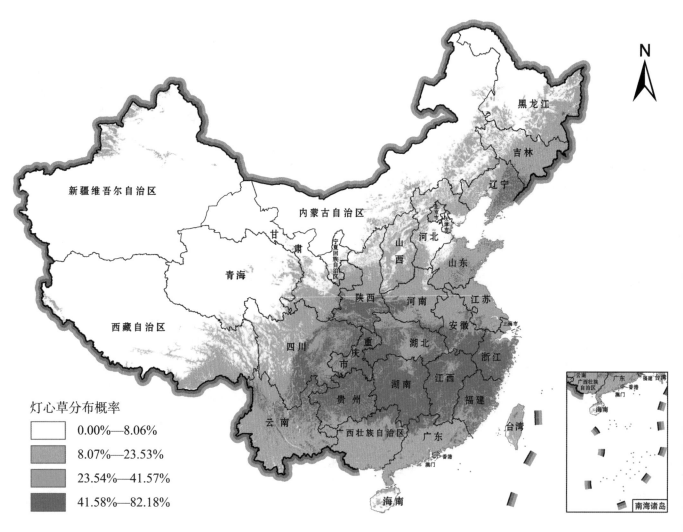

灯心草分布概率

	0.00%—8.06%
	8.07%—23.53%
	23.54%—41.57%
	41.58%—82.18%

图 168　灯心草分布概率

169. 灯盏细辛（灯盏花）

短葶飞蓬 *Erigeron breviscapus* (Vaniot) Hand. -Mazz.

通过汇总和分析第四次全国中药资源普查及相关文献查阅的数据，短葶飞蓬分布于内蒙古、江苏、福建、湖北、湖南、广西、重庆、四川、贵州、云南、西藏、青海等地。

短葶飞蓬分布概率较高的区域有四川、贵州、云南、西藏等地。短葶飞蓬的分布概率如图169。

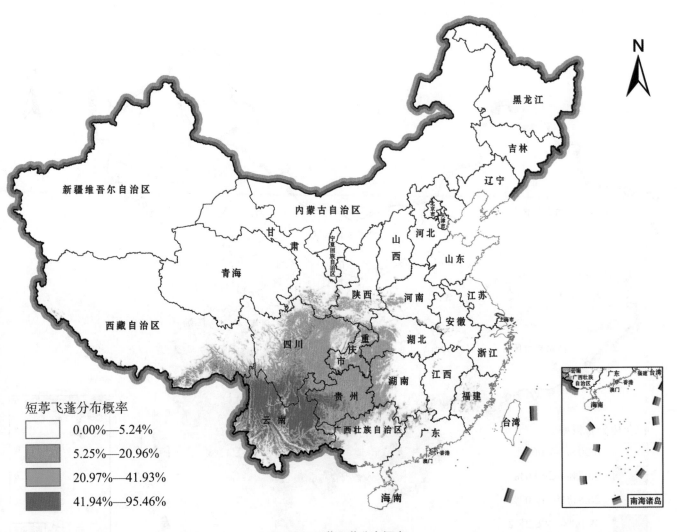

短葶飞蓬分布概率

0.00%—5.24%

5.25%—20.96%

20.97%—41.93%

41.94%—95.46%

图 169　短葶飞蓬分布概率

170. 安息香

白花树 *Styrax tonkinensis*（Pierre）Craib ex Hartwich

通过汇总和分析第四次全国中药资源普查及相关文献查阅的数据，白花树分布于福建、江西、湖南、广东、广西、海南、贵州、云南等地。

白花树分布概率较高的区域有浙江、安徽、福建、江西、湖北、湖南、广东、广西、海南、重庆、四川、贵州、云南、西藏、台湾等地。白花树的分布概率如图170。

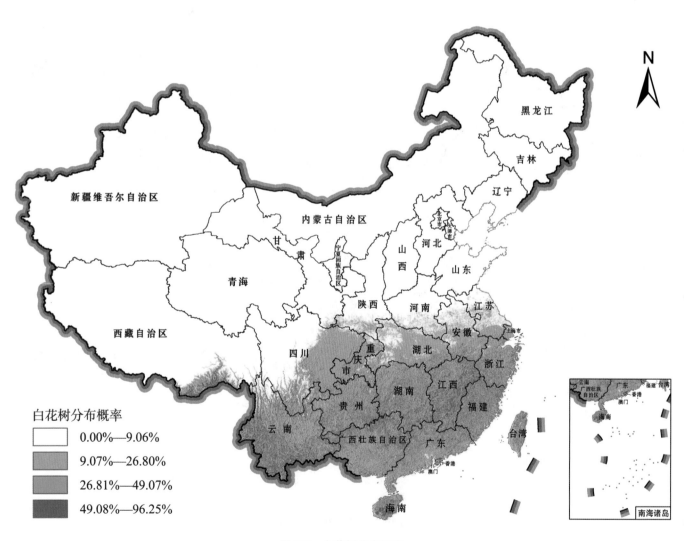

白花树分布概率

- 0.00%—9.06%
- 9.07%—26.80%
- 26.81%—49.07%
- 49.08%—96.25%

图 170　白花树分布概率

171. 防己

*粉防己 **Stephania tetrandra** S. Moore*

通过汇总和分析第四次全国中药资源普查及相关文献查阅的数据,粉防己分布于江苏、浙江、安徽、福建、江西、河南、湖北、湖南、广东、广西、海南、重庆、四川、贵州、云南、陕西、甘肃、台湾等地。

粉防己分布概率较高的区域有浙江、安徽、福建、江西、湖北、湖南等地。粉防己的分布概率如图171。

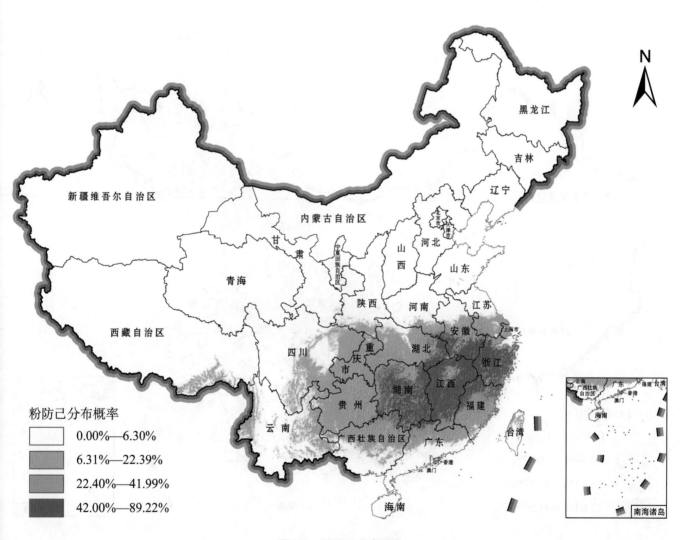

粉防己分布概率
	0.00%—6.30%
	6.31%—22.39%
	22.40%—41.99%
	42.00%—89.22%

图 171 粉防己分布概率

172. 防风

防风 *Saposhnikovia divaricata*（**Turcz.**）**Schischk.**

通过汇总和分析第四次全国中药资源普查及相关文献查阅的数据,防风分布于全国各地。

防风分布概率较高的区域有北京、河北、山西、内蒙古、辽宁、吉林、黑龙江、山东、河南、陕西、甘肃、宁夏等地。防风的分布概率如图172。

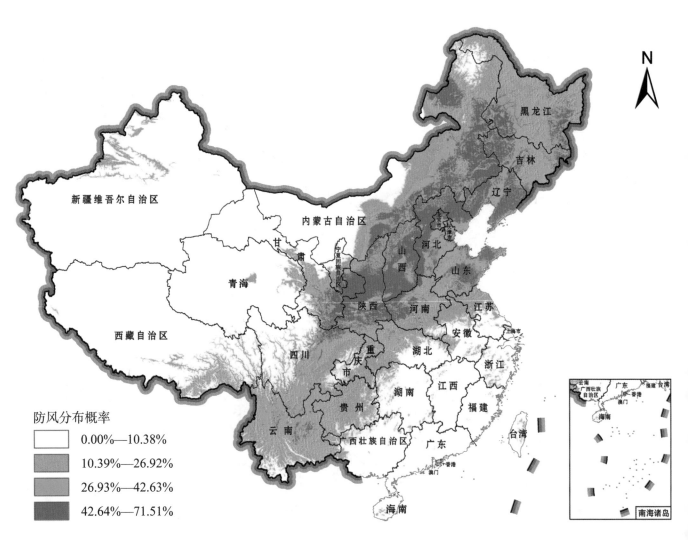

防风分布概率
- 0.00%—10.38%
- 10.39%—26.92%
- 26.93%—42.63%
- 42.64%—71.51%

图 172 防风分布概率

173. 红大戟

红大戟 *Knoxia valerianoides* Thorel ex Pitard

通过汇总和分析第四次全国中药资源普查及相关文献查阅的数据,红大戟分布于福建、广东、广西、海南、贵州、云南、西藏等地。

红大戟分布概率较高的区域有广西、云南等地。红大戟的分布概率如图 173。

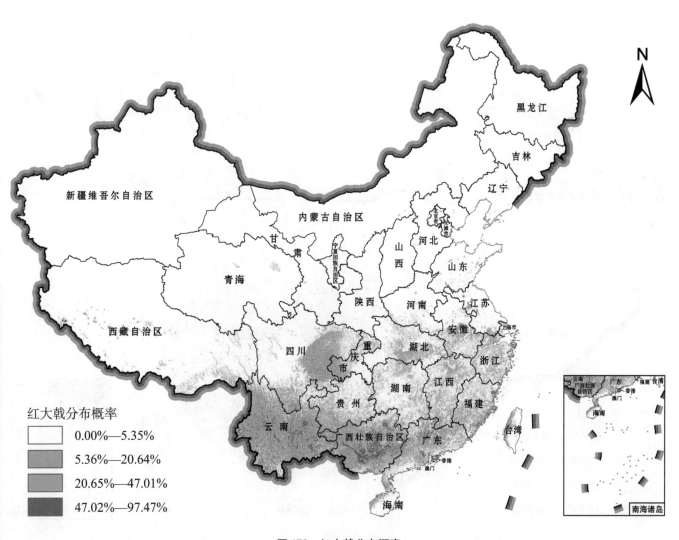

红大戟分布概率

- 0.00%—5.35%
- 5.36%—20.64%
- 20.65%—47.01%
- 47.02%—97.47%

图 173 红大戟分布概率

174. 红花

红花 *Carthamus tinctorius* L.

通过汇总和分析第四次全国中药资源普查及相关文献查阅的数据,红花分布于全国各地。

红花分布概率较高的区域有北京、天津、河北、上海、江苏、浙江、安徽、福建、河南、湖北、广东、广西、海南、重庆、贵州、云南、新疆、台湾等地。红花的分布概率如图174。

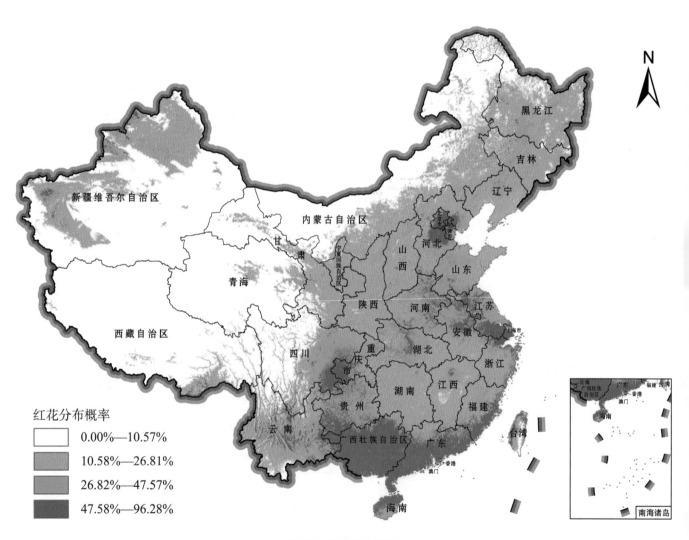

红花分布概率

0.00%—10.57%

10.58%—26.81%

26.82%—47.57%

47.58%—96.28%

图 174 红花分布概率

175. 红芪

多序岩黄芪 *Hedysarum polybotrys* Hand.-Mazz.

通过汇总和分析第四次全国中药资源普查及相关文献查阅的数据,多序岩黄芪分布于河北、山西、内蒙古、湖北、四川、甘肃、青海、宁夏、新疆等地。

多序岩黄芪分布概率较高的区域有四川、甘肃、宁夏、新疆等地。多序岩黄芪的分布概率如图175。

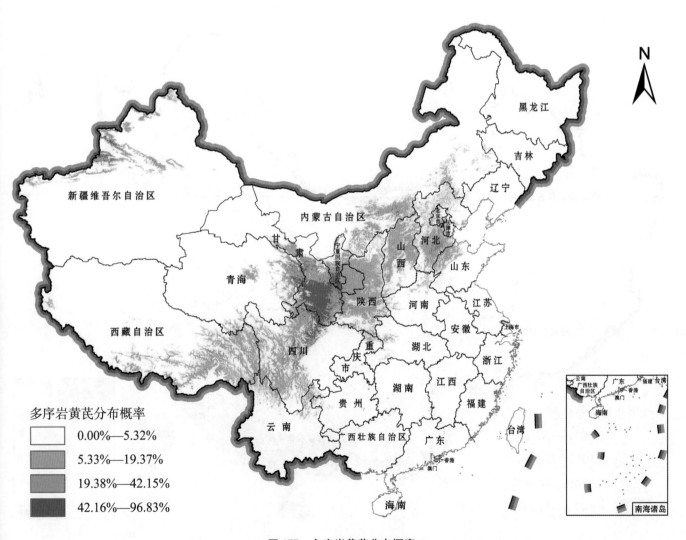

多序岩黄芪分布概率

	0.00%—5.32%
	5.33%—19.37%
	19.38%—42.15%
	42.16%—96.83%

图 175　多序岩黄芪分布概率

176. 红豆蔻

大高良姜 *Alpinia galanga* (L.) Willd.

通过汇总和分析第四次全国中药资源普查及相关文献查阅的数据,大高良姜分布于福建、广东、广西、海南、四川、贵州、云南、台湾、香港等地。

大高良姜分布概率较高的区域有广东、广西、海南、云南、台湾、香港等地。大高良姜的分布概率如图176。

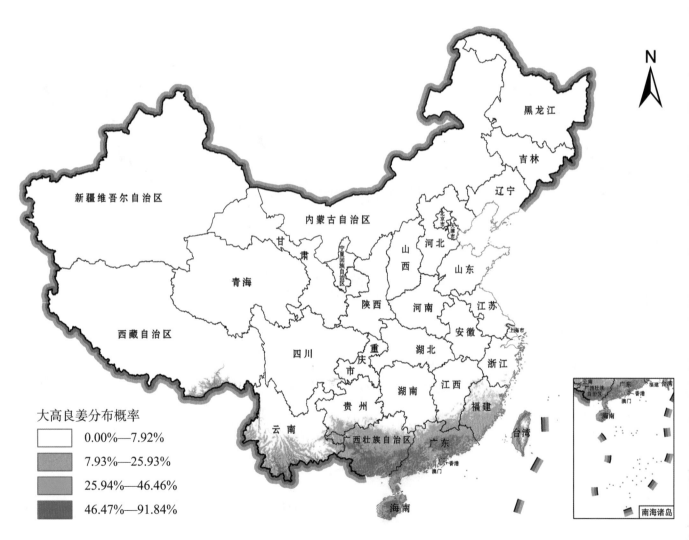

大高良姜分布概率

	0.00%—7.92%
	7.93%—25.93%
	25.94%—46.46%
	46.47%—91.84%

图 176 大高良姜分布概率

177. 红景天

大花红景天 *Rhodiola crenulata*（Hook. f. et Thomson）H. Ohba

通过汇总和分析第四次全国中药资源普查及相关文献查阅的数据，大花红景天分布于湖南、四川、云南、西藏、甘肃、青海、新疆等地。

大花红景天分布概率较高的区域有四川、云南、西藏等地。大花红景天的分布概率如图177。

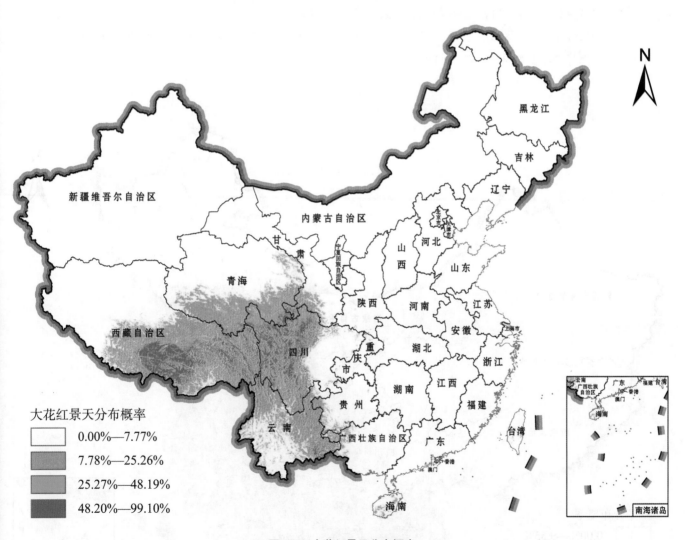

大花红景天分布概率

- 0.00%—7.77%
- 7.78%—25.26%
- 25.27%—48.19%
- 48.20%—99.10%

图177 大花红景天分布概率

七画

178. 麦冬

麦冬 *Ophiopogon japonicus* (L. f.) Ker-Gawl.

通过汇总和分析第四次全国中药资源普查及相关文献查阅的数据,麦冬分布于北京、天津、河北、山西、内蒙古、辽宁、吉林、黑龙江、上海、江苏、浙江、安徽、福建、江西、山东、河南、湖北、湖南、广东、广西、海南、重庆、四川、贵州、云南、西藏、陕西、甘肃、青海、宁夏、新疆、台湾、香港、澳门等地。

麦冬分布概率较高的区域有上海、江苏、浙江、安徽、福建、江西、河南、湖北、湖南、广西、重庆、四川、贵州、云南、陕西、台湾等地。麦冬的分布概率如图178。

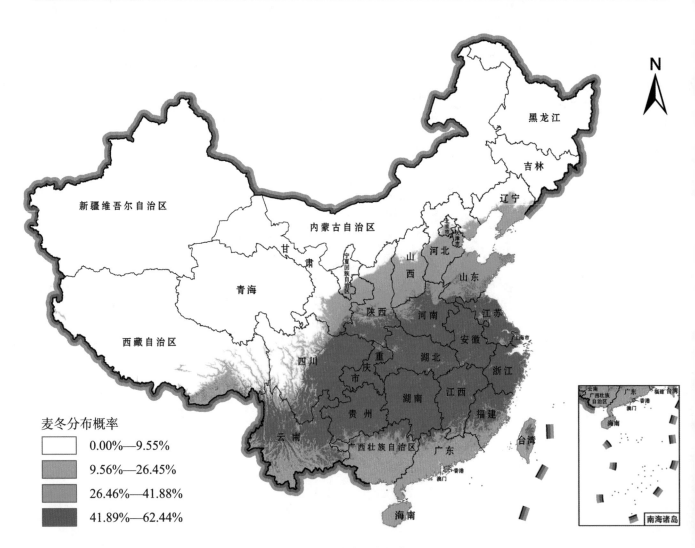

麦冬分布概率
- 0.00%—9.55%
- 9.56%—26.45%
- 26.46%—41.88%
- 41.89%—62.44%

图 178 麦冬分布概率

179. 远志

远志 *Polygala tenuifolia* Willd.

通过汇总和分析第四次全国中药资源普查及相关文献查阅的数据,远志分布于全国各地。

远志分布概率较高的区域有北京、河北、山西、内蒙古、吉林、黑龙江、辽宁、山东、河南、湖北、重庆、陕西、甘肃、宁夏等地。远志的分布概率如图 179 - 1。

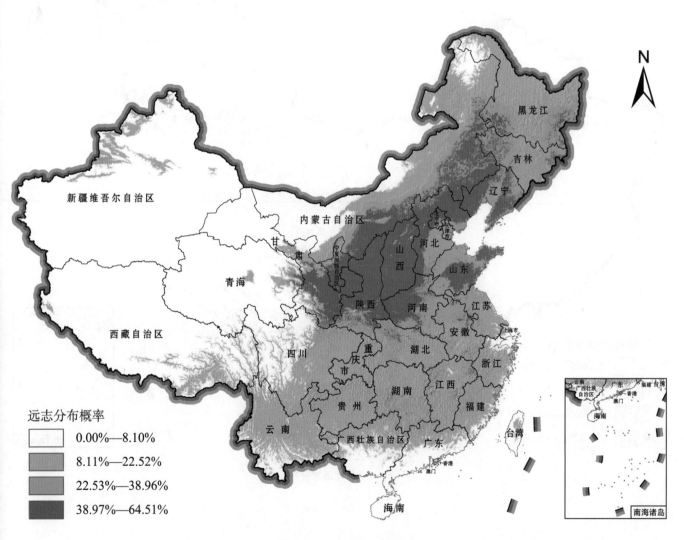

远志分布概率

	0.00%—8.10%
	8.11%—22.52%
	22.53%—38.96%
	38.97%—64.51%

图 179 - 1　远志分布概率

卵叶远志 *Polygala sibirica* **L.**

通过汇总和分析第四次全国中药资源普查及相关文献查阅的数据，卵叶远志分布于全国各地。

卵叶远志分布概率较高的区域有北京、河北、山西、内蒙古、辽宁、山东、河南、陕西、甘肃、宁夏等地。卵叶远志的分布概率如图179-2。

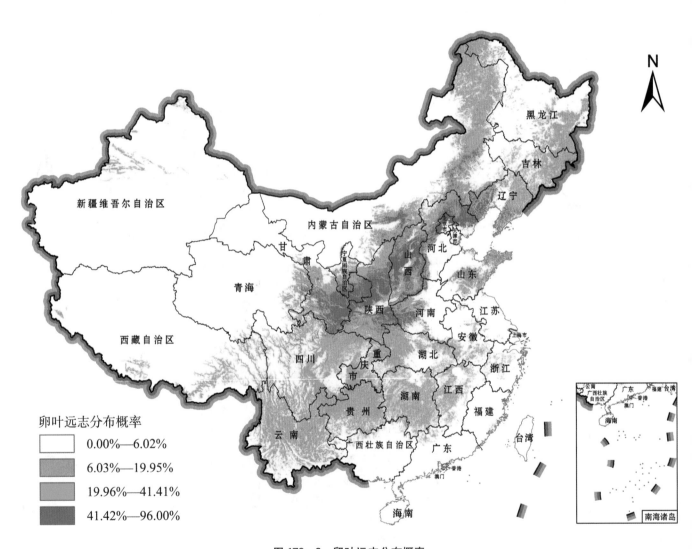

卵叶远志分布概率

- 0.00%—6.02%
- 6.03%—19.95%
- 19.96%—41.41%
- 41.42%—96.00%

图 179 - 2　卵叶远志分布概率

180. 赤芍/白芍

赤芍基原为芍药或川赤芍;白芍基原为芍药。

芍药 *Paeonia lactiflora* Pall.

通过汇总和分析第四次全国中药资源普查及相关文献查阅的数据,芍药分布于全国各地。

芍药分布概率较高的区域有河北、山西、内蒙古、辽宁、吉林、黑龙江、上海、江苏、安徽、山东、河南、湖北、陕西、甘肃等地。芍药的分布概率如图 180-1。

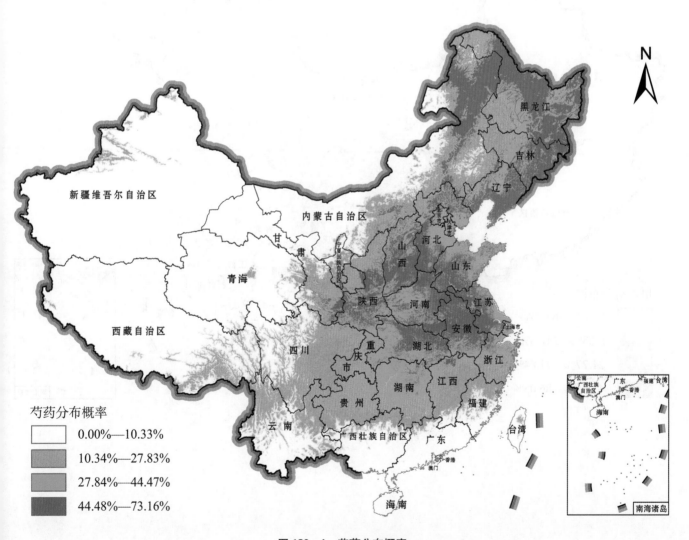

芍药分布概率

- 0.00%—10.33%
- 10.34%—27.83%
- 27.84%—44.47%
- 44.48%—73.16%

图 180-1 芍药分布概率

川赤芍 *Paeonia veitchii* Lynch

通过汇总和分析第四次全国中药资源普查及相关文献查阅的数据,川赤芍分布于河北、山西、辽宁、黑龙江、河南、湖北、湖南、重庆、四川、云南、西藏、陕西、甘肃、青海、宁夏、新疆等地。

川赤芍分布概率较高的区域有四川、陕西、甘肃、青海等地。川赤芍的分布概率如图180-2。

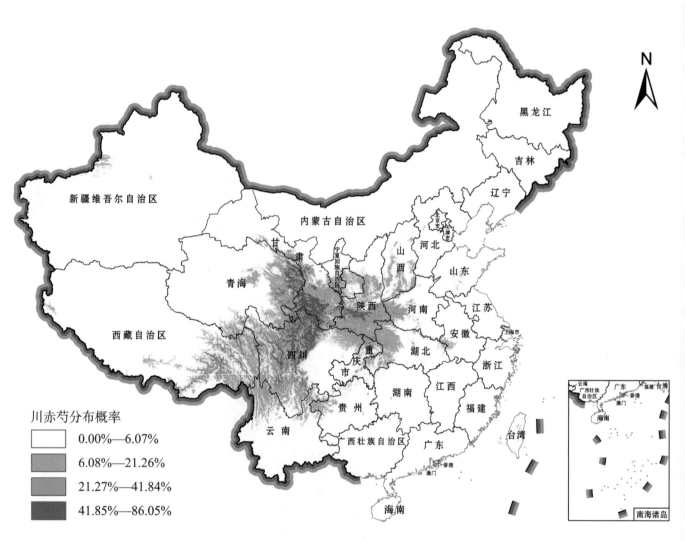

川赤芍分布概率

0.00%—6.07%

6.08%—21.26%

21.27%—41.84%

41.85%—86.05%

图180-2 川赤芍分布概率

181. 芫花

芫花 *Daphne genkwa* Siebold et Zucc.

通过汇总和分析第四次全国中药资源普查及相关文献查阅的数据,芫花分布于河北、山西、辽宁、上海、江苏、浙江、安徽、福建、江西、山东、河南、湖北、湖南、广东、广西、重庆、四川、贵州、云南、西藏、陕西、甘肃、青海、台湾等地。

芫花分布概率较高的区域有江苏、浙江、安徽、江西、山东、河南、湖北、湖南、陕西等地。芫花的分布概率如图 181。

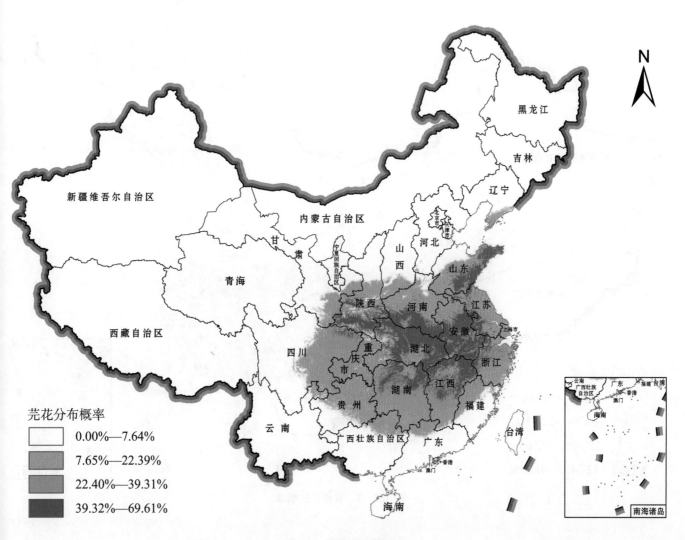

芫花分布概率
- 0.00%—7.64%
- 7.65%—22.39%
- 22.40%—39.31%
- 39.32%—69.61%

图 181 芫花分布概率

182. 花椒

青椒 *Zanthoxylum schinifolium* Siebold et Zucc.

通过汇总和分析第四次全国中药资源普查及相关文献查阅的数据,青椒分布于全国各地。

青椒分布概率较高的区域有辽宁、江苏、浙江、安徽、江西、山东、河南、湖北、湖南、重庆、四川、台湾等地。青椒的分布概率如图 182-1。

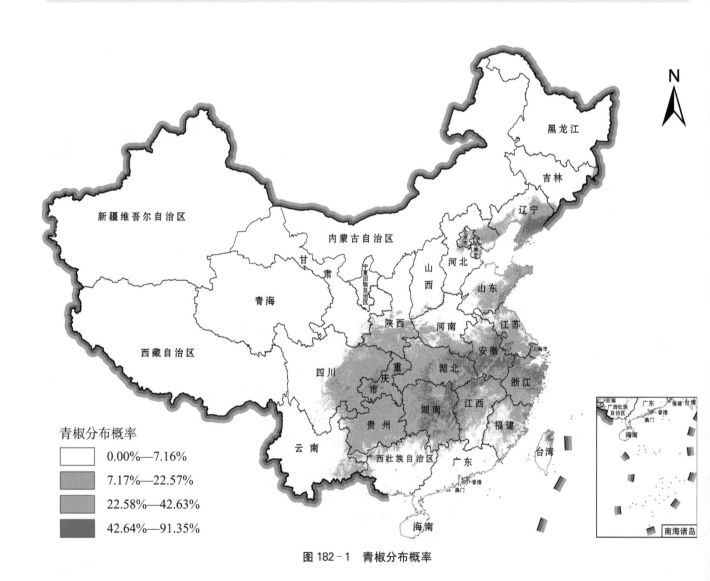

青椒分布概率

☐	0.00%—7.16%
▨	7.17%—22.57%
▨	22.58%—42.63%
■	42.64%—91.35%

图 182-1 青椒分布概率

花椒 *Zanthoxylum bungeanum* Maxim. Bungeanum

通过汇总和分析第四次全国中药资源普查及相关文献查阅的数据,花椒分布于北京、天津、河北、山西、内蒙古、上海、江苏、浙江、安徽、福建、江西、山东、河南、湖北、湖南、广东、广西、海南、重庆、四川、贵州、云南、西藏、陕西、甘肃、青海、宁夏、台湾、香港、澳门等地。

花椒分布概率较高的区域有北京、天津、河北、山西、辽宁、江苏、浙江、安徽、江西、山东、河南、湖北、湖南、重庆、四川、贵州、云南、西藏、陕西、甘肃等地。花椒的分布概率如图182-2。

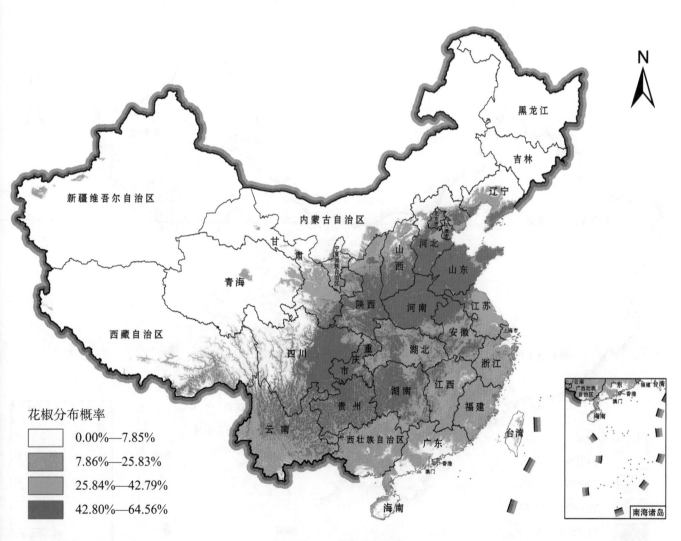

花椒分布概率

	0.00%—7.85%
	7.86%—25.83%
	25.84%—42.79%
	42.80%—64.56%

图 182-2　花椒分布概率

183. 芥子

白芥 *Sinapis alba* L.

通过汇总和分析第四次全国中药资源普查及相关文献查阅的数据,白芥分布于全国各地。

白芥分布概率较高的区域有河北、山西、辽宁、吉林、山东、河南、湖北、四川、贵州、云南、陕西等地。白芥的分布概率如图 183 - 1。

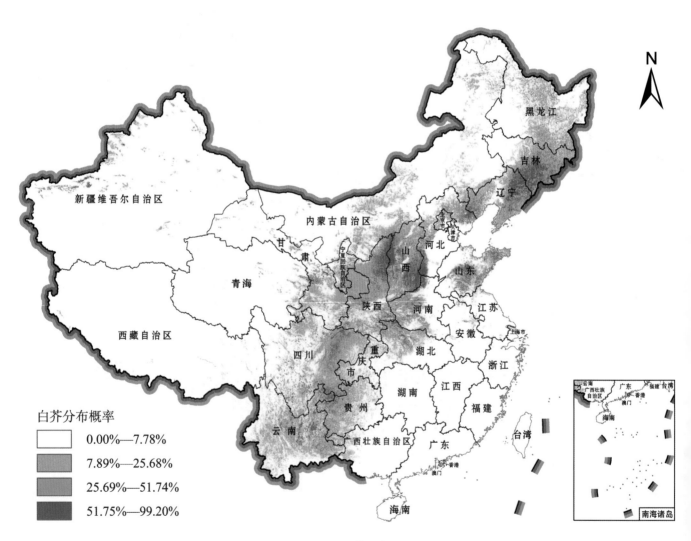

白芥分布概率

	0.00%—7.78%
	7.89%—25.68%
	25.69%—51.74%
	51.75%—99.20%

图 183 - 1　白芥分布概率

芥 *Brassica juncea* (L.) Czern.

通过汇总和分析第四次全国中药资源普查及相关文献查阅的数据,芥分布于全国各地。

芥分布概率较高的区域有北京、天津、河北、山西、辽宁、吉林、黑龙江、上海、江苏、浙江、安徽、福建、江西、山东、河南、湖北、广东、陕西、甘肃、宁夏、新疆、台湾、香港等地。芥的分布概率如图 183 - 2。

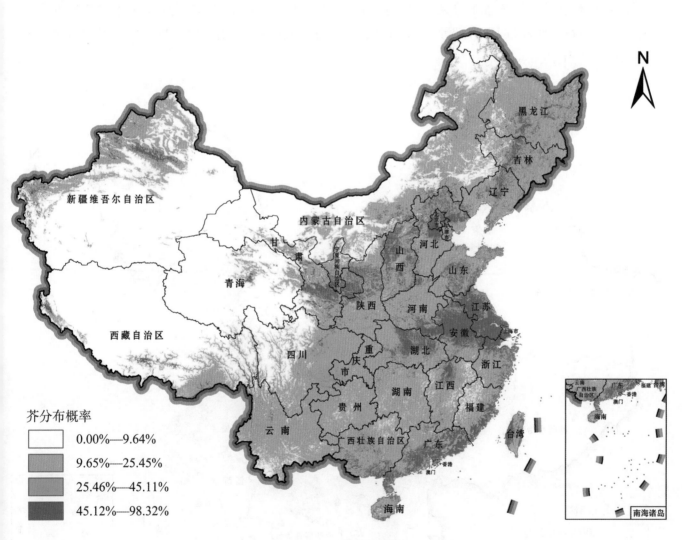

芥分布概率

- 0.00%—9.64%
- 9.65%—25.45%
- 25.46%—45.11%
- 45.12%—98.32%

图 183 - 2　芥分布概率

184. 苍术

茅苍术 *Atractylodes lancea*（Thunb.）DC.

通过汇总和分析第四次全国中药资源普查及相关文献查阅的数据，茅苍术分布于北京、天津、河北、山西、内蒙古、辽宁、吉林、黑龙江、江苏、浙江、安徽、江西、山东、河南、湖北、湖南、重庆、四川、云南、陕西、甘肃、宁夏等地。

茅苍术分布概率较高的区域有北京、河北、山西、辽宁、浙江、安徽、山东、河南、湖北、陕西等地。茅苍术的分布概率如图184-1。

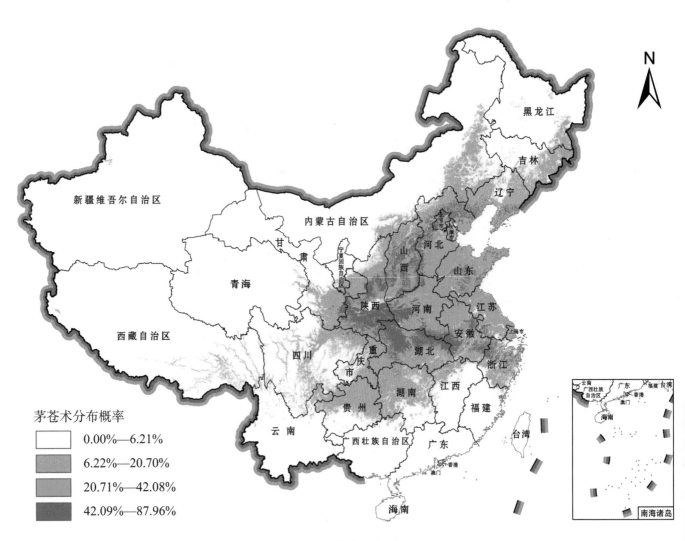

茅苍术分布概率

☐	0.00%—6.21%
▨	6.22%—20.70%
▩	20.71%—42.08%
▣	42.09%—87.96%

图184-1 茅苍术分布概率

北苍术 *Atractylodes chinensis*（DC.）Koidz.

通过汇总和分析第四次全国中药资源普查及相关文献查阅的数据,北苍术分布于北京、天津、河北、山西、内蒙古、辽宁、吉林、黑龙江、江苏、浙江、安徽、江西、山东、河南、湖北、湖南、四川、云南、西藏、陕西、甘肃、宁夏等地。

北苍术分布概率较高的区域有北京、河北、山西、内蒙古、辽宁、吉林、黑龙江、山东、河南、陕西等地。北苍术的分布概率如图184-2。

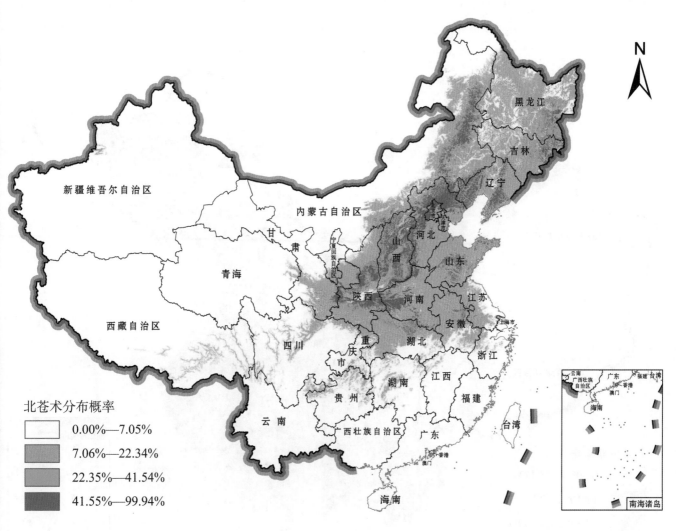

北苍术分布概率

□	0.00%—7.05%
	7.06%—22.34%
	22.35%—41.54%
	41.55%—99.94%

图184-2 北苍术分布概率

185. 苍耳子

苍耳 *Xanthium sibiricum* Patr

通过汇总和分析第四次全国中药资源普查及相关文献查阅的数据,苍耳分布于全国各地。

苍耳分布概率较高的区域有北京、天津、河北、山西、内蒙古、辽宁、吉林、黑龙江、上海、江苏、浙江、安徽、福建、江西、山东、河南、湖北、湖南、广东、广西、重庆、四川、贵州、云南、陕西、甘肃、宁夏等地。苍耳的分布概率如图185。

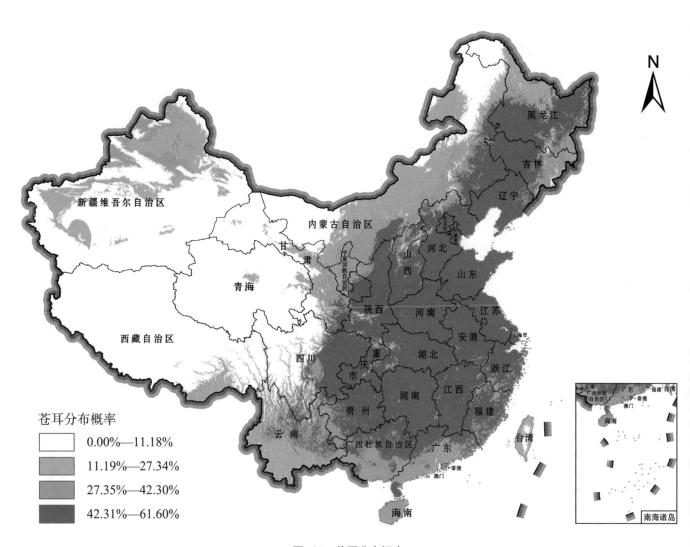

苍耳分布概率

- 0.00%—11.18%
- 11.19%—27.34%
- 27.35%—42.30%
- 42.31%—61.60%

图 185　苍耳分布概率

186. 芡实

芡 *Euryale ferox* Salisb. ex K. D. Koenig et Sims

通过汇总和分析第四次全国中药资源普查及相关文献查阅的数据,芡分布于全国各地。

芡分布概率较高的区域有北京、天津、辽宁、上海、江苏、浙江、安徽、江西、河南、湖北、湖南、重庆等地。芡的分布概率如图186。

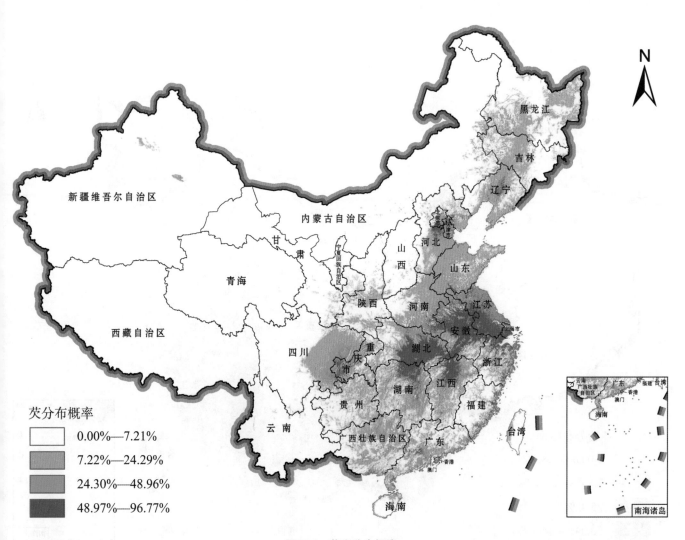

芡分布概率

- 0.00%—7.21%
- 7.22%—24.29%
- 24.30%—48.96%
- 48.97%—96.77%

图186 芡实分布概率

187. 芦荟

库拉索芦荟 *Aloe barbadensis* Miller

通过汇总和分析第四次全国中药资源普查及相关文献查阅的数据,库拉索芦荟分布于上海、江苏、浙江、安徽、福建、江西、湖南、广东、广西、海南、重庆、四川、贵州、云南、台湾、香港、澳门等地。

库拉索芦荟分布概率较高的区域有安徽、江西、湖北、湖南、广西、海南、四川、贵州、云南、台湾等地。库拉索芦荟的分布概率如图187。

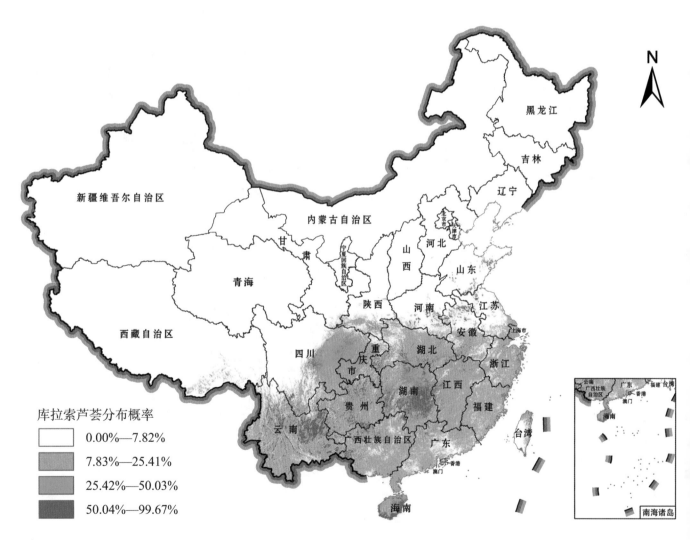

库拉索芦荟分布概率

□	0.00%—7.82%
▨	7.83%—25.41%
▨	25.42%—50.03%
■	50.04%—99.67%

图 187　库拉索芦荟分布概率

188. 芦根

芦苇 *Phragmites communis* Trin.

通过汇总和分析第四次全国中药资源普查及相关文献查阅的数据，芦苇分布于全国各地。

芦苇分布概率较高的区域有北京、天津、河北、山西、内蒙古、辽宁、吉林、黑龙江、上海、江苏、安徽、江西、山东、河南、湖北、湖南、陕西、甘肃、新疆等地。芦苇的分布概率如图188。

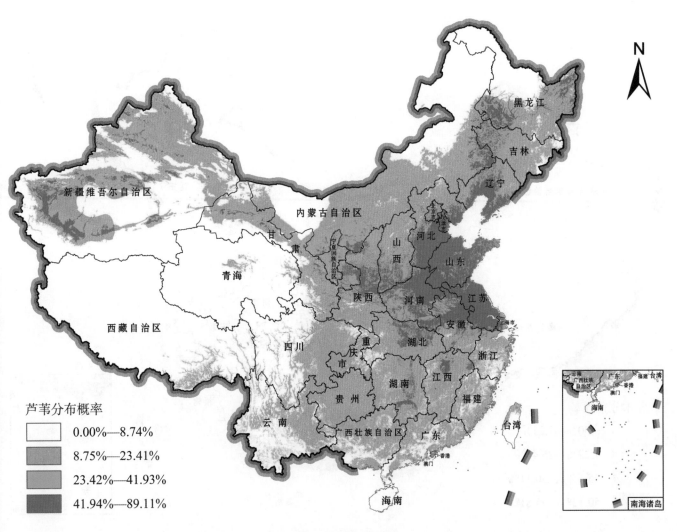

芦苇分布概率

	0.00%—8.74%
	8.75%—23.41%
	23.42%—41.93%
	41.94%—89.11%

图 188　芦苇分布概率

189. 苏木

苏木 *Caesalpinia sappan* L.

通过汇总和分析第四次全国中药资源普查及相关文献查阅的数据,苏木分布于福建、广东、广西、海南、四川、贵州、云南、台湾等地。

苏木分布概率较高的区域有广东、广西、海南、云南等地。苏木的分布概率如图189。

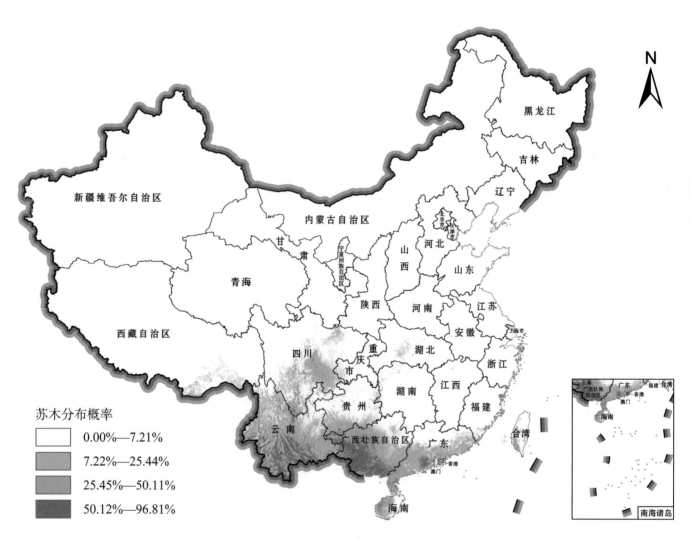

苏木分布概率

	0.00%—7.21%
	7.22%—25.44%
	25.45%—50.11%
	50.12%—96.81%

图 189　苏木分布概率

190. 杜仲/杜仲叶

杜仲 *Eucommia ulmoides* Oliv.

通过汇总和分析第四次全国中药资源普查及相关文献查阅的数据,杜仲分布于北京、河北、山西、辽宁、江苏、浙江、安徽、福建、江西、山东、河南、湖北、湖南、广东、广西、重庆、四川、贵州、云南、陕西、甘肃、宁夏等地。

杜仲分布概率较高的区域有浙江、安徽、江西、河南、湖北、湖南、重庆、四川、贵州、陕西等地。杜仲的分布概率如图 190。

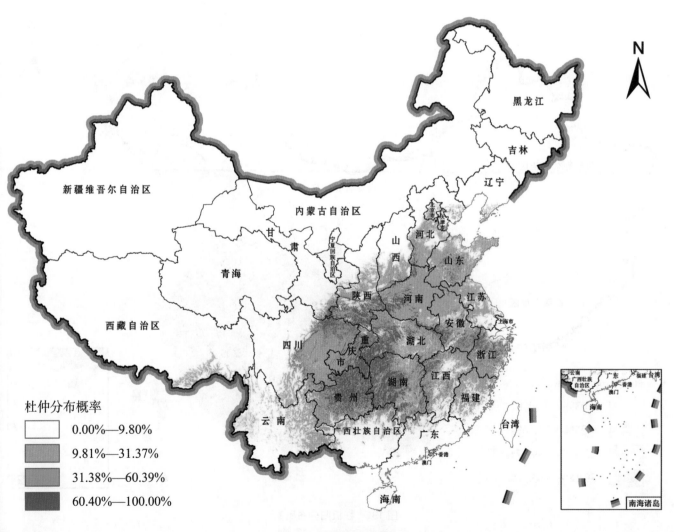

杜仲分布概率
- 0.00%—9.80%
- 9.81%—31.37%
- 31.38%—60.39%
- 60.40%—100.00%

图 190 杜仲分布概率

191. 杠板归

杠板归 *Polygonum perfoliatum*（L.）H. Gross

通过汇总和分析第四次全国中药资源普查及相关文献查阅的数据,杠板归分布于全国各地。

杠板归分布概率较高的区域有辽宁、上海、江苏、浙江、安徽、福建、江西、山东、河南、湖北、湖南、广东、广西、重庆、四川、贵州、陕西、台湾、香港、澳门等地。杠板归的分布概率如图191。

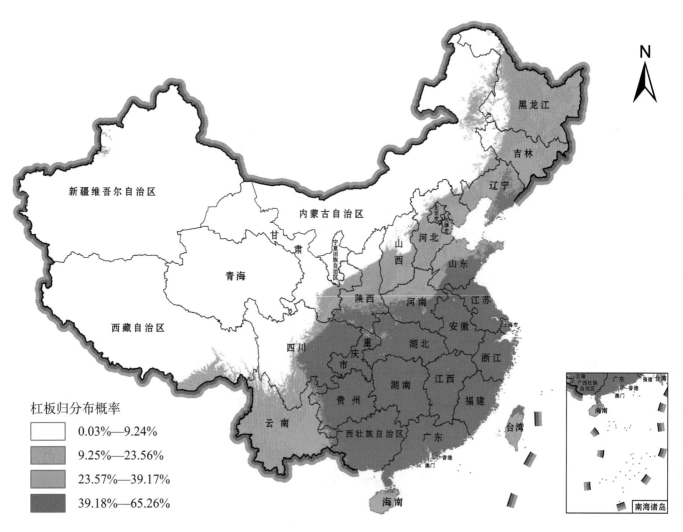

杠板归分布概率
0.03%—9.24%
9.25%—23.56%
23.57%—39.17%
39.18%—65.26%

图 191 杠板归分布概率

192. 巫山淫羊藿

巫山淫羊藿 *Epimedium wushanense* T. S. Ying

通过汇总和分析第四次全国中药资源普查及相关文献查阅的数据,巫山淫羊藿分布于河南、湖北、广西、重庆、四川、贵州、云南、陕西、甘肃等地。

巫山淫羊藿分布概率较高的区域有:重庆、四川等地。巫山淫羊藿的分布概率如图192。

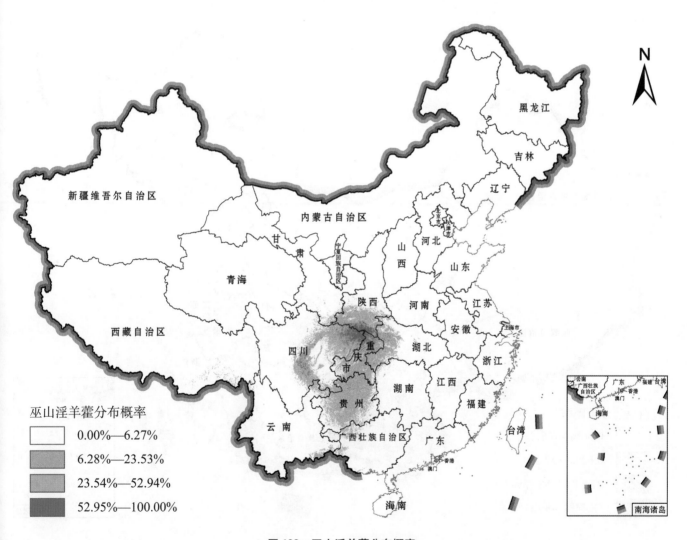

巫山淫羊藿分布概率
- 0.00%—6.27%
- 6.28%—23.53%
- 23.54%—52.94%
- 52.95%—100.00%

图 192　巫山淫羊藿分布概率

193. 豆蔻

白豆蔻 *Amomum kravanh* Pierre ex Gagnep.

通过汇总和分析第四次全国中药资源普查及相关文献查阅的数据,白豆蔻分布于河北、上海、江苏、浙江、安徽、福建、江西、湖南、广东、广西、海南、重庆、四川、贵州、云南、台湾、香港、澳门等地。

白豆蔻分布概率较高的区域有海南、云南、台湾等地。白豆蔻的分布概率如图193。

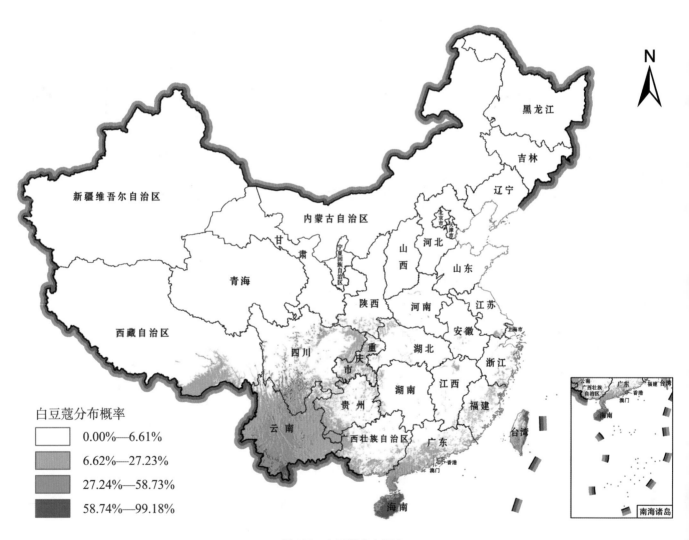

白豆蔻分布概率

- 0.00%—6.61%
- 6.62%—27.23%
- 27.24%—58.73%
- 58.74%—99.18%

图 193 白豆蔻分布概率

194. 两头尖

多被银莲花 *Anemcne raddeana* **Regel**

　　通过汇总和分析第四次全国中药资源普查及相关文献查阅的数据,多被银莲花分布于河北、山西、辽宁、吉林、黑龙江、山东、四川、云南等地。

　　多被银莲花分布概率较高的区域有辽宁、吉林、黑龙江等地。多被银莲花的分布概率如图194。

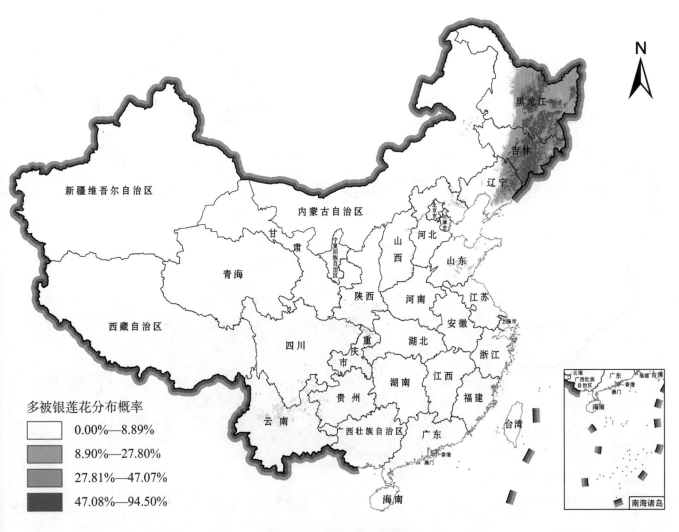

多被银莲花分布概率

- 0.00%—8.89%
- 8.90%—27.80%
- 27.81%—47.07%
- 47.08%—94.50%

图194 多被银莲花分布概率

195. 两面针

两面针 *Zanthoxylum nitidum*（Roxb.）DC.

通过汇总和分析第四次全国中药资源普查及相关文献查阅的数据,两面针分布于山西、内蒙古、浙江、福建、河南、湖北、湖南、广东、广西、海南、重庆、四川、贵州、云南、陕西、台湾等地。

两面针分布概率较高的区域有福建、广东、广西、香港、澳门等地。两面针分布概率如图195。

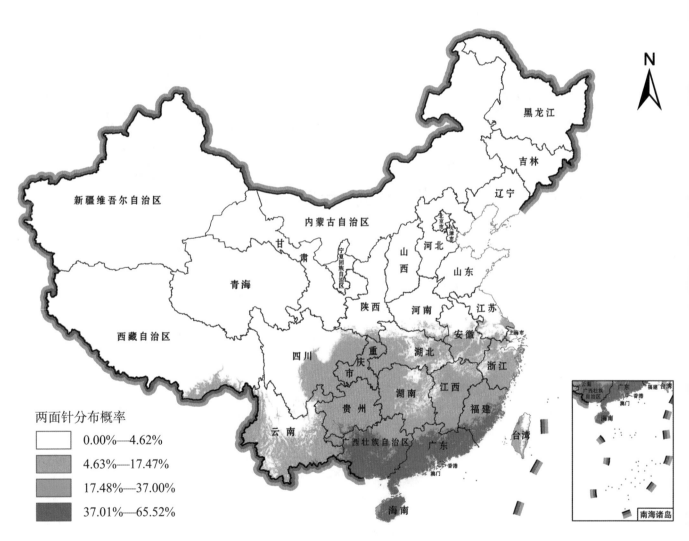

两面针分布概率

0.00%—4.62%

4.63%—17.47%

17.48%—37.00%

37.01%—65.52%

图 195　两面针分布概率

196. 连钱草

活血丹 *Glechoma longituba* (Nakai) Kupr.

通过汇总和分析第四次全国中药资源普查及相关文献查阅的数据,活血丹分布于全国各地。

活血丹分布概率较高的区域有北京、辽宁、吉林、黑龙江、上海、江苏、浙江、安徽、福建、江西、山东、河南、湖北、湖南、广西、重庆、四川、贵州、陕西等地。活血丹的分布概率如图196。

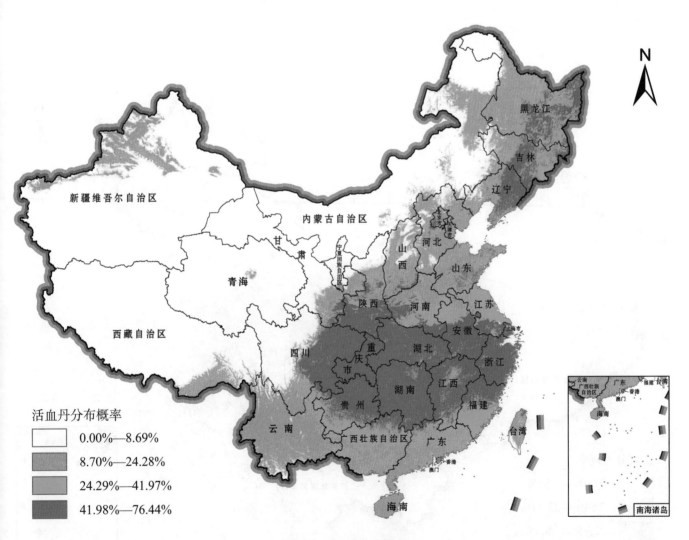

活血丹分布概率

- 0.00%—8.69%
- 8.70%—24.28%
- 24.29%—41.97%
- 41.98%—76.44%

图 196 活血丹分布概率

197. 连翘

连翘 *Forsythia suspensa*（Thunb.）Vahl

通过汇总和分析第四次全国中药资源普查及相关文献查阅的数据,连翘分布于北京、天津、河北、山西、内蒙古、辽宁、吉林、黑龙江、江苏、浙江、安徽、江西、山东、河南、湖北、湖南、重庆、四川、贵州、云南、陕西、甘肃、青海、宁夏、新疆等地。

连翘分布概率较高的区域有北京、天津、河北、山西、辽宁、山东、河南、湖北、陕西、甘肃等地。连翘的分布概率如图197。

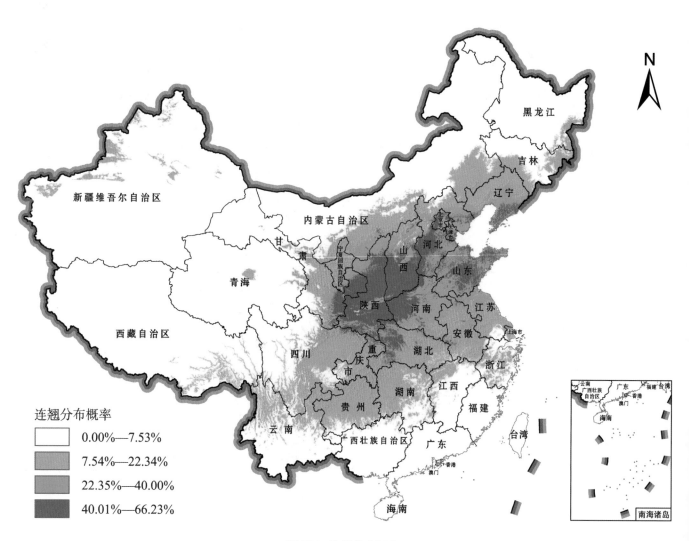

连翘分布概率

	0.00%—7.53%
	7.54%—22.34%
	22.35%—40.00%
	40.01%—66.23%

图 197 连翘分布概率

198. 吴茱萸

吴茱萸 *Euodia rutaecarpa*（Juss.）Benth.

> 　　通过汇总和分析第四次全国中药资源普查及相关文献查阅的数据,吴茱萸分布于河北、辽宁、上海、江苏、浙江、安徽、福建、江西、河南、湖北、湖南、广东、广西、海南、重庆、四川、贵州、云南、陕西、甘肃、台湾、香港、澳门等地。
>
> 　　吴茱萸分布概率较高的区域有浙江、安徽、福建、江西、湖北、湖南、广西、重庆、四川、贵州、云南等地。吴茱萸的分布概率如图 198-1。

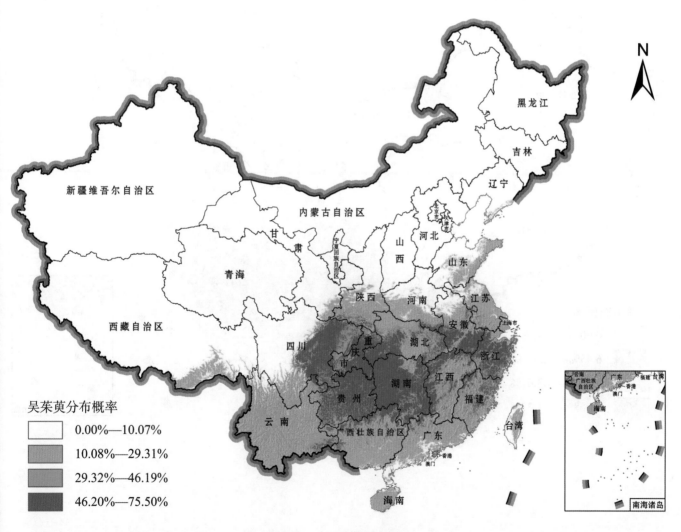

吴茱萸分布概率

- 0.00%—10.07%
- 10.08%—29.31%
- 29.32%—46.19%
- 46.20%—75.50%

图 198-1　吴茱萸分布概率

石虎 *Evodia rutaecarpa* (Juss.) Benth. var. *officinalis* (Dode) Huang

通过汇总和分析第四次全国中药资源普查及相关文献查阅的数据,石虎分布于上海、江苏、浙江、安徽、福建、江西、河南、湖北、湖南、广东、广西、海南、重庆、四川、贵州、云南、陕西、甘肃、台湾、香港、澳门等地。

石虎分布概率较高的区域有浙江、安徽、江西、湖北、湖南、重庆、贵州等地。石虎的分布概率如图198-2。

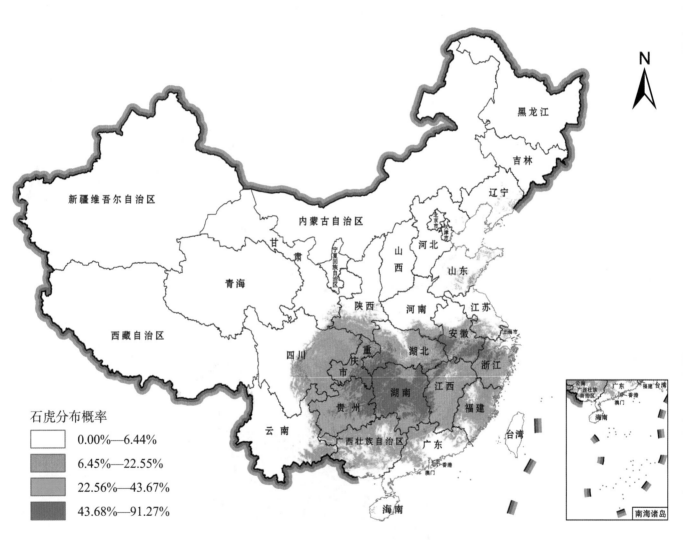

图 198-2 石虎分布概率

疏毛吴茱萸 *Evodia rutaecarpa* (Juss.) Benth. var. *bodinieri* (Dode) Huang

通过汇总和分析第四次全国中药资源普查及相关文献查阅的数据,疏毛吴茱萸分布于上海、江苏、浙江、安徽、福建、江西、湖北、湖南、广东、广西、海南、重庆、四川、贵州、云南、台湾、香港、澳门等地。

疏毛吴茱萸分布概率较高的区域有上海、浙江、安徽、福建、江西、湖北、湖南、广西、重庆、四川、贵州等地。疏毛吴茱萸的分布概率如图198-3。

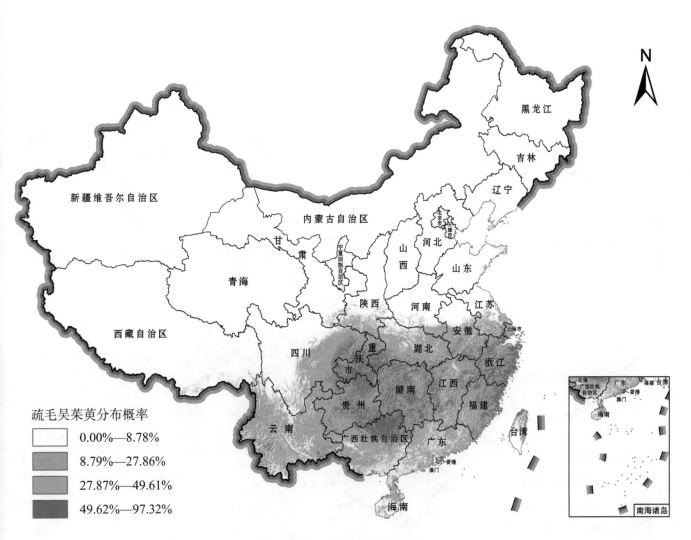

疏毛吴茱萸分布概率

☐	0.00%—8.78%
▨	8.79%—27.86%
▨	27.87%—49.61%
▨	49.62%—97.32%

图 198-3　疏毛吴茱萸分布概率

199. 牡丹皮

牡丹 *Paeonia suffruticosa* Andr.

通过汇总和分析第四次全国中药资源普查及相关文献查阅的数据,牡丹分布于全国各地。

牡丹分布概率较高的区域有河北、山西、上海、江苏、安徽、山东、河南、湖北、湖南、重庆、贵州、陕西等地。牡丹的分布概率如图 199。

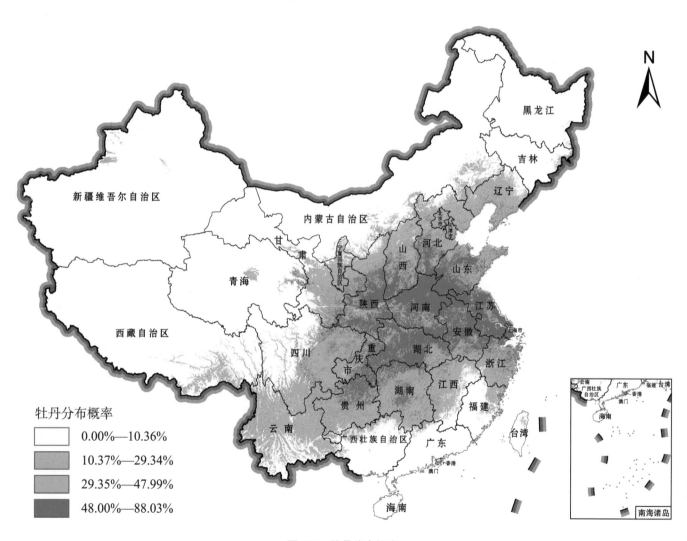

牡丹分布概率

- 0.00%—10.36%
- 10.37%—29.34%
- 29.35%—47.99%
- 48.00%—88.03%

图 199　牡丹分布概率

200. 牡荆叶

牡荆 *Vitex negundo* L. var. *cannabifolia* (Siebold et Zucc.) Hand.-Mazz.

通过汇总和分析第四次全国中药资源普查及相关文献查阅的数据,牡荆分布于河北、山西、上海、江苏、浙江、安徽、福建、江西、山东、河南、湖北、湖南、广东、广西、海南、重庆、四川、贵州、云南、西藏、陕西、甘肃、青海、台湾、香港、澳门等地。

牡荆分布概率较高的区域有北京、天津、河北、山西、辽宁、江苏、浙江、安徽、福建、江西、山东、河南、湖北、湖南、广东、广西、重庆、四川、贵州、陕西、台湾、香港等地。牡荆的分布概率如图200。

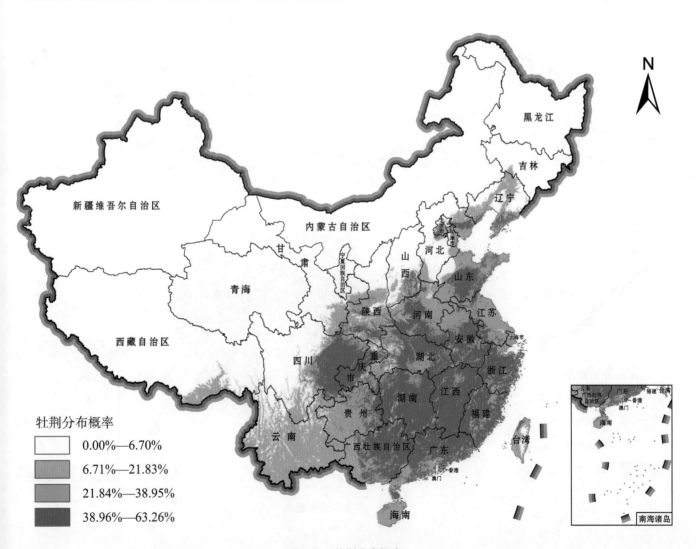

牡荆分布概率

	0.00%—6.70%
	6.71%—21.83%
	21.84%—38.95%
	38.96%—63.26%

图 200 牡荆分布概率

201. 何首乌/首乌藤

何首乌 *Polygonum multiflorum* Thunb.

通过汇总和分析第四次全国中药资源普查及相关文献查阅的数据,何首乌分布于全国大部分省区。

何首乌分布概率较高的区域有江苏、浙江、安徽、福建、江西、河南、湖北、湖南、广东、广西、重庆、四川、贵州、云南、西藏、陕西等地。何首乌的分布概率如图201。

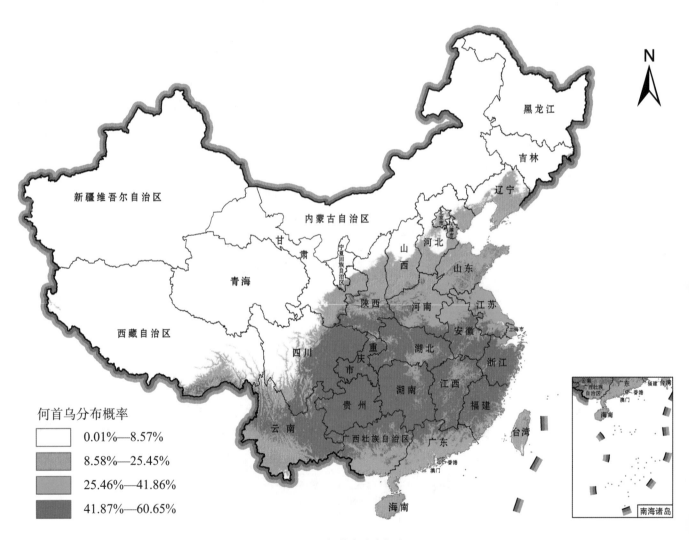

何首乌分布概率

0.01%—8.57%
8.58%—25.45%
25.46%—41.86%
41.87%—60.65%

图 201　何首乌分布概率

202. 伸筋草

石松 *Lycopodium japonicum* **Thunb.**

通过汇总和分析第四次全国中药资源普查及相关文献查阅的数据,石松分布于河北、内蒙古、辽宁、吉林、黑龙江、上海、江苏、浙江、安徽、福建、江西、山东、河南、湖北、湖南、广东、广西、海南、重庆、四川、贵州、云南、西藏、陕西、甘肃、青海、宁夏、新疆、台湾、香港、澳门等地。

石松分布概率较高的区域有浙江、安徽、福建、江西、湖北、湖南、广东、广西、重庆、四川、贵州、云南、西藏、台湾等地。石松的分布概率如图202。

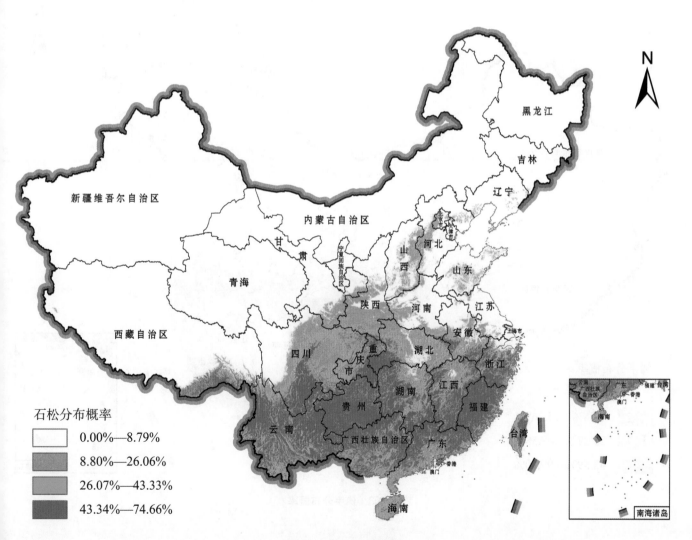

石松分布概率

- 0.00%—8.79%
- 8.80%—26.06%
- 26.07%—43.33%
- 43.34%—74.66%

图 202　石松分布概率

203. 佛手

佛手 *Citrus medica* L. var. *sarcodactylis* Swingle

通过汇总和分析第四次全国中药资源普查及相关文献查阅的数据,佛手分布于上海、江苏、浙江、安徽、福建、江西、湖北、湖南、广东、广西、海南、重庆、四川、贵州、云南、西藏、台湾、香港、澳门等地。

佛手分布概率较高的区域有广东、广西、重庆、四川、云南、西藏、台湾、香港等地。佛手的分布概率如图 203。

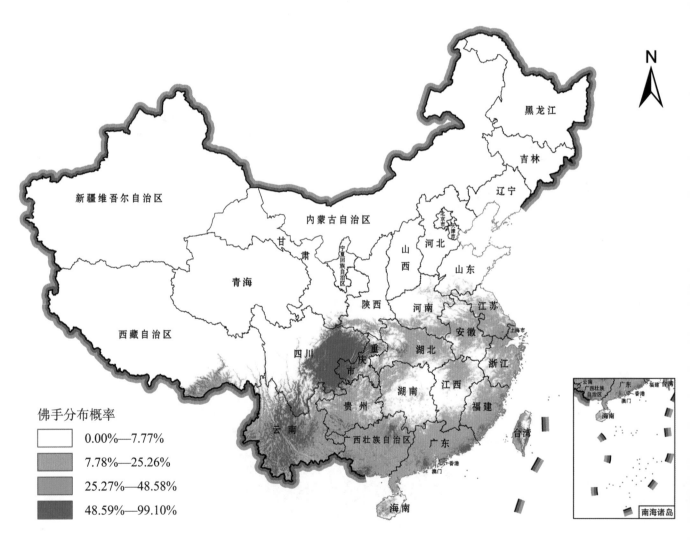

佛手分布概率

	0.00%—7.77%
	7.78%—25.26%
	25.27%—48.58%
	48.59%—99.10%

图 203 佛手分布概率

204. 谷精草

谷精草 *Eriocaulon buergerianum* **Köern**

通过汇总和分析第四次全国中药资源普查及相关文献查阅的数据，谷精草分布于上海、江苏、浙江、安徽、福建、江西、山东、河南、湖北、湖南、广东、广西、海南、重庆、四川、贵州、云南、西藏、陕西、甘肃、台湾、香港、澳门等地。

谷精草分布概率较高的区域有浙江、安徽、福建、江西、河南、湖北、湖南、广东、广西、海南、重庆、贵州、台湾等地。谷精草的分布概率如图204。

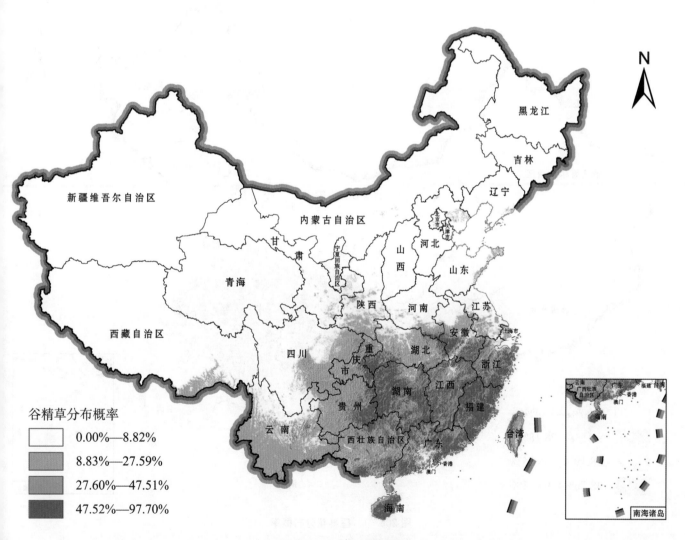

谷精草分布概率
- 0.00%—8.82%
- 8.83%—27.59%
- 27.60%—47.51%
- 47.52%—97.70%

图204 谷精草分布概率

205. 辛夷

望春花 *Magnolia biondii* Pamp.

通过汇总和分析第四次全国中药资源普查及相关文献查阅的数据,望春花分布于山西、江苏、安徽、山东、河南、湖北、湖南、重庆、四川、贵州、陕西、甘肃等地。

望春花分布概率较高的区域有安徽、河南、湖北、湖南、四川、陕西等地。望春花的分布概率如图 205-1。

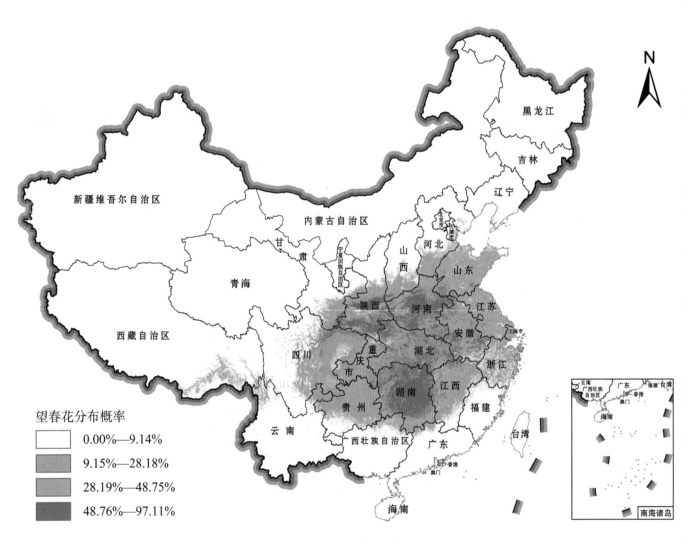

望春花分布概率

☐	0.00%—9.14%
▨	9.15%—28.18%
▨	28.19%—48.75%
■	48.76%—97.11%

图 205-1 望春花分布概率

玉兰 *Magnolia denudata* Desr.

　　通过汇总和分析第四次全国中药资源普查及相关文献查阅的数据,玉兰分布于全国大部分省区。

　　玉兰分布概率较高的区域有北京、天津、河北、上海、江苏、浙江、安徽、福建、江西、山东、河南、湖北、湖南、重庆、四川、贵州、陕西等地。玉兰的分布概率如图 205-2。

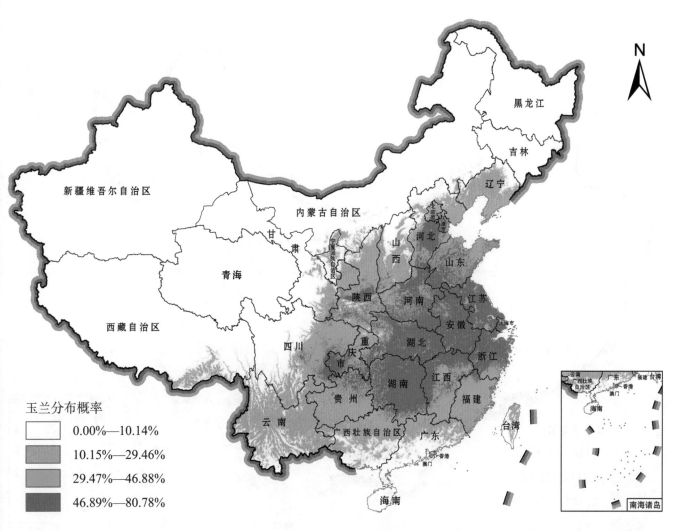

玉兰分布概率

0.00%—10.14%

10.15%—29.46%

29.47%—46.88%

46.89%—80.78%

图 205-2　玉兰分布概率

武当玉兰*Yulania sprengeri*（Pamp.）D. L. Fu

通过汇总和分析第四次全国中药资源普查及相关文献查阅的数据,武当玉兰分布于河北、江苏、河南、湖北、湖南、重庆、四川、贵州、陕西、甘肃等地。

武当玉兰分布概率较高的区域有安徽、河南、湖北、湖南、重庆、四川、贵州、陕西等地。武当玉兰的分布概率如图 205-3。

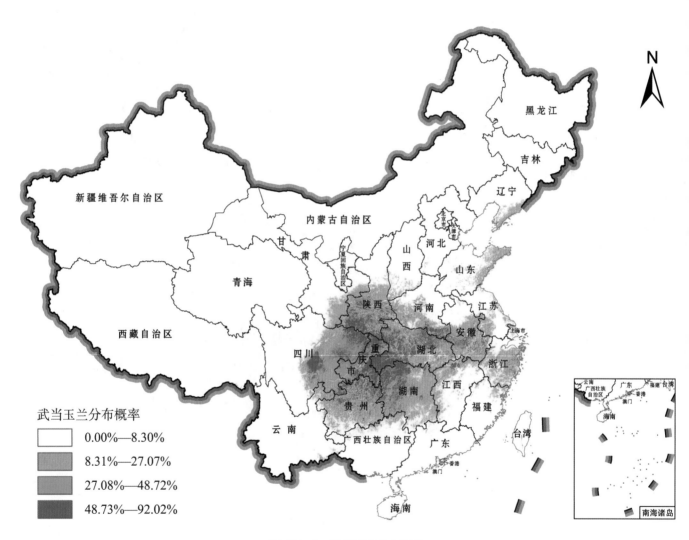

武当玉兰分布概率

	0.00%—8.30%
	8.31%—27.07%
	27.08%—48.72%
	48.73%—92.02%

图 205-3 武当玉兰分布概率

206. 羌活

羌活 *Notopterygium incisum* Ting ex H. T. Chang

　　通过汇总和分析第四次全国中药资源普查及相关文献查阅的数据,羌活分布于河北、山西、内蒙古、河南、湖北、重庆、四川、贵州、云南、西藏、陕西、甘肃、青海、宁夏、新疆等地。

　　羌活分布概率较高的区域有四川、陕西、甘肃、青海、宁夏等地。羌活的分布概率如图206-1。

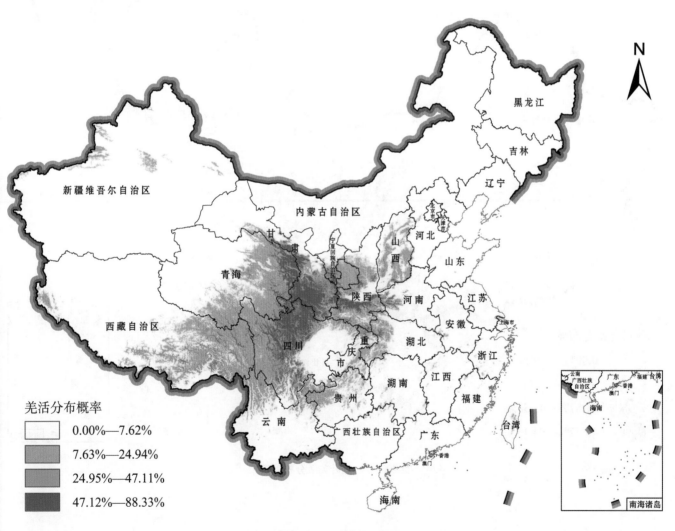

羌活分布概率

	0.00%—7.62%
	7.63%—24.94%
	24.95%—47.11%
	47.12%—88.33%

图 206-1　羌活分布概率

宽叶羌活 *Notopterygium franchetii* H. de Boiss.

通过汇总和分析第四次全国中药资源普查及相关文献查阅的数据,宽叶羌活分布于河北、山西、内蒙古、河南、湖北、湖南、四川、云南、西藏、陕西、甘肃、青海、宁夏等地。

宽叶羌活分布概率较高的区域有四川、陕西、甘肃、青海等地。宽叶羌活的分布概率如图 206 - 2。

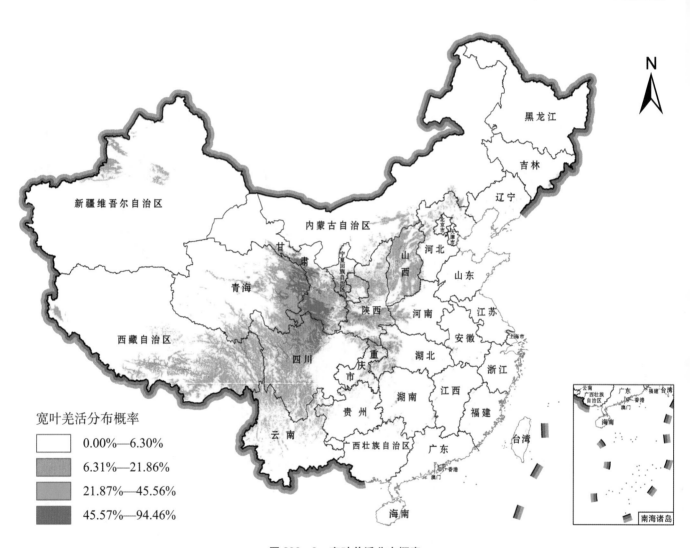

宽叶羌活分布概率

0.00%—6.30%

6.31%—21.86%

21.87%—45.56%

45.57%—94.46%

图 206 - 2 宽叶羌活分布概率

207. 沙苑子

蔓黄芪(扁茎黄芪)*Astragalus complanatus* **R. Br.**

通过汇总和分析第四次全国中药资源普查及相关文献查阅的数据,蔓黄芪(扁茎黄芪)分布于北京、河北、山西、内蒙古、辽宁、吉林、黑龙江、山东、河南、湖北、四川、云南、陕西、甘肃、青海、宁夏、新疆等地。

蔓黄芪(扁茎黄芪)分布概率较高的区域有北京、天津、河北、山西、内蒙古、辽宁、吉林、黑龙江、陕西、甘肃等地。蔓黄芪(扁茎黄芪)的分布概率如图207。

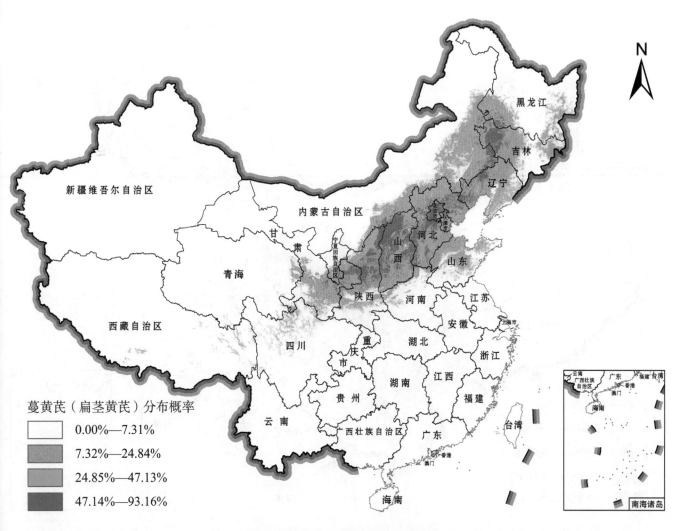

蔓黄芪(扁茎黄芪)分布概率

- 0.00%—7.31%
- 7.32%—24.84%
- 24.85%—47.13%
- 47.14%—93.16%

图 207 蔓黄芪(扁茎黄芪)分布概率

208. 沙棘

沙棘 *Hippophae rhamnoides* L.

通过汇总和分析第四次全国中药资源普查及相关文献查阅的数据,沙棘分布于北京、天津、河北、山西、内蒙古、辽宁、吉林、黑龙江、四川、贵州、云南、西藏、陕西、甘肃、青海、宁夏、新疆等地。

沙棘分布概率较高的区域有北京、河北、山西、内蒙古、陕西、甘肃、青海、宁夏、新疆等地。沙棘的分布概率如图 208。

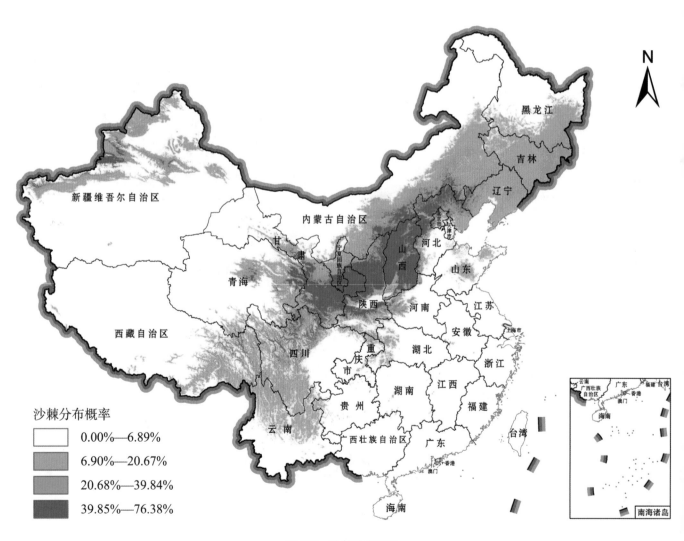

沙棘分布概率

	0.00%—6.89%
	6.90%—20.67%
	20.68%—39.84%
	39.85%—76.38%

图 208 沙棘分布概率

209. 沉香

白木香 *Aquilaria sinensis*（Lour.）Gilg

通过汇总和分析第四次全国中药资源普查及相关文献查阅的数据,白木香分布于福建、广东、广西、海南、四川、云南、陕西、台湾、香港等地。

白木香分布概率较高的区域有广东、广西、海南、云南、香港等地。白木香的分布概率如图209。

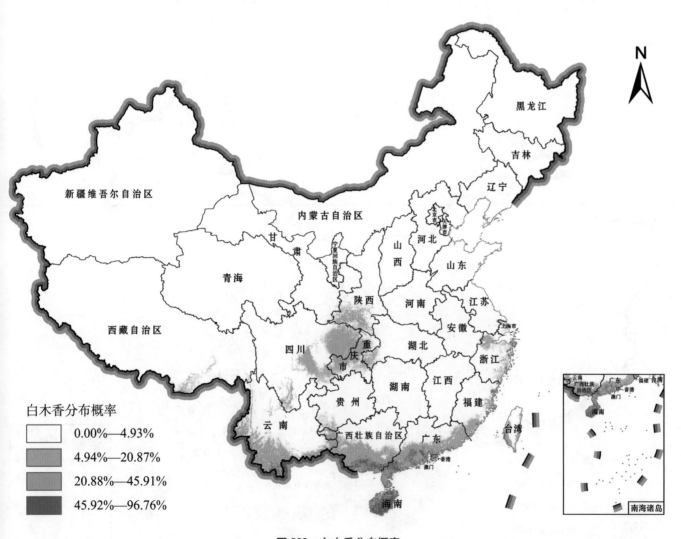

白木香分布概率

	0.00%—4.93%
	4.94%—20.87%
	20.88%—45.91%
	45.92%—96.76%

图 209　白木香分布概率

210. 诃子/西青果

诃子基原为诃子或绒诃子;西青果基原为诃子。

诃子 *Terminalia chebula* Retz.

通过汇总和分析第四次全国中药资源普查及相关文献查阅的数据,诃子分布于广东、广西、海南、重庆、四川、贵州、云南、西藏、香港、澳门等地。

诃子分布概率较高的区域有海南、云南、台湾等地。诃子的分布概率如图210-1。

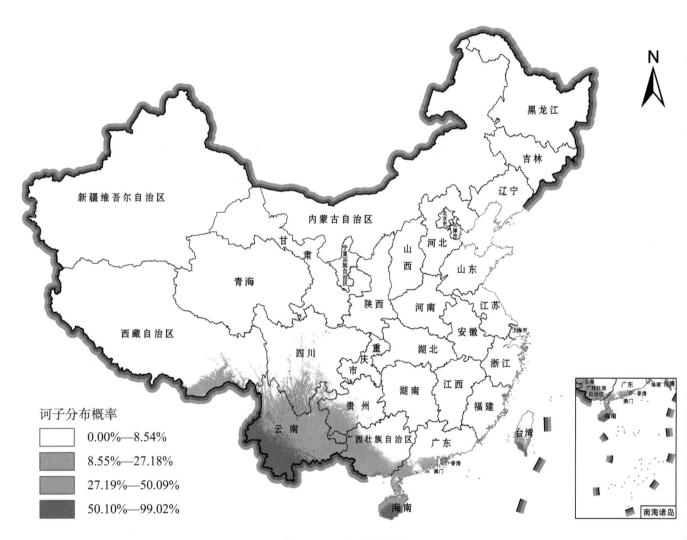

图 210-1 诃子分布概率

绒毛诃子 *Terminalia chebula* Retz. var. *tomentella* (Kurt.) C. B. Clarke

通过汇总和分析第四次全国中药资源普查及相关文献查阅的数据,绒毛诃子分布于广东、云南等地。绒毛诃子分布概率较高的区域有云南等地。绒毛诃子的分布概率如图 210-2。

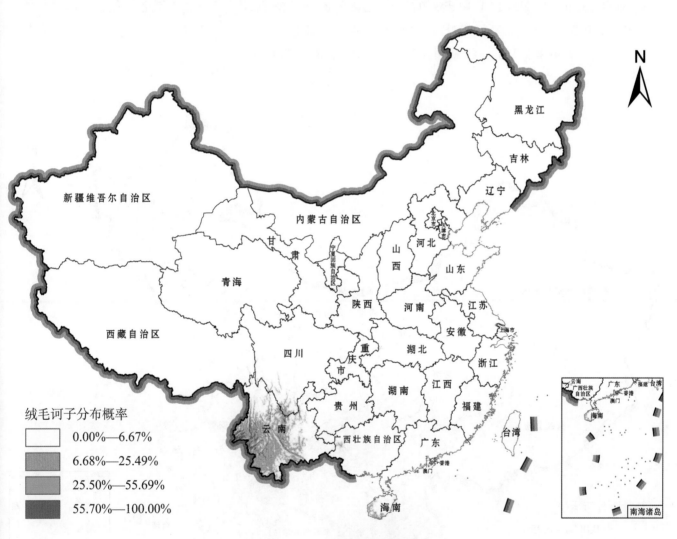

图 210-2 绒毛诃子分布概率

211. 补骨脂

补骨脂 *Cullen corylifolium*（L.）Medik.

通过汇总和分析第四次全国中药资源普查及相关文献查阅的数据,补骨脂分布于河北、山西、江苏、浙江、安徽、江西、河南、湖北、广东、广西、四川、贵州、云南、陕西、甘肃等地。

补骨脂分布概率较高的区域有四川、云南等地。补骨脂的分布概率如图211。

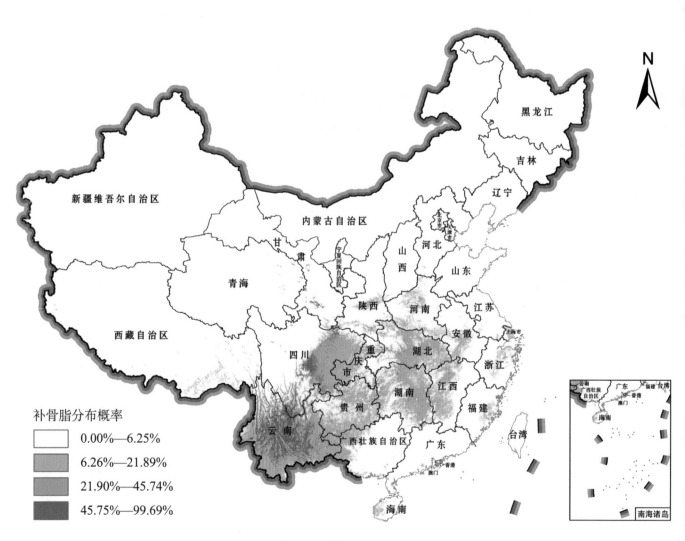

图211 补骨脂分布概率

212. 灵芝

赤芝 *Ganoderma lucidum* （Leyss. ex Fr.）Karst.

> 通过汇总和分析第四次全国中药资源普查及相关文献查阅的数据，赤芝分布于天津、河北、辽宁、吉林、黑龙江、江苏、浙江、安徽、福建、江西、山东、河南、湖北、湖南、广东、广西、海南、重庆、四川、贵州、云南、陕西、甘肃等地。
>
> 赤芝分布概率较高的区域有辽宁、浙江、安徽、福建、江西、山东、河南、湖北、湖南、海南、重庆、四川、贵州、云南、陕西等地。赤芝的分布概率如图212-1。

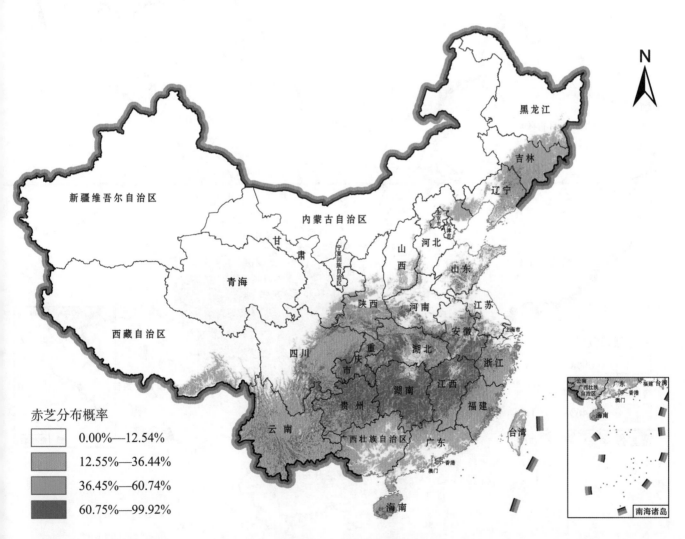

赤芝分布概率

- 0.00%—12.54%
- 12.55%—36.44%
- 36.45%—60.74%
- 60.75%—99.92%

图 212-1　赤芝分布概率

紫芝 *Ganoderma sinense* Zhao，Xu et Zhang

通过汇总和分析第四次全国中药资源普查及相关文献查阅的数据，紫芝分布于河北、江苏、浙江、安徽、福建、江西、山东、河南、湖北、湖南、广东、广西、海南、重庆、四川、贵州、云南、陕西、台湾等地。

紫芝分布概率较高的区域有浙江、安徽、福建、江西、湖北、湖南、广西、海南、重庆、贵州等地。紫芝的分布概率如图212－2。

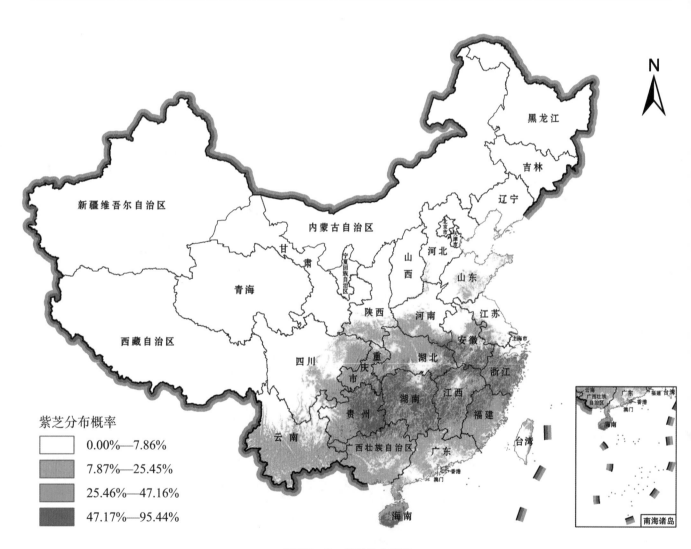

紫芝分布概率
- 0.00%—7.86%
- 7.87%—25.45%
- 25.46%—47.16%
- 47.17%—95.44%

图 212－2　紫芝分布概率

213. 阿魏

阜康阿魏 *Ferula fukanensis* K. M. Shen

通过汇总和分析第四次全国中药资源普查及相关文献查阅的数据,阜康阿魏分布于新疆等地。阜康阿魏分布概率较高的区域有新疆等地。阜康阿魏的分布概率如图213。

新疆阿魏 *Ferula sinkiangensis* K. M. Shen 也为阿魏基原,主要分布于山西、新疆等地。新疆阿魏的分布如图439。

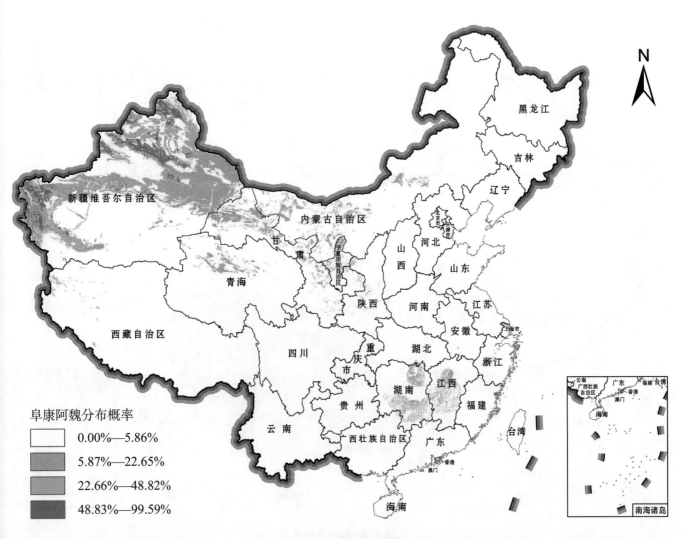

阜康阿魏分布概率

	0.00%—5.86%
	5.87%—22.65%
	22.66%—48.82%
	48.83%—99.59%

图 213　阜康阿魏分布概率

214. 陈皮/橘核/橘红/青皮

橘 *Citrus reticulata* **Blanco**

通过汇总和分析第四次全国中药资源普查及相关文献查阅的数据,橘分布于上海、江苏、浙江、安徽、福建、江西、湖北、湖南、广东、广西、海南、重庆、四川、贵州、云南、西藏、陕西、台湾、香港、澳门等地。

橘分布概率较高的区域有上海、江苏、浙江、安徽、福建、江西、湖北、湖南、广东、广西、重庆、四川、贵州、香港、澳门等地。橘的分布概率如图214。

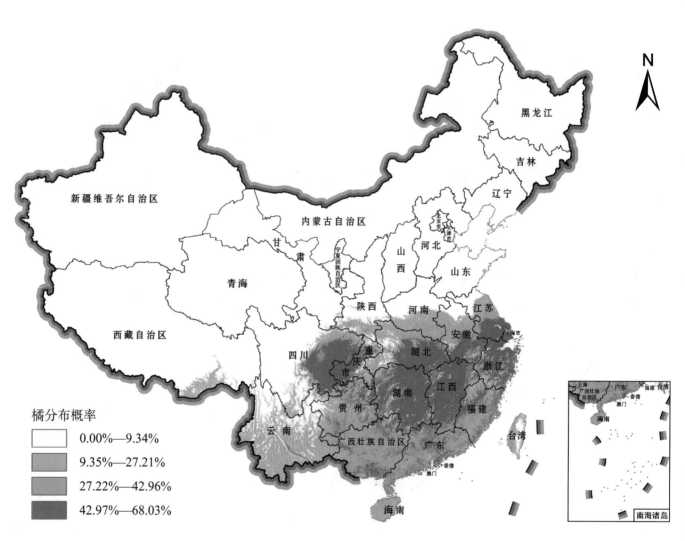

橘分布概率

	0.00%—9.34%
	9.35%—27.21%
	27.22%—42.96%
	42.97%—68.03%

图 214 橘分布概率

215. 忍冬藤/金银花

忍冬 *Lonicera japonica* Thunb.

通过汇总和分析第四次全国中药资源普查及相关文献查阅的数据,忍冬分布于全国各地。

忍冬分布概率较高的区域有河北、山西、辽宁、上海、江苏、浙江、安徽、福建、江西、山东、河南、湖北、湖南、广东、广西、重庆、四川、贵州、云南、西藏、陕西、台湾等地。忍冬的分布概率如图215。

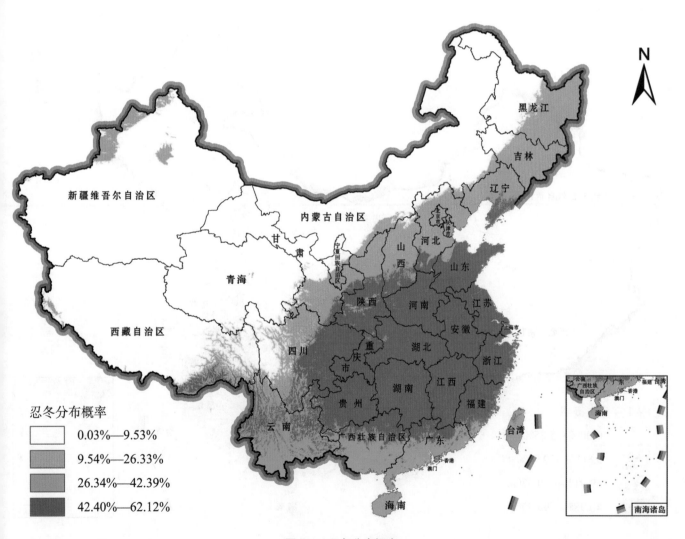

忍冬分布概率

- 0.03%—9.53%
- 9.54%—26.33%
- 26.34%—42.39%
- 42.40%—62.12%

图 215　忍冬分布概率

216. 鸡血藤

密花豆 *Spatholobus suberectus* Dunn

通过汇总和分析第四次全国中药资源普查及相关文献查阅的数据,密花豆分布于福建、江西、湖北、湖南、广东、广西、海南、四川、贵州、云南等地。

密花豆分布概率较高的区域有福建、江西、广东、广西、海南、四川等地。密花豆的分布概率如图216。

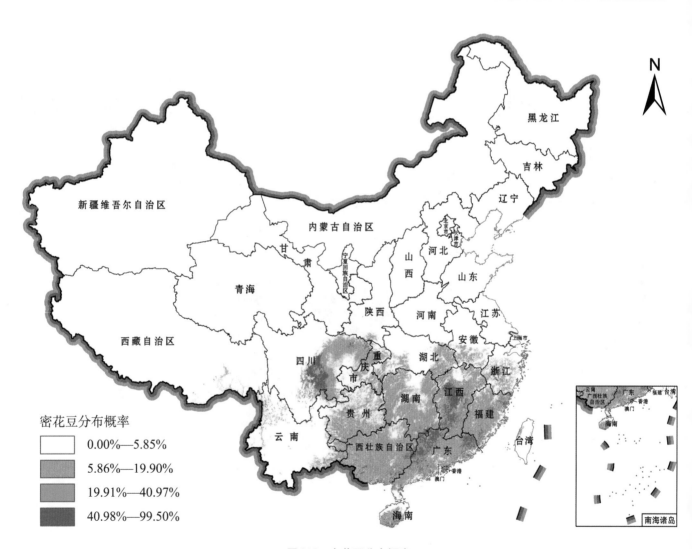

图216 密花豆分布概率

217. 鸡骨草

广州相思子 *Abrus cantoniensis* Hance

通过汇总和分析第四次全国中药资源普查及相关文献查阅的数据,广州相思子分布于湖南、广东、广西等地。

广州相思子分布概率较高的区域有福建、广东、广西、海南、香港、澳门等地。广州相思子的分布概率如图 217。

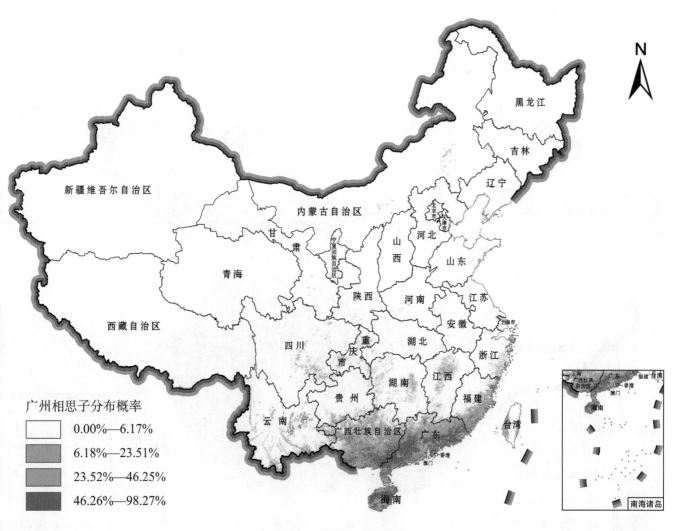

广州相思子分布概率

	0.00%—6.17%
	6.18%—23.51%
	23.52%—46.25%
	46.26%—98.27%

图 217　广州相思子分布概率

218. 鸡冠花

鸡冠花 *Celosia cristata* L.

通过汇总和分析第四次全国中药资源普查及相关文献查阅的数据，鸡冠花分布于全国各地。

鸡冠花分布概率较高的区域有河北、辽宁、上海、江苏、浙江、安徽、福建、江西、山东、河南、湖北、湖南、重庆、四川、贵州、陕西等地。鸡冠花的分布概率如图218。

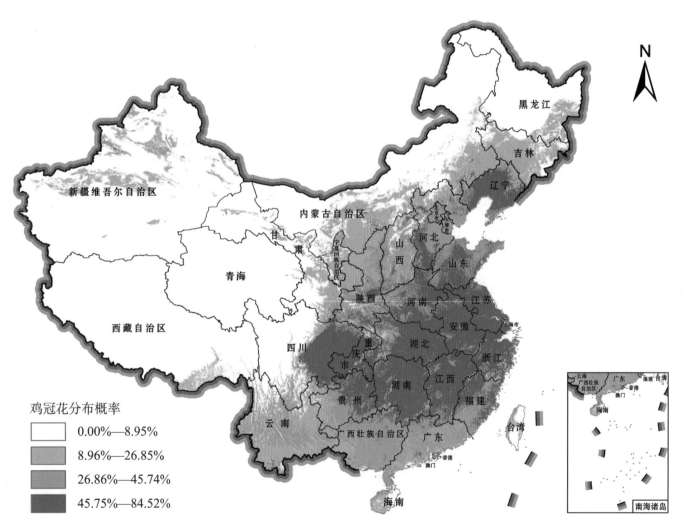

鸡冠花分布概率

0.00%—8.95%

8.96%—26.85%

26.86%—45.74%

45.75%—84.52%

图 218　鸡冠花分布概率

八画

219. 青风藤

青藤 *Sinomenium acutum*（Thunb.）Rehd. et Wils.

通过汇总和分析第四次全国中药资源普查及相关文献查阅的数据,青藤分布于上海、江苏、浙江、安徽、福建、江西、山东、河南、湖北、湖南、广东、广西、海南、重庆、四川、贵州、云南、陕西、台湾、香港、澳门等地。

青藤分布概率较高的区域有浙江、安徽、河南、湖北、湖南、重庆、四川、贵州、陕西等地。青藤的分布概率如图219-1。

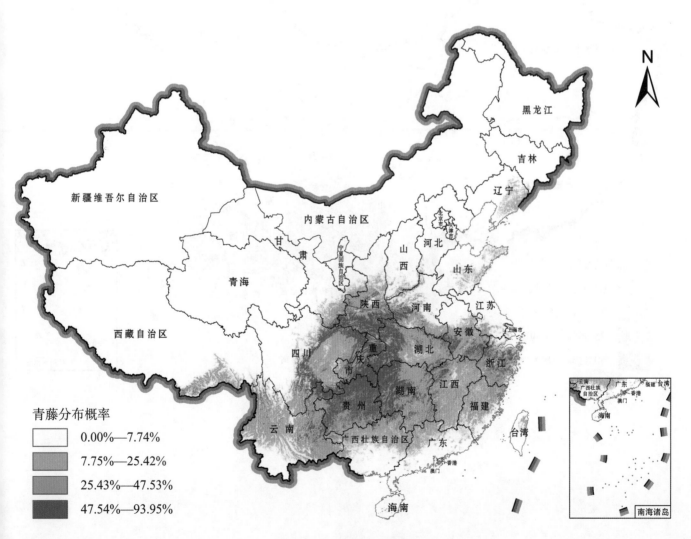

青藤分布概率

	0.00%—7.74%
	7.75%—25.42%
	25.43%—47.53%
	47.54%—93.95%

图 219-1　青藤分布概率

毛青藤 *Sinomenium acutum* (Thunb.) Rehd. et Wils. var. *cinereum* Rehd. et Wils.

通过汇总和分析第四次全国中药资源普查及相关文献查阅的数据,毛青藤分布于上海、江苏、浙江、安徽、福建、江西、山东、河南、湖北、湖南、广东、广西、海南、重庆、四川、贵州、云南、西藏、陕西、甘肃、台湾、香港、澳门等地。

毛青藤分布概率较高的区域有湖北、湖南、重庆、四川、贵州、云南、陕西等地。毛青藤的分布概率如图219-2。

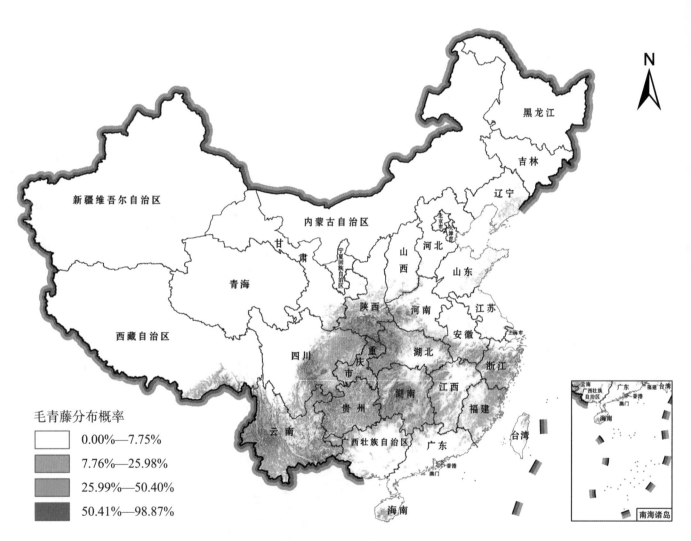

毛青藤分布概率

	0.00%—7.75%
	7.76%—25.98%
	25.99%—50.40%
	50.41%—98.87%

图 219-2　毛青藤分布概率

220. 青叶胆

青叶胆 *Swertia mileensis* **T. N. Ho et W. L. Shih**

通过汇总和分析第四次全国中药资源普查及相关文献查阅的数据,青叶胆分布于云南等地。

青叶胆分布概率较高的区域有云南等地。青叶胆的分布概率如图220。

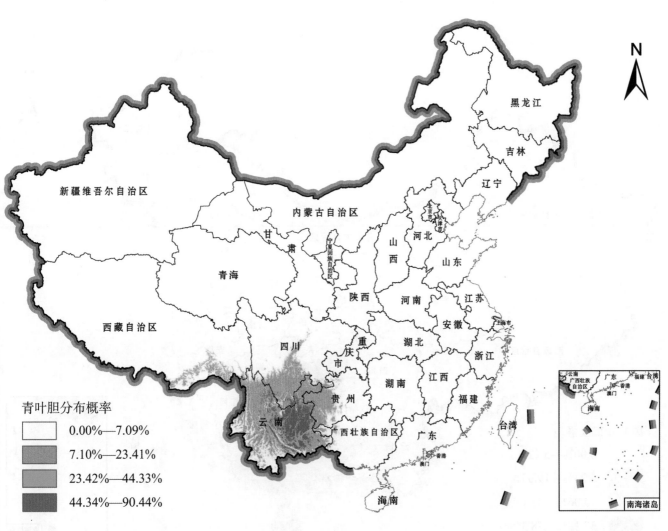

青叶胆分布概率

- 0.00%—7.09%
- 7.10%—23.41%
- 23.42%—44.33%
- 44.34%—90.44%

图 220 青叶胆分布概率

221. 青果

橄榄 *Canarium album*（Lour.）DC.

通过汇总和分析第四次全国中药资源普查及相关文献查阅的数据,橄榄分布于安徽、福建、湖北、广东、广西、海南、四川、贵州、云南、台湾等地。

橄榄分布概率较高的区域有福建、广东、广西、海南、台湾、香港等地。橄榄的分布概率如221。

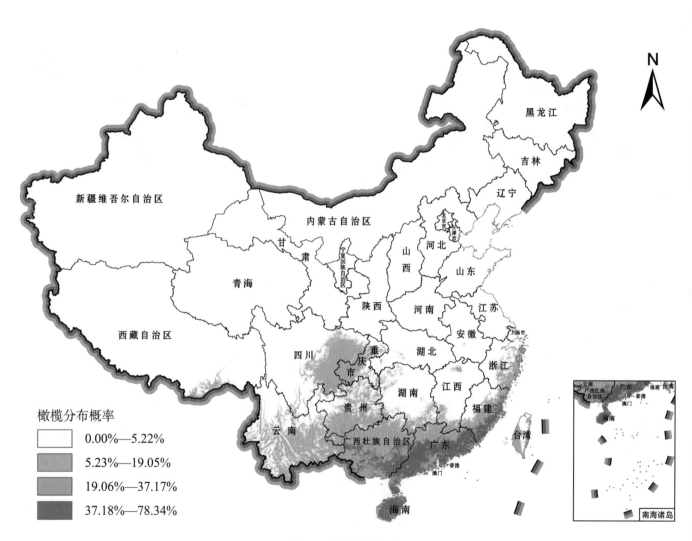

橄榄分布概率

- 0.00%—5.22%
- 5.23%—19.05%
- 19.06%—37.17%
- 37.18%—78.34%

图 221　橄榄分布概率

222. 青葙子

青葙 *Celosia argentea* L.

通过汇总和分析第四次全国中药资源普查及相关文献查阅的数据,青葙分布于全国大部分省区。

青葙分布概率较高的区域有上海、江苏、浙江、安徽、福建、江西、山东、河南、湖北、湖南、广东、广西、海南、重庆、四川、贵州、云南、西藏、陕西、香港、澳门等地。青葙的分布概率如图222。

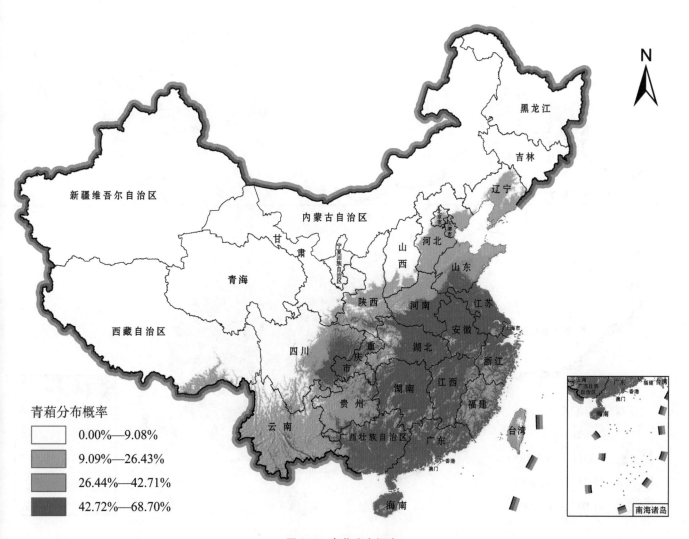

青葙分布概率

	0.00%—9.08%
	9.09%—26.43%
	26.44%—42.71%
	42.72%—68.70%

图 222 青葙分布概率

223. 青蒿

黄花蒿 *Artemisia annua* L.

通过汇总和分析第四次全国中药资源普查及相关文献查阅的数据,黄花蒿分布于全国各地。

黄花蒿分布概率较高的区域有北京、天津、河北、山西、内蒙古、辽宁、吉林、黑龙江、上海、江苏、浙江、安徽、江西、山东、河南、湖北、湖南、重庆、四川、贵州、陕西、甘肃、青海、宁夏等地。黄花蒿的分布概率如图223。

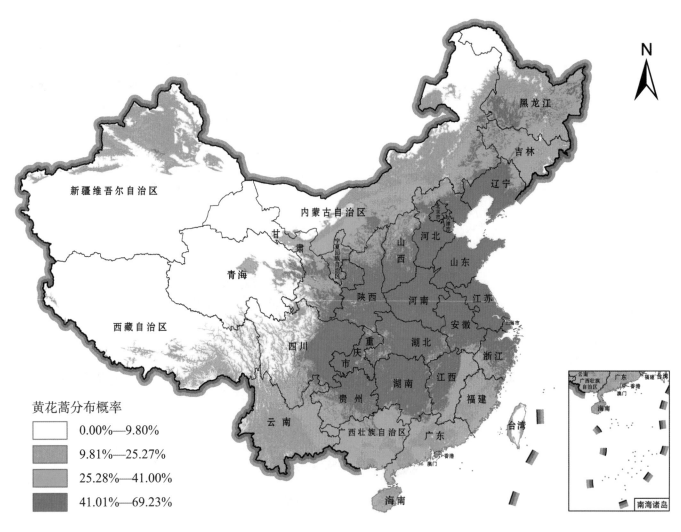

黄花蒿分布概率

- 0.00%—9.80%
- 9.81%—25.27%
- 25.28%—41.00%
- 41.01%—69.23%

图 223 黄花蒿分布概率

224. 青黛/南板蓝根

马蓝 *Baphicacanthus cusia*（Nees）Bremek.

通过汇总和分析第四次全国中药资源普查及相关文献查阅的数据,马蓝分布于河北、吉林、江苏、浙江、福建、江西、山东、河南、湖北、湖南、广东、广西、海南、重庆、四川、贵州、云南、西藏、陕西、台湾、香港等地。

马蓝分布概率较高的区域有福建、广东、广西、海南、重庆、四川、贵州、云南、西藏、台湾、香港等地。马蓝的分布概率如图224。

菘蓝 *Isatis indigotica* Fort. 、**蓼蓝** *Polygonum tinctorium* Ait. 也为青黛的基原。菘蓝分布概率较高的区域有北京、天津、河北、山西、辽宁、上海、江苏、安徽、山东、河南、湖北、湖南、四川、贵州、云南、陕西、甘肃、宁夏、新疆等地,分布概率如图21;蓼蓝分布概率较高的区域有浙江、安徽、江西、湖北、湖南、重庆、四川、贵州、陕西等地,分布概率如图414。

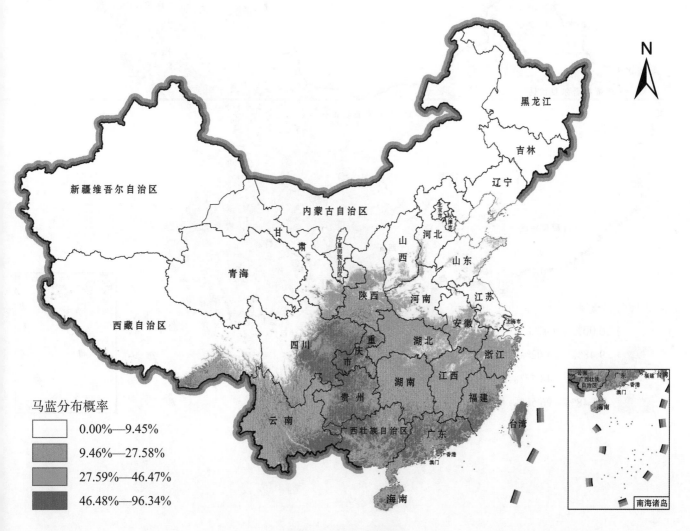

马蓝分布概率

- 0.00%—9.45%
- 9.46%—27.58%
- 27.59%—46.47%
- 46.48%—96.34%

图224 马蓝分布概率

225. 玫瑰花

玫瑰 *Rosa rugosa* **Thunb.**

通过汇总和分析第四次全国中药资源普查及相关文献查阅的数据,玫瑰分布于全国各地。

玫瑰分布概率较高的区域有北京、天津、河北、山西、内蒙古、辽宁、上海、江苏、浙江、安徽、江西、山东、河南、湖北、湖南、重庆、四川、云南、陕西、宁夏、新疆等地。玫瑰的分布概率如图225。

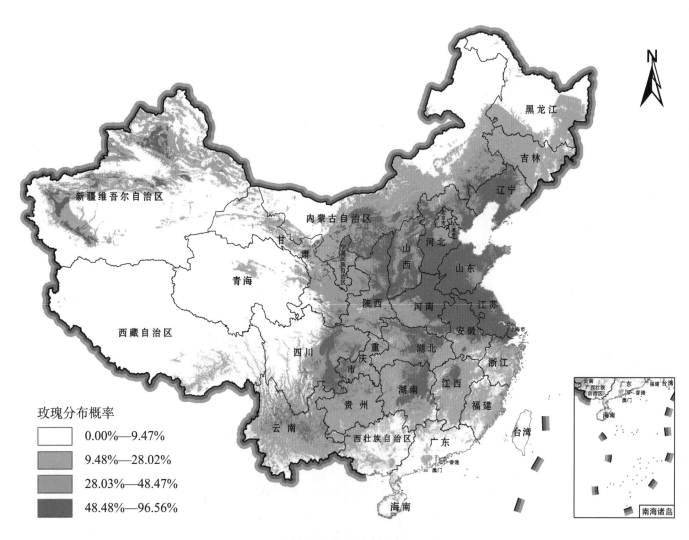

玫瑰分布概率

- 0.00%—9.47%
- 9.48%—28.02%
- 28.03%—48.47%
- 48.48%—96.56%

图 225 玫瑰分布概率

226. 苦木

苦木 *Picrasma quassioides*（D. Don）Benn.

通过汇总和分析第四次全国中药资源普查及相关文献查阅的数据,苦木分布于北京、天津、河北、山西、内蒙古、辽宁、吉林、黑龙江、上海、江苏、浙江、安徽、福建、江西、山东、河南、湖北、湖南、广东、广西、海南、重庆、四川、贵州、云南、西藏、陕西、甘肃、青海、宁夏、台湾、香港、澳门等地。

苦木分布概率较高的区域有浙江、安徽、河南、湖北、湖南、重庆、四川、贵州、陕西等地。苦木的分布概率如图 226。

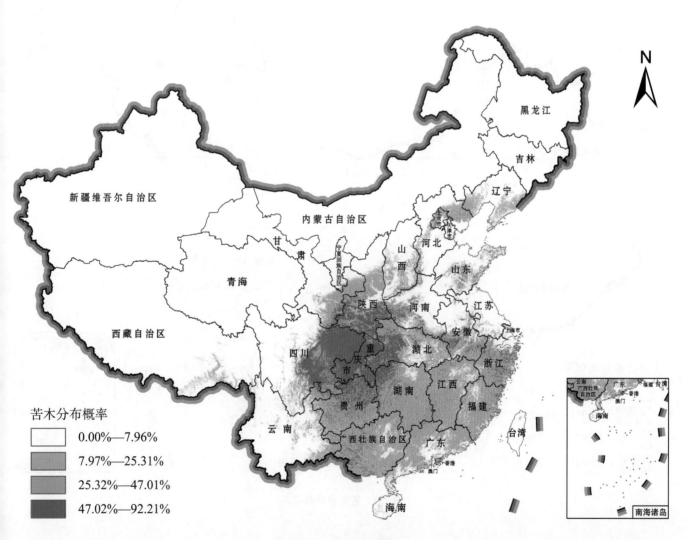

苦木分布概率

	0.00%—7.96%
	7.97%—25.31%
	25.32%—47.01%
	47.02%—92.21%

图 226 苦木分布概率

227. 苦玄参

苦玄参 *Picria felterrae* Lour.

通过汇总和分析第四次全国中药资源普查及相关文献查阅的数据,苦玄参分布于湖北、湖南、广东、广西、海南、贵州、云南等地。

苦玄参分布概率较高的区域有广东、广西、海南、云南等地。苦玄参的分布概率如图 227。

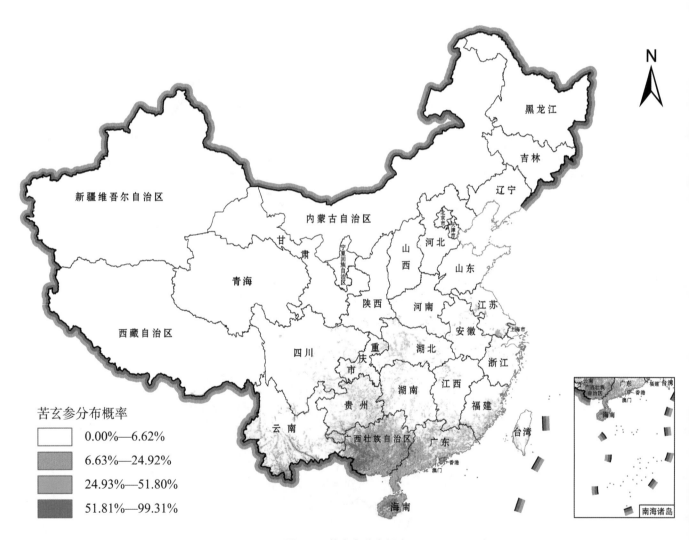

苦玄参分布概率

- 0.00%—6.62%
- 6.63%—24.92%
- 24.93%—51.80%
- 51.81%—99.31%

图 227 苦玄参分布概率

228. 苦地丁

地丁草 *Corydalis bungeanae* Turcz.

通过汇总和分析第四次全国中药资源普查及相关文献查阅的数据,地丁草分布于河北、山西、内蒙古、辽宁、吉林、黑龙江、上海、江苏、浙江、安徽、福建、江西、山东、河南、湖北、湖南、四川、贵州、陕西、甘肃、青海、宁夏、台湾等地。

地丁草分布概率较高的区域有北京、河北、山西、辽宁、上海、江苏、浙江、安徽、福建、江西、山东、河南、湖北、湖南、广西、重庆、四川、贵州、云南、陕西、甘肃、青海等地。地丁草的分布概率如图228。

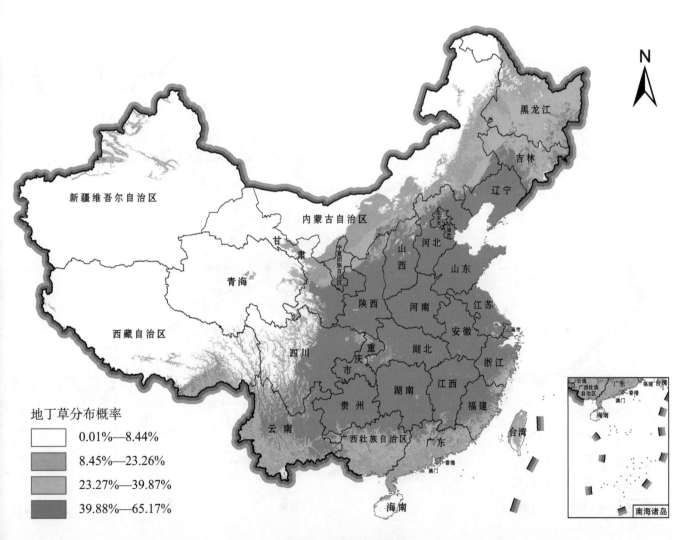

地丁草分布概率

- 0.01%—8.44%
- 8.45%—23.26%
- 23.27%—39.87%
- 39.88%—65.17%

图 228 地丁草分布概率

229. 苦杏仁

山杏 *Prunus armeniaca* L. var. *ansu* Maxim.

通过汇总和分析第四次全国中药资源普查及相关文献查阅的数据,山杏分布于北京、天津、河北、山西、内蒙古、辽宁、吉林、黑龙江、上海、江苏、浙江、安徽、江西、山东、河南、湖北、湖南、重庆、四川、贵州、云南、西藏、陕西、甘肃、青海、宁夏、新疆等地。

山杏分布概率较高的区域有北京、河北、山西、内蒙古、辽宁、吉林、黑龙江、山东、陕西、甘肃、宁夏等地。山杏的分布概率如图 229 - 1。

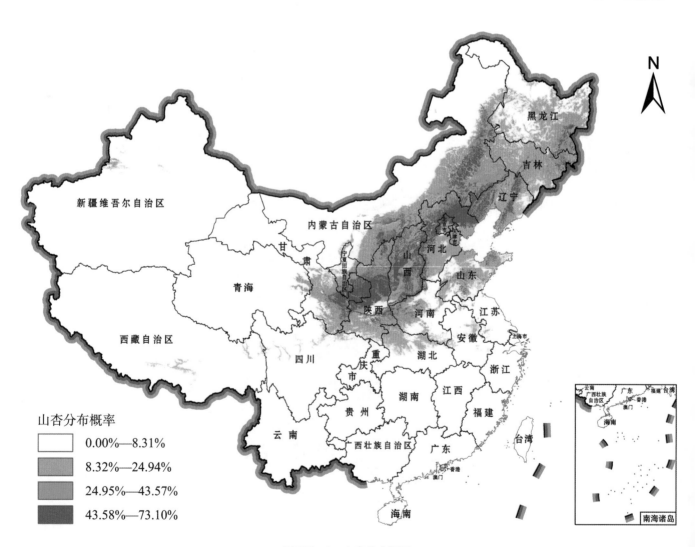

山杏分布概率

□	0.00%—8.31%
▨	8.32%—24.94%
▨	24.95%—43.57%
■	43.58%—73.10%

图 229 - 1 山杏分布概率

西伯利亚杏 *Prunus sibirica* L.

通过汇总和分析第四次全国中药资源普查及相关文献查阅的数据,西伯利亚杏分布于北京、天津、河北、山西、内蒙古、辽宁、吉林、黑龙江、甘肃等地。

西伯利亚杏分布概率较高的区域有北京、河北、内蒙古、辽宁等地。西伯利亚杏的分布概率如图229－2。

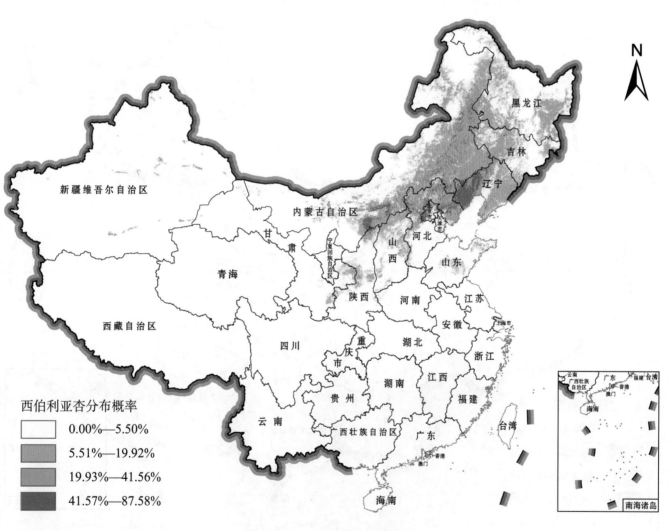

西伯利亚杏分布概率

- 0.00%—5.50%
- 5.51%—19.92%
- 19.93%—41.56%
- 41.57%—87.58%

图 229－2 西伯利亚杏分布概率

东北杏 *Prunus mandshurica*（Maxim.）Koehne

通过汇总和分析第四次全国中药资源普查及相关文献查阅的数据,东北杏分布于河北、山西、内蒙古、辽宁、吉林、黑龙江等地。

东北杏分布概率较高的区域有辽宁、吉林、黑龙江等地。东北杏的分布概率如图229-3。

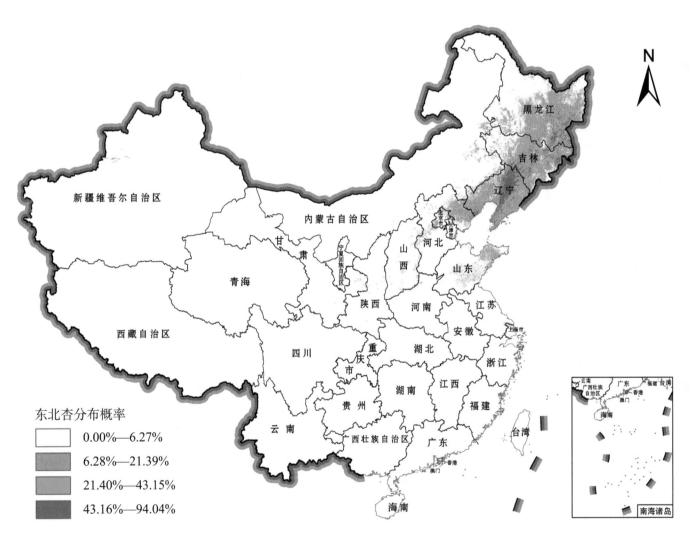

东北杏分布概率

- 0.00%—6.27%
- 6.28%—21.39%
- 21.40%—43.15%
- 43.16%—94.04%

图229-3 东北杏分布概率

杏 *Prunus armeniaca* L.

通过汇总和分析第四次全国中药资源普查及相关文献查阅的数据,杏分布于全国各地。

杏分布概率较高的区域有北京、天津、河北、山西、内蒙古、辽宁、江苏、安徽、山东、河南、湖北、四川、贵州、陕西、甘肃、宁夏等地。杏的分布概率如图229-4。

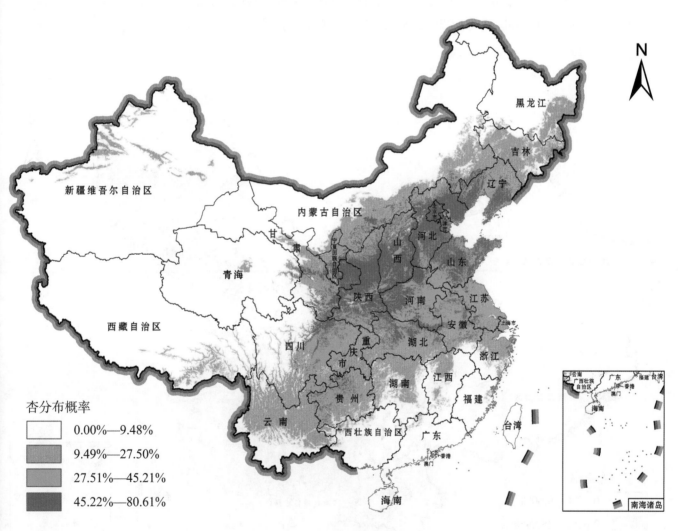

杏分布概率

- 0.00%—9.48%
- 9.49%—27.50%
- 27.51%—45.21%
- 45.22%—80.61%

图229-4 杏分布概率

230. 苦参

苦参 *Sophora flavescens* Aiton

通过汇总和分析第四次全国中药资源普查及相关文献查阅的数据,苦参分布于全国各地。

苦参分布概率较高的区域有北京、天津、河北、山西、内蒙古、辽宁、吉林、黑龙江、上海、江苏、浙江、安徽、福建、江西、山东、河南、湖北、湖南、重庆、四川、贵州、陕西等地。苦参的分布概率如图230。

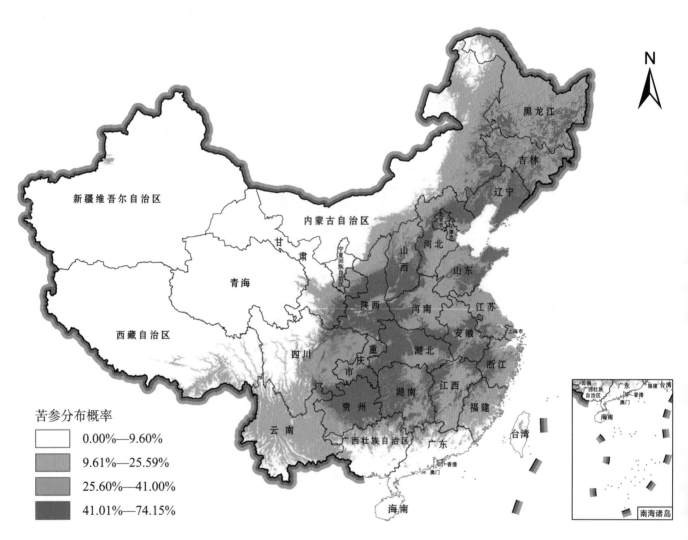

苦参分布概率

- 0.00%—9.60%
- 9.61%—25.59%
- 25.60%—41.00%
- 41.01%—74.15%

图 230　苦参分布概率

231. 苦楝皮

楝 *Melia azedarach* **L.**

通过汇总和分析第四次全国中药资源普查及相关文献查阅的数据,楝分布于北京、天津、河北、山西、辽宁、上海、江苏、浙江、安徽、福建、江西、山东、河南、湖北、湖南、广东、广西、海南、重庆、四川、贵州、云南、西藏、陕西、甘肃、宁夏、台湾、香港、澳门等地。

楝分布概率较高的区域有河北、山西、上海、江苏、浙江、安徽、福建、江西、山东、河南、湖北、湖南、广东、广西、海南、重庆、四川、贵州、陕西、台湾、香港等地。楝的分布概率如图231。

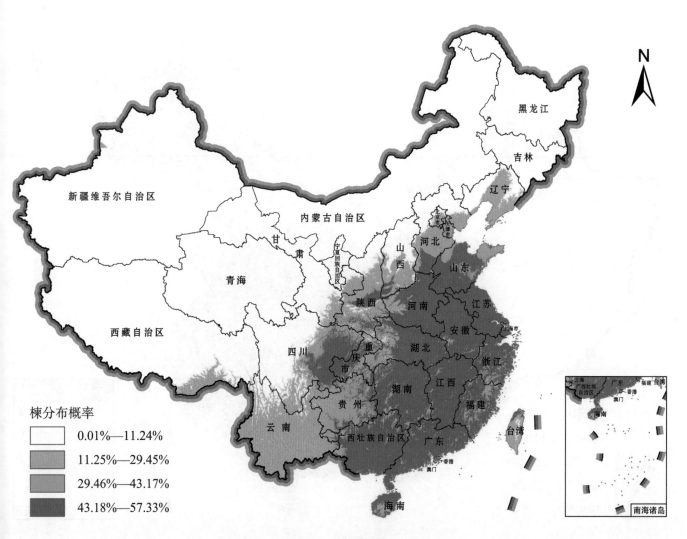

图 231 楝分布概率

232. 苘麻子

苘麻 *Abutilon theophrasti* Medikus

通过汇总和分析第四次全国中药资源普查及相关文献查阅的数据,苘麻分布于北京、天津、河北、山西、内蒙古、辽宁、吉林、黑龙江、上海、江苏、浙江、安徽、福建、江西、山东、河南、湖北、湖南、广东、广西、海南、重庆、四川、贵州、云南、陕西、甘肃、宁夏、新疆、香港、澳门等地。

苘麻分布概率较高的区域有北京、天津、河北、山西、内蒙古、辽宁、吉林、黑龙江、上海、江苏、浙江、安徽、山东、河南、湖北、湖南、陕西等地。苘麻的分布概率如图 232。

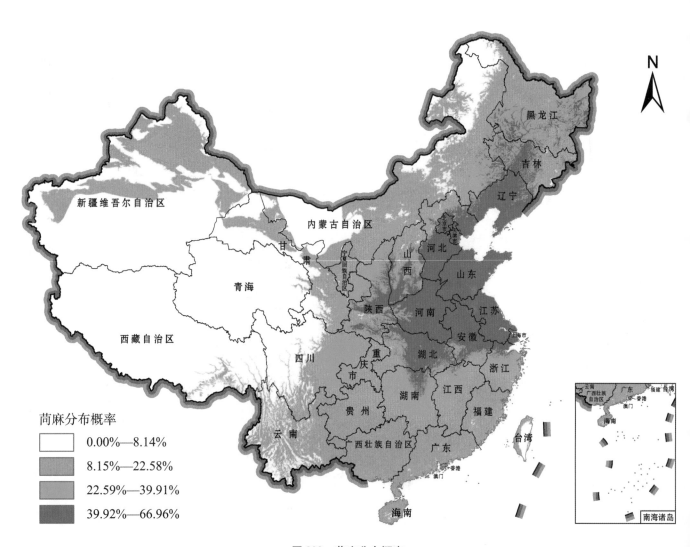

苘麻分布概率

	0.00%—8.14%
	8.15%—22.58%
	22.59%—39.91%
	39.92%—66.96%

图 232 苘麻分布概率

233. 枇杷叶

枇杷 *Eriobotrya japonica* (Thunb.) Lindl.

　　通过汇总和分析第四次全国中药资源普查及相关文献查阅的数据,枇杷分布于北京、天津、河北、山西、辽宁、上海、江苏、浙江、安徽、福建、江西、山东、河南、湖北、湖南、广东、广西、海南、重庆、四川、贵州、云南、西藏、陕西、甘肃、青海、宁夏、台湾、香港、澳门等地。

　　枇杷分布概率较高的区域有上海、江苏、浙江、安徽、福建、江西、河南、湖北、湖南、广东、广西、海南、重庆、四川、贵州、云南、陕西等地。枇杷的分布概率如图233。

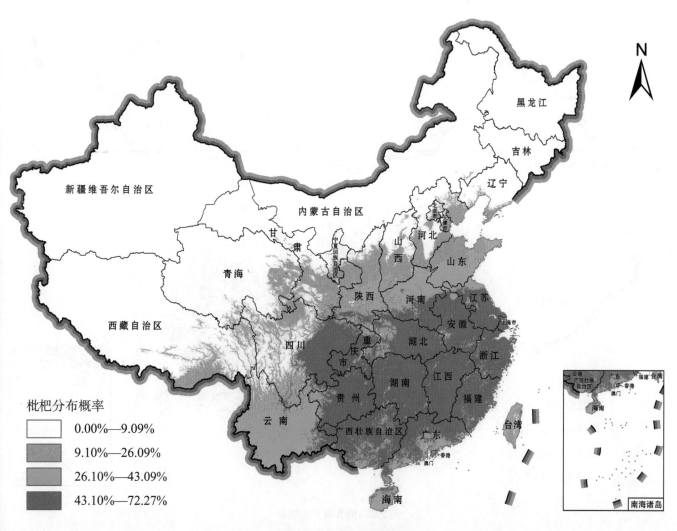

枇杷分布概率

	0.00%—9.09%
	9.10%—26.09%
	26.10%—43.09%
	43.10%—72.27%

图233　枇杷分布概率

234. 枫香脂/路路通

枫香树 *Liquidambar formosana* Hance

通过汇总和分析第四次全国中药资源普查及相关文献查阅的数据,枫香树分布于上海、江苏、浙江、安徽、福建、江西、山东、河南、湖北、湖南、广东、广西、海南、重庆、四川、贵州、云南、西藏、陕西、台湾、香港、澳门等地。

枫香树分布概率较高的区域有浙江、安徽、福建、江西、河南、湖北、湖南、海南、重庆、四川、贵州、云南、陕西、台湾、香港、澳门等地。枫香树的分布概率如图234。

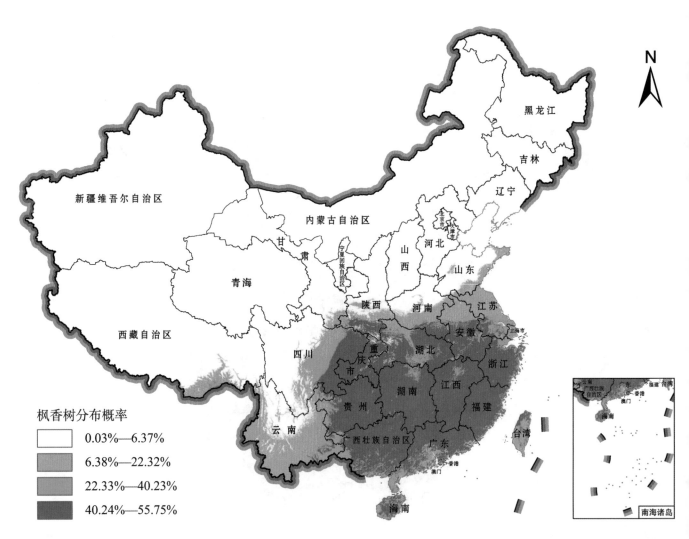

枫香树分布概率

	0.03%—6.37%
	6.38%—22.32%
	22.33%—40.23%
	40.24%—55.75%

图 234 枫香树分布概率

235. 刺五加

刺五加 *Acanthopanax senticosus*（Rupr. et Maxim.）Haxim.

通过汇总和分析第四次全国中药资源普查及相关文献查阅的数据，刺五加分布于北京、河北、山西、内蒙古、辽宁、吉林、黑龙江、江苏、安徽、福建、江西、山东、河南、湖北、湖南、广东、广西、重庆、四川、贵州、云南、陕西、甘肃等地。

刺五加分布概率较高的区域有河北、辽宁、吉林、黑龙江、贵州、陕西、甘肃等地。刺五加的分布概率如图235。

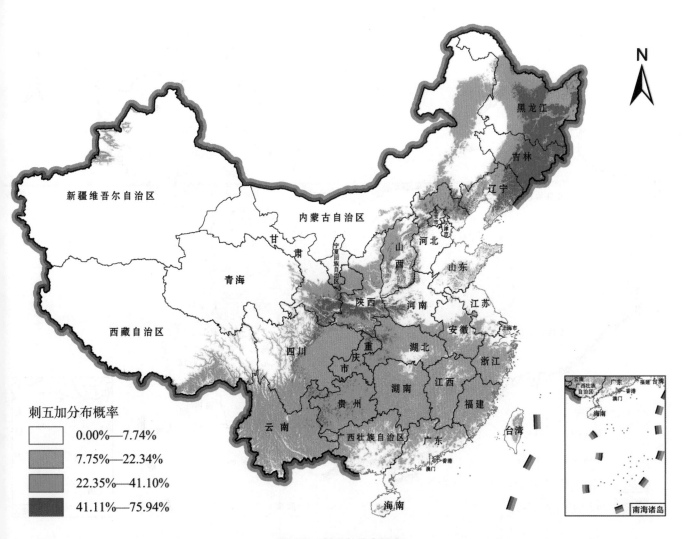

刺五加分布概率

☐ 0.00%—7.74%
▨ 7.75%—22.34%
▨ 22.35%—41.10%
■ 41.11%—75.94%

图235 刺五加分布概率

236. 郁李仁

欧李 *Prunus humilis* Bge.

通过汇总和分析第四次全国中药资源普查及相关文献查阅的数据,欧李分布于河北、内蒙古、辽宁、吉林、黑龙江、江苏、山东、河南、四川、陕西等地。

欧李分布概率较高的区域有北京、河北、山西、内蒙古、辽宁、山东、河南、陕西等地。欧李的分布概率如图 236－1。

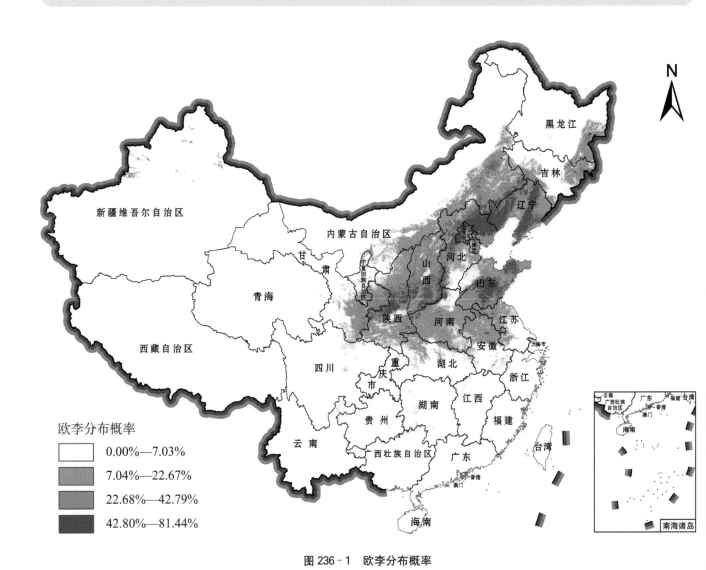

欧李分布概率

- 0.00%—7.03%
- 7.04%—22.67%
- 22.68%—42.79%
- 42.80%—81.44%

图 236－1　欧李分布概率

郁李 *Prunus japonica* Thunb.

通过汇总和分析第四次全国中药资源普查及相关文献查阅的数据,郁李分布于北京、天津、河北、山西、内蒙古、辽宁、吉林、黑龙江、上海、江苏、浙江、安徽、福建、江西、山东、河南、湖北、湖南、广东、广西、海南、台湾等地。

郁李分布概率较高的区域有河北、山西、辽宁、吉林、黑龙江、江苏、浙江、安徽、山东、河南、湖北、湖南、陕西等地。郁李的分布概率如图 236 - 2。

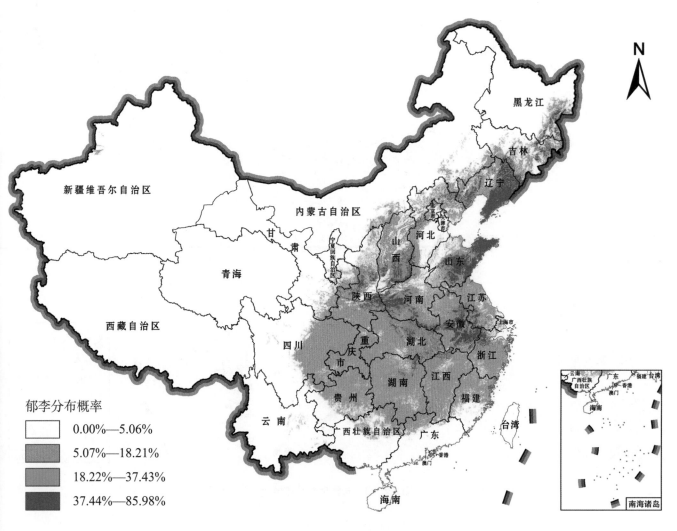

郁李分布概率

	0.00%—5.06%
	5.07%—18.21%
	18.22%—37.43%
	37.44%—85.98%

图 236 - 2　郁李分布概率

长柄扁桃 *Prunus pedunculata*（Pall.）Maxim.

通过汇总和分析第四次全国中药资源普查及相关文献查阅的数据,长柄扁桃栽培于全国各地。

长柄扁桃分布概率较高的区域有内蒙古、吉林、黑龙江、陕西、宁夏等地。长柄扁桃的分布概率如图 236-3。

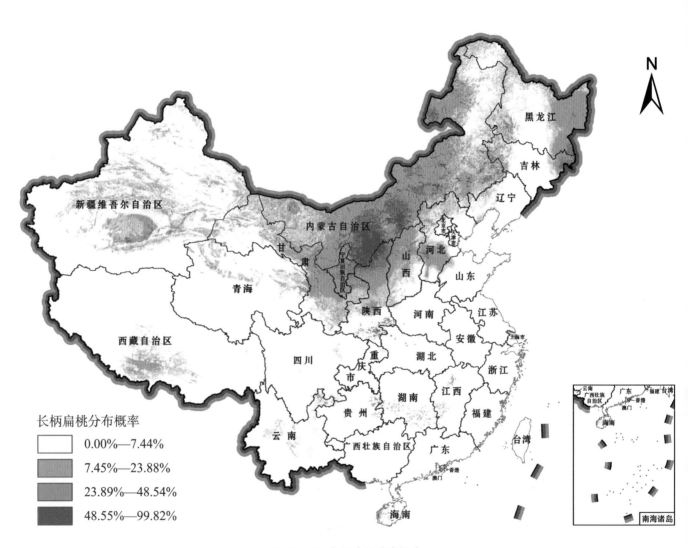

长柄扁桃分布概率

- 0.00%—7.44%
- 7.45%—23.88%
- 23.89%—48.54%
- 48.55%—99.82%

图 236-3　长柄扁桃分布概率

237. 郁金/莪术/姜黄

郁金基原为温郁金、姜黄、广西莪术或蓬莪术;莪术基原为温郁金、广西莪术或蓬莪术;姜黄基原为姜黄。

温郁金 *Curcuma wenyujin* Y. H. Chen et C. Ling

通过汇总和分析第四次全国中药资源普查及相关文献查阅的数据,温郁金分布于上海、江苏、浙江、安徽、福建、江西、山东、河南、湖北、湖南、广东、广西、海南、重庆、四川、贵州、云南、西藏、台湾、香港、澳门等地。

温郁金分布概率较高的区域有浙江、福建、江西、湖北、湖南、广东、广西、四川、贵州、云南、西藏、台湾等地。温郁金的分布概率如图237-1。

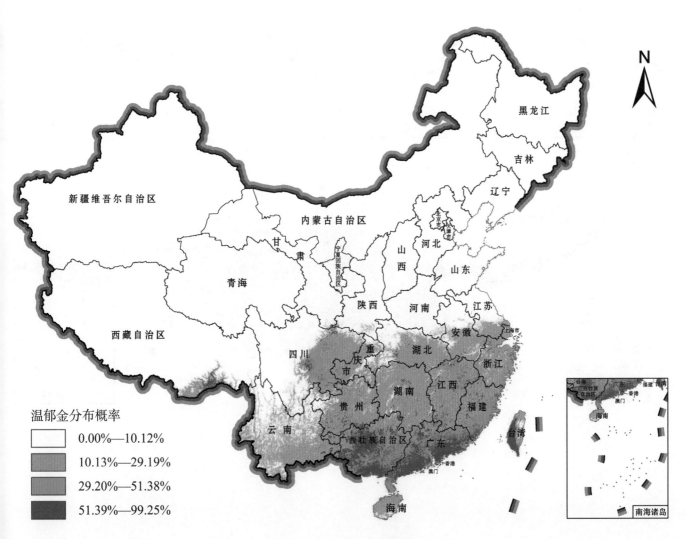

图 237-1　温郁金分布概率

姜黄 *Curcuma longa* L.

通过汇总和分析第四次全国中药资源普查及相关文献查阅的数据,姜黄分布于河北、江苏、浙江、福建、江西、河南、湖北、湖南、广东、广西、海南、重庆、四川、贵州、云南、西藏、台湾等地。

姜黄分布概率较高的区域有福建、广东、广西、海南、重庆、四川、贵州、云南、台湾、香港、澳门等地。姜黄的分布概率如图 237-2。

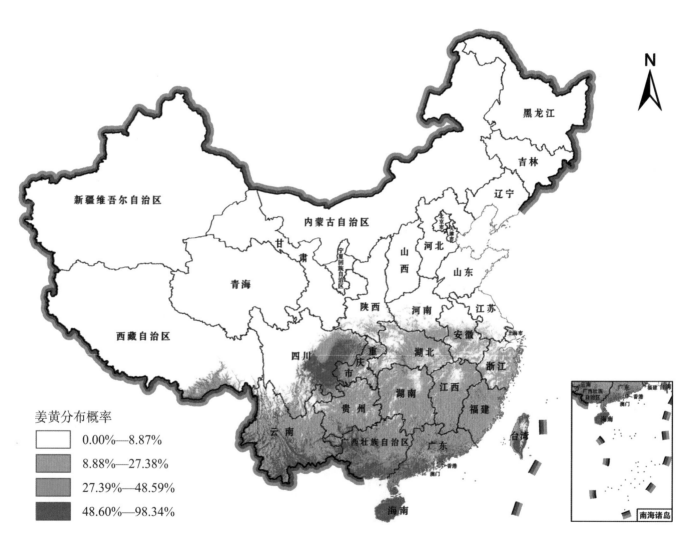

图 237-2　姜黄分布概率

广西莪术 *Curcuma kwangsiensis* S. G. Lee et C. F. Liang

通过汇总和分析第四次全国中药资源普查及相关文献查阅的数据,广西莪术分布于广东、广西、四川、云南等地。

广西莪术分布概率较高的区域有广东、广西、海南、云南等地。广西莪术的分布概率如图237-3。

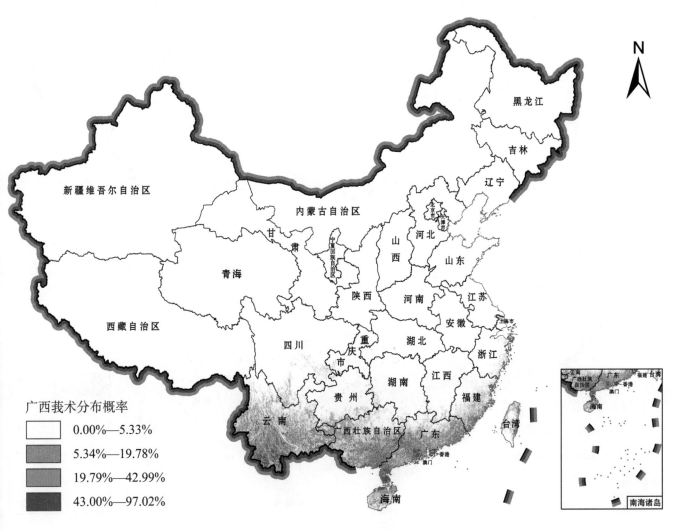

广西莪术分布概率

☐	0.00%—5.33%
☐	5.34%—19.78%
☐	19.79%—42.99%
■	43.00%—97.02%

图 237-3 广西莪术分布概率

蓬莪术 *Curcuma phaeocaulis* Val.

通过汇总和分析第四次全国中药资源普查及相关文献查阅的数据,蓬莪术分布于上海、江苏、浙江、安徽、福建、江西、山东、河南、湖北、湖南、广东、广西、海南、重庆、四川、贵州、云南、西藏、台湾、香港、澳门等地。

蓬莪术分布概率较高的区域有广西、海南、四川、云南、台湾等地。蓬莪术的分布概率如图 237-4。

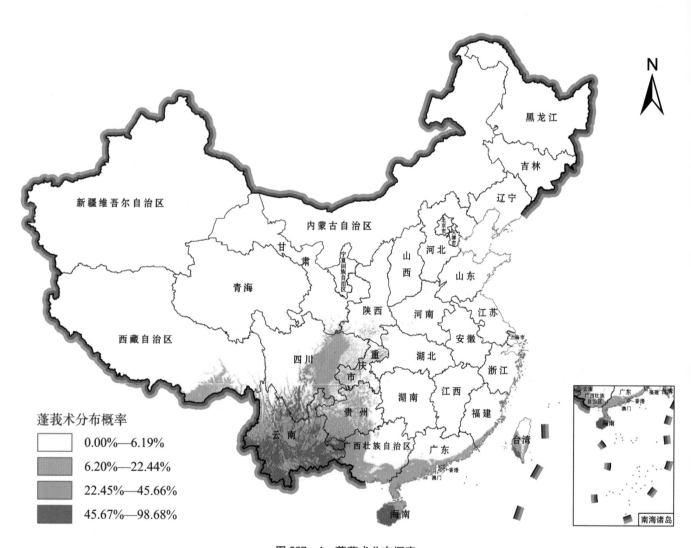

蓬莪术分布概率

- 0.00%—6.19%
- 6.20%—22.44%
- 22.45%—45.66%
- 45.67%—98.68%

图 237-4 蓬莪术分布概率

238. 虎杖

虎杖 *Polygonum cuspidatum* Sieb. et Zucc.

通过汇总和分析第四次全国中药资源普查及相关文献查阅的数据,虎杖分布于天津、河北、山西、内蒙古、辽宁、吉林、上海、江苏、浙江、安徽、福建、江西、山东、河南、湖北、湖南、广东、广西、海南、重庆、四川、贵州、云南、西藏、陕西、甘肃、青海、宁夏、新疆、台湾、香港、澳门等地。

虎杖分布概率较高的区域有浙江、安徽、福建、江西、湖北、湖南、广东、广西、重庆、四川、贵州、云南、陕西等地。虎杖的分布概率如图238。

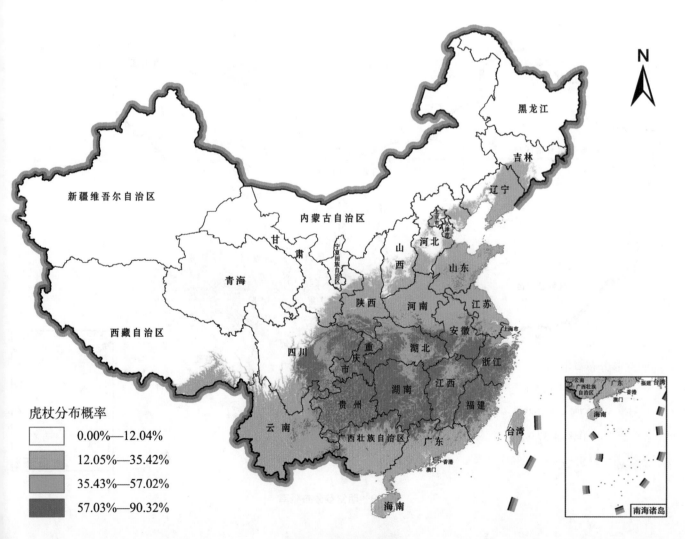

图 238 虎杖分布概率

239. 明党参

明党参 *Changium smyrnioides* H. Wolff

通过汇总和分析第四次全国中药资源普查及相关文献查阅的数据,明党参分布于上海、江苏、浙江、安徽、江西、河南、湖北、四川、西藏等地。

明党参分布概率较高的区域有江苏、浙江、安徽等地。明党参的分布概率如图239。

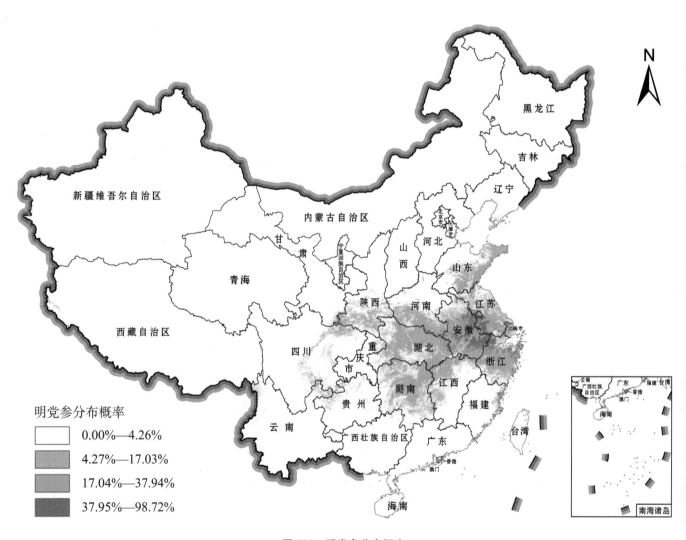

明党参分布概率

- 0.00%—4.26%
- 4.27%—17.03%
- 17.04%—37.94%
- 37.95%—98.72%

图 239　明党参分布概率

240. 罗布麻叶

罗布麻 *Apocynum venetum* **L.**

通过汇总和分析第四次全国中药资源普查及相关文献查阅的数据，罗布麻分布于北京、天津、河北、山西、内蒙古、辽宁、吉林、黑龙江、上海、江苏、浙江、安徽、福建、江西、山东、河南、湖南、四川、陕西、甘肃、青海、宁夏、新疆、台湾等地。

罗布麻分布概率较高的区域有北京、天津、河北、山西、内蒙古、辽宁、江苏、安徽、山东、河南、陕西、新疆等地。罗布麻的分布概率如图240。

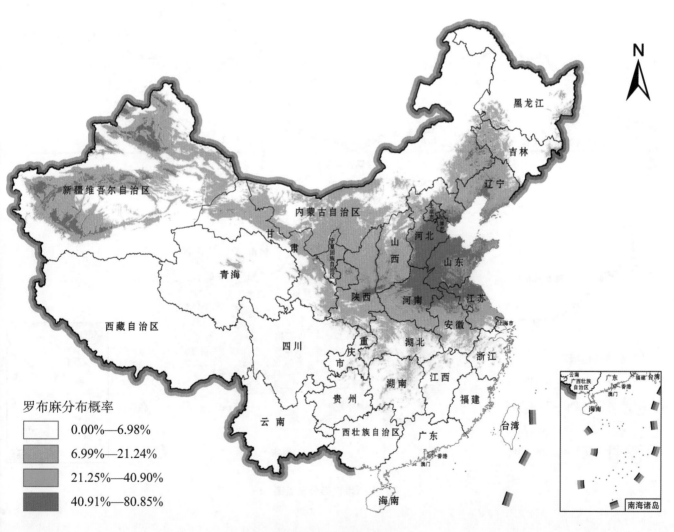

罗布麻分布概率
- 0.00%—6.98%
- 6.99%—21.24%
- 21.25%—40.90%
- 40.91%—80.85%

图 240　罗布麻分布概率

241. 罗汉果

罗汉果 *Siraitia grosvenorii* (Swingle) C. Jeffrey ex Lu et Z. Y. Zhang

通过汇总和分析第四次全国中药资源普查及相关文献查阅的数据,罗汉果分布于江苏、福建、江西、湖南、广东、广西、贵州、云南等地。

罗汉果分布概率较高的区域有江西、湖南、广西等地。罗汉果的分布概率如图241。

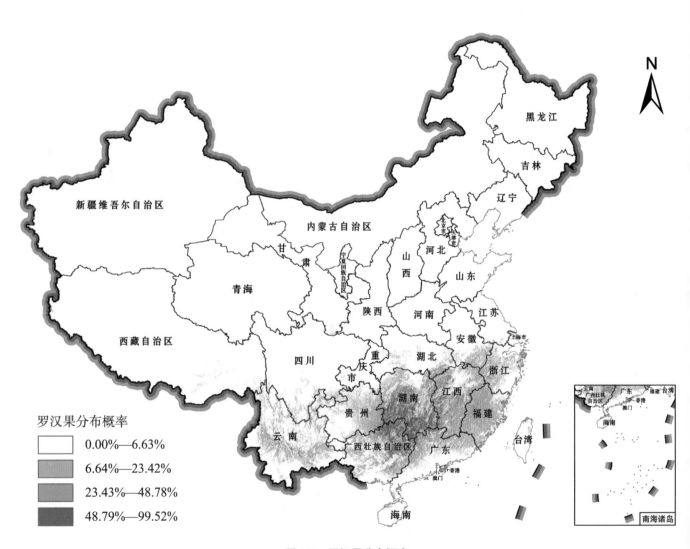

罗汉果分布概率

- 0.00%—6.63%
- 6.64%—23.42%
- 23.43%—48.78%
- 48.79%—99.52%

图 241　罗汉果分布概率

242. 知母

知母 *Anemarrhena asphodeloides* **Bge.**

通过汇总和分析第四次全国中药资源普查及相关文献查阅的数据,知母分布于北京、天津、河北、山西、内蒙古、辽宁、吉林、黑龙江、江苏、安徽、山东、河南、湖北、四川、贵州、云南、陕西、甘肃、青海、宁夏、新疆等地。

知母分布概率较高的区域有北京、天津、河北、山西、内蒙古、辽宁、吉林、黑龙江、山东、河南、陕西等地。知母的分布概率如图242。

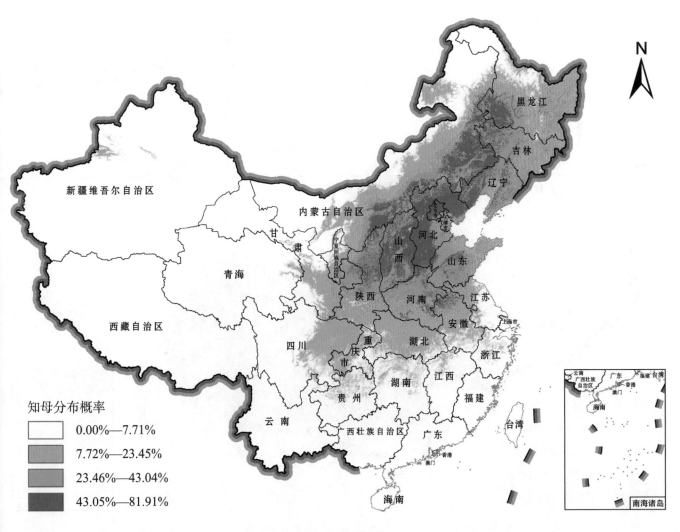

知母分布概率

- 0.00%—7.71%
- 7.72%—23.45%
- 23.46%—43.04%
- 43.05%—81.91%

图 242　知母分布概率

243. 垂盆草

垂盆草 *Sedum sarmentosum* **Bge.**

通过汇总和分析第四次全国中药资源普查及相关文献查阅的数据,垂盆草分布于北京、河北、山西、辽宁、吉林、上海、江苏、浙江、安徽、福建、江西、山东、河南、湖北、湖南、四川、贵州、陕西、甘肃、台湾等地。

垂盆草分布概率较高的区域有天津、河北、山西、辽宁、上海、江苏、浙江、安徽、福建、江西、山东、河南、湖北、湖南、广西、贵州、云南、陕西、甘肃等地。垂盆草的分布概率如图243。

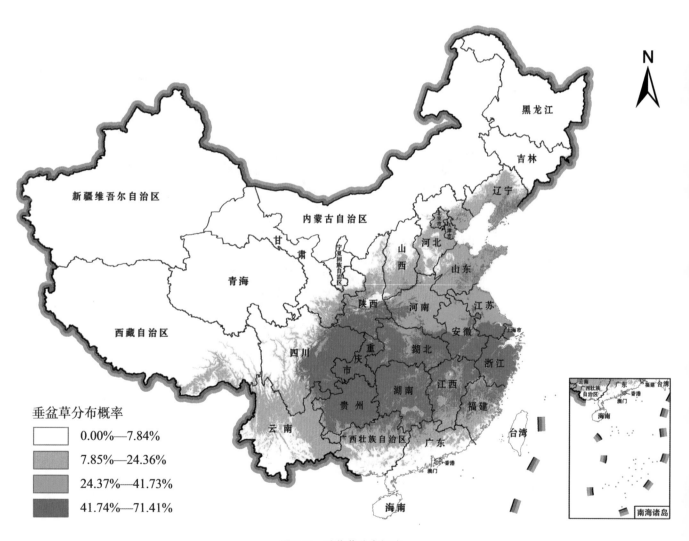

垂盆草分布概率

- 0.00%—7.84%
- 7.85%—24.36%
- 24.37%—41.73%
- 41.74%—71.41%

图 243 垂盆草分布概率

244. 委陵菜

委陵菜 *Potentilla chinensis* **Ser.**

通过汇总和分析第四次全国中药资源普查及相关文献查阅的数据,委陵菜分布于北京、天津、河北、山西、内蒙古、辽宁、吉林、黑龙江、江苏、浙江、安徽、福建、江西、山东、河南、湖北、湖南、广东、广西、海南、重庆、四川、贵州、云南、西藏、陕西、甘肃、青海、台湾等地。

委陵菜分布概率较高的区域有北京、天津、河北、山西、内蒙古、辽宁、吉林、黑龙江、江苏、安徽、山东、河南、湖北、四川、贵州、云南、西藏、陕西、甘肃、青海、宁夏等地。委陵菜的分布概率如图244。

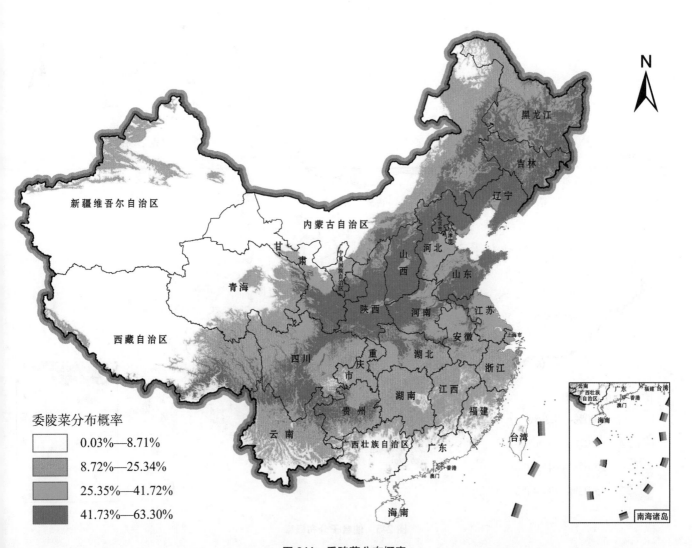

委陵菜分布概率
- 0.03%—8.71%
- 8.72%—25.34%
- 25.35%—41.72%
- 41.73%—63.30%

图 244　委陵菜分布概率

245. 使君子

使君子 *Combretum indicum*（L.）Jongkind

通过汇总和分析第四次全国中药资源普查及相关文献查阅的数据,使君子分布于江苏、安徽、福建、江西、山东、湖南、广东、广西、海南、重庆、四川、贵州、云南、西藏、台湾、香港等地。

使君子分布概率较高的区域有福建、江西、广东、广西、海南、四川、云南、台湾、香港、澳门等地。使君子的分布概率如图245。

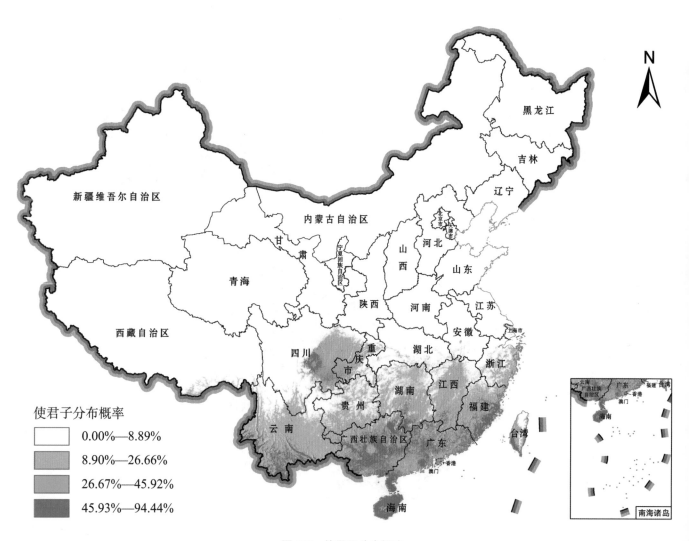

使君子分布概率

□	0.00%—8.89%
	8.90%—26.66%
	26.67%—45.92%
	45.93%—94.44%

图 245　使君子分布概率

246. 柏子仁/侧柏叶

侧柏 *Platycladus orientalis* (L.) Franco

　　通过汇总和分析第四次全国中药资源普查及相关文献查阅的数据,侧柏分布于全国各地。

　　侧柏分布概率较高的区域有北京、天津、河北、山西、辽宁、上海、江苏、浙江、安徽、福建、江西、山东、河南、湖北、湖南、广东、广西、重庆、四川、贵州、云南、陕西、甘肃、宁夏等地。侧柏的分布概率如图246。

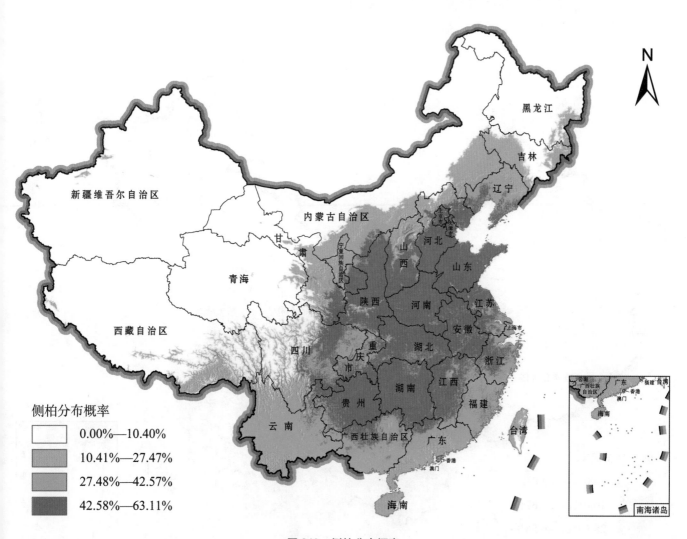

侧柏分布概率

0.00%—10.40%

10.41%—27.47%

27.48%—42.57%

42.58%—63.11%

图 246　侧柏分布概率

247. 佩兰

佩兰 *Eupatorium fortunei Turcz.*

通过汇总和分析第四次全国中药资源普查及相关文献查阅的数据,佩兰分布于河北、山西、辽宁、吉林、上海、江苏、浙江、安徽、福建、江西、山东、河南、湖北、湖南、广西、海南、重庆、四川、贵州、云南、陕西、甘肃、宁夏、台湾等地。

佩兰分布概率较高的区域有江苏、浙江、安徽、江西、山东、河南、湖北、湖南、广东、广西、海南、重庆、四川、贵州、云南、西藏、陕西、台湾等地。佩兰的分布概率如图247。

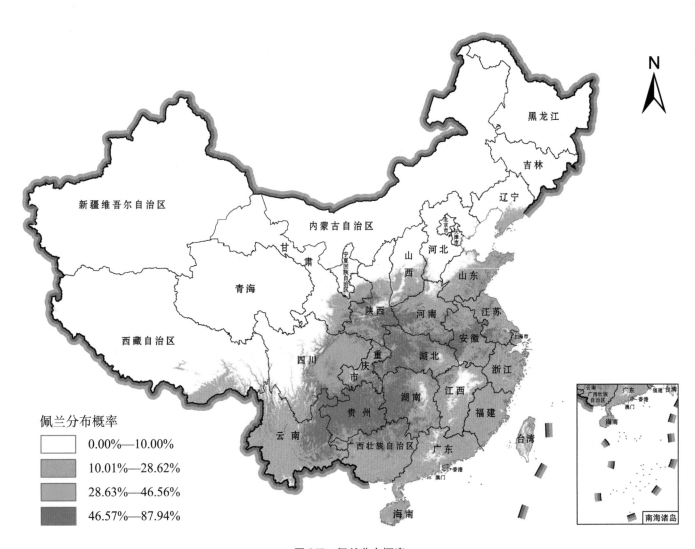

佩兰分布概率

	0.00%—10.00%
	10.01%—28.62%
	28.63%—46.56%
	46.57%—87.94%

图 247 佩兰分布概率

248. 金龙胆草

苦蒿 *Conyza blinii* Levl.

通过汇总和分析第四次全国中药资源普查及相关文献查阅的数据,苦蒿分布于湖南、四川、贵州、云南等地。苦蒿分布概率较高的区域有湖北、海南、重庆、四川、贵州、云南、新疆等地。苦蒿的分布概率如图248。

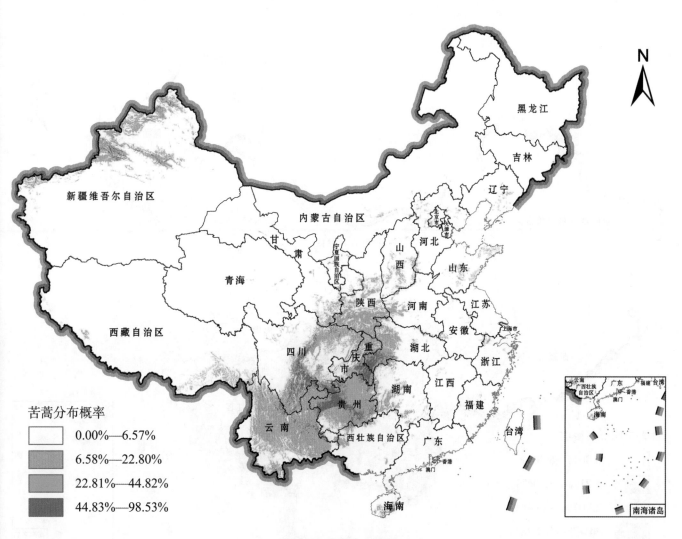

图 248 苦蒿分布概率

249. 金果榄

青牛胆 *Tinospora sagittata*（Oliv.）Gagnep.

通过汇总和分析第四次全国中药资源普查及相关文献查阅的数据,青牛胆分布于上海、江苏、安徽、福建、江西、湖北、湖南、广东、广西、海南、重庆、四川、贵州、云南、西藏、陕西、甘肃、青海等地。

青牛胆分布概率较高的区域有湖北、广东、海南、重庆、四川、贵州等地。青牛胆的分布概率如图 249-1。

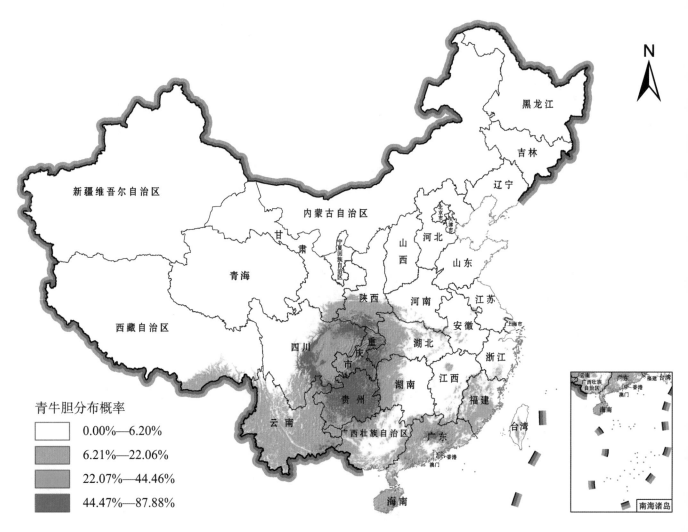

青牛胆分布概率

- 0.00%—6.20%
- 6.21%—22.06%
- 22.07%—44.46%
- 44.47%—87.88%

图 249-1 青牛胆分布概率

金果榄 *Tinospora capillipes* Gagnep.

通过汇总和分析第四次全国中药资源普查及相关文献查阅的数据,金果榄分布于福建、江西、河南、湖北、湖南、广东、广西、海南、四川、贵州、云南、西藏、陕西、香港、澳门等地。

金果榄分布概率较高的区域有湖北、湖南、四川、贵州等地。金果榄的分布概率如图249-2。

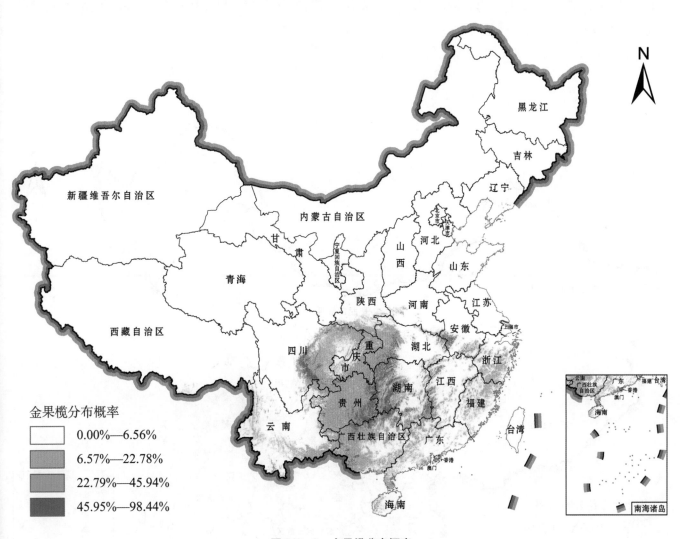

图 249-2 金果榄分布概率

250. 金沸草

条叶旋覆花 *Inula linariifolia* Turcz.

通过汇总和分析第四次全国中药资源普查及相关文献查阅的数据,条叶旋覆花分布于北京、天津、河北、山西、内蒙古、辽宁、吉林、黑龙江、上海、江苏、浙江、安徽、福建、江西、山东、河南、湖北、湖南、广东、海南、陕西、台湾、香港、澳门等地。

条叶旋覆花分布概率较高的区域有安徽等地。条叶旋覆花的分布概率如图 250-1。

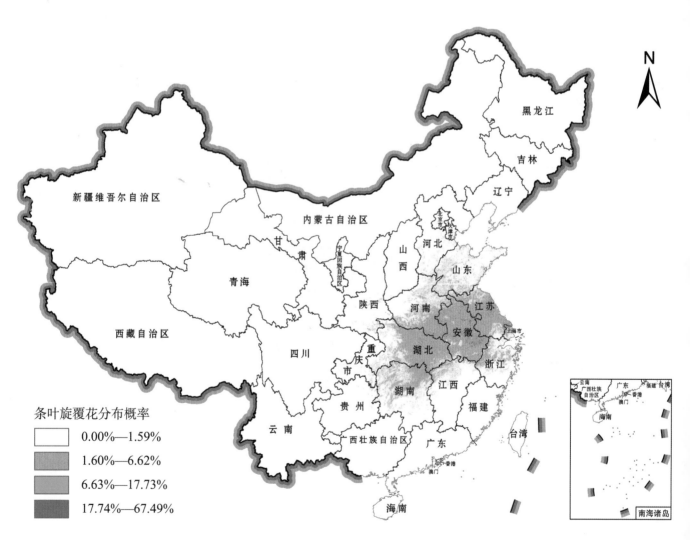

条叶旋覆花分布概率

	0.00%—1.59%
	1.60%—6.62%
	6.63%—17.73%
	17.74%—67.49%

图 250-1 条叶旋覆花分布概率

旋覆花 *Inula japonica* Thunb.

通过汇总和分析第四次全国中药资源普查及相关文献查阅的数据,旋覆花分布于北京、天津、河北、山西、内蒙古、辽宁、吉林、黑龙江、上海、江苏、浙江、安徽、福建、江西、山东、河南、湖北、湖南、广东、广西、海南、四川、贵州、陕西、甘肃、青海、台湾、香港、澳门等地。

旋覆花分布概率较高的区域有北京、天津、河北、山西、内蒙古、辽宁、吉林、黑龙江、上海、江苏、安徽、江西、山东、河南、湖北、湖南、四川、贵州、云南、陕西、甘肃、青海、宁夏等地。旋覆花的分布概率如图250-2。

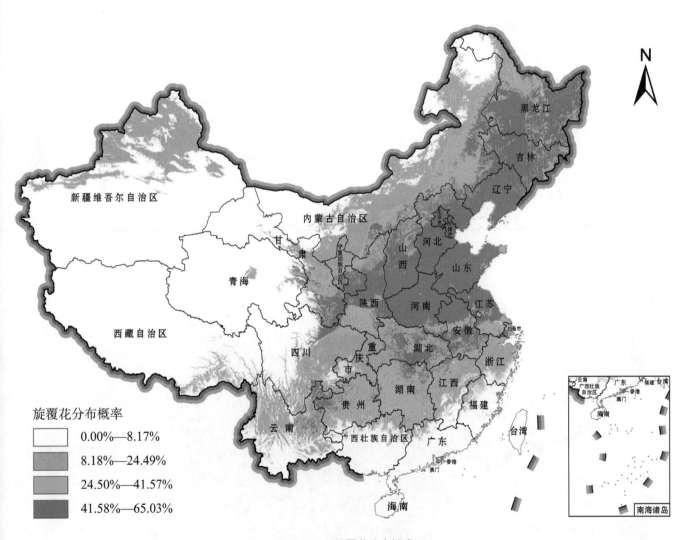

旋覆花分布概率

- 0.00%—8.17%
- 8.18%—24.49%
- 24.50%—41.57%
- 41.58%—65.03%

图 250-2 旋覆花分布概率

251. 金荞麦

金荞麦 *Fagopyrum dibotrys*（D. Don）Hara

通过汇总和分析第四次全国中药资源普查及相关文献查阅的数据，金荞麦分布于河北、山西、内蒙古、上海、江苏、浙江、安徽、福建、江西、山东、河南、湖北、湖南、广东、广西、海南、重庆、四川、贵州、云南、西藏、陕西、甘肃、台湾、香港、澳门等地。

金荞麦分布概率较高的区域有浙江、安徽、福建、江西、湖北、湖南、广东、广西、重庆、四川、贵州、云南、陕西等地。金荞麦的分布概率如图251。

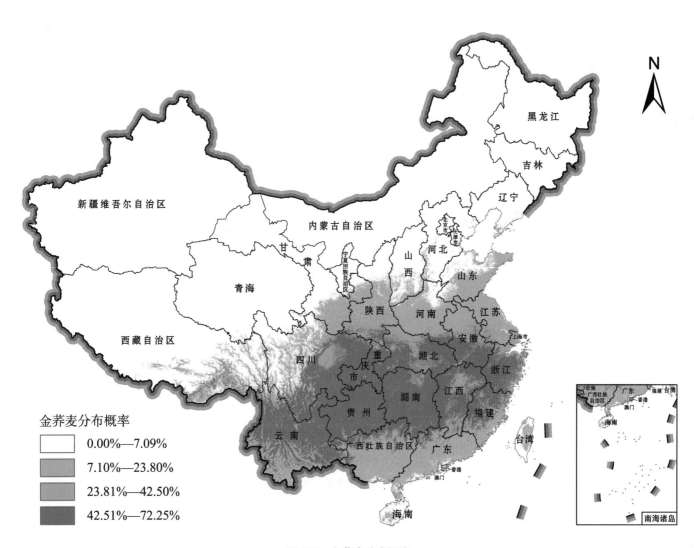

金荞麦分布概率

□	0.00%—7.09%
	7.10%—23.80%
	23.81%—42.50%
	42.51%—72.25%

图 251　金荞麦分布概率

252. 金钱草

过路黄 *Lysimachia christinae* Hance

通过汇总和分析第四次全国中药资源普查及相关文献查阅的数据,过路黄分布于河北、山西、上海、江苏、浙江、安徽、福建、江西、山东、河南、湖北、湖南、广东、广西、海南、重庆、四川、贵州、云南、西藏、陕西、甘肃、青海、台湾等地。

过路黄分布概率较高的区域有浙江、安徽、福建、江西、河南、湖北、湖南、广东、广西、重庆、四川、贵州、云南、西藏、陕西、台湾。过路黄的分布概率如图252。

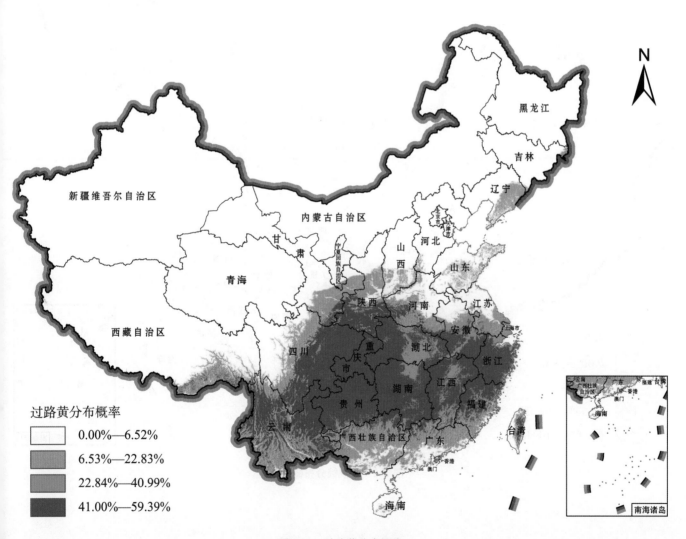

过路黄分布概率

	0.00%—6.52%
	6.53%—22.83%
	22.84%—40.99%
	41.00%—59.39%

图 252　过路黄分布概率

253. 金铁锁

金铁锁 *Psammosilene tunicoides* **W. C. Wu et C. Y. Wu**

通过汇总和分析第四次全国中药资源普查及相关文献查阅的数据,金铁锁分布于四川、贵州、云南、西藏等地。金铁锁分布概率较高的区域有四川、贵州、云南等地。金铁锁的分布概率如图253。

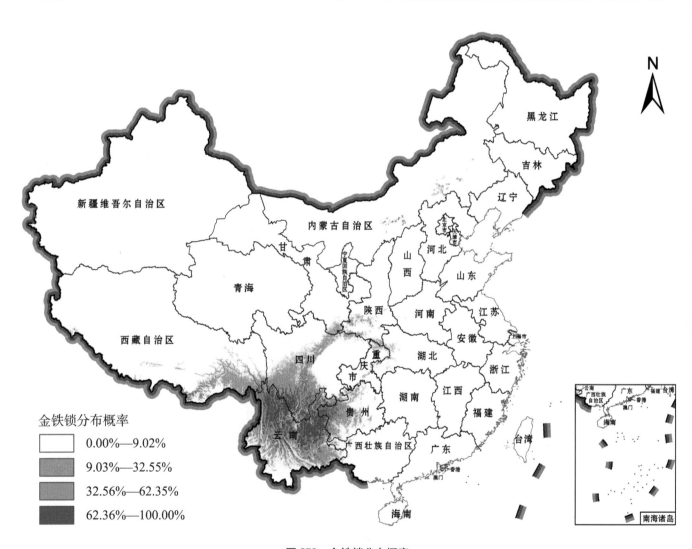

金铁锁分布概率

- 0.00%—9.02%
- 9.03%—32.55%
- 32.56%—62.35%
- 62.36%—100.00%

图 253 金铁锁分布概率

254. 金樱子

金樱子 *Rosa laevigata* Michx.

通过汇总和分析第四次全国中药资源普查及相关文献查阅的数据，金樱子分布于河北、山西、内蒙古、上海、江苏、浙江、安徽、福建、江西、山东、河南、湖北、湖南、广东、广西、海南、重庆、四川、贵州、云南、西藏、陕西、甘肃、宁夏、台湾、香港、澳门等地。

金樱子分布概率较高的区域有江苏、浙江、安徽、福建、江西、河南、湖北、湖南、广东、广西、海南、重庆、四川、贵州、西藏、台湾、香港等地。金樱子的分布概率如图254。

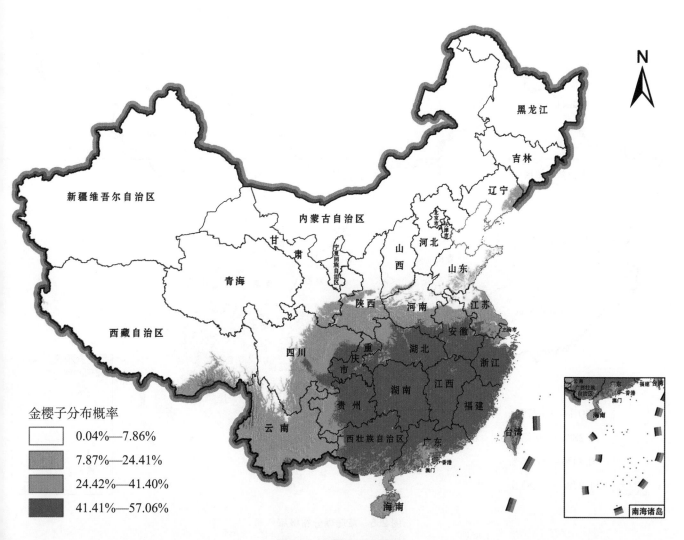

金樱子分布概率

- 0.04%—7.86%
- 7.87%—24.41%
- 24.42%—41.40%
- 41.41%—57.06%

图 254　金樱子分布概率

255. 肿节风

草珊瑚 *Sarcandra glabra*（Thunb.）Nakai

通过汇总和分析第四次全国中药资源普查及相关文献查阅的数据，草珊瑚分布于上海、江苏、浙江、安徽、福建、江西、山东、河南、湖北、湖南、广东、广西、海南、重庆、四川、贵州、云南、西藏、台湾、香港、澳门等地。

草珊瑚分布概率较高的区域有浙江、福建、江西、湖南、广东、广西、海南、重庆、贵州、台湾、香港、澳门等地。草珊瑚的分布概率如图 255。

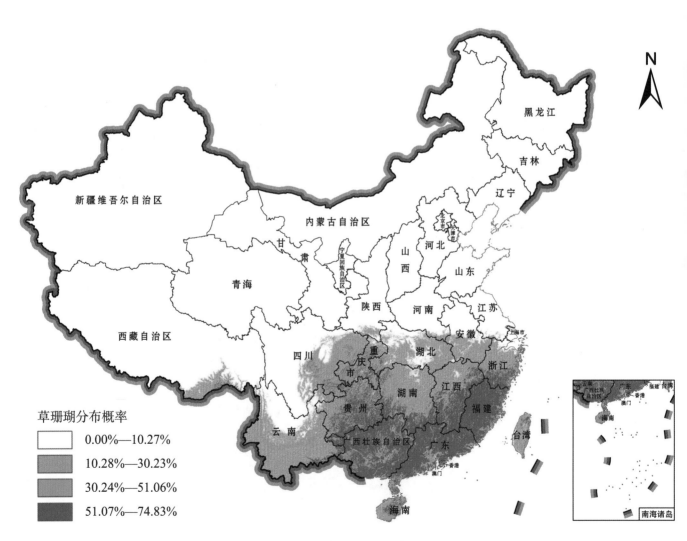

草珊瑚分布概率
- 0.00%—10.27%
- 10.28%—30.23%
- 30.24%—51.06%
- 51.07%—74.83%

图 255　草珊瑚分布概率

256. 鱼腥草

蕺菜 *Houttuynia cordata* **Thunb.**

通过汇总和分析第四次全国中药资源普查及相关文献查阅的数据,蕺菜分布于山西、上海、江苏、浙江、安徽、福建、江西、河南、湖北、湖南、广东、广西、海南、重庆、四川、贵州、云南、西藏、陕西、甘肃、台湾、香港、澳门等地。

蕺菜分布概率较高的区域有上海、江苏、浙江、安徽、福建、江西、河南、湖北、湖南、广东、广西、重庆、四川、贵州、云南、陕西、甘肃等地。蕺菜的分布概率如图256。

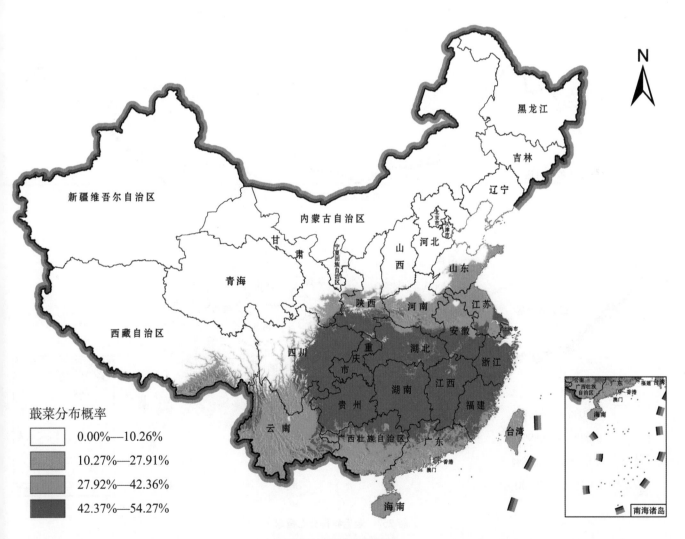

蕺菜分布概率

	0.00%—10.26%
	10.27%—27.91%
	27.92%—42.36%
	42.37%—54.27%

图 256　蕺菜分布概率

257. 狗脊

金毛狗脊 *Cibotium barometz*（L.）J. Sm.

通过汇总和分析第四次全国中药资源普查及相关文献查阅的数据,金毛狗脊分布于河北、浙江、福建、江西、河南、湖北、湖南、广东、广西、海南、重庆、四川、贵州、云南、西藏、陕西、台湾、香港等地。

金毛狗脊分布概率较高的区域有福建、广东、广西、台湾、香港等地。金毛狗脊的分布概率如图257。

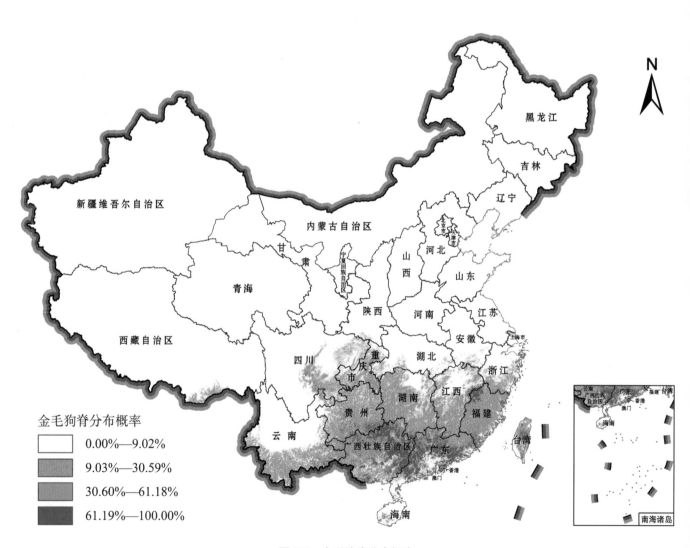

金毛狗脊分布概率
- 0.00%—9.02%
- 9.03%—30.59%
- 30.60%—61.18%
- 61.19%—100.00%

图 257　金毛狗脊分布概率

258. 京大戟

大戟 *Euphorbia pekinensis* Rupr.

通过汇总和分析第四次全国中药资源普查及相关文献查阅的数据,大戟分布于全国各地。

大戟分布概率较高的区域有北京、河北、山西、辽宁、黑龙江、浙江、安徽、江西、山东、河南、湖北、湖南、广东、广西、重庆、四川、贵州、云南、陕西、甘肃、宁夏、新疆等地。大戟的分布概率如图258。

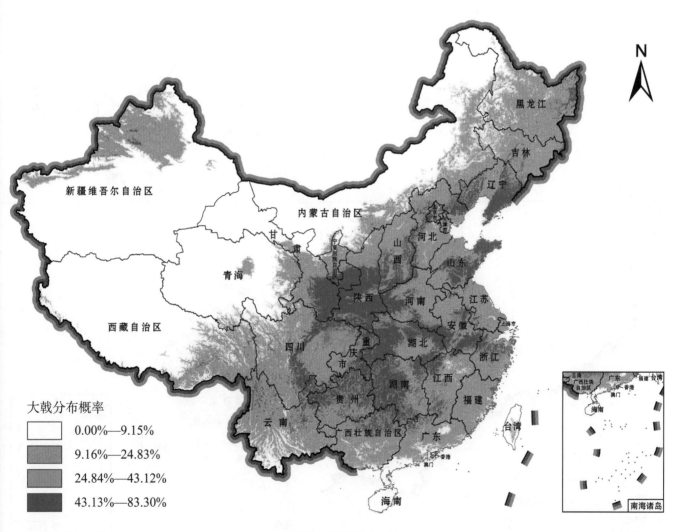

大戟分布概率

0.00%—9.15%

9.16%—24.83%

24.84%—43.12%

43.13%—83.30%

图 258　大戟分布概率

259. 闹羊花

羊踯躅 *Rhododendron molle* (Blume) G. Don

通过汇总和分析第四次全国中药资源普查及相关文献查阅的数据,羊踯躅分布于河北、上海、江苏、浙江、安徽、福建、江西、河南、湖北、湖南、广东、广西、海南、重庆、四川、贵州、云南、西藏、陕西、甘肃、青海、台湾、香港、澳门等地。

羊踯躅分布概率较高的区域有浙江、安徽、江西、湖北、湖南等地。羊踯躅的分布概率如图 259。

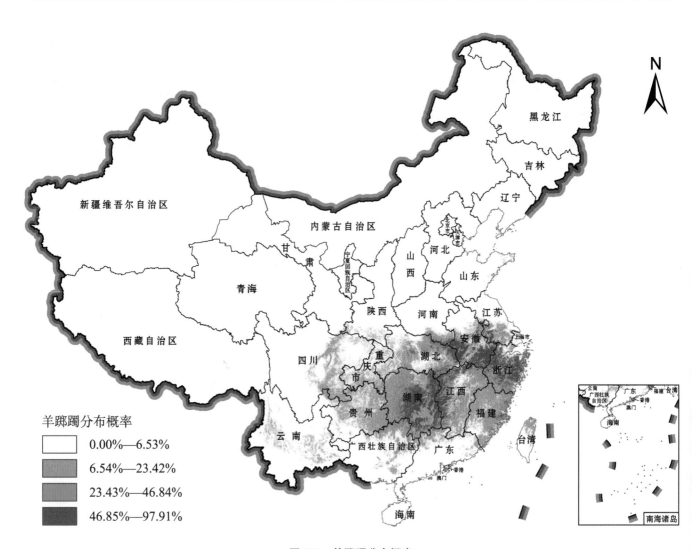

羊踯躅分布概率

- 0.00%—6.53%
- 6.54%—23.42%
- 23.43%—46.84%
- 46.85%—97.91%

图 259 羊踯躅分布概率

260. 卷柏

卷柏 *Selaginella tamariscina*（P. Beauv.）Spring

通过汇总和分析第四次全国中药资源普查及相关文献查阅的数据,卷柏分布于全国大部分省区。

卷柏分布概率较高的区域有北京、河北、辽宁、浙江、安徽、福建、江西、山东、河南、湖南、重庆、四川、贵州、陕西等地。卷柏的分布概率如图 260-1。

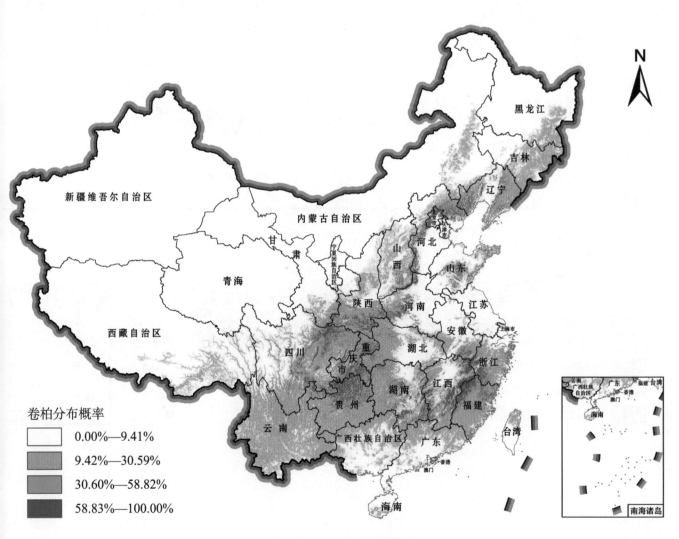

卷柏分布概率

	0.00%—9.41%
	9.42%—30.59%
	30.60%—58.82%
	58.83%—100.00%

图 260-1 卷柏分布概率

垫状卷柏 *Selaginella pulvinata*（Hook. et Grev.）Maxim.

通过汇总和分析第四次全国中药资源普查及相关文献查阅的数据,垫状卷柏分布于全国各地。

垫状卷柏分布概率较高的区域有北京、河北、福建、四川、云南、西藏等地。垫状卷柏的分布概率如图 260-2。

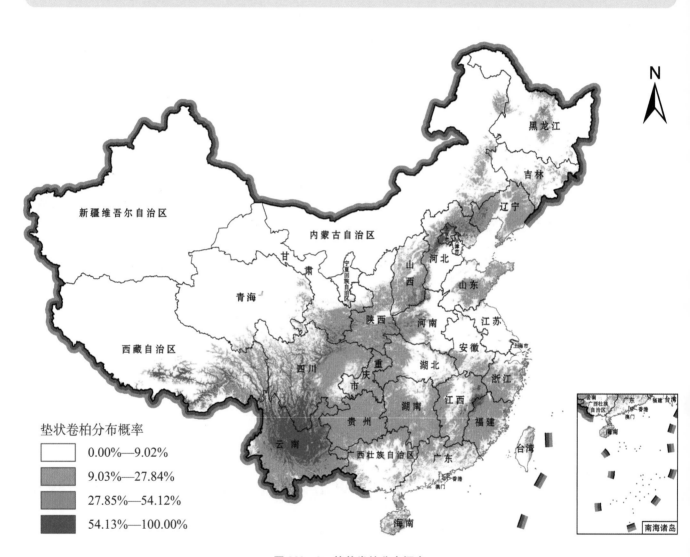

垫状卷柏分布概率

- 0.00%—9.02%
- 9.03%—27.84%
- 27.85%—54.12%
- 54.13%—100.00%

图 260-2　垫状卷柏分布概率

261. 松花粉/油松节

油松 *Pinus tabuliformis* Carrière

通过汇总和分析第四次全国中药资源普查及相关文献查阅的数据,油松分布于北京、天津、河北、山西、内蒙古、辽宁、吉林、黑龙江、江苏、山东、河南、四川、陕西、甘肃、青海、宁夏、新疆等地。

油松分布概率较高的区域有北京、天津、河北、山西、内蒙古、辽宁、吉林、山东、河南、湖北、重庆、四川、陕西、甘肃、宁夏、新疆等地。油松的分布概率如图261-1。

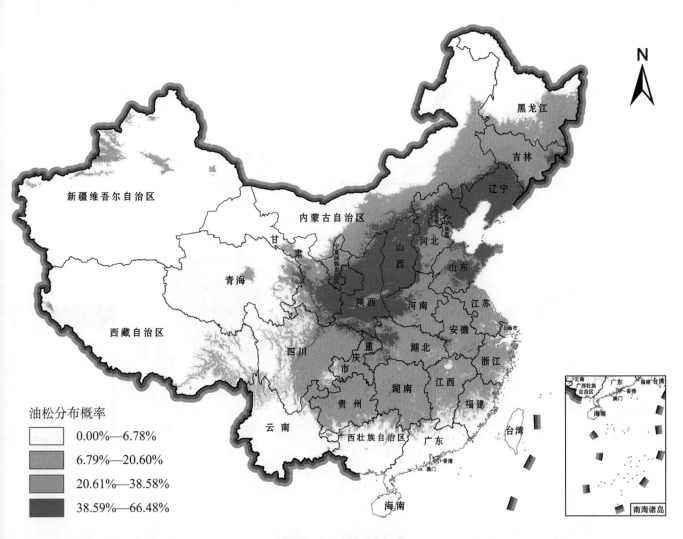

图 261-1 油松分布概率

马尾松 *Pinus massoniana* Lamb.

通过汇总和分析第四次全国中药资源普查及相关文献查阅的数据，马尾松分布于上海、江苏、浙江、安徽、福建、江西、山东、河南、河北、湖北、湖南、广东、广西、重庆、四川、贵州、云南、西藏、陕西、台湾等地。

马尾松分布概率较高的区域有浙江、安徽、福建、江西、湖南、广东、广西、重庆、四川、贵州、陕西、台湾、香港、澳门等地。马尾松的分布概率如图261-2。

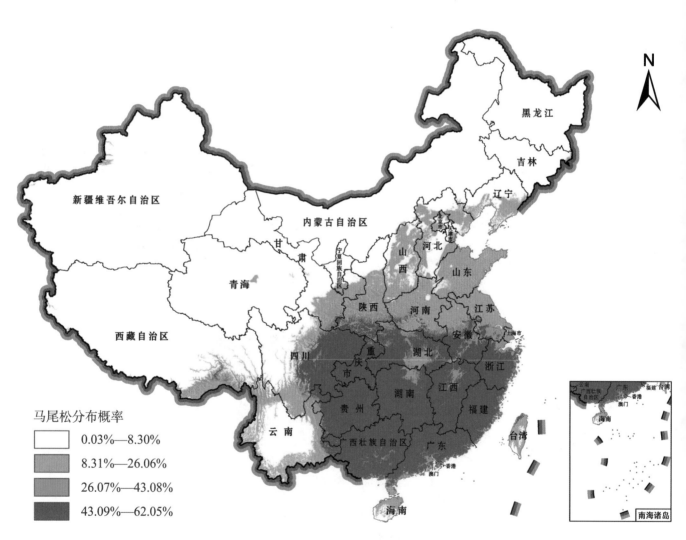

马尾松分布概率

- 0.03%—8.30%
- 8.31%—26.06%
- 26.07%—43.08%
- 43.09%—62.05%

图 261‐2　马尾松分布概率

262. 泽兰

毛叶地瓜儿苗 *Lycopus lucidus* var. *hirtus* Regel

通过汇总和分析第四次全国中药资源普查及相关文献查阅的数据,毛叶地瓜儿苗分布于北京、天津、河北、山西、内蒙古、辽宁、吉林、黑龙江、上海、江苏、浙江、安徽、福建、江西、山东、河南、湖北、湖南、广东、广西、海南、重庆、四川、贵州、云南、西藏、陕西、甘肃、新疆、台湾、香港、澳门等地。

毛叶地瓜儿苗分布概率较高的区域有河北、山西、辽宁、吉林、黑龙江、上海、江苏、浙江、安徽、江西、山东、河南、湖北、湖南、重庆、四川、贵州、陕西等地。毛叶地瓜儿苗的分布概率如图262。

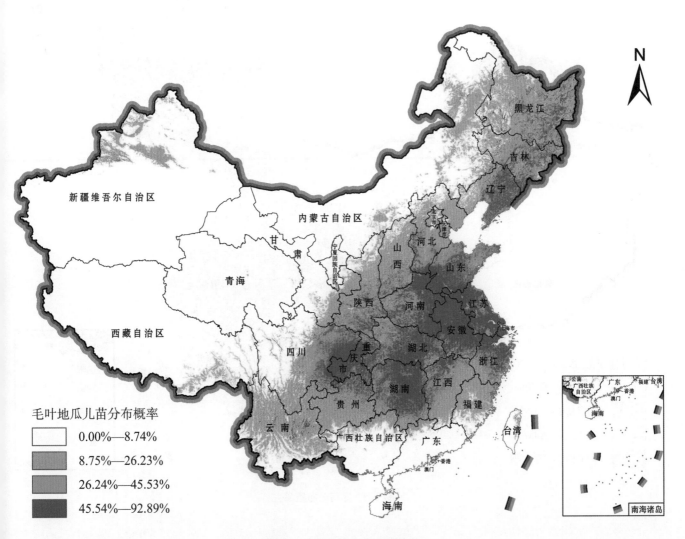

毛叶地瓜儿苗分布概率
- 0.00%—8.74%
- 8.75%—26.23%
- 26.24%—45.53%
- 45.54%—92.89%

图262 毛叶地瓜儿苗分布概率

263. 泽泻

泽泻 *Alisma plantago-aquatica* L.

通过汇总和分析第四次全国中药资源普查及相关文献查阅的数据,泽泻分布于全国各地。

泽泻分布概率较高的区域有北京、天津、河北、山西、内蒙古、辽宁、吉林、黑龙江、山东、河南、四川、贵州、云南、陕西、甘肃等地。泽泻的分布概率如图263。

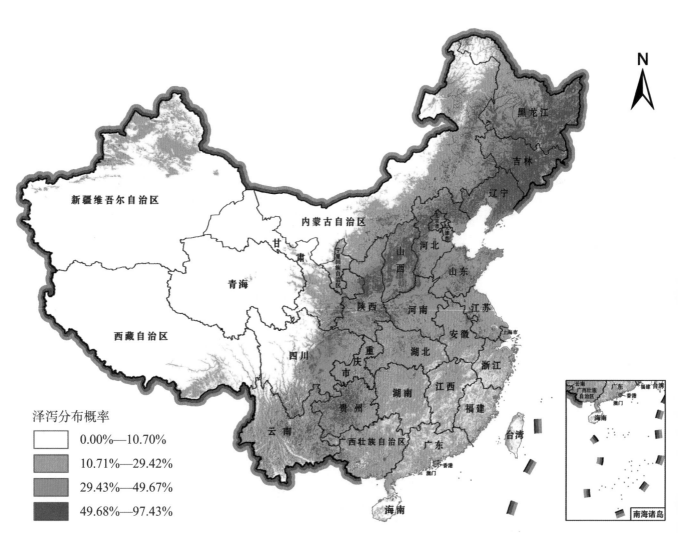

图 263 泽泻分布概率

264. 降香

降香檀 *Dalbergia odorifera* T. Chen

通过汇总和分析第四次全国中药资源普查及相关文献查阅的数据,降香檀分布于福建、湖南、广东、广西、海南、云南等地。

降香檀分布概率较高的区域有福建、广东、广西、海南、香港等地。降香檀的分布概率如图264。

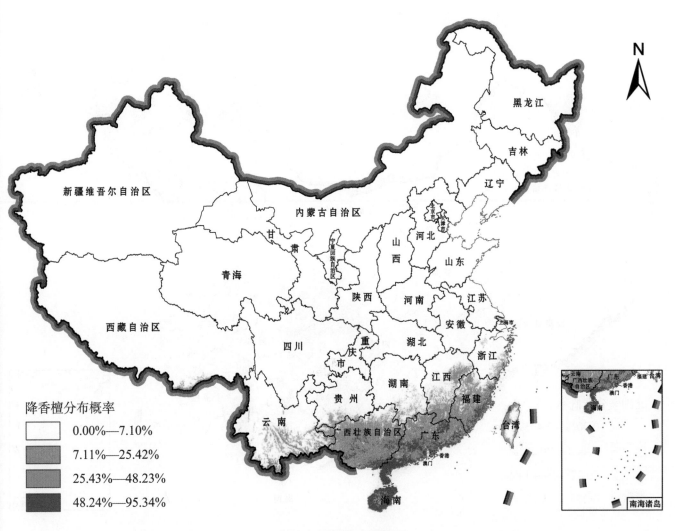

降香檀分布概率

- 0.00%—7.10%
- 7.11%—25.42%
- 25.43%—48.23%
- 48.24%—95.34%

图 264　降香檀分布概率

265. 细辛

北细辛 *Asarum heterotropoides* Fr. Schmidt var. *mandshuricum*（Maxim.）Kitag.

通过汇总和分析第四次全国中药资源普查及相关文献查阅的数据，北细辛分布于河北、山西、内蒙古、辽宁、吉林、黑龙江、福建、江西、河南、湖南、重庆、四川、云南、陕西、甘肃等地。

北细辛分布概率较高的区域有辽宁、吉林、陕西、甘肃等地。北细辛的分布概率如图 265 - 1。

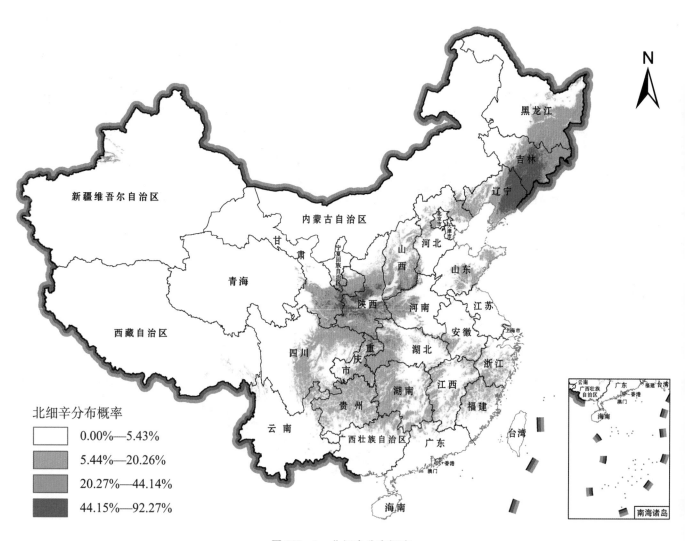

北细辛分布概率

☐	0.00%—5.43%
▨	5.44%—20.26%
▩	20.27%—44.14%
■	44.15%—92.27%

图 265 - 1 北细辛分布概率

汉城细辛 *Asarum sieboldii* Miq. var. *seoulense* Nakai

通过汇总和分析第四次全国中药资源普查及相关文献查阅的数据,汉城细辛分布于辽宁、吉林、浙江、安徽、江西、山东、河南、湖北、湖南、四川、云南、陕西等地。

汉城细辛分布概率较高的区域有辽宁、吉林等地。汉城细辛的分布概率如图 265 - 2。

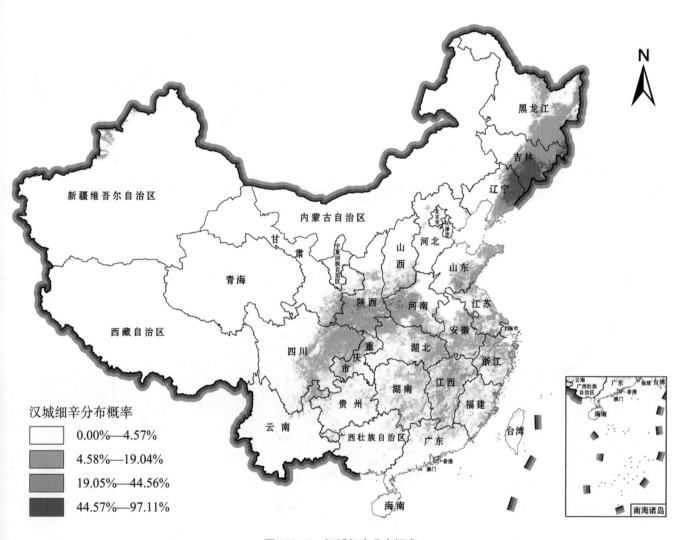

汉城细辛分布概率

- 0.00%—4.57%
- 4.58%—19.04%
- 19.05%—44.56%
- 44.57%—97.11%

图 265 - 2 汉城细辛分布概率

华细辛 *Asarum sieboldii* Miq.

通过汇总和分析第四次全国中药资源普查及相关文献查阅的数据,华细辛分布于辽宁、浙江、安徽、福建、江西、山东、河南、湖北、湖南、海南、重庆、四川、云南、陕西、甘肃等地。

华细辛分布概率较高的区域有安徽、江西、湖北、湖南、重庆、四川、陕西等地。华细辛的分布概率如图 265 - 3。

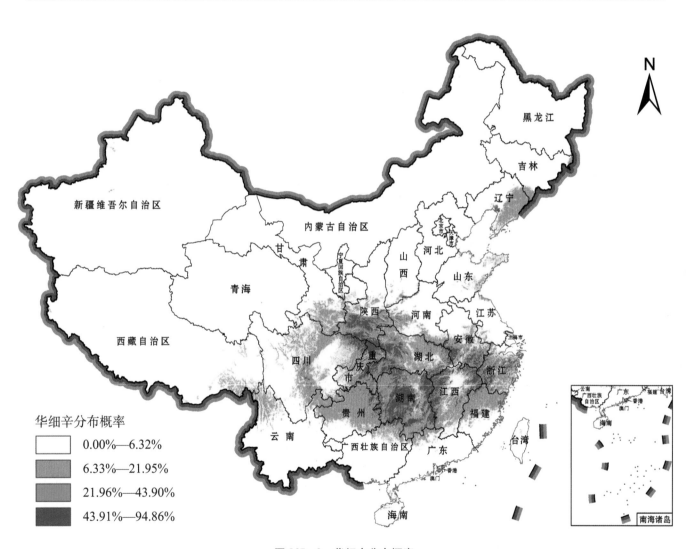

华细辛分布概率

☐	0.00%—6.32%
▨	6.33%—21.95%
▨	21.96%—43.90%
■	43.91%—94.86%

图 265 - 3　华细辛分布概率

266. 贯叶金丝桃

贯叶金丝桃 *Hypericum perforatum* L.

通过汇总和分析第四次全国中药资源普查及相关文献查阅的数据,贯叶金丝桃分布于河北、山西、内蒙古、江苏、安徽、江西、山东、河南、湖北、湖南、重庆、四川、贵州、陕西、甘肃、青海、新疆等地。

贯叶金丝桃分布概率较高的区域有河南、湖北、重庆、四川、贵州、云南、陕西、甘肃、新疆等地。贯叶金丝桃的分布概率如图266。

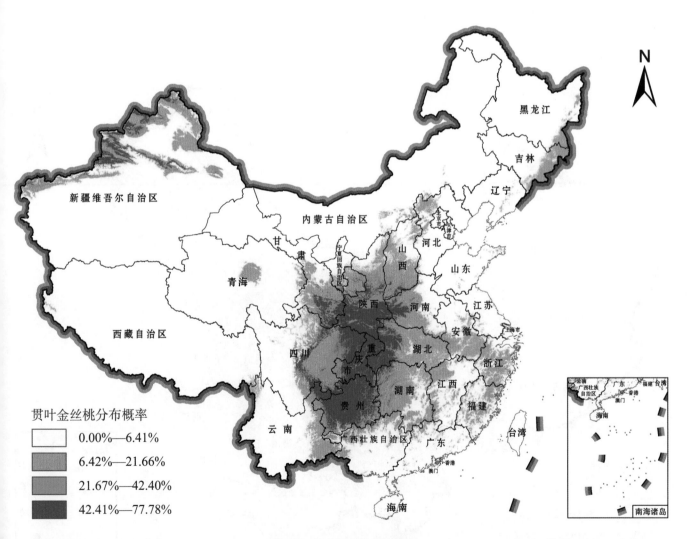

贯叶金丝桃分布概率

- 0.00%—6.41%
- 6.42%—21.66%
- 21.67%—42.40%
- 42.41%—77.78%

图 266 贯叶金丝桃分布概率

九画

267. 荆芥/荆芥穗

荆芥 *Nepeta cataria* L.

通过汇总和分析第四次全国中药资源普查及相关文献查阅的数据,荆芥分布于北京、天津、河北、山西、内蒙古、辽宁、吉林、黑龙江、江苏、浙江、安徽、福建、江西、山东、河南、湖北、湖南、广西、四川、贵州、云南、西藏、陕西、甘肃、青海、宁夏、新疆、台湾等地。

荆芥分布概率较高的区域有北京、河北、山西、安徽、山东、河南、湖北、陕西等地。荆芥的分布概率如图267。

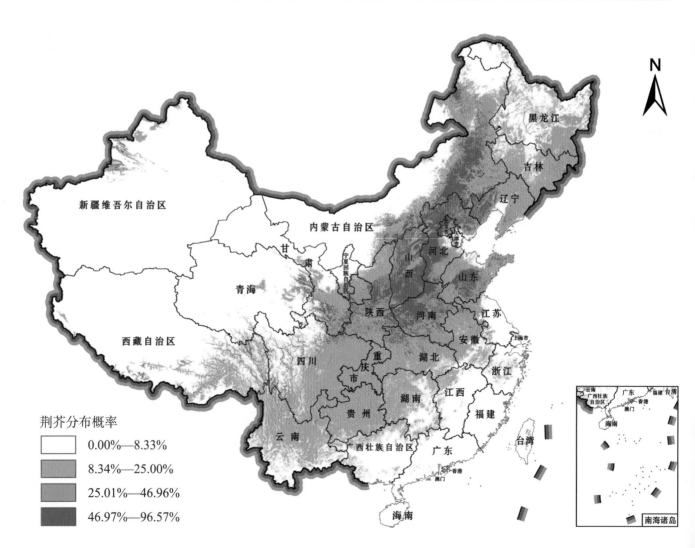

荆芥分布概率

- 0.00%—8.33%
- 8.34%—25.00%
- 25.01%—46.96%
- 46.97%—96.57%

图 267　荆芥分布概率

268. 茜草

茜草 *Rubia cordifolia* L.

通过汇总和分析第四次全国中药资源普查及相关文献查阅的数据,茜草分布于全国各地。

茜草分布概率较高的区域有北京、天津、河北、山西、内蒙古、辽宁、吉林、黑龙江、上海、江苏、浙江、安徽、福建、江西、山东、河南、湖北、湖南、广东、广西、重庆、四川、贵州、云南、西藏、陕西、甘肃、宁夏等地。茜草的分布概率如图 268。

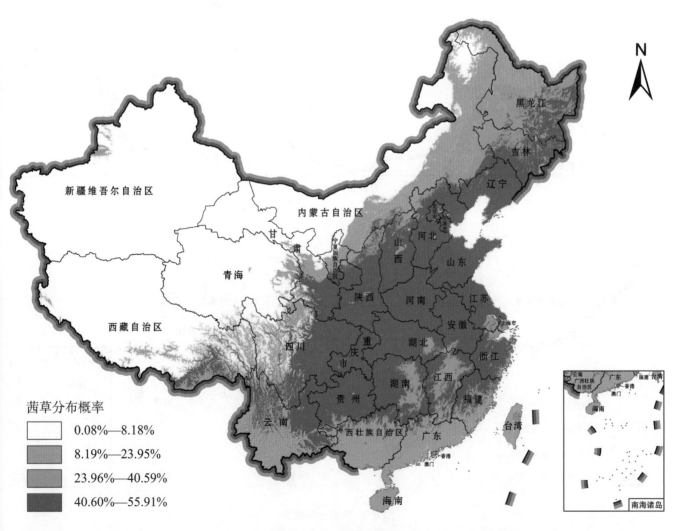

茜草分布概率

	0.08%—8.18%
	8.19%—23.95%
	23.96%—40.59%
	40.60%—55.91%

图 268　茜草分布概率

269. 荜茇

荜茇 *Piper longum* L.

通过汇总和分析第四次全国中药资源普查及相关文献查阅的数据,荜茇分布于福建、河南、湖南、广东、广西、海南、云南等地。

荜茇分布概率较高的区域有云南等地。荜茇的分布概率如图 269。

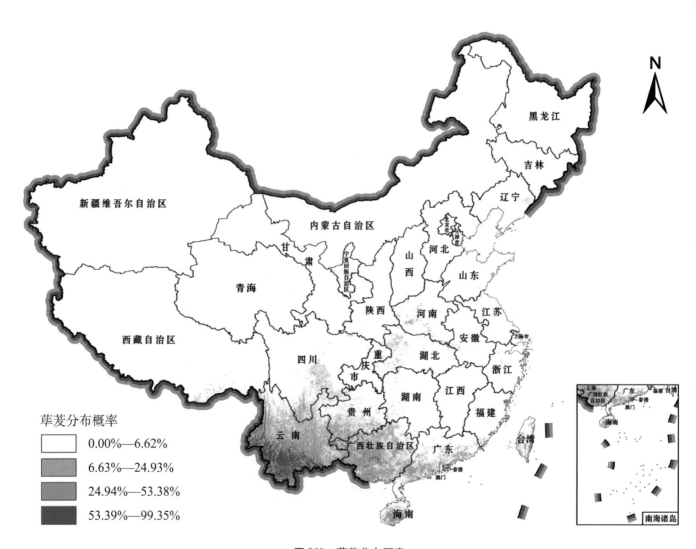

荜茇分布概率

- 0.00%—6.62%
- 6.63%—24.93%
- 24.94%—53.38%
- 53.39%—99.35%

图 269 荜茇分布概率

270. 荜澄茄

山鸡椒 *Litsea cubeba*（Lour.）Pers.

通过汇总和分析第四次全国中药资源普查及相关文献查阅的数据,山鸡椒分布于上海、江苏、浙江、安徽、福建、江西、河南、湖北、湖南、广东、广西、海南、重庆、四川、贵州、云南、西藏、陕西、台湾、香港、澳门等地。

山鸡椒分布概率较高的区域有浙江、安徽、福建、江西、湖北、湖南、广东、广西、海南、重庆、贵州、云南、西藏、台湾、香港、澳门等地。山鸡椒的分布概率如图270。

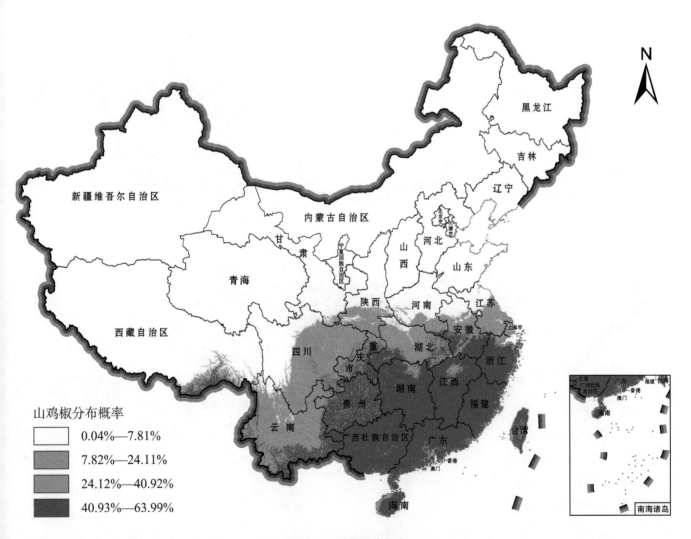

山鸡椒分布概率

- 0.04%—7.81%
- 7.82%—24.11%
- 24.12%—40.92%
- 40.93%—63.99%

图 270　山鸡椒分布概率

271. 草乌/草乌叶

北乌头 *Aconitum kusnezoffii* Rehder

通过汇总和分析第四次全国中药资源普查及相关文献查阅的数据,北乌头分布于北京、河北、山西、内蒙古、辽宁、吉林、黑龙江、山东、河南、湖北、湖南、四川、云南、陕西、甘肃等地。

北乌头分布概率较高的区域有北京、河北、山西、内蒙古、辽宁、吉林、黑龙江、河南、陕西等地。北乌头的分布概率如图271。

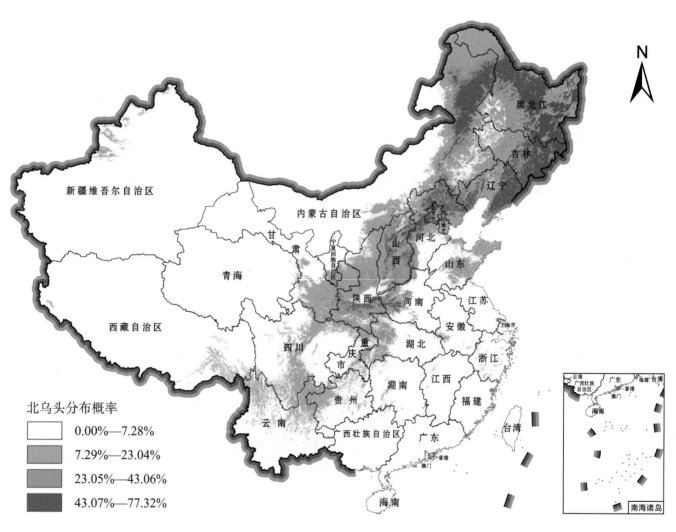

北乌头分布概率

□	0.00%—7.28%
▨	7.29%—23.04%
▩	23.05%—43.06%
■	43.07%—77.32%

图 271　北乌头分布概率

272. 草豆蔻

草豆蔻 *Alpinia katsumadai* Hayata

通过汇总和分析第四次全国中药资源普查及相关文献查阅的数据,草豆蔻分布于河北、福建、湖南、广东、广西、海南、云南、台湾等地。

草豆蔻分布概率较高的区域有广东、广西、海南、台湾、香港、澳门等地。草豆蔻的分布概率如图272。

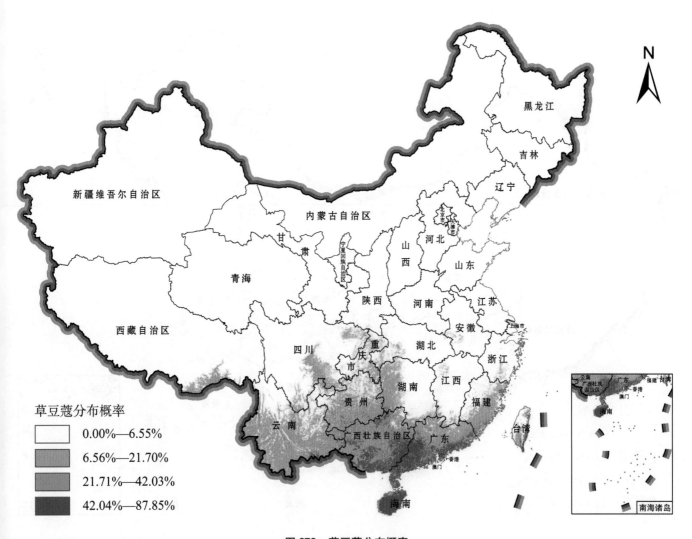

草豆蔻分布概率
- 0.00%—6.55%
- 6.56%—21.70%
- 21.71%—42.03%
- 42.04%—87.85%

图 272 草豆蔻分布概率

273. 草果

草果 *Amomum tsao-ko* Crevost et Lemaire

通过汇总和分析第四次全国中药资源普查及相关文献查阅的数据,草果分布于河北、广东、广西、四川、贵州、云南等地。

草果分布概率较高的区域有广西、贵州、云南等地。草果的分布概率如图273。

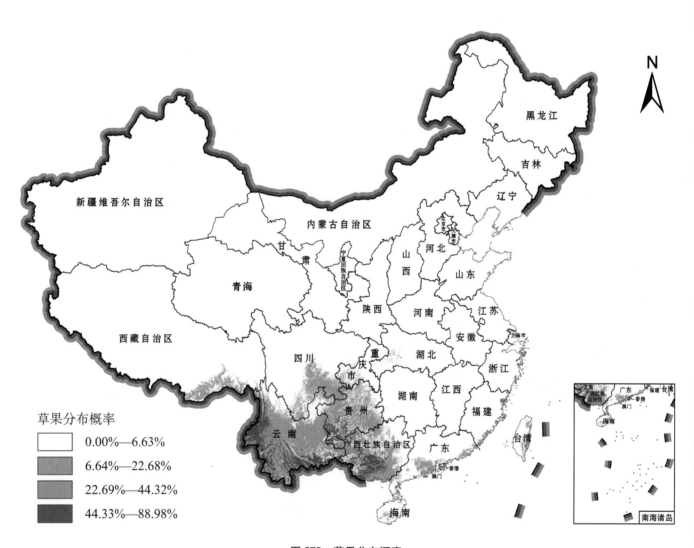

草果分布概率

□	0.00%—6.63%
	6.64%—22.68%
	22.69%—44.32%
■	44.33%—88.98%

图 273 草果分布概率

274. 茵陈

滨蒿 *Artemisia scoparia* **Waldst. et Kit**

通过汇总和分析第四次全国中药资源普查及相关文献查阅的数据,滨蒿分布于全国各地。

滨蒿分布概率较高的区域有北京、河北、山西、内蒙古、辽宁、吉林、山东、湖南、新疆等地。滨蒿的分布概率如图 274-1。

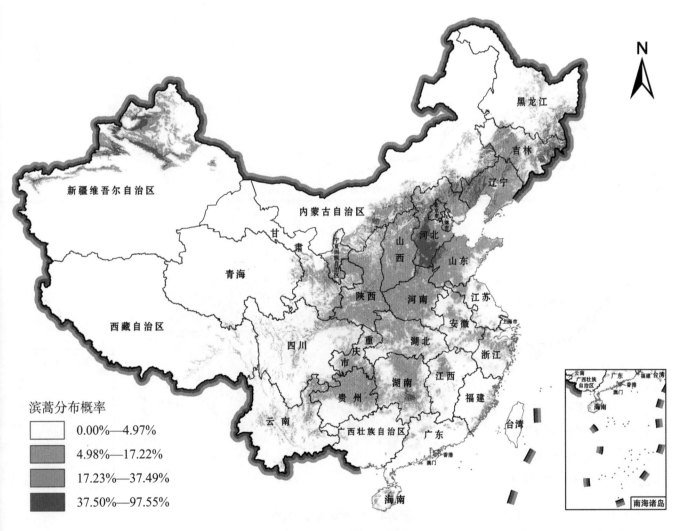

滨蒿分布概率

- 0.00%—4.97%
- 4.98%—17.22%
- 17.23%—37.49%
- 37.50%—97.55%

图 274-1 滨蒿分布概率

茵陈蒿 *Artemisia capillaris* **Thunb.**

通过汇总和分析第四次全国中药资源普查及相关文献查阅的数据,茵陈蒿分布于河北、山西、辽宁、吉林、黑龙江、上海、江苏、浙江、安徽、福建、江西、山东、河南、湖北、湖南、广东、广西、海南、四川、贵州、陕西、甘肃、宁夏、新疆、台湾、香港、澳门等地。

茵陈蒿分布概率较高的区域有北京、天津、河北、山西、内蒙古、辽宁、吉林、黑龙江、江苏、浙江、安徽、江西、山东、河南、湖北、湖南、四川、贵州、陕西、甘肃、宁夏、新疆等地。茵陈蒿的分布概率如图274-2。

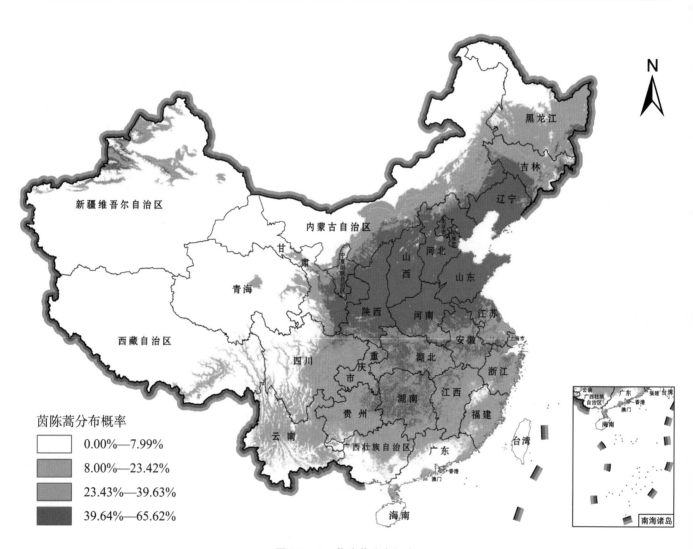

茵陈蒿分布概率

	0.00%—7.99%
	8.00%—23.42%
	23.43%—39.63%
	39.64%—65.62%

图274-2　茵陈蒿分布概率

275. 茯苓/茯苓皮

茯苓 *Poria cocos*（Schw.）Wolf

通过汇总和分析第四次全国中药资源普查及相关文献查阅的数据,茯苓分布于全国大部分省区。

茯苓分布概率较高的区域有安徽、福建、江西、湖北、湖南、云南等地。茯苓的分布概率如图 275。

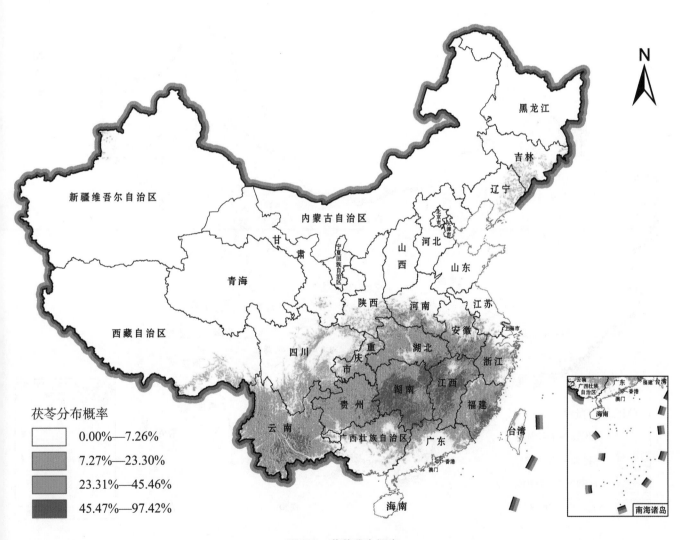

图 275　茯苓分布概率

276. 胡芦巴

胡芦巴 *Trigonella foenum-graecum* **L.**

通过汇总和分析第四次全国中药资源普查及相关文献查阅的数据,胡芦巴分布于全国各地。

胡芦巴分布概率较高的区域有山西、内蒙古、四川、陕西、甘肃、青海、宁夏。胡芦巴的分布概率如图276。

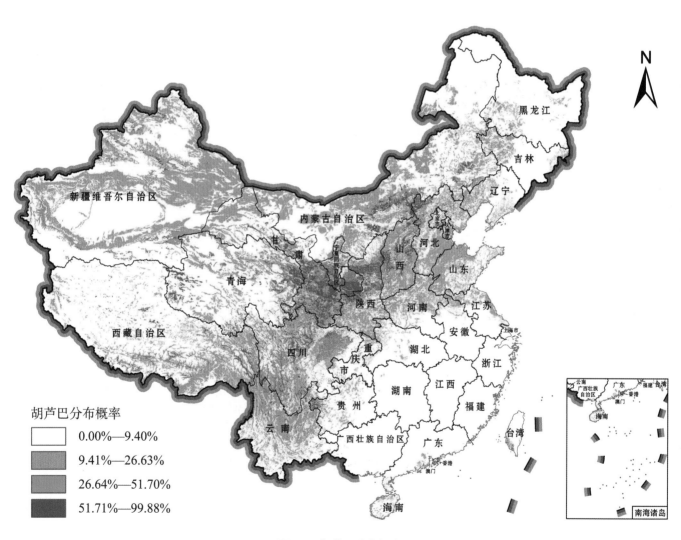

胡芦巴分布概率

	0.00%—9.40%
	9.41%—26.63%
	26.64%—51.70%
	51.71%—99.88%

图 276　胡芦巴分布概率

277. 胡黄连

胡黄连 *Picrorhiza scrophulariiflora* Pennell

通过汇总和分析第四次全国中药资源普查及相关文献查阅的数据,胡黄连分布于湖南、四川、云南、西藏、甘肃等地。

胡黄连分布概率较高的区域有四川、云南、西藏、甘肃、台湾等地。胡黄连的分布概率如图277。

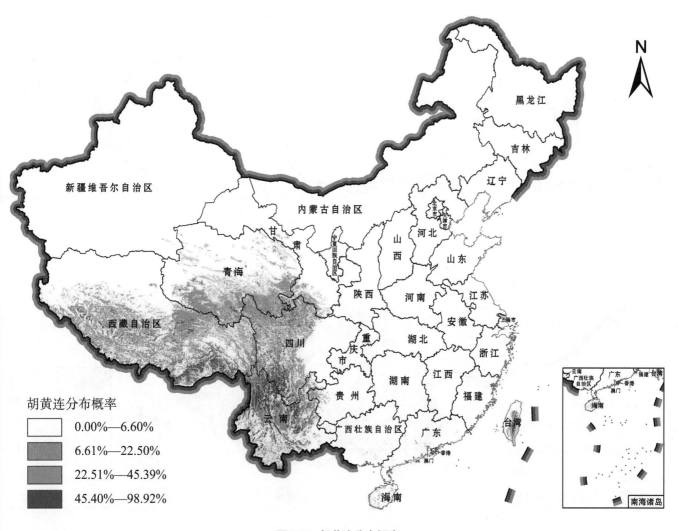

胡黄连分布概率

- 0.00%—6.60%
- 6.61%—22.50%
- 22.51%—45.39%
- 45.40%—98.92%

图 277　胡黄连分布概率

278. 胡椒

胡椒 *Piper nigrum* L.

通过汇总和分析第四次全国中药资源普查及相关文献查阅的数据,胡椒分布于山西、福建、湖南、广东、广西、海南、四川、云南、陕西、台湾等地。

胡椒分布概率较高的区域有福建、江西、广东、广西、海南、云南、台湾等地。胡椒的分布概率如图 278。

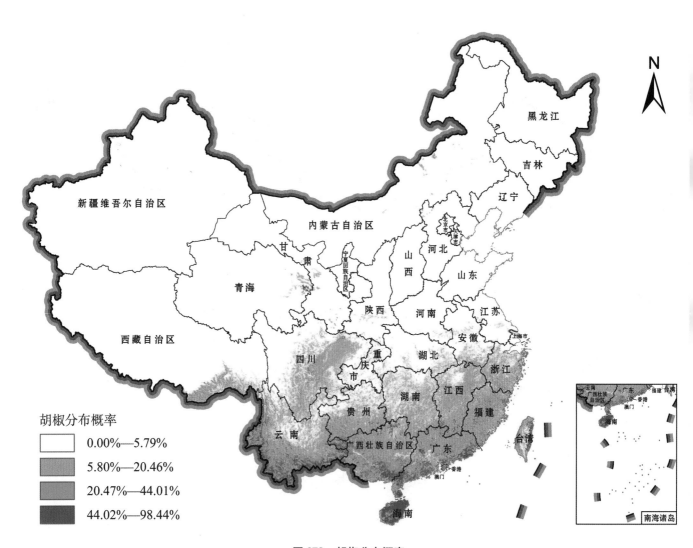

胡椒分布概率

	0.00%—5.79%
	5.80%—20.46%
	20.47%—44.01%
	44.02%—98.44%

图 278 胡椒分布概率

279. 荔枝核

荔枝 *Litchi chinensis* **Sonn.**

通过汇总和分析第四次全国中药资源普查及相关文献查阅的数据,荔枝分布于上海、江苏、浙江、安徽、福建、江西、湖南、广东、广西、海南、重庆、四川、贵州、云南、西藏、台湾、香港、澳门等地。

荔枝分布概率较高的区域有福建、广东、广西、海南等地。荔枝的分布概率如图279。

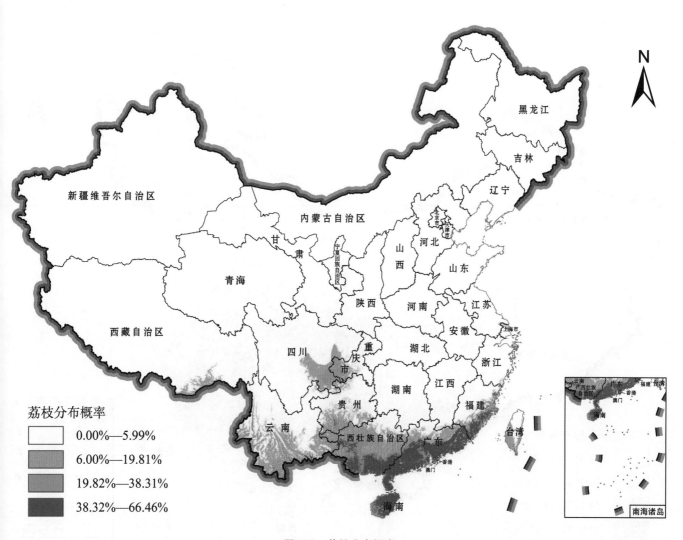

荔枝分布概率

0.00%—5.99%

6.00%—19.81%

19.82%—38.31%

38.32%—66.46%

图 279 荔枝分布概率

280. 南五味子

华中五味子 *Schisandra sphenanthera* Rehder et E. H. Wilson

　　通过汇总和分析第四次全国中药资源普查及相关文献查阅的数据,华中五味子分布于山西、江苏、浙江、安徽、福建、江西、山东、河南、湖北、湖南、广东、广西、重庆、四川、贵州、云南、西藏、陕西、甘肃等地。

　　华中五味子分布概率较高的区域有浙江、安徽、福建、江西、河南、湖北、湖南、广西、重庆、四川、贵州、云南、陕西、甘肃等地。华中五味子的分布概率如图280。

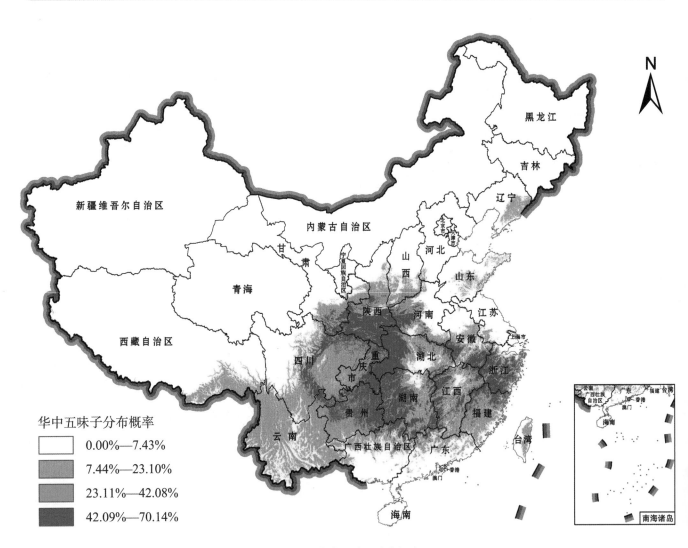

华中五味子分布概率

	0.00%—7.43%
	7.44%—23.10%
	23.11%—42.08%
	42.09%—70.14%

图 280　华中五味子分布概率

281. 南沙参

轮叶沙参 *Adenophora tetraphylla* (Thunb.) Fisch.

通过汇总和分析第四次全国中药资源普查及相关文献查阅的数据,轮叶沙参分布于北京、天津、河北、山西、内蒙古、辽宁、吉林、黑龙江、上海、江苏、浙江、安徽、福建、江西、山东、河南、湖北、湖南、广东、广西、海南、重庆、四川、贵州、云南、西藏、陕西、甘肃、台湾、香港、澳门等地。

轮叶沙参分布概率较高的区域有北京、河北、内蒙古、辽宁、吉林、黑龙江、陕西、贵州等地。轮叶沙参的分布概率如图 281 - 1。

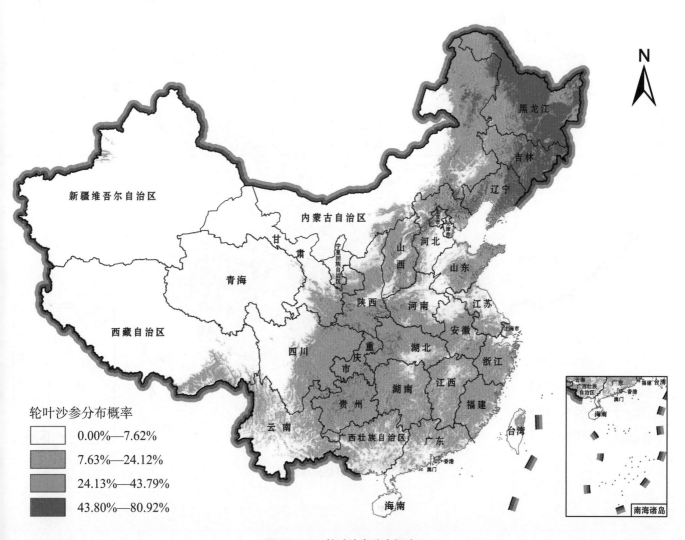

轮叶沙参分布概率

- 0.00%—7.62%
- 7.63%—24.12%
- 24.13%—43.79%
- 43.80%—80.92%

图 281 - 1 轮叶沙参分布概率

沙参 *Adenophora stricta* Miq.

通过汇总和分析第四次全国中药资源普查及相关文献查阅的数据,沙参分布于北京、天津、河北、山西、内蒙古、辽宁、吉林、黑龙江、上海、江苏、浙江、安徽、福建、江西、山东、河南、湖北、湖南、广西、海南、四川、贵州、西藏、陕西、甘肃、宁夏、台湾等地。

沙参分布概率较高的区域有北京、河北、山西、辽宁、江苏、浙江、安徽、江西、山东、河南、湖北、湖南、重庆、四川、贵州、云南、陕西、甘肃、宁夏等地。沙参的分布概率如图281-2。

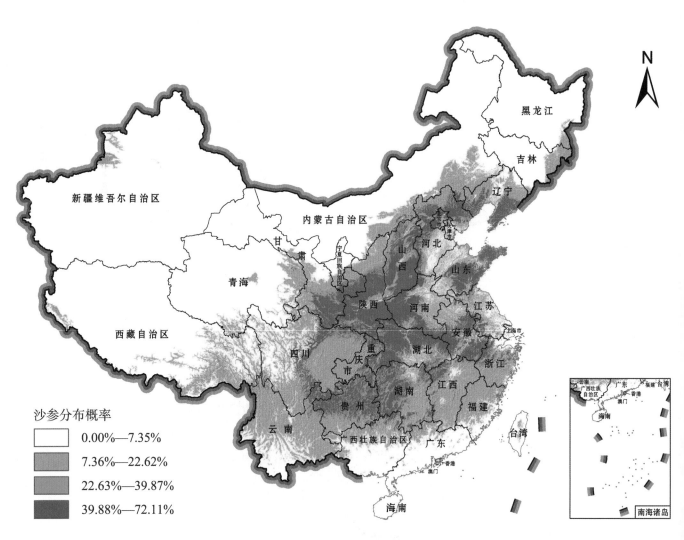

沙参分布概率

0.00%—7.35%
7.36%—22.62%
22.63%—39.87%
39.88%—72.11%

图281-2 沙参分布概率

282. 南鹤虱

野胡萝卜 *Daucus carota* **L.**

通过汇总和分析第四次全国中药资源普查及相关文献查阅的数据,野胡萝卜分布于全国各地。

野胡萝卜分布概率较高的区域有山西、上海、江苏、浙江、安徽、江西、山东、河南、湖北、湖南、重庆、四川、贵州、云南、陕西、甘肃、新疆等地。野胡萝卜的分布概率如图282。

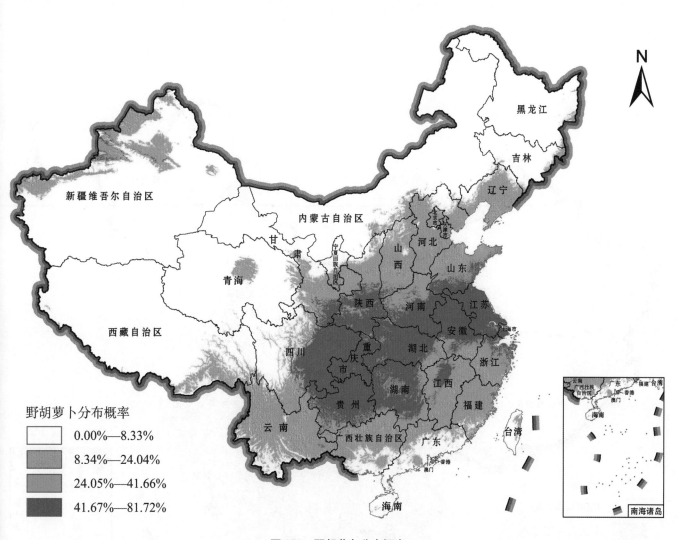

野胡萝卜分布概率

	0.00%—8.33%
	8.34%—24.04%
	24.05%—41.66%
	41.67%—81.72%

图282 野胡萝卜分布概率

283. 枳实/枳壳

枳实基原为酸橙或甜橙；枳壳基原为酸橙。

酸橙 *Citrus aurantium* L.

通过汇总和分析第四次全国中药资源普查及相关文献查阅的数据，酸橙分布于上海、江苏、浙江、安徽、福建、江西、河南、湖北、湖南、广东、广西、海南、重庆、四川、贵州、云南、西藏、陕西、甘肃、台湾、香港、澳门等地。

酸橙分布概率较高的区域有浙江、安徽、江西、湖北、湖南、海南、重庆、四川、贵州等地。酸橙的分布概率如图283-1。

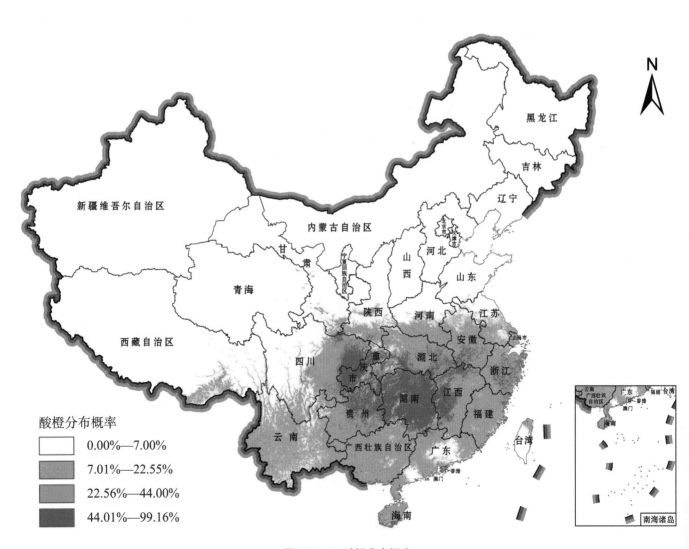

酸橙分布概率

- 0.00%—7.00%
- 7.01%—22.55%
- 22.56%—44.00%
- 44.01%—99.16%

图 283-1　酸橙分布概率

甜橙 *Citrus sinensis*（L.）Osbeck

通过汇总和分析第四次全国中药资源普查及相关文献查阅的数据,甜橙分布于上海、江苏、浙江、安徽、福建、江西、湖北、湖南、广东、广西、海南、重庆、四川、贵州、云南、西藏、陕西、甘肃、台湾、香港、澳门等地。

甜橙分布概率较高的区域有浙江、福建、江西、湖南、广东、重庆、四川、贵州等地。甜橙的分布概率如图283-2。

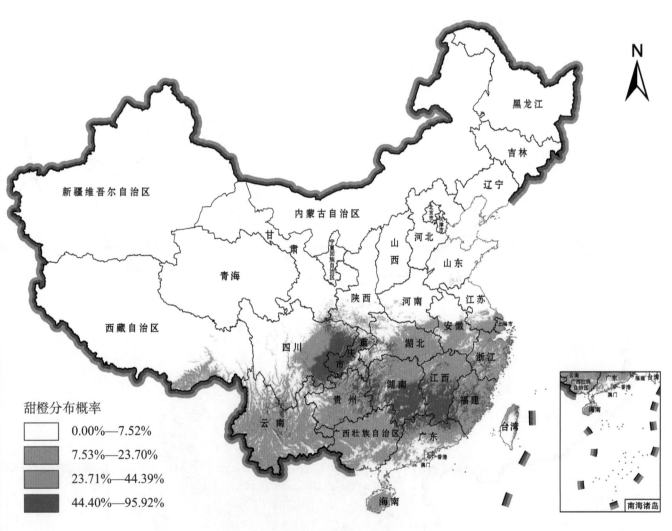

图283-2　甜橙分布概率

284. 栀子

栀子 *Gardenia jasminoides* Ellis

通过汇总和分析第四次全国中药资源普查及相关文献查阅的数据,栀子分布于河北、山西、上海、江苏、浙江、安徽、福建、江西、河南、湖北、湖南、广东、广西、海南、重庆、四川、贵州、云南、西藏、陕西、甘肃、新疆、台湾、香港、澳门等地。

栀子分布概率较高的区域有上海、江苏、浙江、安徽、福建、江西、河南、湖北、湖南、广东、广西、海南、重庆、四川、贵州、西藏、台湾、香港等地。栀子的分布概率如图284。

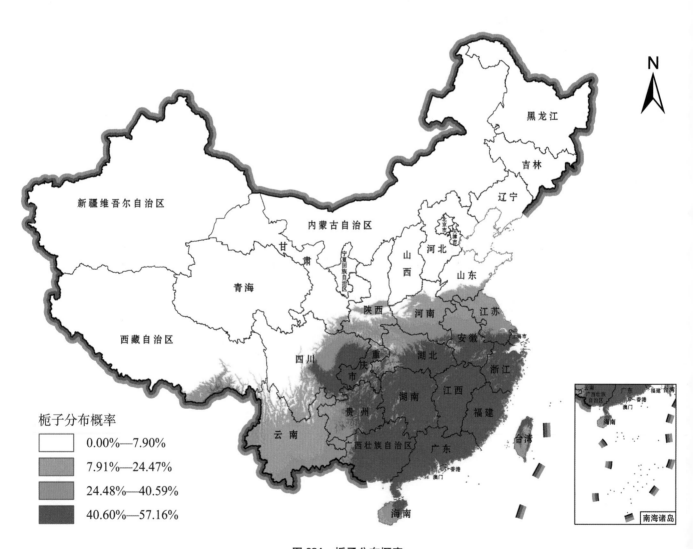

栀子分布概率

	0.00%—7.90%
	7.91%—24.47%
	24.48%—40.59%
	40.60%—57.16%

图 284 栀子分布概率

285. 枸杞子

宁夏枸杞 *Lycium barbarum* L.

通过汇总和分析第四次全国中药资源普查及相关文献查阅的数据,宁夏枸杞分布于北京、天津、河北、山西、内蒙古、辽宁、吉林、江苏、浙江、安徽、山东、河南、湖北、湖南、重庆、四川、贵州、云南、西藏、陕西、甘肃、青海、宁夏、新疆等地。

宁夏枸杞分布概率较高的区域有北京、天津、河北、山西、内蒙古、辽宁、山东、陕西、甘肃、青海、宁夏、新疆等地。宁夏枸杞的分布概率如图285。

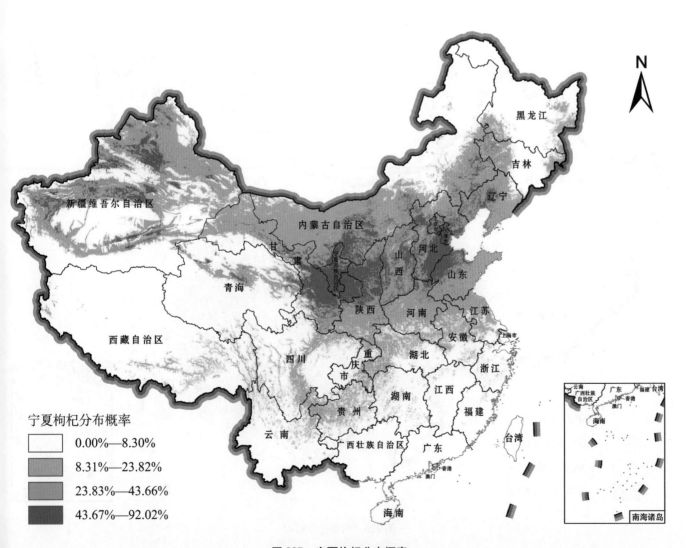

宁夏枸杞分布概率

- □ 0.00%—8.30%
- ▨ 8.31%—23.82%
- ▩ 23.83%—43.66%
- ■ 43.67%—92.02%

图 285 宁夏枸杞分布概率

286. 枸骨叶

枸骨 *Ilex cornuta* Lindl. et Paxton

通过汇总和分析第四次全国中药资源普查及相关文献查阅的数据,枸骨分布于河北、山西、上海、江苏、浙江、安徽、福建、江西、山东、河南、湖北、湖南、广东、广西、重庆、四川、贵州、云南、陕西、甘肃等地。

枸骨分布概率较高的区域有上海、江苏、浙江、安徽、福建、江西、河南、湖北、湖南、广西、重庆、四川、陕西等地。枸骨的分布概率如图286。

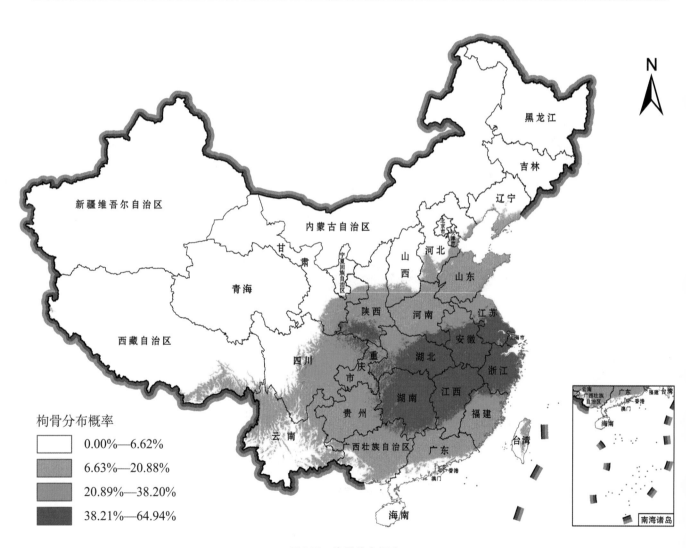

枸骨分布概率

- 0.00%—6.62%
- 6.63%—20.88%
- 20.89%—38.20%
- 38.21%—64.94%

图286 枸骨分布概率

287. 柿蒂

柿 *Diospyros kaki* Thunb.

通过汇总和分析第四次全国中药资源普查及相关文献查阅的数据,柿分布于全国大部分省区。

柿分布概率较高的区域有北京、天津、河北、山西、上海、江苏、浙江、安徽、福建、江西、山东、河南、湖北、湖南、广东、广西、重庆、四川、贵州、陕西、甘肃等地。柿的分布概率如图287。

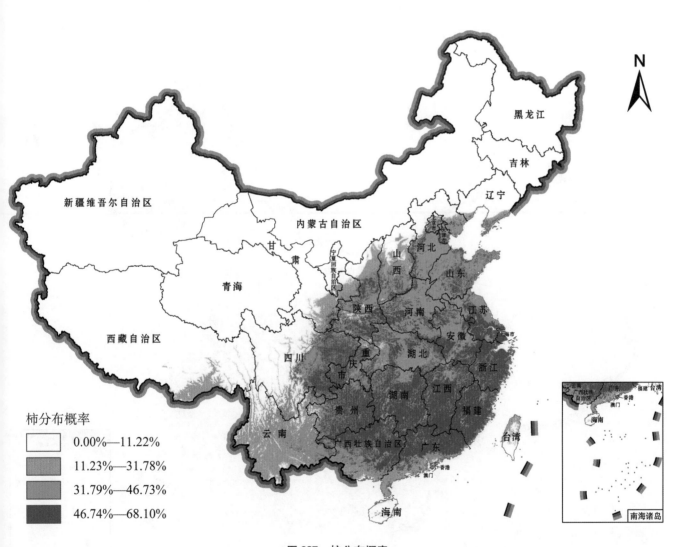

柿分布概率

□	0.00%—11.22%
▨	11.23%—31.78%
▨	31.79%—46.73%
■	46.74%—68.10%

图 287 柿分布概率

288. 威灵仙

威灵仙 *Clematis chinensis* Osbeck

通过汇总和分析第四次全国中药资源普查及相关文献查阅的数据,威灵仙分布于河北、山西、内蒙古、辽宁、吉林、黑龙江、上海、江苏、浙江、安徽、福建、江西、山东、河南、湖北、湖南、广东、广西、海南、重庆、四川、贵州、云南、西藏、陕西、甘肃、宁夏、台湾、香港等地。

威灵仙分布概率较高的区域有辽宁、浙江、安徽、福建、江西、山东、河南、湖北、湖南、广东、广西、重庆、四川、贵州、陕西、甘肃等地。威灵仙的分布概率如图 288-1。

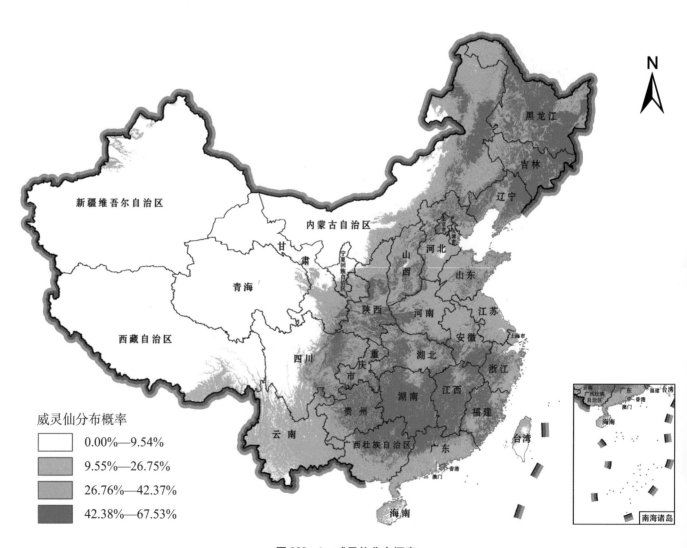

威灵仙分布概率

- 0.00%—9.54%
- 9.55%—26.75%
- 26.76%—42.37%
- 42.38%—67.53%

图 288-1 威灵仙分布概率

棉团铁线莲 *Clematis hexapetala* Pall.

通过汇总和分析第四次全国中药资源普查及相关文献查阅的数据,棉团铁线莲分布于北京、天津、河北、山西、内蒙古、辽宁、吉林、黑龙江、安徽、山东、河南、湖北、湖南、广东、广西、海南、陕西、甘肃、宁夏等地。

棉团铁线莲分布概率较高的区域有北京、河北、山西、内蒙古、辽宁、吉林、黑龙江、山东、陕西等地。棉团铁线莲的分布概率如图288-2。

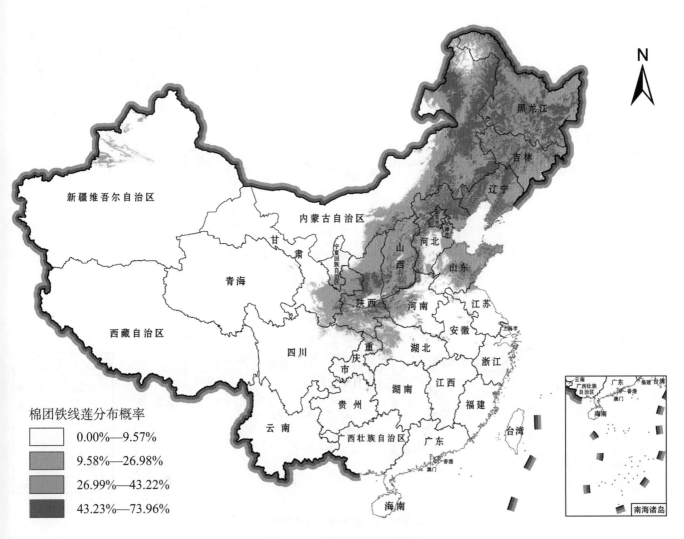

棉团铁线莲分布概率

	0.00%—9.57%
	9.58%—26.98%
	26.99%—43.22%
	43.23%—73.96%

图 288-2　棉团铁线莲分布概率

东北铁线莲 *Clematis manshurica* Rupr.

通过汇总和分析第四次全国中药资源普查及相关文献查阅的数据,东北铁线莲分布于内蒙古、辽宁、吉林、黑龙江、江苏、浙江、安徽、江西、河南、湖北、湖南、陕西等地。

东北铁线莲分布概率较高的区域有辽宁、吉林、黑龙江等地。东北铁线莲的分布概率如图288-3。

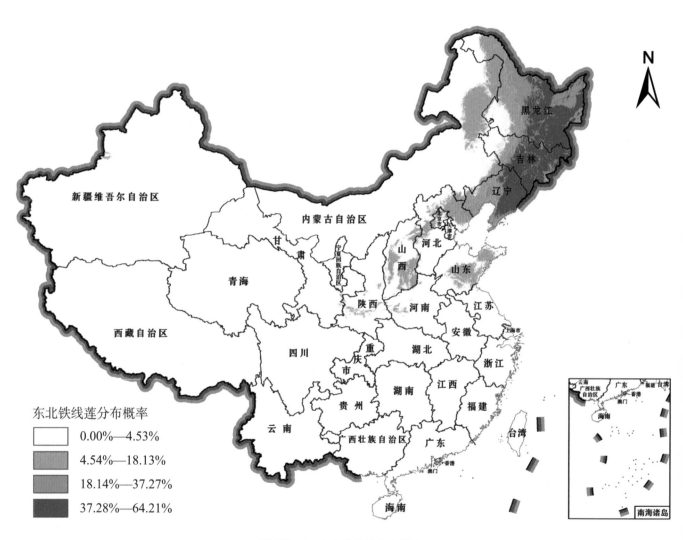

东北铁线莲分布概率

	0.00%—4.53%
	4.54%—18.13%
	18.14%—37.27%
	37.28%—64.21%

图 288-3　东北铁线莲分布概率

289. 厚朴/厚朴花

厚朴 *Houpoea officinalis* (Rehder et E. H. Wilson) N. H. Xia et C. Y. Wu

　　通过汇总和分析第四次全国中药资源普查及相关文献查阅的数据,厚朴分布于河北、上海、江苏、浙江、安徽、福建、江西、河南、湖北、湖南、广东、广西、海南、重庆、四川、贵州、云南、西藏、陕西、甘肃、青海、香港、澳门等地。

　　厚朴分布概率较高的区域有辽宁、浙江、安徽、福建、江西、湖北、湖南、广东、广西、重庆、四川、贵州、云南、陕西等地。厚朴的分布概率如图 289 - 1。

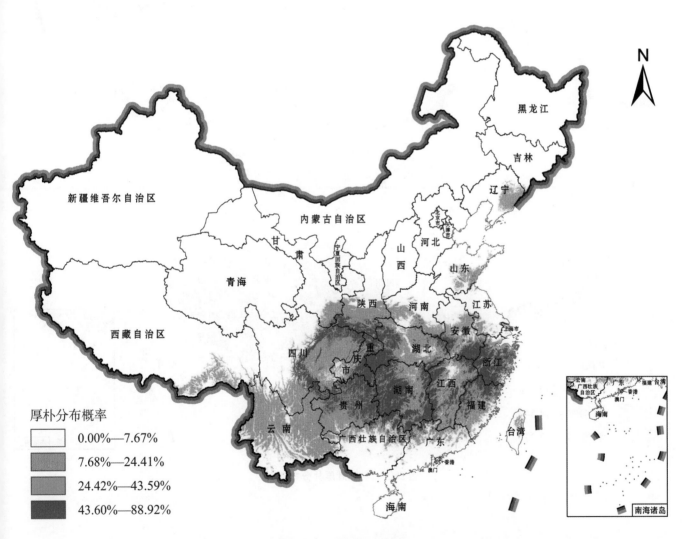

厚朴分布概率

- 0.00%—7.67%
- 7.68%—24.41%
- 24.42%—43.59%
- 43.60%—88.92%

图 289 - 1　厚朴分布概率

凹叶厚朴 *Houpoea officinalis* ‘Biloba’

　　通过汇总和分析第四次全国中药资源普查及相关文献查阅的数据,凹叶厚朴分布于江苏、浙江、安徽、福建、江西、河南、湖北、湖南、广东、广西、重庆、四川、贵州、云南、陕西、甘肃等地。

　　凹叶厚朴分布概率较高的区域有浙江、安徽、福建、江西、湖北、湖南、广东、广西、重庆、四川、贵州、陕西等地。凹叶厚朴的分布概率如图 289－2。

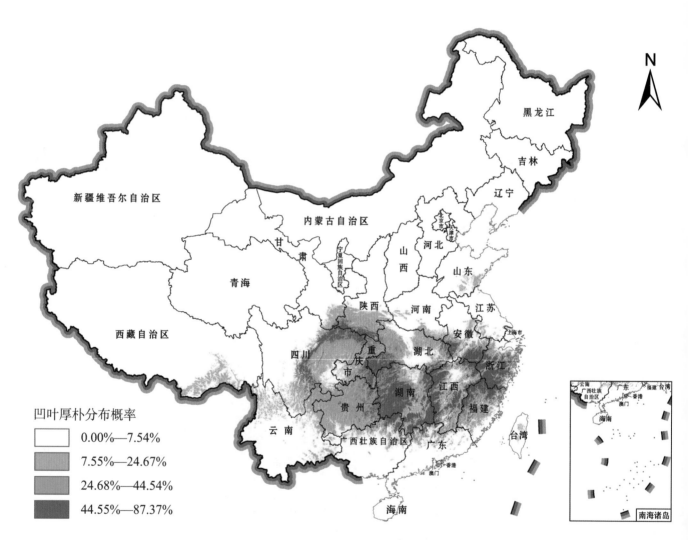

凹叶厚朴分布概率

	0.00%—7.54%
	7.55%—24.67%
	24.68%—44.54%
	44.55%—87.37%

图 289－2　凹叶厚朴分布概率

290. 砂仁

阳春砂 *Amomum villosum* Lour.

通过汇总和分析第四次全国中药资源普查及相关文献查阅的数据,阳春砂分布于福建、湖南、广东、广西、海南、四川、云南等地。

阳春砂分布概率较高的区域有广东、广西、海南、云南、台湾等地。阳春砂的分布概率如图290-1。

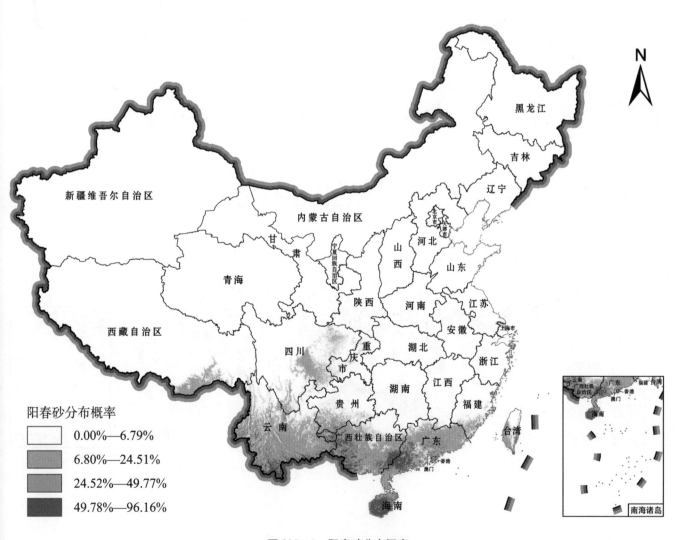

图290-1 阳春砂分布概率

绿壳砂 *Amomum villosum* Lour. var. *xanthioides* T. L. Wu et Senjen

通过汇总和分析第四次全国中药资源普查及相关文献查阅的数据,绿壳砂分布于福建、广东、广西、海南、四川、云南等地。

绿壳砂分布概率较高的区域有云南等地。绿壳砂的分布概率如图 290-2。

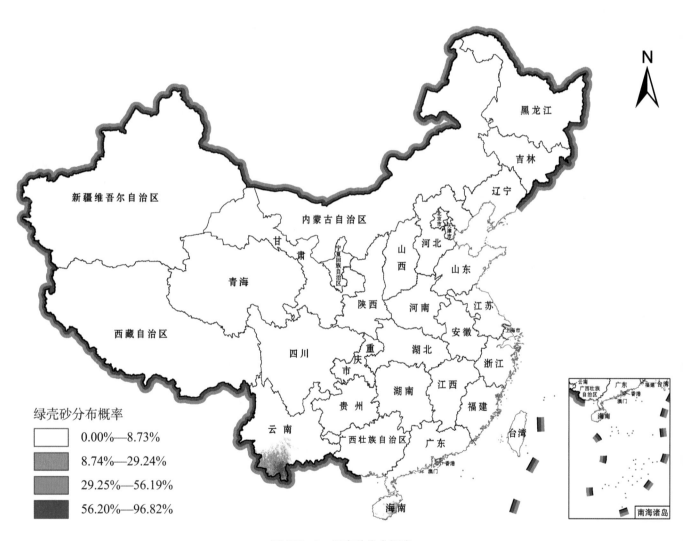

绿壳砂分布概率

	0.00%—8.73%
	8.74%—29.24%
	29.25%—56.19%
	56.20%—96.82%

图 290-2 绿壳砂分布概率

海南砂 *Amomum longiligulare* T. L. Wu

通过汇总和分析第四次全国中药资源普查及相关文献查阅的数据,海南砂分布于河北、广东、广西、海南、云南等地。

海南砂分布概率较高的区域有云南、海南等地。海南砂的分布概率如图 290 - 3。

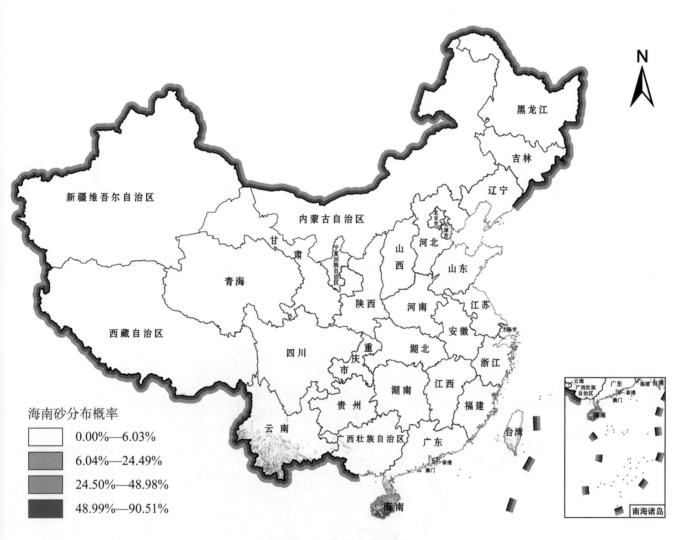

海南砂分布概率

	0.00%—6.03%
	6.04%—24.49%
	24.50%—48.98%
	48.99%—90.51%

图 290 - 3　海南砂分布概率

291. 牵牛子

裂叶牵牛 *Pharbitis nil*（L.）Choisy

通过汇总和分析第四次全国中药资源普查及相关文献查阅的数据,裂叶牵牛分布于全国大部分省区。

裂叶牵牛分布概率较高的区域有北京、天津、河北、山西、辽宁、江苏、安徽、江西、山东、河南、湖北、湖南等地。裂叶牵牛的分布概率如图 291-1。

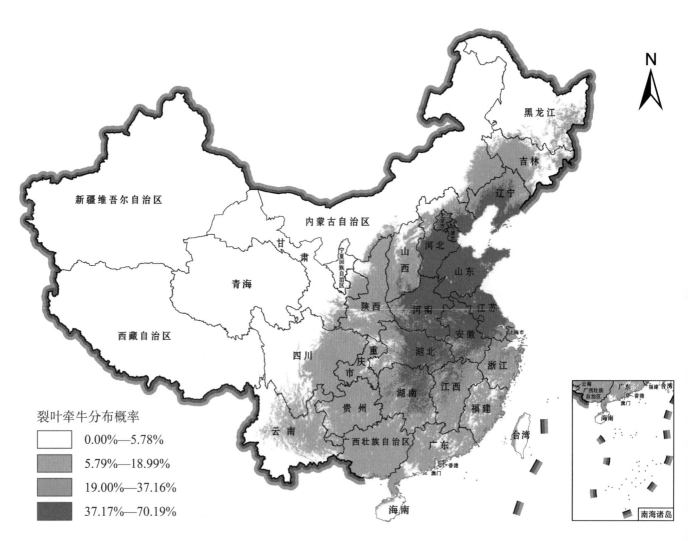

裂叶牵牛分布概率

- 0.00%—5.78%
- 5.79%—18.99%
- 19.00%—37.16%
- 37.17%—70.19%

图 291-1 裂叶牵牛分布概率

圆叶牵牛 *Ipomoea purpurea*（L.）Roth

通过汇总和分析第四次全国中药资源普查及相关文献查阅的数据,圆叶牵牛分布于全国各地。

圆叶牵牛分布概率较高的区域有北京、天津、河北、山西、内蒙古、辽宁、上海、江苏、浙江、安徽、江西、山东、河南、湖北、湖南、重庆、四川、云南、陕西、甘肃等地。圆叶牵牛的分布概率如图291-2。

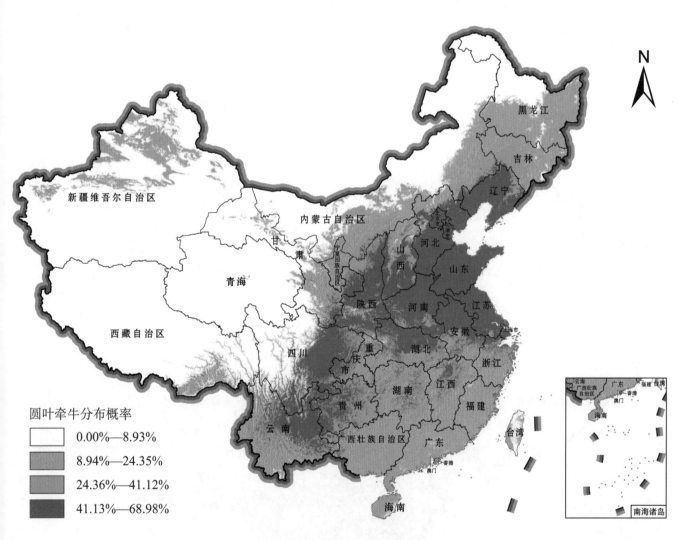

圆叶牵牛分布概率

- 0.00%—8.93%
- 8.94%—24.35%
- 24.36%—41.12%
- 41.13%—68.98%

图 291-2 圆叶牵牛分布概率

292. 鸦胆子

鸦胆子 *Brucea javanica* （L.）Merr.

通过汇总和分析第四次全国中药资源普查及相关文献查阅的数据,鸦胆子分布于河北、上海、江苏、浙江、安徽、福建、江西、湖北、湖南、广东、广西、海南、重庆、四川、贵州、云南、台湾、香港、澳门等地。

鸦胆子分布概率较高的区域有福建、广东、广西、海南、台湾、香港等地。鸦胆子的分布概率如图 292。

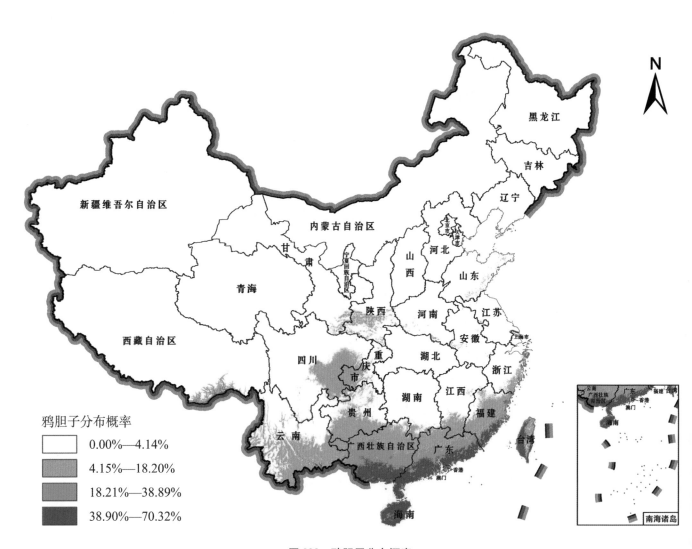

图 292　鸦胆子分布概率

293. 韭菜子

韭菜 *Allium tuberosum* Rottler ex spreng

通过汇总和分析第四次全国中药资源普查及相关文献查阅的数据,韭菜分布于全国各地。

韭菜分布概率较高的区域有河北、山西、辽宁、上海、江苏、浙江、安徽、江西、山东、河南、湖北、湖南、海南、重庆、四川、贵州、陕西、甘肃等地。韭菜的分布概率如图293。

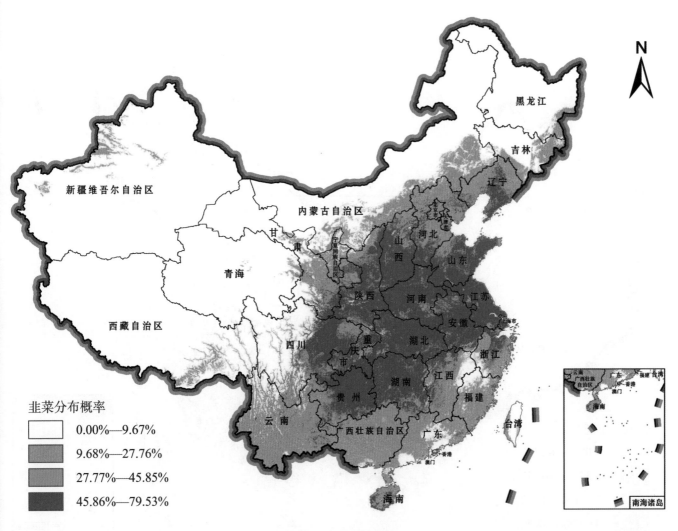

韭菜分布概率

- 0.00%—9.67%
- 9.68%—27.76%
- 27.77%—45.85%
- 45.86%—79.53%

图 293 韭菜分布概率

294. 骨碎补

槲蕨 *Drynaria fortunei* (Kunze) J. Sm.

通过汇总和分析第四次全国中药资源普查及相关文献查阅的数据,槲蕨分布于江苏、浙江、安徽、福建、江西、河南、湖北、湖南、广东、广西、海南、重庆、四川、贵州、云南、西藏、陕西、甘肃、青海、宁夏、台湾等地。

槲蕨分布概率较高的区域有浙江、福建、江西、湖北、湖南、广东、广西、海南、重庆、四川、贵州、云南、西藏、台湾等地。槲蕨的分布概率如图 294。

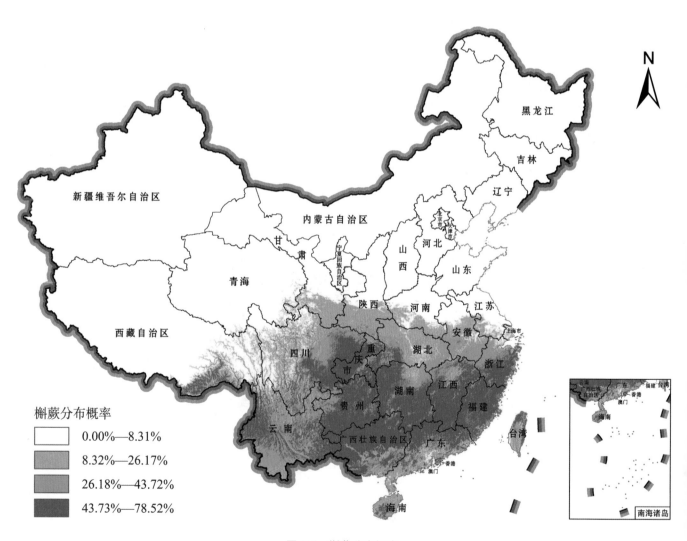

槲蕨分布概率

□	0.00%—8.31%
▨	8.32%—26.17%
▨	26.18%—43.72%
■	43.73%—78.52%

图 294　槲蕨分布概率

295. 钩藤

钩藤 *Uncaria rhynchophylla* (Miq.) Miq. ex Havil.

通过汇总和分析第四次全国中药资源普查及相关文献查阅的数据,钩藤分布于上海、江苏、浙江、安徽、福建、江西、湖北、湖南、广东、广西、海南、重庆、四川、贵州、云南、陕西、甘肃等地。

钩藤分布概率较高的区域有浙江、安徽、福建、江西、湖南、广东、广西、重庆、贵州等地。钩藤的分布概率如图 295 - 1。

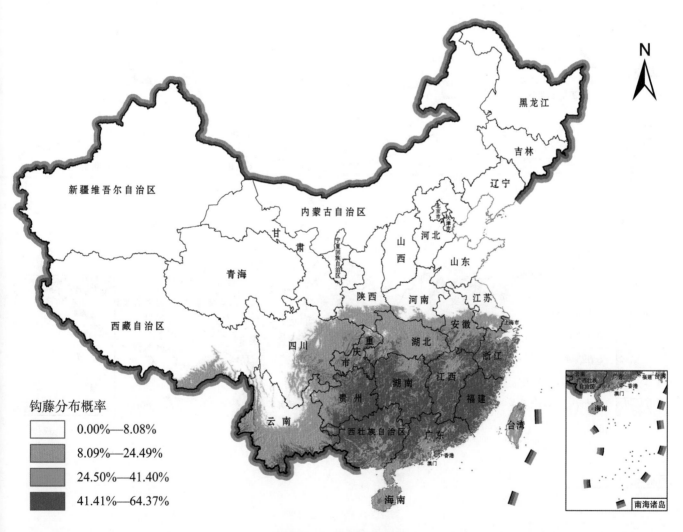

钩藤分布概率

- 0.00%—8.08%
- 8.09%—24.49%
- 24.50%—41.40%
- 41.41%—64.37%

图 295 - 1　钩藤分布概率

大叶钩藤 *Uncaria macrophylla* Wall.

通过汇总和分析第四次全国中药资源普查及相关文献查阅的数据,大叶钩藤分布于广东、广西、海南、贵州、云南等地。

大叶钩藤分布概率较高的区域有广东、广西、海南、云南等地。大叶钩藤的分布概率如图 295 - 2。

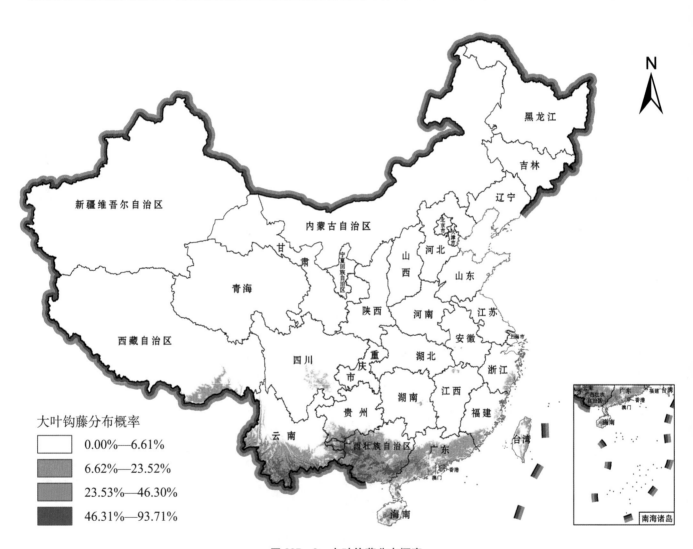

大叶钩藤分布概率

- 0.00%—6.61%
- 6.62%—23.52%
- 23.53%—46.30%
- 46.31%—93.71%

图 295 - 2 大叶钩藤分布概率

毛钩藤 *Uncaria hirsuta* Havil.

通过汇总和分析第四次全国中药资源普查及相关文献查阅的数据,毛钩藤分布于福建、广东、广西、四川、贵州、云南、台湾、香港、澳门等地。

毛钩藤分布概率较高的区域有广东、广西、四川、贵州、云南、香港等地。毛钩藤的分布概率如图 295-3。

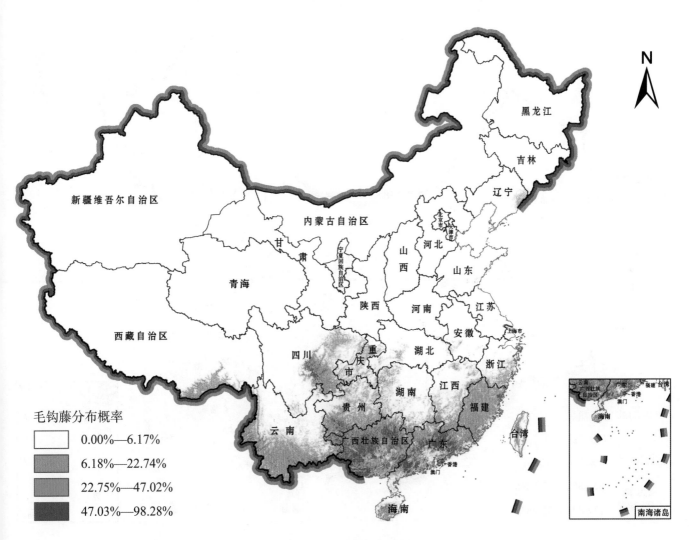

毛钩藤分布概率

- 0.00%—6.17%
- 6.18%—22.74%
- 22.75%—47.02%
- 47.03%—98.28%

图 295-3 毛钩藤分布概率

华钩藤 *Uncaria sinensis*（Oliv.）Havil

　　通过汇总和分析第四次全国中药资源普查及相关文献查阅的数据,华钩藤分布于江西、湖北、湖南、广西、重庆、四川、贵州、云南、陕西、甘肃等地。

　　华钩藤分布概率较高的区域有湖北、湖南、广西、重庆、四川、贵州、陕西等地。华钩藤的分布概率如图 295-4。

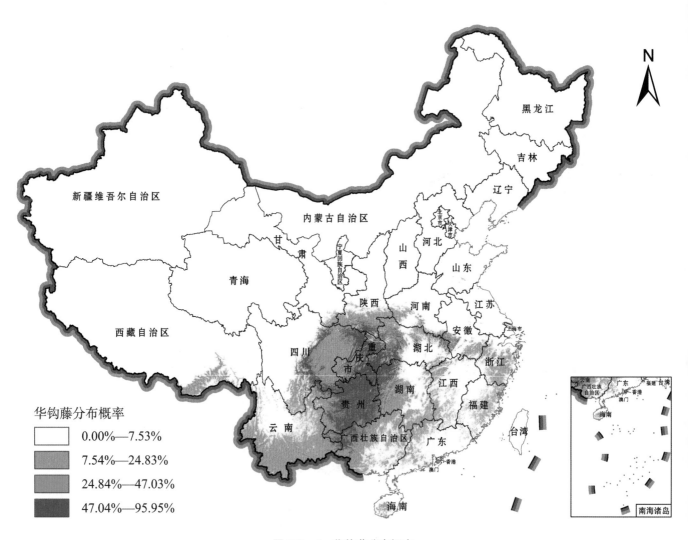

华钩藤分布概率

□	0.00%—7.53%
▨	7.54%—24.83%
▩	24.84%—47.03%
■	47.04%—95.95%

图 295-4　华钩藤分布概率

无柄果钩藤 *Uncaria sessilifructus* Roxb.

通过汇总和分析第四次全国中药资源普查及相关文献查阅的数据,无柄果钩藤分布于广东、广西、云南等地。无柄果钩藤分布概率较高的区域有广西、云南等地。无柄果钩藤的分布概率如图 295 - 5。

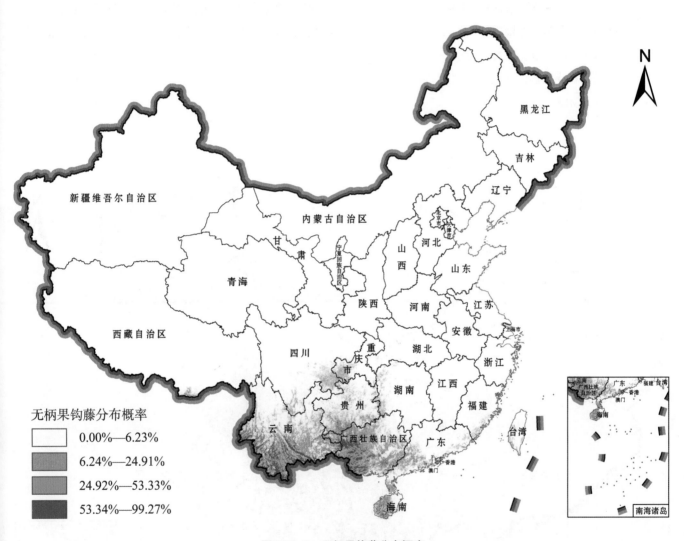

无柄果钩藤分布概率

- 0.00%—6.23%
- 6.24%—24.91%
- 24.92%—53.33%
- 53.34%—99.27%

图 295 - 5 无柄果钩藤分布概率

296. 香加皮

杠柳 *Periploca sepium* Bge.

通过汇总和分析第四次全国中药资源普查及相关文献查阅的数据,杠柳分布于北京、天津、河北、山西、内蒙古、辽宁、吉林、黑龙江、上海、江苏、浙江、安徽、福建、江西、山东、河南、湖北、湖南、广西、重庆、四川、贵州、云南、陕西、甘肃、青海、宁夏、新疆、台湾等地。

杠柳分布概率较高的区域有北京、天津、河北、山西、内蒙古、辽宁、山东、河南、四川、陕西、甘肃、宁夏等地。杠柳的分布概率如图296。

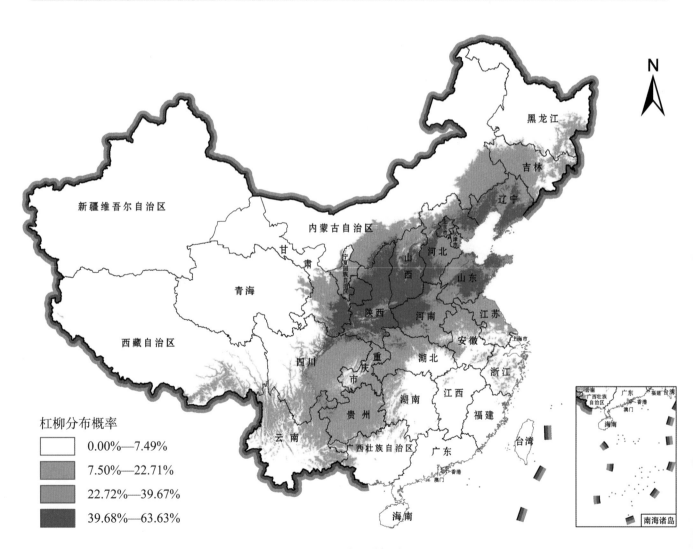

杠柳分布概率

- 0.00%—7.49%
- 7.50%—22.71%
- 22.72%—39.67%
- 39.68%—63.63%

图 296 杠柳分布概率

297. 香附

莎草 *Cyperus rotundus* L.

通过汇总和分析第四次全国中药资源普查及相关文献查阅的数据,莎草分布于全国各地。

莎草分布概率较高的区域有河北、山西、上海、江苏、浙江、安徽、福建、江西、山东、河南、湖北、湖南、广东、广西、海南、重庆、四川、贵州、云南、西藏、陕西、台湾、香港等地。莎草的分布概率如图 297。

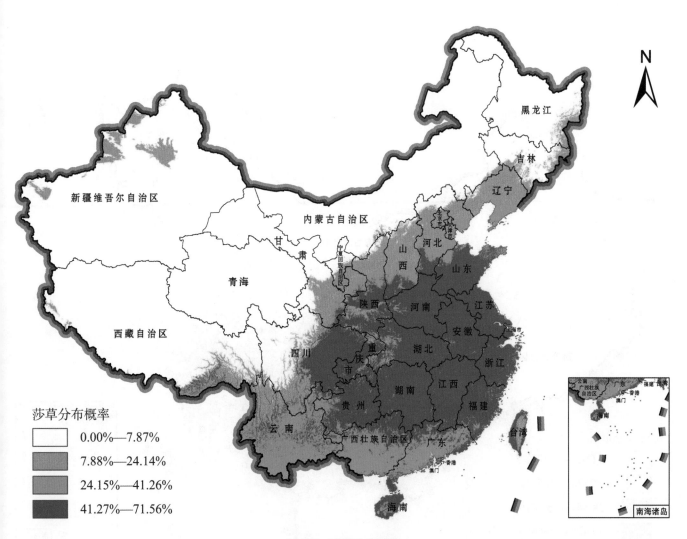

莎草分布概率

	0.00%—7.87%
	7.88%—24.14%
	24.15%—41.26%
	41.27%—71.56%

图 297 莎草分布概率

298. 香橼

枸橼 *Citrus medica* **L.**

通过汇总和分析第四次全国中药资源普查及相关文献查阅的数据,枸橼分布于上海、江苏、浙江、安徽、福建、江西、河南、湖北、湖南、广东、广西、海南、重庆、四川、贵州、云南、西藏、陕西、青海、台湾、香港、澳门等地。

枸橼分布概率较高的区域有浙江、安徽、河南、湖北、广东、广西、海南、重庆、四川、云南、西藏、台湾、香港等地。枸橼的分布概率如图298-1。

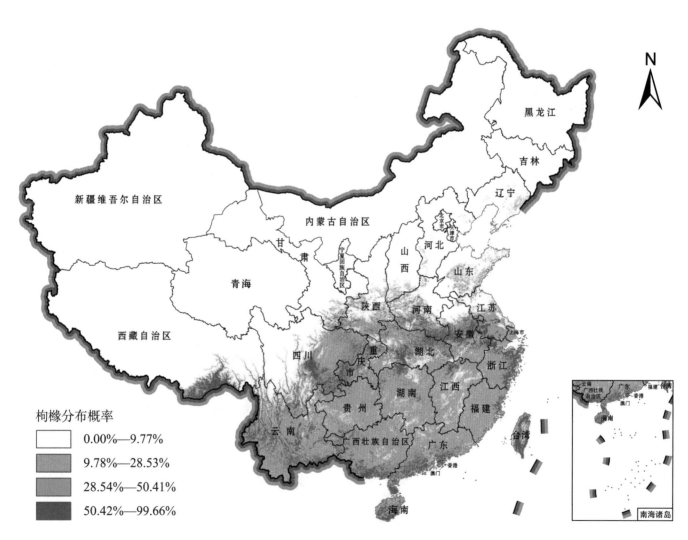

枸橼分布概率

- 0.00%—9.77%
- 9.78%—28.53%
- 28.54%—50.41%
- 50.42%—99.66%

图 298-1 枸橼分布概率

香圆 *Citrus wilsonii* Tanaka

通过汇总和分析第四次全国中药资源普查及相关文献查阅的数据,香圆分布于上海、江苏、浙江、安徽、福建、江西、湖北、湖南、广东、广西、海南、重庆、四川、贵州、云南、陕西、甘肃、台湾、香港、澳门等地。

香圆分布概率较高的区域有上海、江苏等地。香圆的分布概率如图 298 - 2。

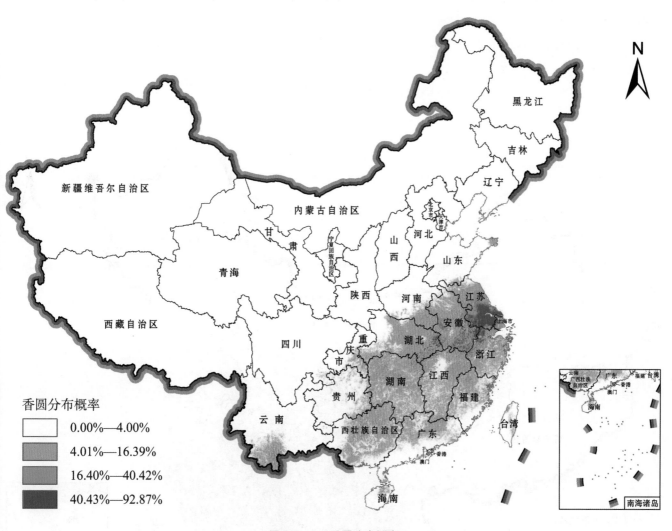

香圆分布概率
- 0.00%—4.00%
- 4.01%—16.39%
- 16.40%—40.42%
- 40.43%—92.87%

图 298 - 2　香圆分布概率

299. 香薷

石香薷 *Mosla chinensis* **Maxim.**

通过汇总和分析第四次全国中药资源普查及相关文献查阅的数据,石香薷分布于山西、内蒙古、上海、江苏、浙江、安徽、福建、江西、山东、河南、湖北、湖南、广东、广西、海南、重庆、四川、贵州、云南、西藏、陕西、甘肃、青海、台湾、香港、澳门等地。

石香薷分布概率较高的区域有江苏、浙江、安徽、福建、江西、湖北、湖南、广东、广西、重庆、贵州、台湾等地。石香薷的分布概率如图 299-1。

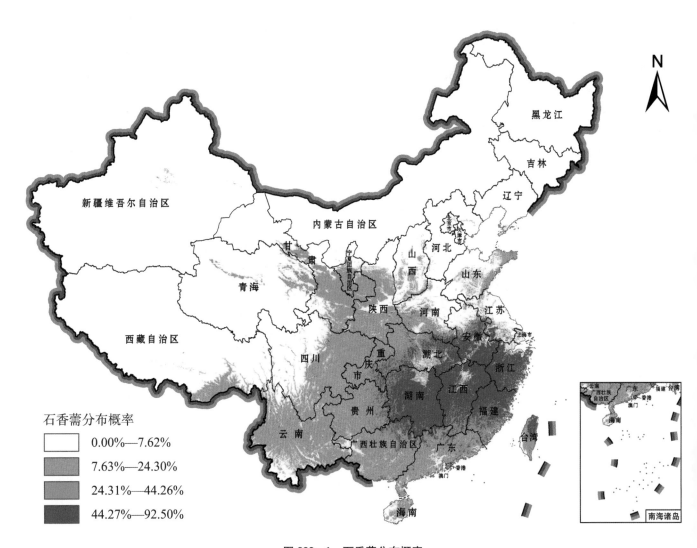

图 299-1 石香薷分布概率

江香薷 *Mosla chinensis* 'Jiangxiangru'

通过汇总和分析第四次全国中药资源普查及相关文献查阅的数据,江香薷分布于山西、江苏、浙江、安徽、福建、江西、山东、河南、湖北、湖南、广东、广西、四川、贵州、云南、甘肃、台湾等地。

江香薷分布概率较高的区域有江西、湖南等地。江香薷的分布概率如图 299 - 2。

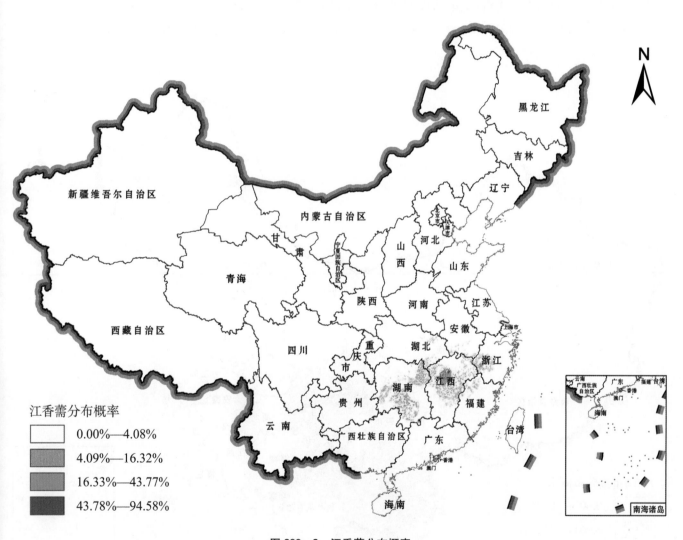

江香薷分布概率

	0.00%—4.08%
	4.09%—16.32%
	16.33%—43.77%
	43.78%—94.58%

图 299 - 2　江香薷分布概率

300. 重楼

云南重楼 *Paris polyphylla* Smith var. *yunnanensis* （Franch.）Hand. -Mazz.

通过汇总和分析第四次全国中药资源普查及相关文献查阅的数据,云南重楼分布于山西、福建、江西、河南、湖北、湖南、广东、广西、四川、贵州、云南、西藏、陕西、甘肃、青海、宁夏、台湾等地。

云南重楼分布概率较高的区域有四川、贵州、云南、西藏等地。云南重楼的分布概率如图 300 - 1。

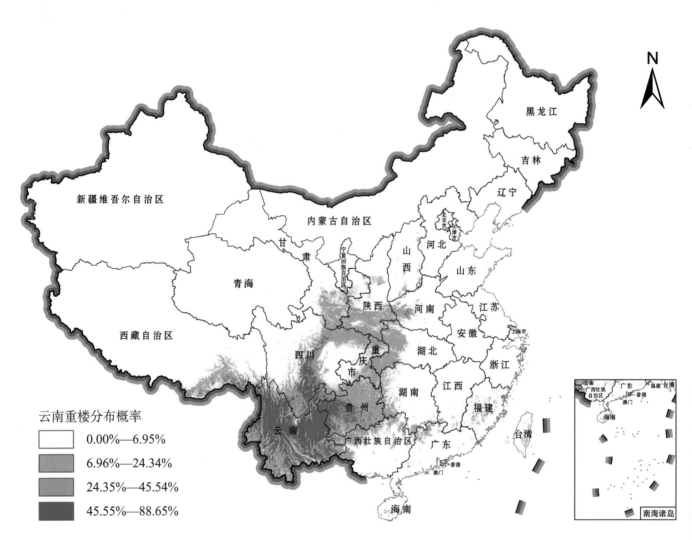

云南重楼分布概率

- 0.00%—6.95%
- 6.96%—24.34%
- 24.35%—45.54%
- 45.55%—88.65%

图 300 - 1 云南重楼分布概率

七叶一枝花 *Paris polyphylla* Smith

通过汇总和分析第四次全国中药资源普查及相关文献查阅的数据,七叶一枝花分布于河北、山西、辽宁、吉林、黑龙江、江苏、安徽、福建、江西、河南、湖北、湖南、广东、广西、重庆、四川、贵州、云南、西藏、陕西、甘肃、青海、宁夏、台湾等地。

七叶一枝花分布概率较高的区域有浙江、安徽、福建、江西、河南、湖北、湖南、广东、广西、重庆、四川、贵州、云南、西藏、陕西、甘肃等地。七叶一枝花的分布概率如图 300 - 2。

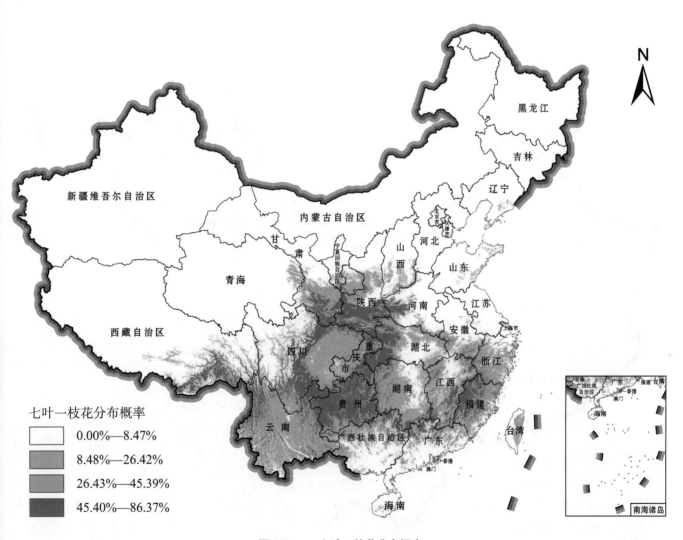

七叶一枝花分布概率

□	0.00%—8.47%
	8.48%—26.42%
	26.43%—45.39%
	45.40%—86.37%

图 300 - 2　七叶一枝花分布概率

301. 禹州漏芦

驴欺口 *Echinops latifolius* Tausch.

通过汇总和分析第四次全国中药资源普查及相关文献查阅的数据,驴欺口分布于北京、天津、河北、山西、内蒙古、辽宁、吉林、黑龙江、江苏、安徽、山东、河南、湖北、广东、四川、云南、陕西、甘肃、宁夏、新疆等地。

驴欺口分布概率较高的区域有北京、河北、山西、内蒙古、辽宁、山东、河南、陕西、宁夏等地。驴欺口的分布概率如图 301 - 1。

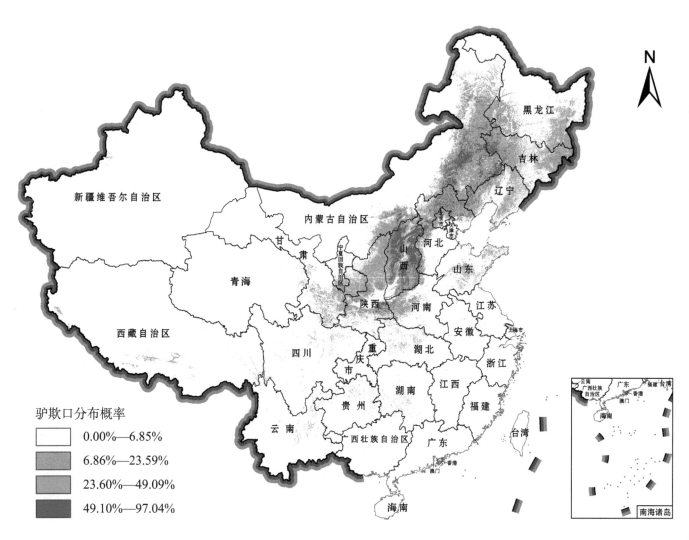

驴欺口分布概率

- □ 0.00%—6.85%
- ▨ 6.86%—23.59%
- ▨ 23.60%—49.09%
- ▩ 49.10%—97.04%

图 301 - 1　驴欺口分布概率

华东蓝刺头 *Echinops grijisii* Hance

通过汇总和分析第四次全国中药资源普查及相关文献查阅的数据,华东蓝刺头分布于山西、辽宁、上海、江苏、浙江、安徽、福建、江西、山东、河南、湖北、湖南、广西、台湾等地。

华东蓝刺头分布概率较高的区域有安徽、山东、河南等地。华东蓝刺头的分布概率如图301-2。

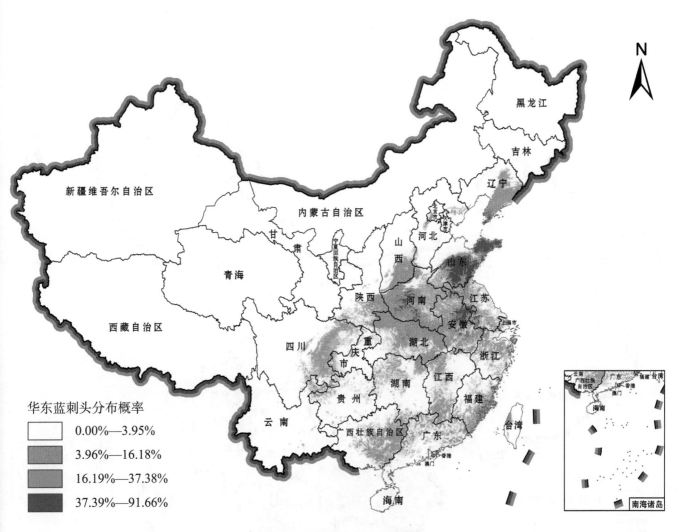

华东蓝刺头分布概率

- 0.00%—3.95%
- 3.96%—16.18%
- 16.19%—37.38%
- 37.39%—91.66%

图301-2 华东蓝刺头分布概率

302. 胖大海

胖大海 *Scaphium scaphigerum* (Wall. ex G. Don) G. Planch.

通过汇总和分析第四次全国中药资源普查及相关文献查阅的数据,胖大海分布于河北、广东、广西、海南、云南等地。

胖大海分布概率较高的区域有海南、云南、台湾等地。胖大海的分布概率如图302。

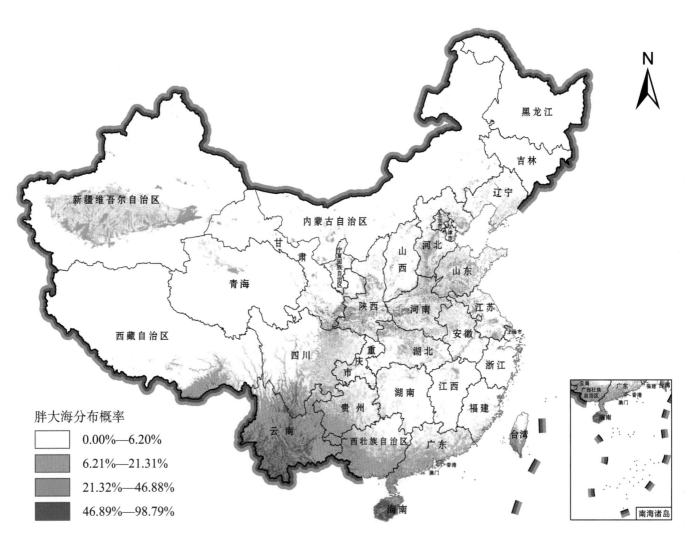

胖大海分布概率

	0.00%—6.20%
	6.21%—21.31%
	21.32%—46.88%
	46.89%—98.79%

图302 胖大海分布概率

303. 独一味

独一味 *Lamiophlomis rotata*（Benth.）Kudo

通过汇总和分析第四次全国中药资源普查及相关文献查阅的数据，独一味分布于湖北、四川、云南、西藏、甘肃、青海等地。

独一味分布概率较高的区域有四川、西藏、甘肃、青海等地。独一味的分布概率如图303。

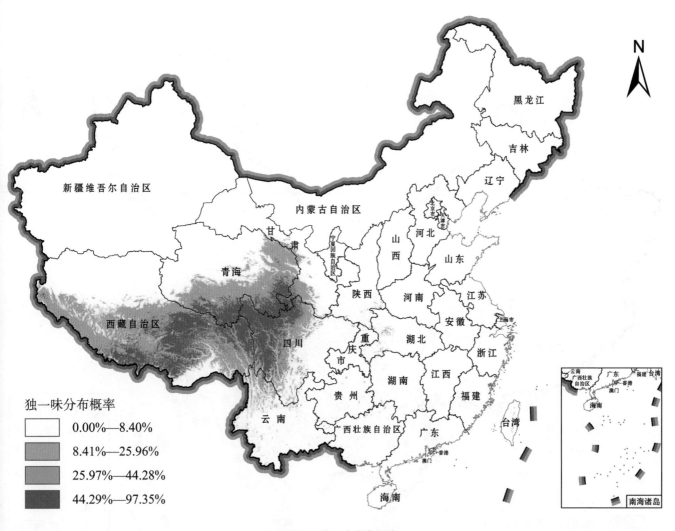

独一味分布概率
- 0.00%—8.40%
- 8.41%—25.96%
- 25.97%—44.28%
- 44.29%—97.35%

图303 独一味分布概率

304. 独活

重齿毛当归 *Angelica pubescens* Maxim. f. *biserrata* Shan et Yuan

通过汇总和分析第四次全国中药资源普查及相关文献查阅的数据,重齿毛当归分布于河北、山西、吉林、黑龙江、浙江、安徽、江西、河南、湖北、湖南、广西、重庆、四川、云南、陕西、甘肃、宁夏、新疆等地。

重齿毛当归分布概率较高的区域有安徽、江西、湖南、湖北、重庆、四川、陕西、甘肃等地。重齿毛当归的分布概率如图304。

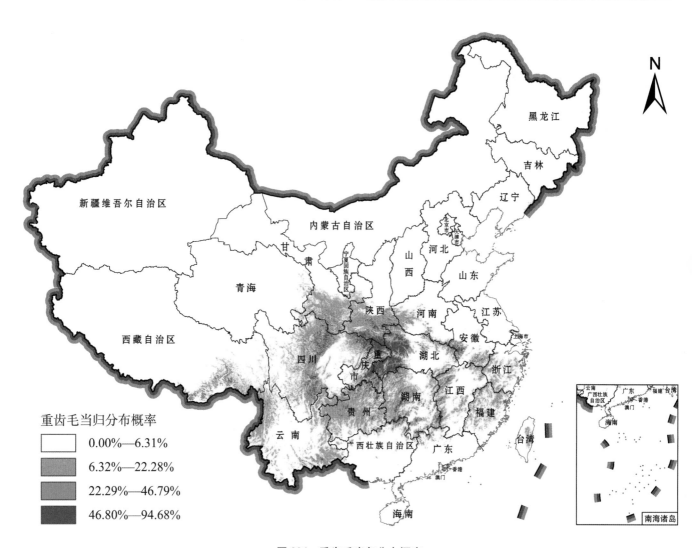

重齿毛当归分布概率

0.00%—6.31%
6.32%—22.28%
22.29%—46.79%
46.80%—94.68%

图304 重齿毛当归分布概率

305. 急性子

凤仙花 *Impatiens balsamina* L.

通过汇总和分析第四次全国中药资源普查及相关文献查阅的数据,凤仙花分布于全国各地。

凤仙花分布概率较高的区域有北京、天津、河北、山西、辽宁、上海、江苏、浙江、安徽、福建、江西、山东、河南、湖北、湖南、广东、广西、海南、重庆、四川、贵州、云南、陕西、甘肃等地。凤仙花的分布概率如图 305。

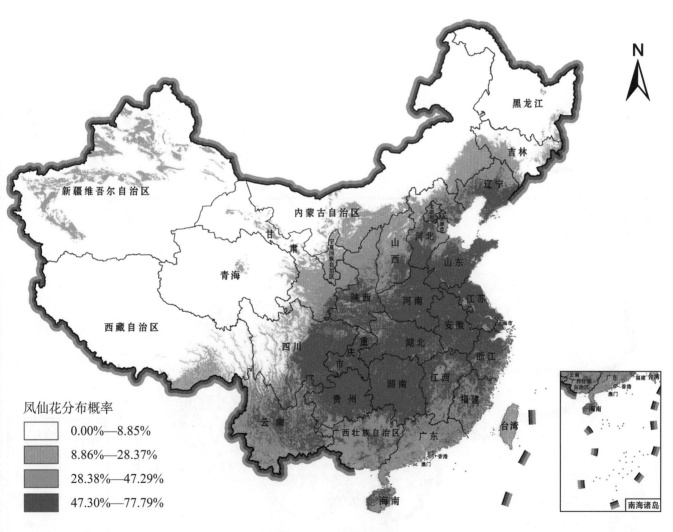

凤仙花分布概率

	0.00%—8.85%
	8.86%—28.37%
	28.38%—47.29%
	47.30%—77.79%

图 305　凤仙花分布概率

306. 前胡

白花前胡 *Peucedanum praeruptorum* Dunn

通过汇总和分析第四次全国中药资源普查及相关文献查阅的数据，白花前胡分布于河北、山西、内蒙古、辽宁、吉林、黑龙江、上海、江苏、浙江、安徽、福建、江西、山东、河南、湖北、湖南、广东、广西、海南、重庆、四川、贵州、云南、陕西、甘肃、宁夏、台湾等地。

白花前胡分布概率较高的区域有山西、浙江、安徽、福建、江西、山东、河南、湖北、湖南、广东、广西、重庆、四川、贵州、云南、陕西、甘肃、宁夏等地。白花前胡的分布概率如图306。

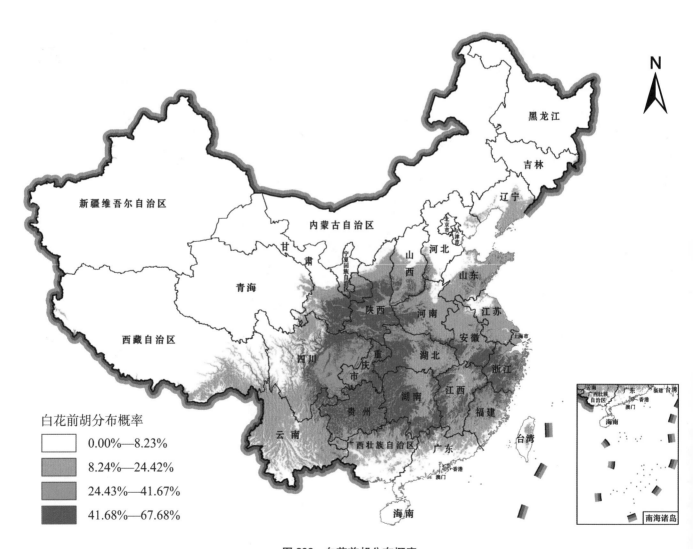

白花前胡分布概率

	0.00%—8.23%
	8.24%—24.42%
	24.43%—41.67%
	41.68%—67.68%

图306 白花前胡分布概率

307. 洪连

短筒兔耳草 *Lagotis brevituba* Maxim.

通过汇总和分析第四次全国中药资源普查及相关文献查阅的数据,短筒兔耳草分布于重庆、四川、贵州、云南、西藏、甘肃、青海等地。

短筒兔耳草分布概率较高的区域有甘肃、青海等地。短筒兔耳草的分布概率如图307。

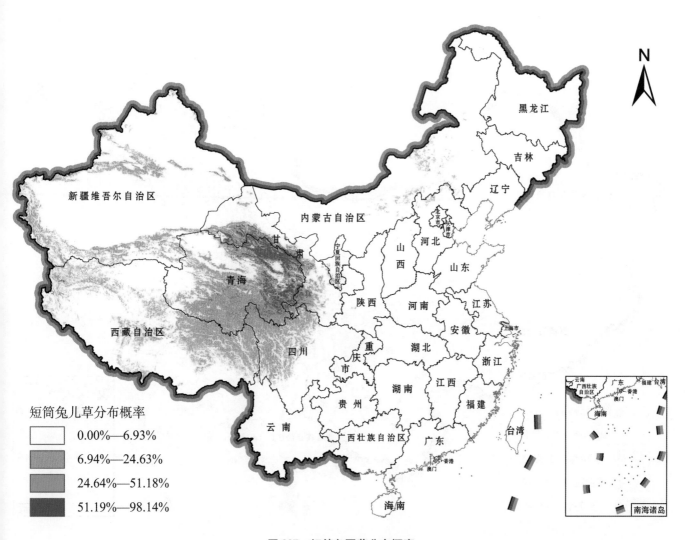

短筒兔儿草分布概率
- 0.00%—6.93%
- 6.94%—24.63%
- 24.64%—51.18%
- 51.19%—98.14%

图307　短筒兔耳草分布概率

308. 洋金花

白花曼陀罗 *Datura metel* L.

通过汇总和分析第四次全国中药资源普查及相关文献查阅的数据,白花曼陀罗分布于全国大部分省区。

白花曼陀罗分布概率较高的区域有天津、河北、山西、辽宁、吉林、山东、河南、广东、海南等地。白花曼陀罗的分布概率如图308。

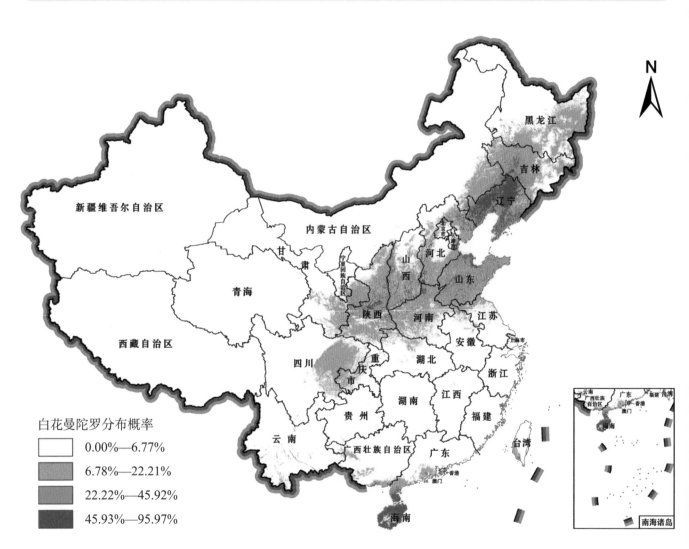

白花曼陀罗分布概率

- □ 0.00%—6.77%
- ▨ 6.78%—22.21%
- ▦ 22.22%—45.92%
- ■ 45.93%—95.97%

图308 白花曼陀罗分布概率

309. 穿山龙

穿龙薯蓣 *Dioscorea nipponica* Makino

　　通过汇总和分析第四次全国中药资源普查及相关文献查阅的数据，穿龙薯蓣分布于北京、天津、河北、山西、内蒙古、吉林、辽宁、黑龙江、上海、江苏、浙江、安徽、福建、江西、山东、河南、湖北、湖南、重庆、四川、云南、陕西、甘肃、青海、宁夏、新疆、台湾等地。

　　穿龙薯蓣分布概率较高的区域有：北京、天津、河北、山西、辽宁、吉林、黑龙江、安徽、江西、山东、河南、湖北、陕西、甘肃、宁夏等地。穿龙薯蓣的分布概率如图309。

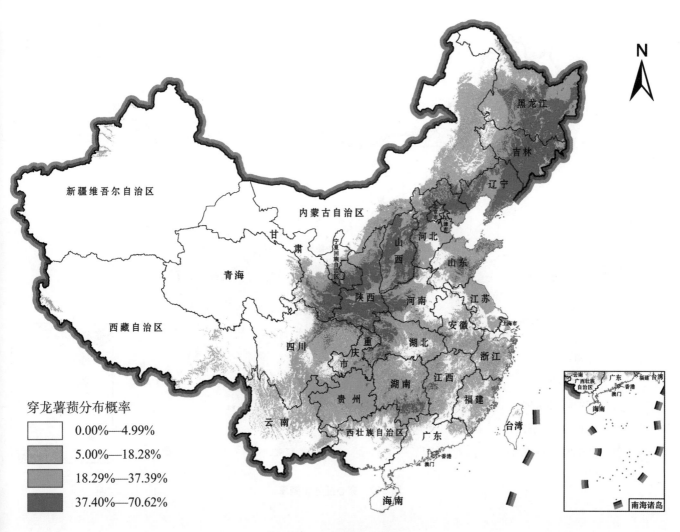

穿龙薯蓣分布概率

	0.00%—4.99%
	5.00%—18.28%
	18.29%—37.39%
	37.40%—70.62%

图309　穿龙薯蓣分布概率

310. 穿心莲

穿心莲 *Andrographis paniculate*（Burm. f.）Nees

通过汇总和分析第四次全国中药资源普查及相关文献查阅的数据,穿心莲分布于河北、上海、江苏、浙江、安徽、福建、江西、山东、湖北、湖南、广东、广西、海南、重庆、四川、贵州、云南、陕西、台湾、香港等地。

穿心莲分布概率较高的区域有福建、广东、广西、海南、云南、香港、澳门等地。穿心莲的分布概率如图 310。

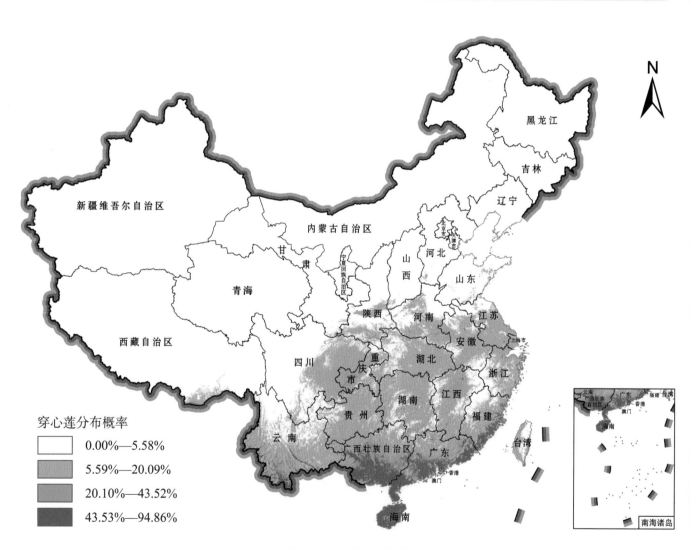

穿心莲分布概率
0.00%—5.58%
5.59%—20.09%
20.10%—43.52%
43.53%—94.86%

图 310 穿心莲分布概率

311. 络石藤

络石 *Trachelospermum jasminoides*（Lindl.）Lem.

通过汇总和分析第四次全国中药资源普查及相关文献查阅的数据，络石分布于北京、天津、河北、山西、内蒙古、辽宁、吉林、上海、江苏、浙江、安徽、福建、江西、山东、河南、湖北、湖南、广东、广西、海南、重庆、四川、贵州、云南、西藏、陕西、甘肃、台湾、香港、澳门等地。

络石分布概率较高的区域有上海、江苏、浙江、安徽、福建、江西、河南、湖北、湖南、广东、广西、海南、重庆、四川、贵州、陕西、台湾、香港、澳门等地。络石的分布概率如图311。

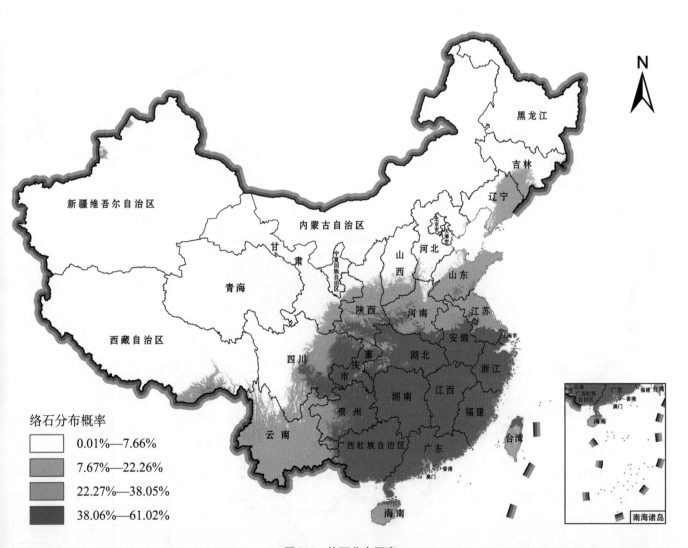

络石分布概率
	0.01%—7.66%
	7.67%—22.26%
	22.27%—38.05%
	38.06%—61.02%

图 311　络石分布概率

十画

312. 秦艽

秦艽 *Gentiana macrophylla* Pall.

通过汇总和分析第四次全国中药资源普查及相关文献查阅的数据,秦艽分布于北京、河北、山西、内蒙古、辽宁、吉林、黑龙江、河南、四川、西藏、陕西、甘肃、青海、宁夏、新疆等地。

秦艽分布概率较高的区域有河北、山西、内蒙古、四川、陕西、甘肃、青海、宁夏、新疆等地。秦艽的分布概率如图312-1。

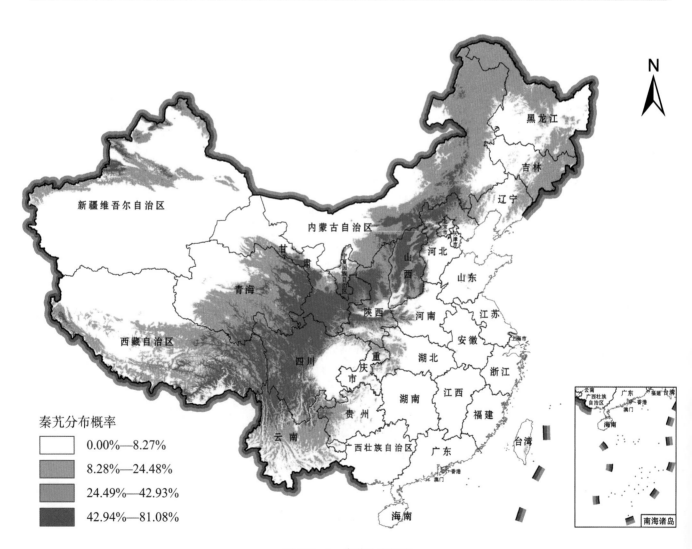

秦艽分布概率

	0.00%—8.27%
	8.28%—24.48%
	24.49%—42.93%
	42.94%—81.08%

图 312-1 秦艽分布概率

麻花秦艽 *Gentiana straminea* **Maxim.**

通过汇总和分析第四次全国中药资源普查及相关文献查阅的数据,麻花秦艽分布于湖北、四川、西藏、甘肃、青海、宁夏等地。

麻花秦艽分布概率较高的区域有四川、西藏、甘肃、青海等地。麻花秦艽的分布概率如图312-2。

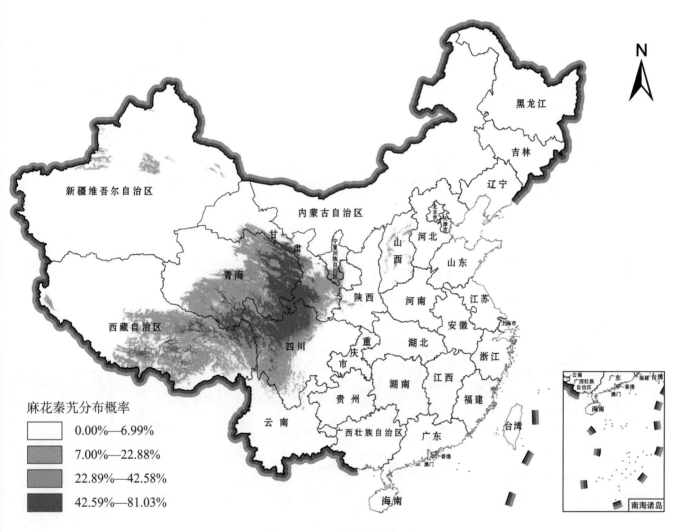

麻花秦艽分布概率

□	0.00%—6.99%
▨	7.00%—22.88%
▨	22.89%—42.58%
■	42.59%—81.03%

图312-2 麻花秦艽分布概率

粗茎秦艽 *Gentiana crassicaulis* Duthie ex Burk.

通过汇总和分析第四次全国中药资源普查及相关文献查阅的数据,粗茎秦艽分布于河北、重庆、四川、贵州、云南、西藏、陕西、甘肃、青海等地。

粗茎秦艽分布概率较高的区域有四川、云南、西藏等地。粗茎秦艽的分布概率如图 312 - 3。

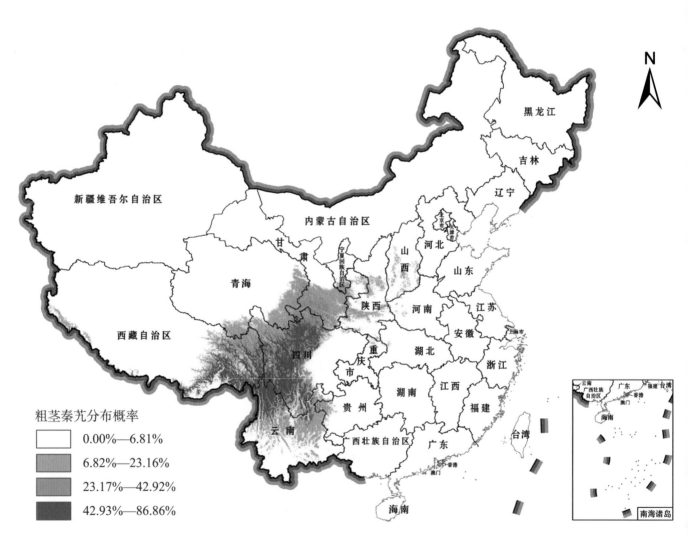

图 312 - 3　粗茎秦艽分布概率

小秦艽 *Gentiana dahurica* Fisch.

通过汇总和分析第四次全国中药资源普查及相关文献查阅的数据,小秦艽分布于河北、山西、内蒙古、辽宁、河南、湖北、四川、陕西、甘肃、青海、宁夏、新疆等地。

小秦艽分布概率较高的区域有河北、山西、内蒙古、陕西、甘肃、青海、宁夏等地。小秦艽的分布概率如图 312 - 4。

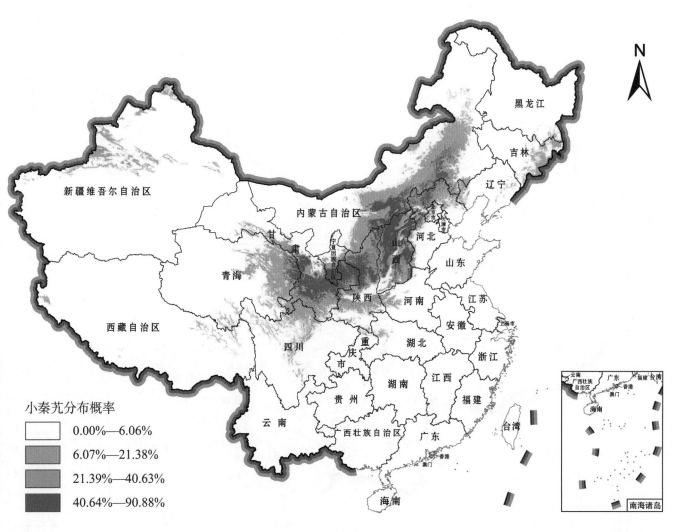

图 312 - 4　小秦艽分布概率

313. 秦皮

苦枥白蜡树 *Fraxinus rhynchophylla* Hance

通过汇总和分析第四次全国中药资源普查及相关文献查阅的数据,苦枥白蜡树分布于全国大部分省区。

苦枥白蜡树分布概率较高的区域有北京、河北、辽宁、吉林、黑龙江等地。苦枥白蜡树的分布概率如图313-1。

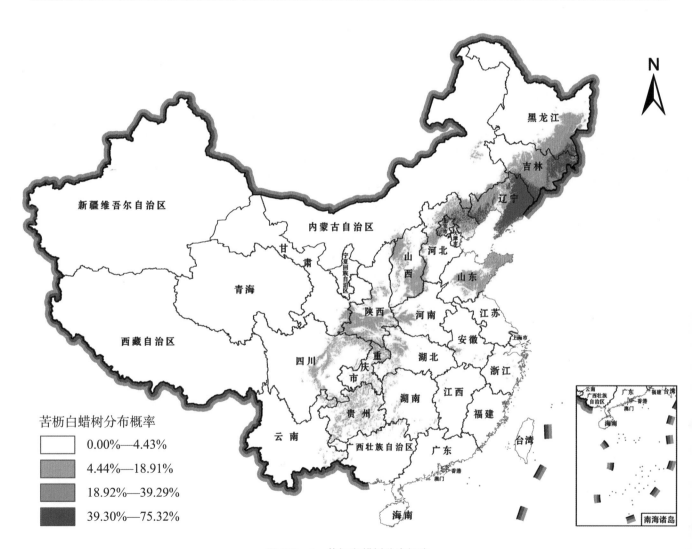

苦枥白蜡树分布概率

	0.00%—4.43%
	4.44%—18.91%
	18.92%—39.29%
	39.30%—75.32%

图313-1 苦枥白蜡树分布概率

白蜡树 *Fraxinus chinensis* Roxb.

通过汇总和分析第四次全国中药资源普查及相关文献查阅的数据,白蜡树分布于全国各地。

白蜡树分布概率较高的区域有北京、天津、河北、山西、辽宁、江苏、安徽、山东、河南、湖北、湖南、重庆、四川、贵州、云南、陕西、甘肃、宁夏等地。白蜡树的分布概率如图313-2。

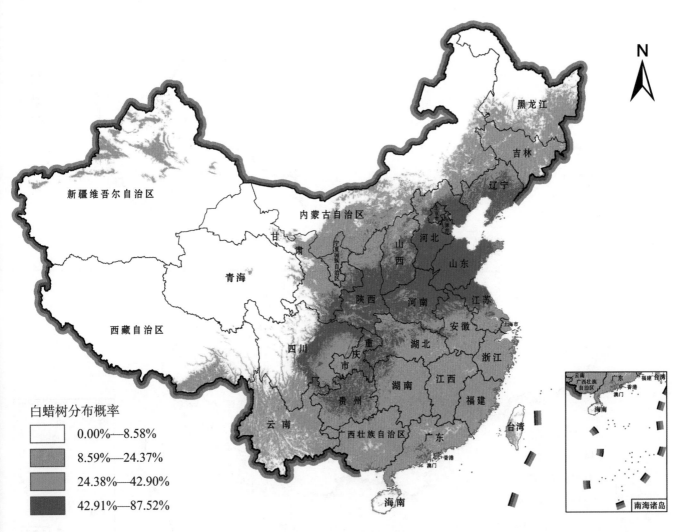

白蜡树分布概率

- 0.00%—8.58%
- 8.59%—24.37%
- 24.38%—42.90%
- 42.91%—87.52%

图313-2 白蜡树分布概率

尖叶白蜡树 *Fraxinus szaboana* Lingelsh.

通过汇总和分析第四次全国中药资源普查及相关文献查阅的数据,尖叶白蜡树分布于河北、山西、内蒙古、上海、江苏、浙江、安徽、福建、江西、山东、河南、湖北、湖南、广东、广西、重庆、四川、贵州、云南、西藏、陕西、甘肃、青海、宁夏等地。

尖叶白蜡树分布概率较高的区域有陕西、甘肃等地。尖叶白蜡树的分布概率如图313‑3。

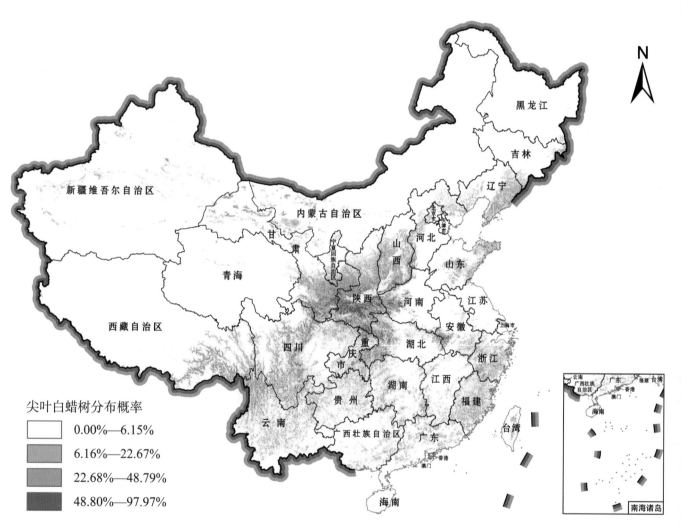

图 313‑3　尖叶白蜡树分布概率

宿柱白蜡树 *Fraxinus stylosa* Lingelsh.

通过汇总和分析第四次全国中药资源普查及相关文献查阅的数据,宿柱白蜡树分布于河南、四川、陕西、甘肃、新疆等地。

宿柱白蜡树分布概率较高的区域有陕西、甘肃等地。宿柱白蜡树的分布概率如图 313-4。

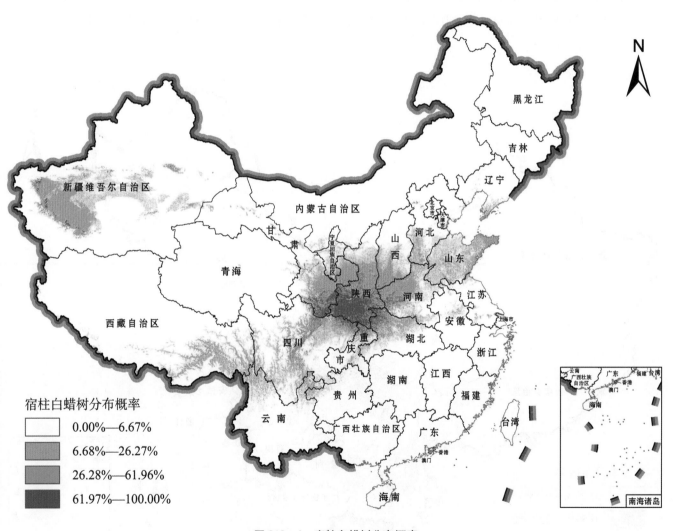

宿柱白蜡树分布概率

- 0.00%—6.67%
- 6.68%—26.27%
- 26.28%—61.96%
- 61.97%—100.00%

图 313-4 宿柱白蜡树分布概率

314. 珠子参

珠子参*Panax japonicus* C. A. Mey. var. *major* (Burk.) C. Y. WuetK. M. Feng

通过汇总和分析第四次全国中药资源普查及相关文献查阅的数据,珠子参分布于山西、浙江、安徽、福建、江西、河南、湖北、湖南、广西、重庆、四川、贵州、云南、西藏、陕西、甘肃、青海、宁夏等地。

珠子参分布概率较高的区域有四川、云南、西藏、陕西、甘肃、台湾等地。珠子参的分布概率如图 314 - 1。

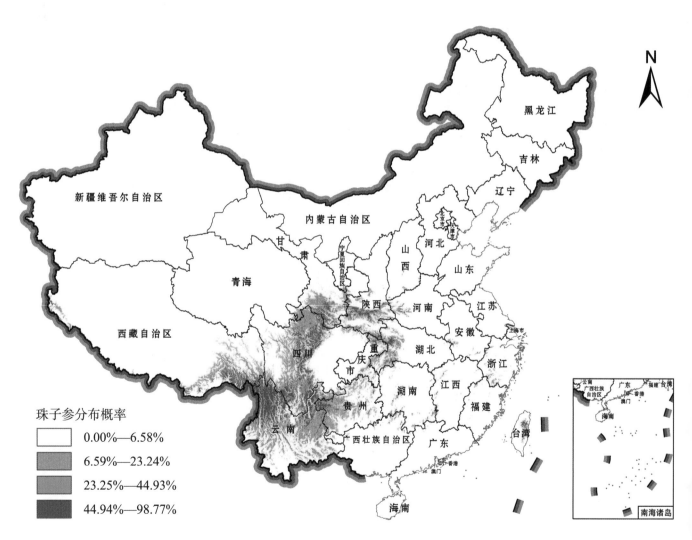

珠子参分布概率

- 0.00%—6.58%
- 6.59%—23.24%
- 23.25%—44.93%
- 44.94%—98.77%

图 314 - 1　珠子参分布概率

羽叶三七 *Panax japonicus* C. A. Mey. var. *bipinnatifidus*（Seem.）C. Y. WuetK. M. Feng

　　通过汇总和分析第四次全国中药资源普查及相关文献查阅的数据，羽叶三七分布于湖北、重庆、四川、贵州、云南、西藏、陕西、甘肃、青海、宁夏等地。

　　羽叶三七分布概率较高的区域有四川、云南、西藏、陕西、甘肃等地。羽叶三七的分布概率如图 314 - 2。

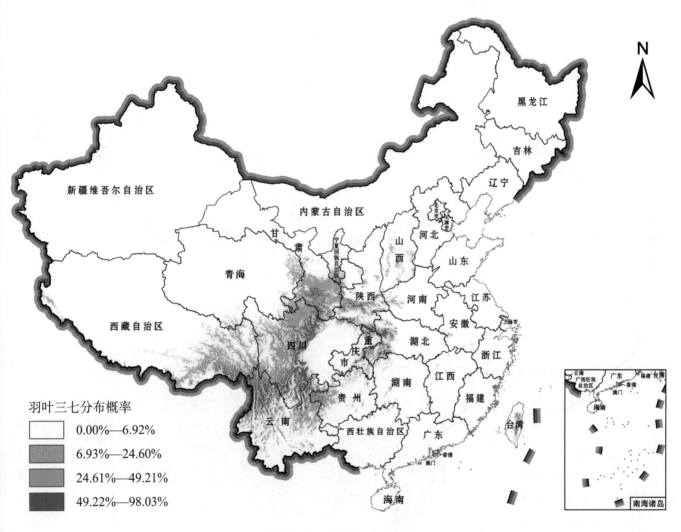

羽叶三七分布概率

☐	0.00%—6.92%
▨	6.93%—24.60%
▨	24.61%—49.21%
■	49.22%—98.03%

图 314 - 2　羽叶三七分布概率

315. 莱菔子

萝卜 *Raphanus sativus* L.

通过汇总和分析第四次全国中药资源普查及相关文献查阅的数据,萝卜分布于全国各地。

萝卜分布概率较高的区域有辽宁、上海、江苏、浙江、安徽、福建、江西、山东、河南、湖北、湖南、重庆、四川、贵州、云南、陕西等地。萝卜的分布概率如图315。

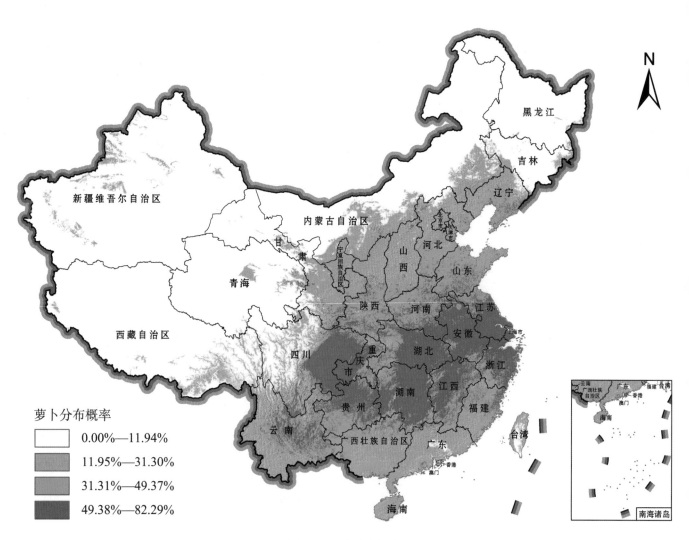

萝卜分布概率

0.00%—11.94%
11.95%—31.30%
31.31%—49.37%
49.38%—82.29%

图 315 萝卜分布概率

316. 荷叶/莲房/莲须/莲子/莲子心/藕节

莲 *Nelumbo nucifera* Gaertn

通过汇总和分析第四次全国中药资源普查及相关文献查阅的数据,莲分布于全国各地。

莲分布概率较高的区域有北京、天津、河北、辽宁、上海、江苏、浙江、安徽、福建、江西、山东、河南、湖北、湖南、广东、广西、海南、重庆、四川、贵州等地。莲的分布概率如图316。

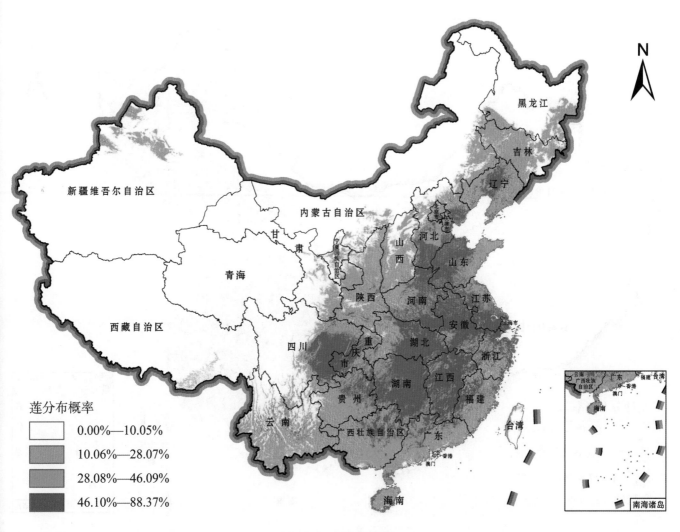

莲分布概率

	0.00%—10.05%
	10.06%—28.07%
	28.08%—46.09%
	46.10%—88.37%

图 316 莲分布概率

317. 桔梗

桔梗 *Platycodon grandiflorum*（Jacq.）A. DC.

通过汇总和分析第四次全国中药资源普查及相关文献查阅的数据,桔梗分布于全国各地。

桔梗分布概率较高的区域有北京、天津、河北、山西、内蒙古、辽宁、吉林、黑龙江、江苏、浙江、安徽、江西、山东、河南、湖北、湖南、重庆、四川、贵州、云南、陕西、甘肃等地。桔梗的分布概率如图317。

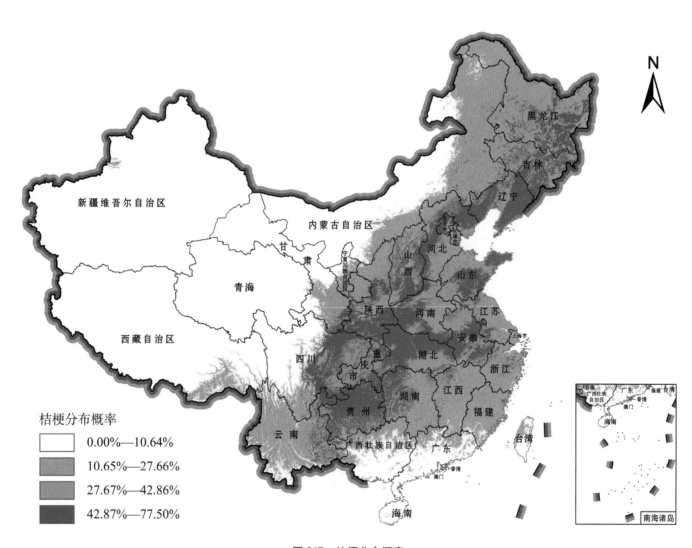

桔梗分布概率

	0.00%—10.64%
	10.65%—27.66%
	27.67%—42.86%
	42.87%—77.50%

图317 桔梗分布概率

318. 桃仁

山桃 *Prunus davidiana* (Carrière) Franch.

通过汇总和分析第四次全国中药资源普查及相关文献查阅的数据,山桃分布于河北、山西、上海、江苏、浙江、安徽、江西、山东、河南、湖北、湖南、广东、重庆、四川、贵州、云南、西藏、陕西、甘肃等地。

山桃分布概率较高的区域有北京、河北、山西、内蒙古、辽宁、山东、河南、湖北、湖南、四川、贵州、陕西、甘肃、青海、宁夏等地。山桃的分布概率如图318。

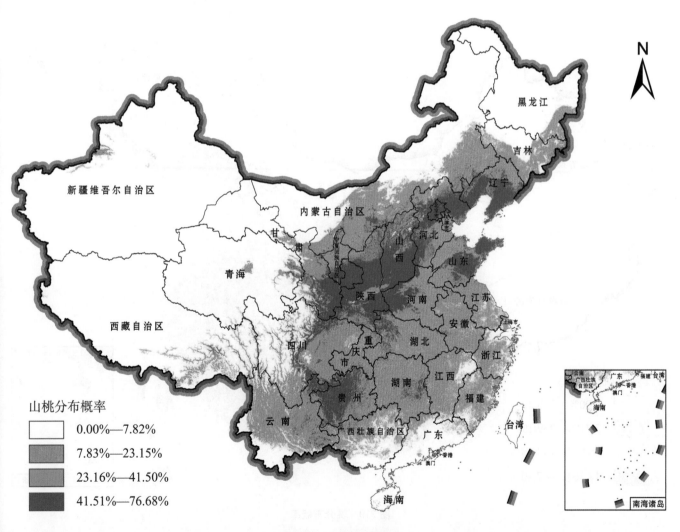

山桃分布概率

- 0.00%—7.82%
- 7.83%—23.15%
- 23.16%—41.50%
- 41.51%—76.68%

图318　山桃分布概率

319. 桃枝

桃 *Prunus persica*（L.）Batsch

通过汇总和分析第四次全国中药资源普查及相关文献查阅的数据,桃分布于全国各地。

桃分布概率较高的区域有北京、天津、河北、山西、辽宁、上海、江苏、浙江、安徽、福建、江西、山东、河南、湖北、湖南、广东、广西、重庆、四川、贵州、云南、陕西、甘肃等地。桃的分布概率如图319。

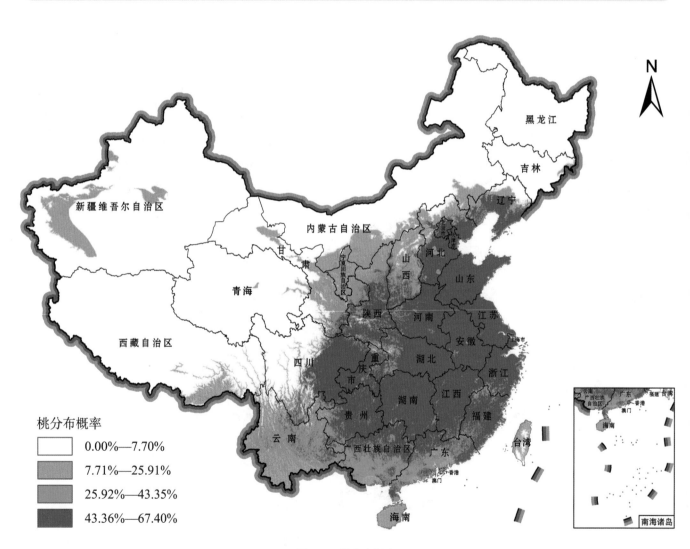

桃分布概率

0.00%—7.70%

7.71%—25.91%

25.92%—43.35%

43.36%—67.40%

图 319　桃分布概率

320. 夏天无

伏生紫堇 *Corydalis decumbens*（Thunb.）Pers.

通过汇总和分析第四次全国中药资源普查及相关文献查阅的数据,伏生紫堇分布于山西、江苏、浙江、安徽、福建、江西、河南、湖北、湖南、四川、台湾等地。

伏生紫堇分布概率较高的区域有江苏、浙江、安徽、江西、湖北、湖南等地。伏生紫堇的分布概率如图 320。

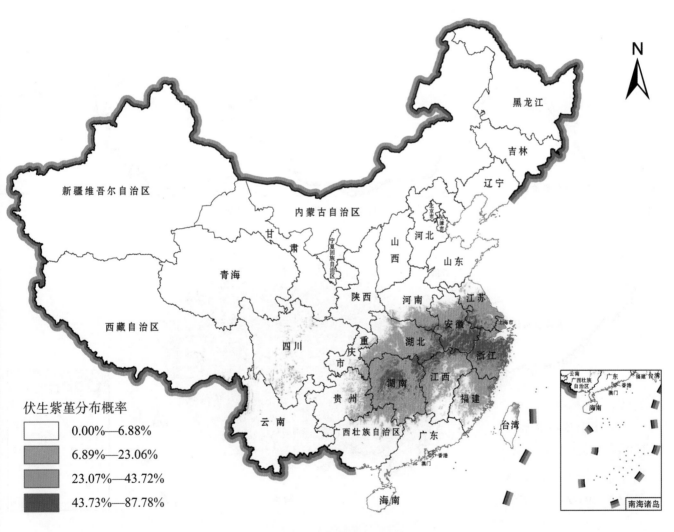

伏生紫堇分布概率

- 0.00%—6.88%
- 6.89%—23.06%
- 23.07%—43.72%
- 43.73%—87.78%

图 320　伏生紫堇分布概率

321. 夏枯草

夏枯草 *Prunella vulgaris* L

通过汇总和分析第四次全国中药资源普查及相关文献查阅的数据,夏枯草分布于全国各地。

夏枯草分布概率较高的区域有江苏、浙江、安徽、福建、江西、河南、湖北、湖南、广东、广西、重庆、四川、贵州、云南、西藏、陕西、甘肃、台湾等地。夏枯草的分布概率如图321。

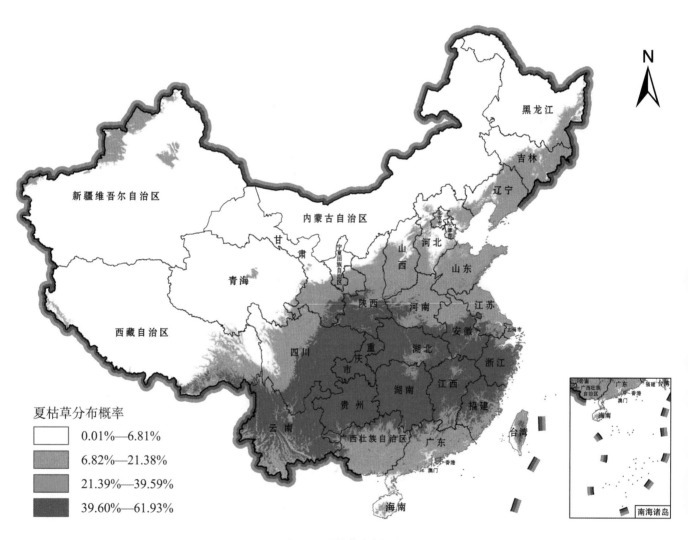

图 321 夏枯草分布概率

322. 柴胡

柴胡 *Bupleurum chinense* **DC.**

通过汇总和分析第四次全国中药资源普查及相关文献查阅的数据,柴胡分布于全国各地。

柴胡分布概率较高的区域有北京、河北、山西、内蒙古、辽宁、吉林、黑龙江、山东、河南、湖北、重庆、四川、贵州、云南、陕西、甘肃、青海、宁夏、新疆等地。柴胡的分布概率如图 322-1。

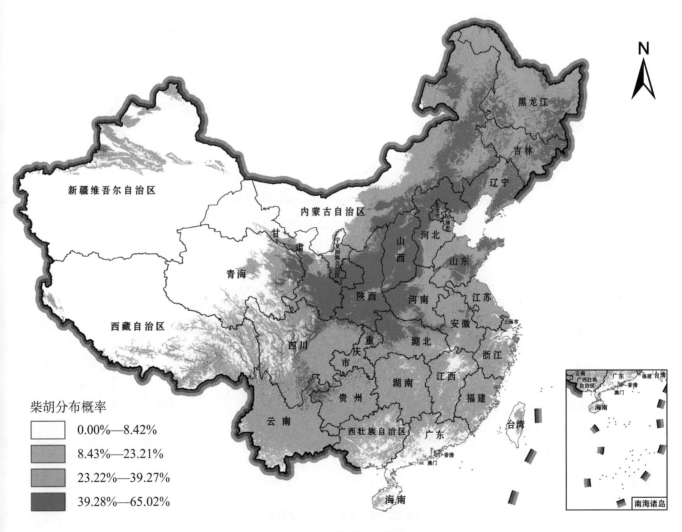

柴胡分布概率

	0.00%—8.42%
	8.43%—23.21%
	23.22%—39.27%
	39.28%—65.02%

图 322-1 柴胡分布概率

狭叶柴胡 *Bupleurum scorzonerifolium* Willd.

通过汇总和分析第四次全国中药资源普查及相关文献查阅的数据,狭叶柴胡分布于北京、天津、河北、山西、内蒙古、辽宁、吉林、黑龙江、上海、江苏、浙江、安徽、福建、江西、山东、河南、湖北、广西、四川、贵州、云南、陕西、甘肃、青海、宁夏、新疆、台湾等地。

狭叶柴胡分布概率较高的区域有北京、天津、河北、山西、内蒙古、辽宁、吉林、黑龙江、山东、河南、湖北、陕西、甘肃、青海、宁夏、新疆等地。狭叶柴胡的分布概率如图 322 - 2。

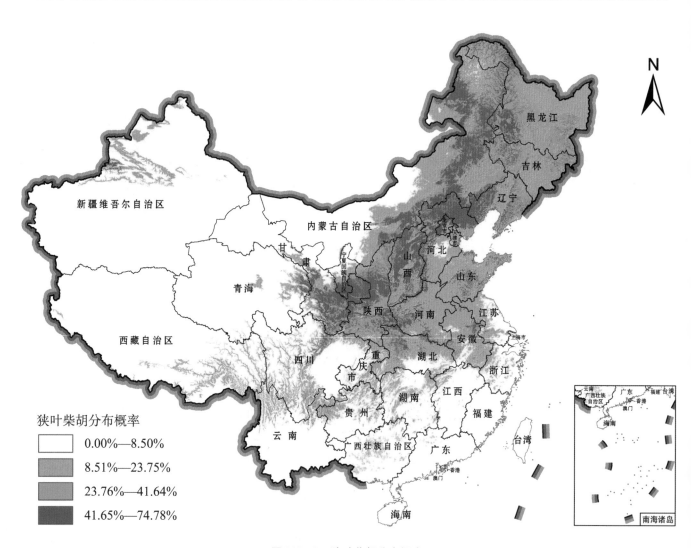

图 322 - 2 狭叶柴胡分布概率

323. 党参

党参 *Codonopsis pilosula*（Franch.）Nannf.

通过汇总和分析第四次全国中药资源普查及相关文献查阅的数据，党参分布于北京、天津、河北、山西、内蒙古、辽宁、吉林、黑龙江、上海、江苏、浙江、安徽、福建、江西、山东、河南、湖北、湖南、广东、广西、重庆、四川、贵州、云南、西藏、陕西、甘肃、青海、宁夏、新疆、台湾等地。

党参分布概率较高的区域有北京、河北、山西、辽宁、吉林、黑龙江、河南、湖北、重庆、四川、贵州、云南、西藏、陕西、甘肃、青海、宁夏等地。党参的分布概率如图 323-1。

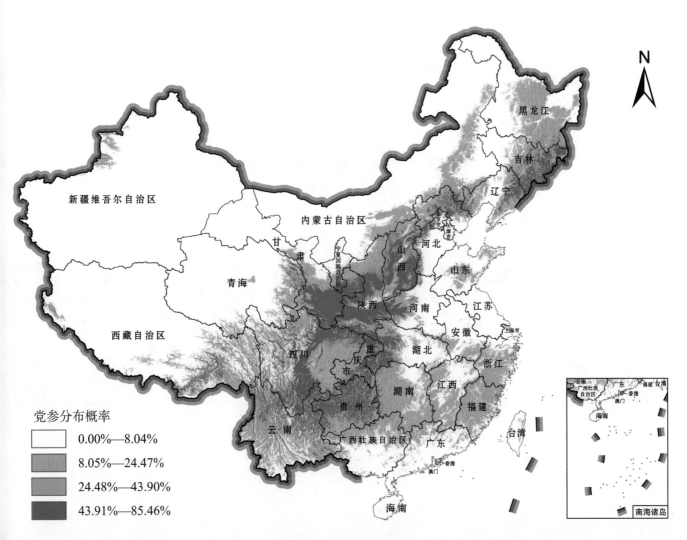

图 323-1 党参分布概率

素花党参 *Codonopsis pilosula*（Franch.）Nannf. var. *modesta*（Nannf.）L. T. Shen

通过汇总和分析第四次全国中药资源普查及相关文献查阅的数据，素花党参分布于北京、河北、山西、内蒙古、辽宁、吉林、黑龙江、河南、湖北、湖南、四川、贵州、云南、西藏、陕西、甘肃、青海、宁夏等地。

素花党参分布概率较高的区域有四川、陕西、甘肃等地。素花党参的分布概率如图 323－2。

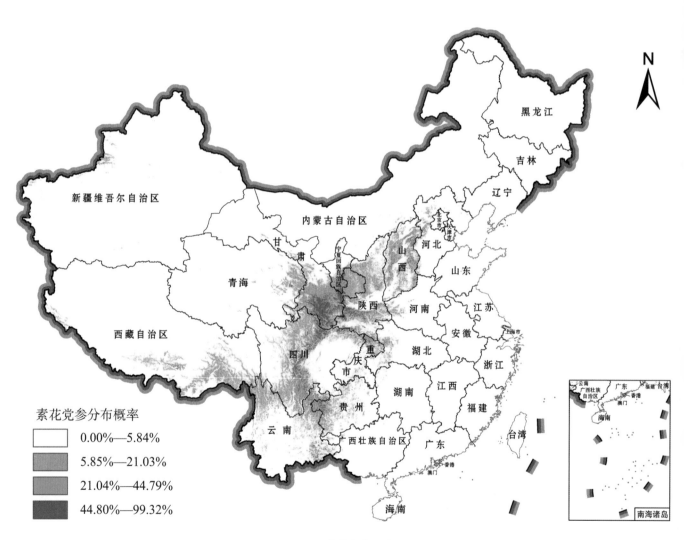

素花党参分布概率

	0.00%—5.84%
	5.85%—21.03%
	21.04%—44.79%
	44.80%—99.32%

图 323－2　素花党参分布概率

川党参 *Codonopsis tangshen* Oliv.

通过汇总和分析第四次全国中药资源普查及相关文献查阅的数据,川党参分布于湖北、湖南、重庆、四川、贵州、陕西、甘肃等地。

川党参分布概率较高的区域有湖北、重庆、四川、陕西等地。川党参的分布概率如图 323 - 3。

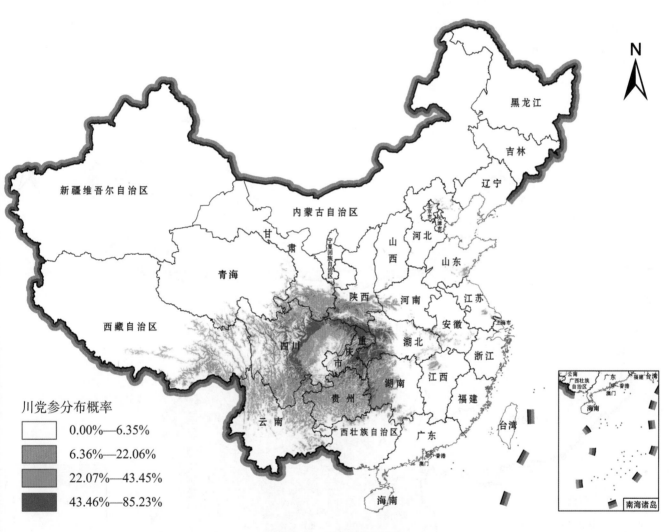

图 323 - 3 川党参分布概率

324. 鸭跖草

鸭跖草 *Commelina communis* L.

通过汇总和分析第四次全国中药资源普查及相关文献查阅的数据,鸭跖草分布于全国大部分省区。

鸭跖草分布概率较高的区域有北京、天津、河北、山西、辽宁、吉林、黑龙江、上海、江苏、浙江、安徽、福建、江西、山东、河南、湖北、湖南、广东、广西、海南、重庆、四川、贵州、云南、西藏、陕西、甘肃、台湾、香港、澳门等地。鸭跖草的分布概率如图324。

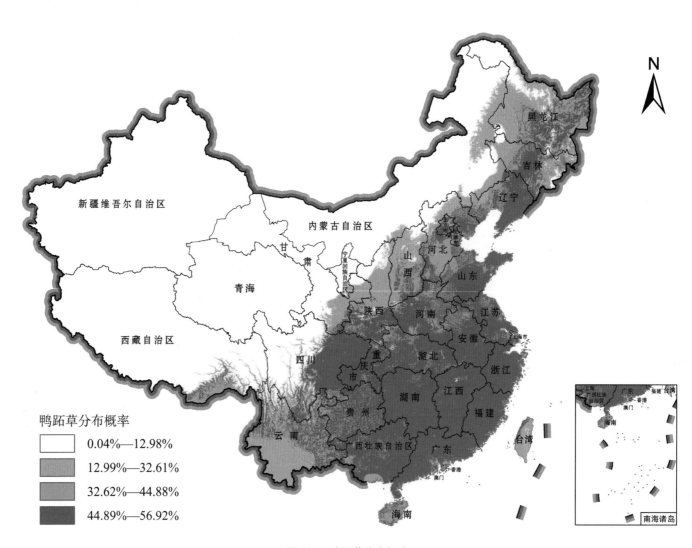

鸭跖草分布概率
0.04%—12.98%
12.99%—32.61%
32.62%—44.88%
44.89%—56.92%

图 324　鸭跖草分布概率

325. 铁皮石斛

铁皮石斛 *Dendrobium officinale* **Kimura et Migo**

通过汇总和分析第四次全国中药资源普查及相关文献查阅的数据,铁皮石斛分布于山西、上海、江苏、浙江、安徽、福建、江西、河南、湖北、湖南、广东、广西、海南、重庆、四川、贵州、云南、西藏、陕西、台湾、香港、澳门等地。

铁皮石斛分布概率较高的区域有江苏、浙江、安徽、福建、江西、湖北、湖南、广东、广西、四川、贵州、云南、台湾等地。铁皮石斛的分布概率如图325。

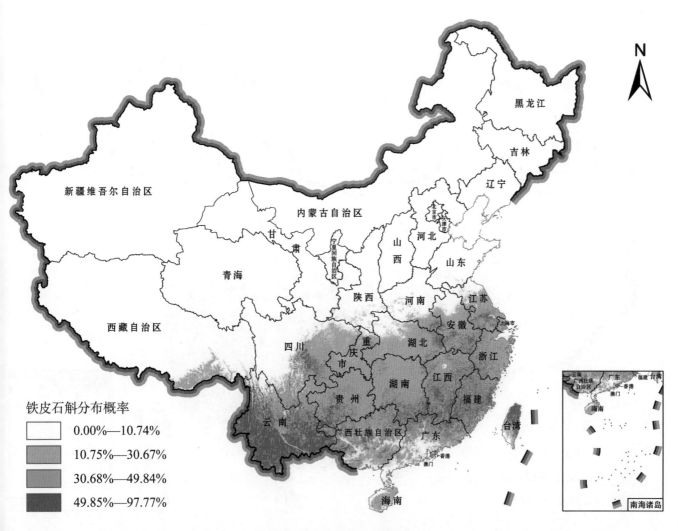

图 325　铁皮石斛分布概率

326. 积雪草

积雪草 *Centella asiatica*（L.）Urb

通过汇总和分析第四次全国中药资源普查及相关文献查阅的数据,积雪草分布于上海、江苏、浙江、安徽、福建、江西、山东、河南、湖北、湖南、广东、广西、海南、重庆、四川、贵州、云南、西藏、陕西、台湾等地。

积雪草分布概率较高的区域有浙江、安徽、福建、江西、湖北、湖南、广东、广西、海南、重庆、四川、贵州、云南、台湾、香港等地。积雪草的分布概率如图326。

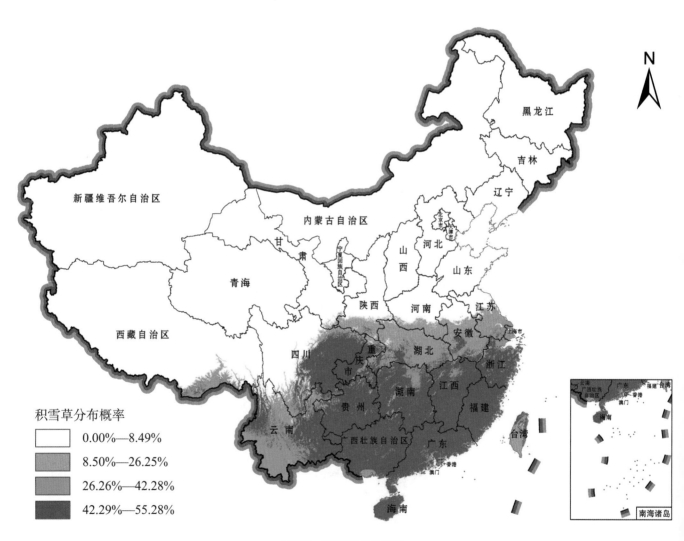

积雪草分布概率

	0.00%—8.49%
	8.50%—26.25%
	26.26%—42.28%
	42.29%—55.28%

图 326　积雪草分布概率

327. 臭灵丹草

翼齿六棱菊 *Laggera pterodonta* (DC.) Benth.

通过汇总和分析第四次全国中药资源普查及相关文献查阅的数据，翼齿六棱菊分布于山西、湖北、广西、重庆、四川、贵州、云南、西藏等地。

翼齿六棱菊分布概率较高的区域有四川、云南等地。翼齿六棱菊的分布概率如图327。

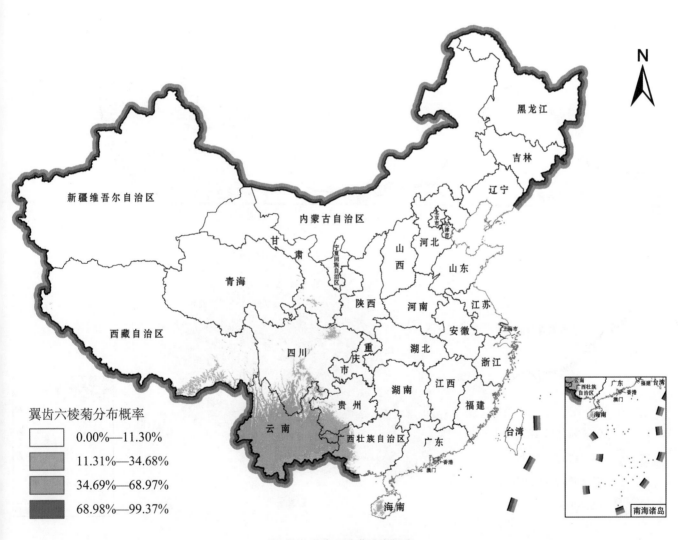

翼齿六棱菊分布概率

☐	0.00%—11.30%
☐	11.31%—34.68%
☐	34.69%—68.97%
☐	68.98%—99.37%

图 327　翼齿六棱菊分布概率

328. 射干

射干 *Belamcanda chinensis*（L.）DC.

通过汇总和分析第四次全国中药资源普查及相关文献查阅的数据,射干分布于全国各地。

射干分布概率较高的区域有北京、天津、河北、山西、内蒙古、辽宁、上海、江苏、浙江、安徽、福建、江西、山东、河南、湖北、湖南、广东、广西、重庆、四川、贵州、云南、陕西、甘肃。射干的分布概率如图328。

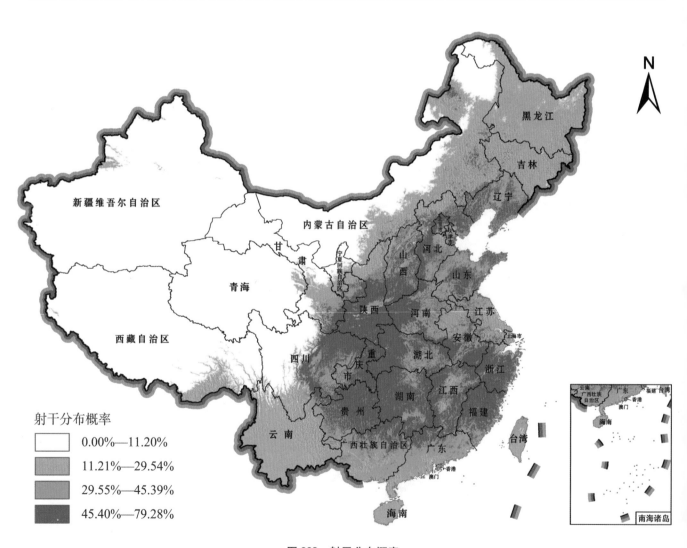

射干分布概率
0.00%—11.20%
11.21%—29.54%
29.55%—45.39%
45.40%—79.28%

图 328 射干分布概率

329. 徐长卿

徐长卿 *Cynanchum paniculatum*（Bge.）Kitag.

通过汇总和分析第四次全国中药资源普查及相关文献查阅的数据,徐长卿分布于北京、天津、河北、山西、内蒙古、辽宁、吉林、黑龙江、上海、江苏、浙江、安徽、福建、江西、山东、河南、湖北、湖南、广东、广西、海南、重庆、四川、贵州、云南、西藏、陕西、甘肃、宁夏、台湾等地。

徐长卿分布概率较高的区域有北京、河北、山西、内蒙古、辽宁、吉林、黑龙江、安徽、山东、河南、湖北、陕西、甘肃等地。徐长卿的分布概率如图 329。

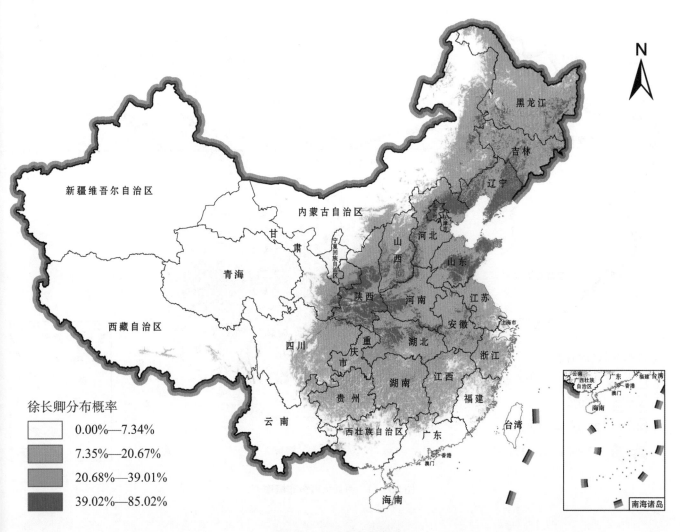

徐长卿分布概率

- 0.00%—7.34%
- 7.35%—20.67%
- 20.68%—39.01%
- 39.02%—85.02%

图 329 徐长卿分布概率

330. 狼毒

月腺大戟 *Euphorbia ebracteolata* Hayata

通过汇总和分析第四次全国中药资源普查及相关文献查阅的数据,月腺大戟分布于全国各地。

月腺大戟分布概率较高的区域有江苏、浙江、安徽、江西、山东、河南、湖北等地。月腺大戟的分布概率如图 330 - 1。

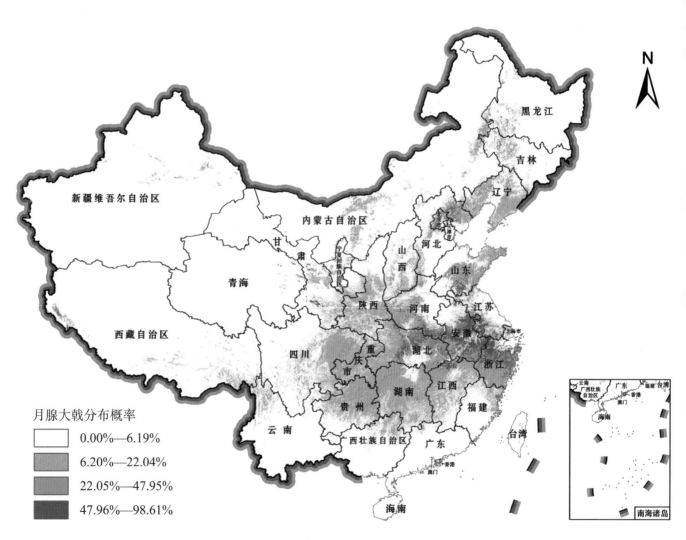

月腺大戟分布概率

- 0.00%—6.19%
- 6.20%—22.04%
- 22.05%—47.95%
- 47.96%—98.61%

图 330 - 1 月腺大戟分布概率

狼毒大戟 *Euphorbia fischeriana* Steud.

通过汇总和分析第四次全国中药资源普查及相关文献查阅的数据,狼毒大戟分布于北京、天津、河北、山西、内蒙古、辽宁、吉林、黑龙江、安徽、山东、河南、湖北、四川、云南、陕西、甘肃等地。

狼毒大戟分布概率较高的区域有河北、内蒙古、辽宁、吉林、黑龙江、四川、陕西、青海等地。狼毒大戟的分布概率如图 330 - 2。

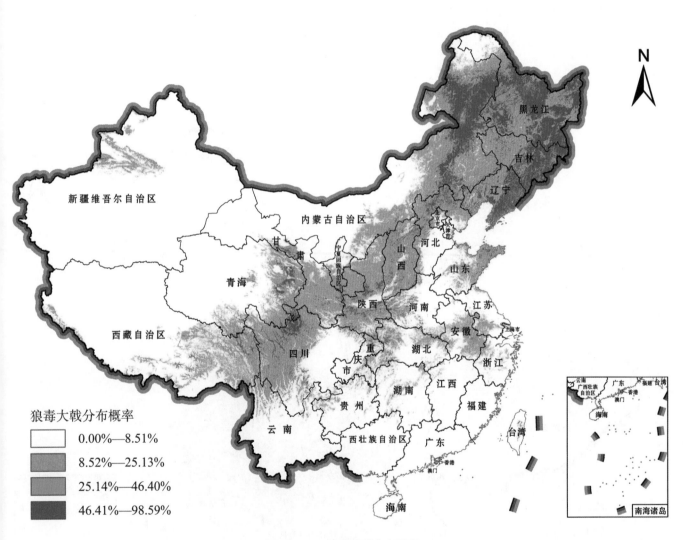

狼毒大戟分布概率

- 0.00%—8.51%
- 8.52%—25.13%
- 25.14%—46.40%
- 46.41%—98.59%

图 330 - 2 狼毒大戟分布概率

331. 凌霄花

凌霄 *Campsis grandiflora* (Thunb.) Schum

通过汇总和分析第四次全国中药资源普查及相关文献查阅的数据,凌霄分布于北京、天津、河北、山西、内蒙古、上海、江苏、浙江、安徽、福建、江西、山东、河南、湖北、湖南、广东、广西、海南、重庆、四川、贵州、云南、西藏、陕西、甘肃、青海、台湾等地。

凌霄分布概率较高的区域有河北、浙江、安徽、福建、江西、山东、河南、湖北、湖南、广西、贵州等地。凌霄的分布概率如图 331-1。

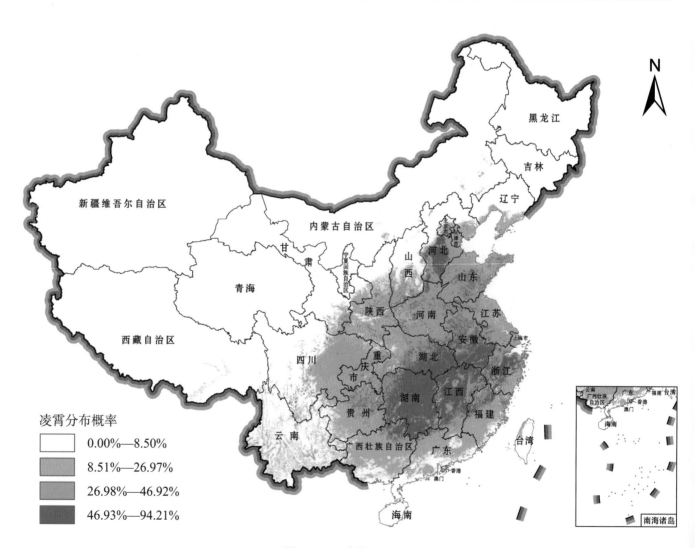

凌霄分布概率

	0.00%—8.50%
	8.51%—26.97%
	26.98%—46.92%
	46.93%—94.21%

图 331-1　凌霄分布概率

美洲凌霄 *Campsis radicans*（L.）Seem

　　通过汇总和分析第四次全国中药资源普查及相关文献查阅的数据,美洲凌霄分布于全国大部分省区。

　　美洲凌霄分布概率较高的区域有北京、天津、河北、辽宁、上海、江苏、浙江、安徽、山东、河南、湖北、陕西等地。美洲凌霄的分布概率如图331-2。

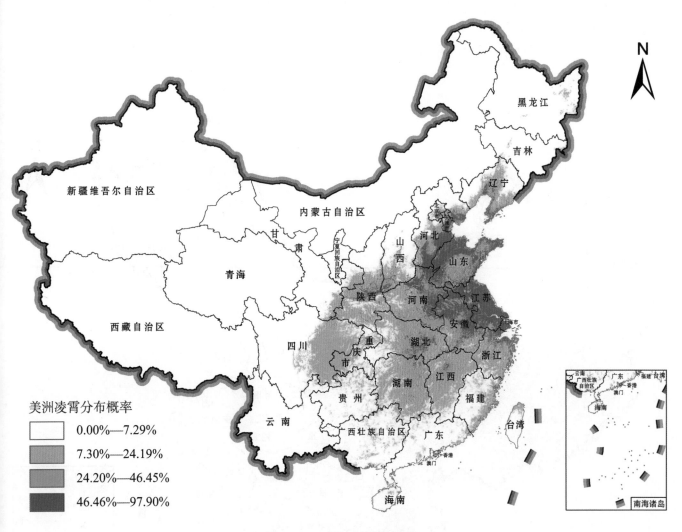

美洲凌霄分布概率

　　0.00%—7.29%

　　7.30%—24.19%

　　24.20%—46.45%

　　46.46%—97.90%

图 331-2　美洲凌霄分布概率

332. 高山辣根菜

无茎荠 *Eutrema scapiflorum* (Hook. f. et Thomson) Al-Shehbaz, G. Q. Hao et J. Quan Liu

通过汇总和分析第四次全国中药资源普查及相关文献查阅的数据,无茎荠分布于重庆、四川、贵州、云南、西藏、甘肃、青海、新疆等地。

无茎荠分布概率较高的区域有西藏、青海等地。无茎荠的分布概率如图332。

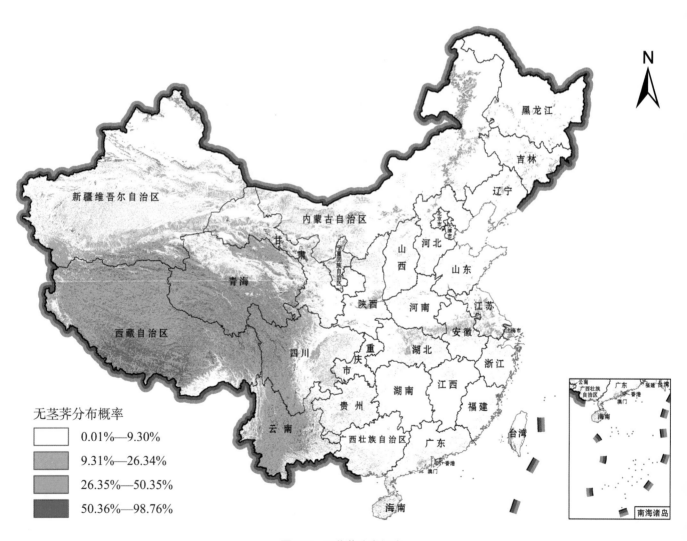

无茎荠分布概率

	0.01%—9.30%
	9.31%—26.34%
	26.35%—50.35%
	50.36%—98.76%

图 332　无茎荠分布概率

333. 高良姜

高良姜 *Alpinia officinarum* Hance

通过汇总和分析第四次全国中药资源普查及相关文献查阅的数据,高良姜分布于上海、江苏、浙江、安徽、福建、江西、山东、河南、湖北、湖南、广东、广西、海南、重庆、四川、贵州、云南、西藏、台湾、香港、澳门等地。

高良姜分布概率较高的区域有福建、广东、广西、海南、四川、云南、台湾、香港、澳门等地。高良姜的分布概率如图333。

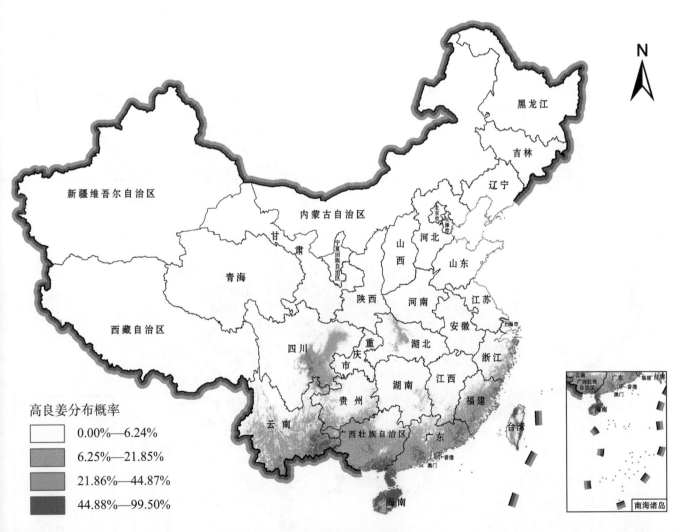

高良姜分布概率

0.00%—6.24%

6.25%—21.85%

21.86%—44.87%

44.88%—99.50%

图333 高良姜分布概率

334. 拳参

拳参 *Polygonum bistorta* **L.**

通过汇总和分析第四次全国中药资源普查及相关文献查阅的数据,拳参分布于北京、天津、河北、山西、内蒙古、辽宁、吉林、江苏、浙江、安徽、福建、江西、山东、河南、湖北、湖南、重庆、四川、贵州、云南、西藏、陕西、甘肃、青海、宁夏、新疆等地。

拳参分布概率较高的区域有北京、河北、山西、内蒙古、辽宁、吉林、黑龙江、山东、湖北、四川、贵州、西藏、陕西、青海、新疆等地。拳参的分布概率如图334。

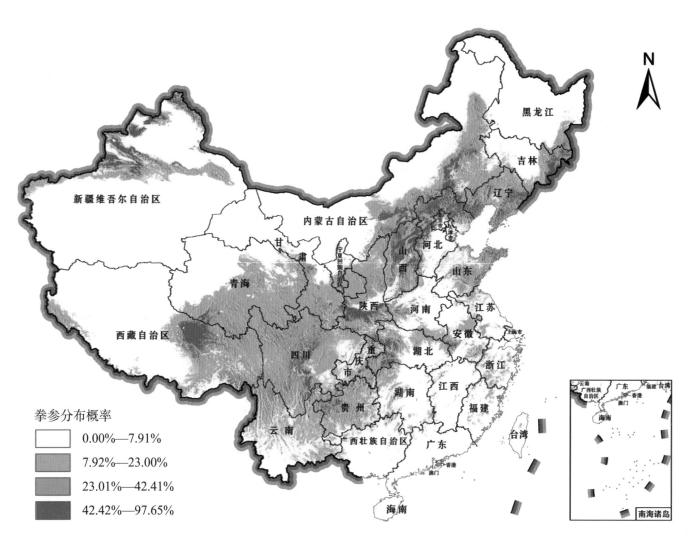

拳参分布概率

	0.00%—7.91%
	7.92%—23.00%
	23.01%—42.41%
	42.42%—97.65%

图 334 拳参分布概率

335. 粉葛

甘葛藤 *Pueraria thomsonii* **Benth.**

通过汇总和分析第四次全国中药资源普查及相关文献查阅的数据,甘葛藤分布于全国大部分省区。

甘葛藤分布概率较高的区域有浙江、安徽、福建、江西、湖北、湖南、广东、广西、海南、重庆、四川、贵州、陕西、甘肃、台湾等地。甘葛藤的分布概率如图335。

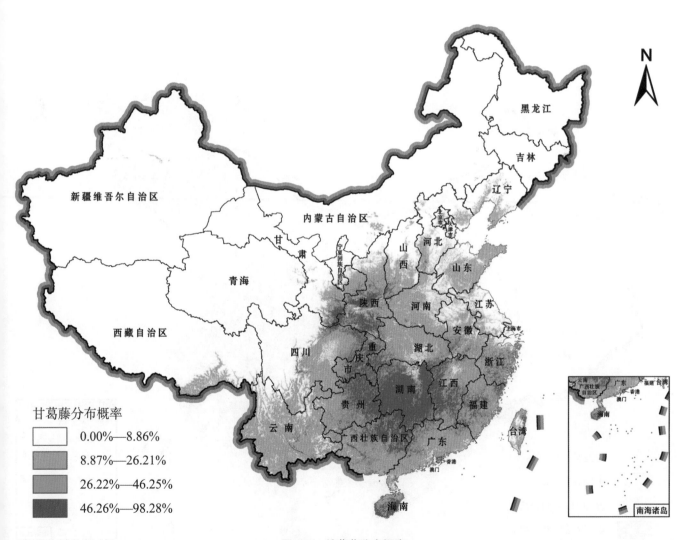

甘葛藤分布概率
- 0.00%—8.86%
- 8.87%—26.21%
- 26.22%—46.25%
- 46.26%—98.28%

图335 甘葛藤分布概率

336. 茺蔚子/益母草

益母草 *Leonurus japonicus* Houtt.

通过汇总和分析第四次全国中药资源普查及相关文献查阅的数据,益母草分布于全国各地。

益母草分布概率较高的区域有北京、天津、河北、山西、内蒙古、辽宁、吉林、黑龙江、上海、江苏、浙江、安徽、福建、江西、山东、河南、湖北、湖南、广东、广西、海南、重庆、四川、贵州、云南、西藏、陕西、甘肃、宁夏等地。益母草的分布概率如图336。

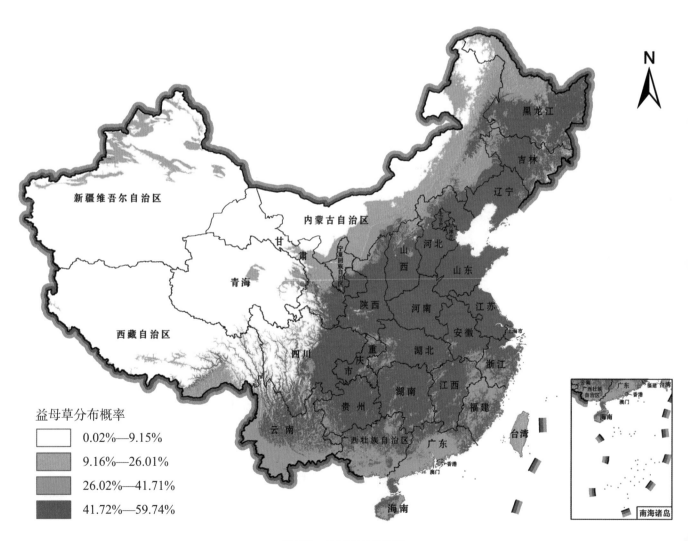

益母草分布概率

- 0.02%—9.15%
- 9.16%—26.01%
- 26.02%—41.71%
- 41.72%—59.74%

图336 益母草分布概率

337. 益智

益智 *Alpinia oxyphylla* **Miq.**

通过汇总和分析第四次全国中药资源普查及相关文献查阅的数据,益智分布于河北、福建、广东、广西、海南、贵州、云南、香港等地。

益智分布概率较高的区域有广东、海南等地。益智的分布概率如图337。

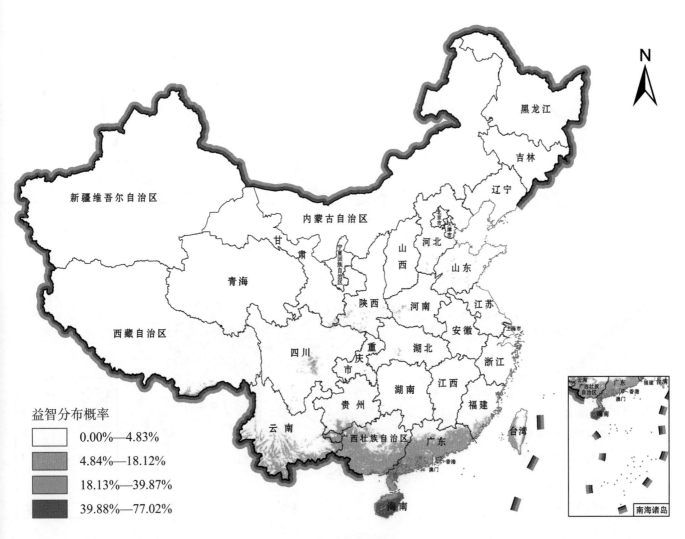

图 337　益智分布概率

338. 浙贝母

浙贝母 *Fritillaria thunbergii* Miq.

通过汇总和分析第四次全国中药资源普查及相关文献查阅的数据,浙贝母分布于江苏、浙江、安徽、福建、江西、山东、河南、湖北、湖南、四川、陕西等地。

浙贝母分布概率较高的区域有上海、江苏、浙江、安徽、湖北、湖南等地。浙贝母的分布概率如图338。

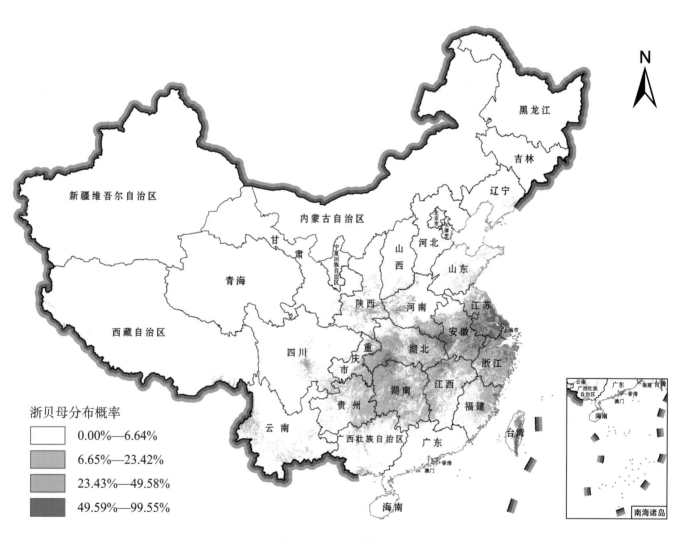

浙贝母分布概率

- 0.00%—6.64%
- 6.65%—23.42%
- 23.43%—49.58%
- 49.59%—99.55%

图 338 浙贝母分布概率

339. 娑罗子

七叶树 *Aesculus chinensis* Bunge

通过汇总和分析第四次全国中药资源普查及相关文献查阅的数据,七叶树分布于河北、山西、辽宁、江苏、浙江、安徽、江西、山东、河南、湖北、湖南、四川、贵州、陕西、甘肃等地。

七叶树分布概率较高的区域有河北、山西、河南、湖北、重庆、四川、贵州、云南、陕西、甘肃等地。七叶树的分布概率如 339 - 1。

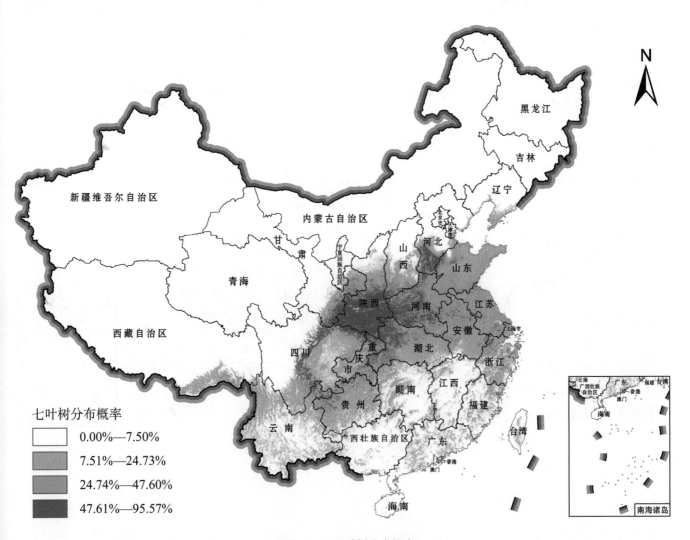

七叶树分布概率

- 0.00%—7.50%
- 7.51%—24.73%
- 24.74%—47.60%
- 47.61%—95.57%

图 339 - 1 七叶树分布概率

天师栗 *Aesculus vilsonii* Rehd.

通过汇总和分析第四次全国中药资源普查及相关文献查阅的数据,天师栗分布于安徽、江西、河南、湖北、湖南、广东、重庆、四川、贵州、云南、陕西、甘肃等地。

天师栗分布概率较高的区域有河南、湖北、重庆、四川、贵州、陕西、甘肃等地。天师栗的分布概率如图339-2。

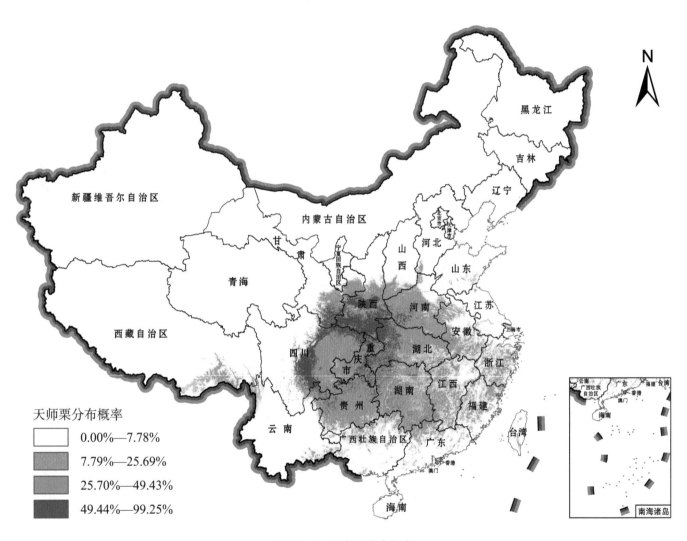

天师栗分布概率

- 0.00%—7.78%
- 7.79%—25.69%
- 25.70%—49.43%
- 49.44%—99.25%

图 339-2 天师栗分布概率

340. 海风藤

风藤 *Piper kadsura* (Choisy) Ohwi

通过汇总和分析第四次全国中药资源普查及相关文献查阅的数据,风藤分布于江苏、浙江、安徽、福建、江西、湖北、湖南、广东、广西、海南、四川、贵州、云南、陕西、台湾、香港、澳门等地。

风藤分布概率较高的区域有浙江、安徽、福建、江西、湖南、广东、广西、海南、台湾等地。风藤的分布概率如图340。

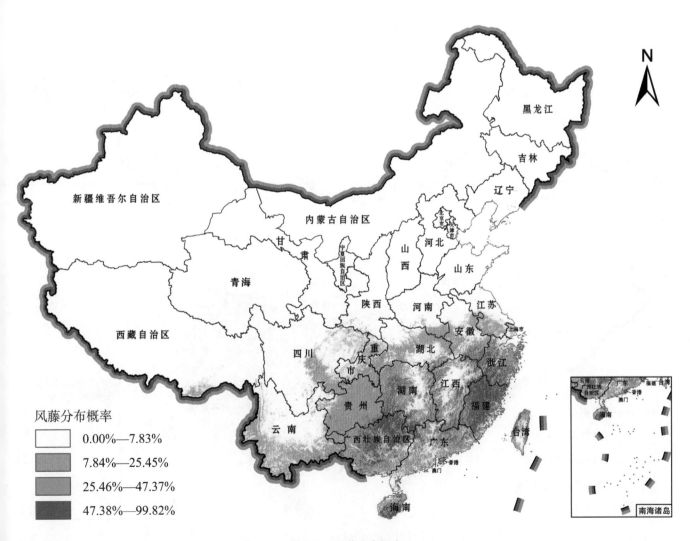

风藤分布概率

- □ 0.00%—7.83%
- ▨ 7.84%—25.45%
- ▨ 25.46%—47.37%
- ■ 47.38%—99.82%

图340 风藤分布概率

341. 海金沙

海金沙 *Lygodium japonicum*（Thunb.）Sw

通过汇总和分析第四次全国中药资源普查及相关文献查阅的数据,海金沙分布于上海、江苏、浙江、安徽、福建、江西、山东、河南、湖北、湖南、广东、广西、海南、重庆、四川、贵州、云南、西藏、陕西、甘肃、台湾、香港、澳门等地。

海金沙分布概率较高的区域有上海、江苏、浙江、安徽、福建、江西、河南、湖北、湖南、广东、广西、海南、重庆、四川、贵州、云南、西藏、陕西、台湾、香港、澳门等地。海金沙的分布概率如图341。

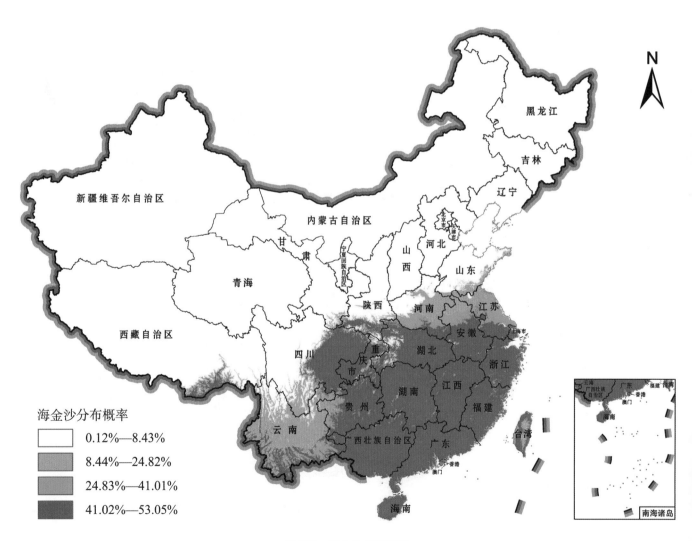

海金沙分布概率

- 0.12%—8.43%
- 8.44%—24.82%
- 24.83%—41.01%
- 41.02%—53.05%

图 341　海金沙分布概率

342. 海藻

海蒿子 *Sargassum pallidum* (Turn.) C. Ag.

通过汇总和分析第四次全国中药资源普查及相关文献查阅的数据,海蒿子分布于天津、河北、辽宁、上海、江苏、浙江、福建、山东、广东、广西、海南、新疆、台湾、香港、澳门等地。

海蒿子分布概率较高的区域有辽宁、福建、广东、广西、台湾等地。海蒿子的分布概率如图342。

羊栖菜 *Sargassum fusiforme* (Harv.) Setch. 主要分布于辽宁、山东等地。羊栖菜的分布如图439。

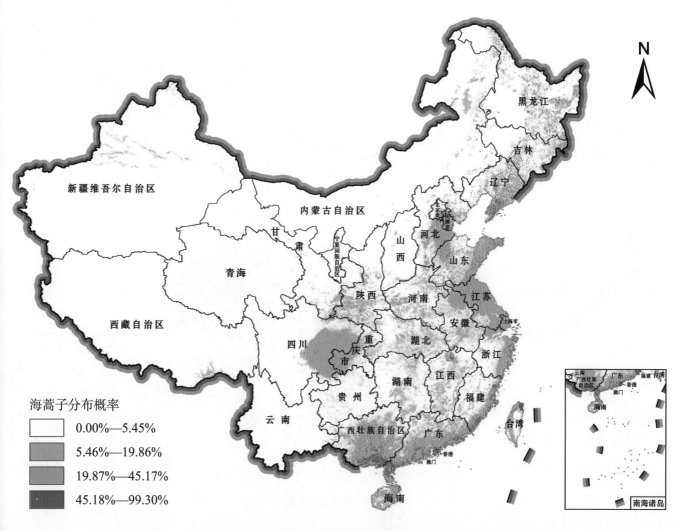

海蒿子分布概率
- 0.00%—5.45%
- 5.46%—19.86%
- 19.87%—45.17%
- 45.18%—99.30%

图342 海蒿子分布概率

343. 浮萍

紫萍 *Spirodela polyrhiza* (L.) Schleid.

通过汇总和分析第四次全国中药资源普查及相关文献查阅的数据,紫萍分布于全国各地。

紫萍分布概率较高的区域有河北、辽宁、上海、江苏、浙江、安徽、江西、山东、湖北等地。紫萍的分布概率如图343。

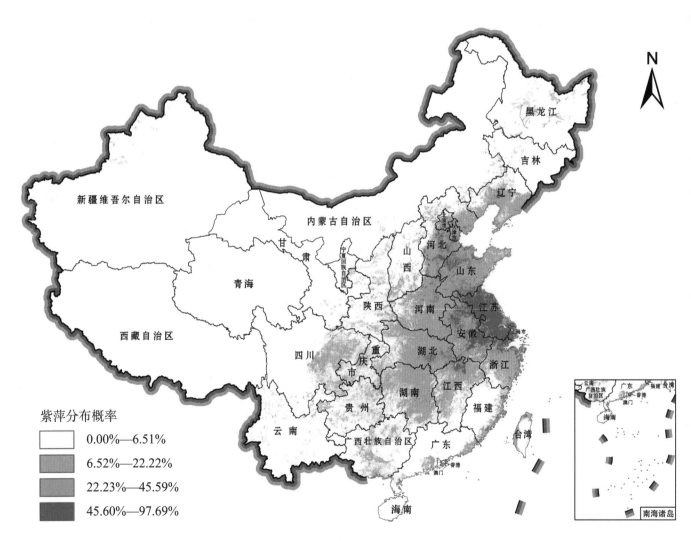

紫萍分布概率

- 0.00%—6.51%
- 6.52%—22.22%
- 22.23%—45.59%
- 45.60%—97.69%

图 343 紫萍分布概率

344. 通关藤

通关藤 *Marsdenia tenacissima*（Roxb.）Moon

通过汇总和分析第四次全国中药资源普查及相关文献查阅的数据,通关藤分布于上海、江苏、浙江、安徽、福建、江西、湖南、广东、广西、海南、重庆、四川、贵州、云南、西藏、台湾、香港、澳门等地。

通关藤分布概率较高的区域有贵州、云南等地。通关藤的分布概率如图344。

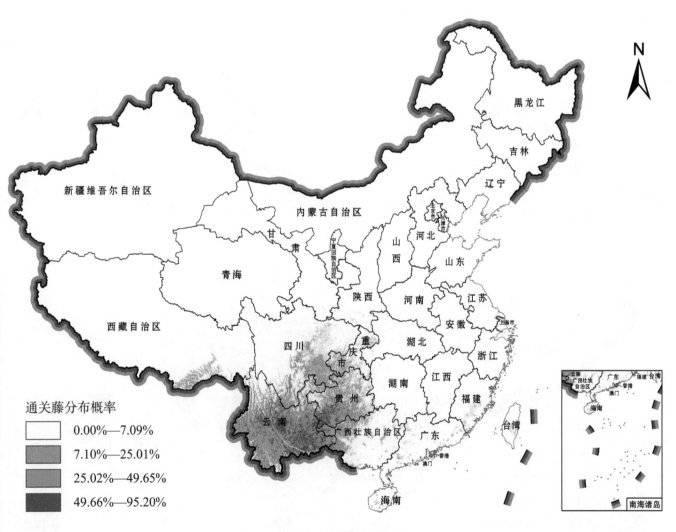

通关藤分布概率

- 0.00%—7.09%
- 7.10%—25.01%
- 25.02%—49.65%
- 49.66%—95.20%

图 344　通关藤分布概率

345. 通草

通脱木 Tetrapanax papyrifer (Hook.) K. Koch

通过汇总和分析第四次全国中药资源普查及相关文献查阅的数据,通脱木分布于上海、江苏、浙江、安徽、福建、江西、河南、湖北、湖南、广东、广西、海南、重庆、四川、贵州、云南、西藏、陕西、甘肃、台湾、香港、澳门等地。

通脱木分布概率较高的区域有浙江、安徽、江西、湖北、湖南、广西、重庆、四川、贵州、云南、陕西等地。通脱木的分布概率如图345。

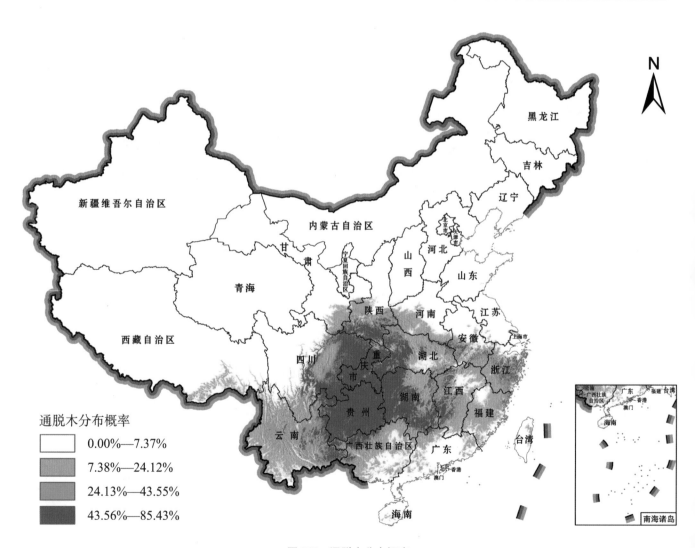

通脱木分布概率

0.00%—7.37%

7.38%—24.12%

24.13%—43.55%

43.56%—85.43%

图345 通脱木分布概率

346. 桑白皮/桑椹/桑叶/桑枝

桑 *Morus alba* L.

通过汇总和分析第四次全国中药资源普查及相关文献查阅的数据,桑分布于全国各地。

桑分布概率较高的区域有北京、天津、河北、山西、辽宁、上海、江苏、浙江、安徽、福建、江西、山东、河南、湖北、湖南、广东、广西、海南、重庆、四川、贵州、陕西、甘肃等地。桑的分布概率如图 346。

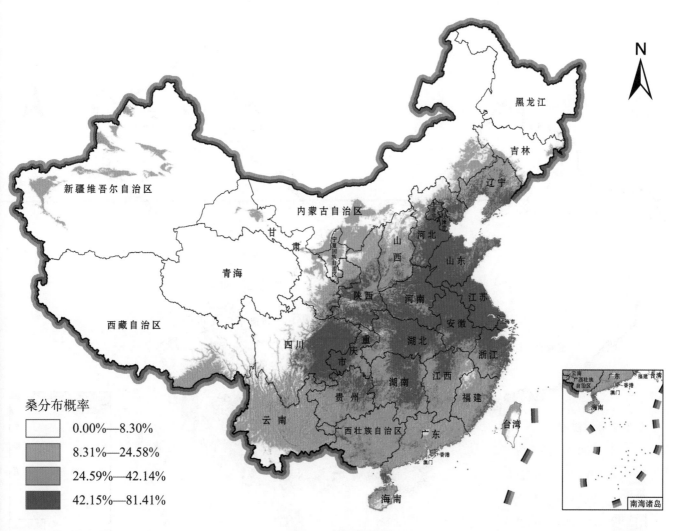

桑分布概率

	0.00%—8.30%
	8.31%—24.58%
	24.59%—42.14%
	42.15%—81.41%

图 346 桑分布概率

347. 桑寄生

桑寄生 *Taxillus chinensis*（DC.）Danser

　　通过汇总和分析第四次全国中药资源普查及相关文献查阅的数据，桑寄生分布于山西、浙江、福建、江西、河南、湖北、湖南、广东、广西、海南、四川、贵州、云南、陕西、甘肃、台湾等地。

　　桑寄生分布概率较高的区域有浙江、福建、江西、湖北、湖南、广东、广西、海南、重庆、四川、贵州、云南、台湾、香港、澳门等地。桑寄生的分布概率如图347。

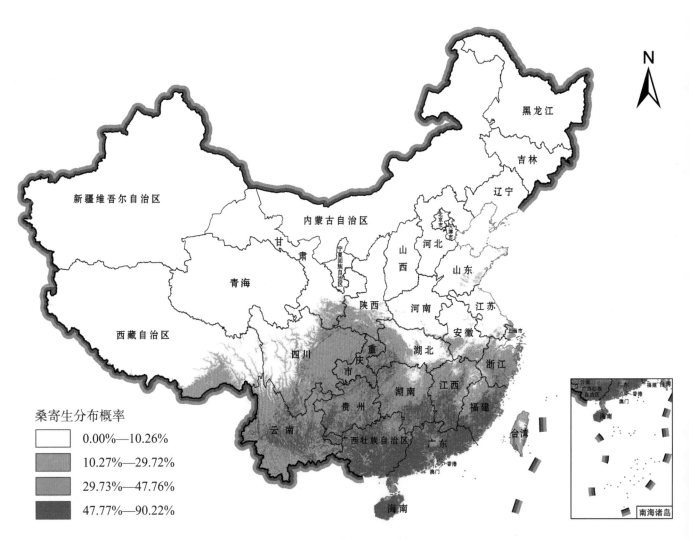

桑寄生分布概率

☐	0.00%—10.26%
☐	10.27%—29.72%
☐	29.73%—47.76%
☐	47.77%—90.22%

图 347　桑寄生分布概率

十一画

348. 黄山药

黄山药 *Dioscorea panthaica* **Prain et Burkill**

通过汇总和分析第四次全国中药资源普查及相关文献查阅的数据,黄山药分布于辽宁、江苏、福建、河南、湖北、湖南、四川、贵州、云南、西藏、陕西等地。

黄山药分布概率较高的区域有河南、湖北、湖南、广西、海南、四川、贵州、云南等地。黄山药的分布概率如图348。

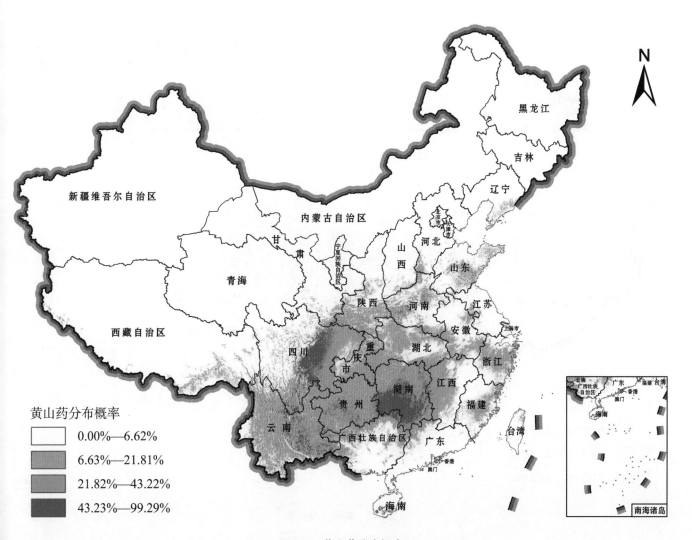

黄山药分布概率

- 0.00%—6.62%
- 6.63%—21.81%
- 21.82%—43.22%
- 43.23%—99.29%

图348　黄山药分布概率

349. 黄芩

黄芩 *Scutellaria baicalensis* Georgi

通过汇总和分析第四次全国中药资源普查及相关文献查阅的数据,黄芩分布于北京、天津、河北、山西、内蒙古、辽宁、吉林、黑龙江、江苏、浙江、安徽、江西、山东、河南、湖北、湖南、广东、广西、海南、重庆、四川、贵州、云南、西藏、陕西、甘肃、青海、宁夏、新疆等地。

黄芩分布概率较高的区域有北京、天津、河北、山西、内蒙古、辽宁、吉林、黑龙江、山东、河南、云南、陕西、甘肃、青海、宁夏等地。黄芩的分布概率如图 349。

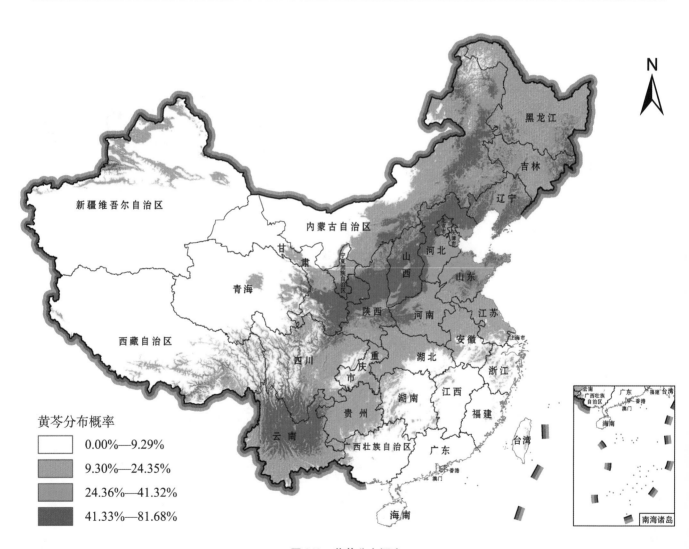

黄芩分布概率

	0.00%—9.29%
	9.30%—24.35%
	24.36%—41.32%
	41.33%—81.68%

图 349 黄芩分布概率

350. 黄芪

蒙古黄芪 *Astragalus membranaceus* (Fisch.) Bge. var. *mongholicus* (Bge.) Hsiao

通过汇总和分析第四次全国中药资源普查及相关文献查阅的数据，蒙古黄芪分布于北京、天津、河北、山西、内蒙古、辽宁、吉林、黑龙江、江苏、山东、河南、湖北、四川、云南、西藏、陕西、甘肃、青海、宁夏、新疆等地。

蒙古黄芪分布概率较高的区域有北京、河北、山西、内蒙古、黑龙江、陕西、甘肃、青海、宁夏、新疆等地。蒙古黄芪的分布概率如图 350-1。

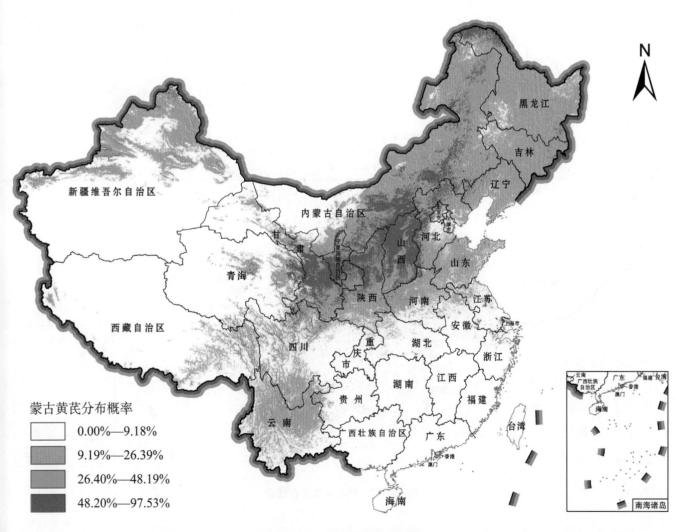

蒙古黄芪分布概率

☐	0.00%—9.18%
▦	9.19%—26.39%
▨	26.40%—48.19%
■	48.20%—97.53%

图 350-1　蒙古黄芪分布概率

膜荚黄芪 *Astragalus membranaceus*（Fisch.）Bge.

通过汇总和分析第四次全国中药资源普查及相关文献查阅的数据,膜荚黄芪分布于北京、天津、河北、山西、内蒙古、辽宁、吉林、黑龙江、江苏、浙江、安徽、山东、河南、湖北、湖南、四川、贵州、云南、西藏、陕西、甘肃、青海、宁夏、新疆等地。

膜荚黄芪分布概率较高的区域有北京、河北、山西、内蒙古、辽宁、吉林、黑龙江、河南、四川、西藏、陕西、甘肃、青海、宁夏、新疆等地。膜荚黄芪的分布概率如图 350 - 2。

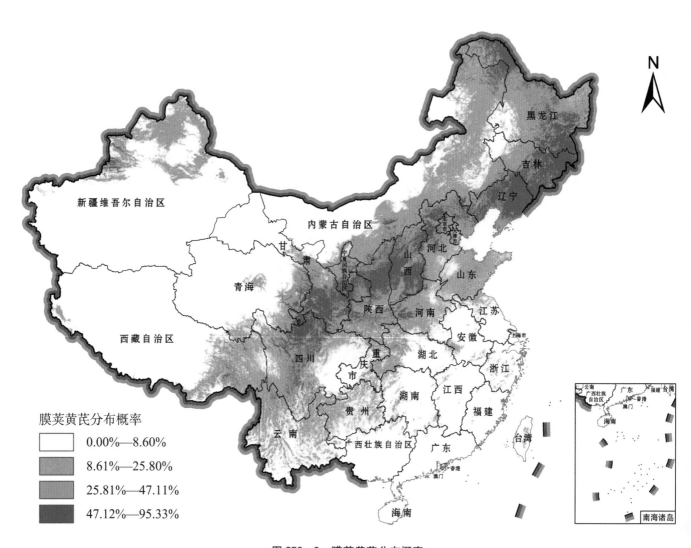

膜荚黄芪分布概率

- 0.00%—8.60%
- 8.61%—25.80%
- 25.81%—47.11%
- 47.12%—95.33%

图 350 - 2　膜荚黄芪分布概率

351. 黄连

黄连 *Coptis chinensis* Franch.

通过汇总和分析第四次全国中药资源普查及相关文献查阅的数据,黄连分布于山西、江苏、浙江、安徽、福建、江西、湖北、湖南、广东、广西、重庆、四川、贵州、云南、陕西等地。

黄连分布概率较高的区域有浙江、安徽、福建、江西、湖北、湖南、重庆、四川、贵州、云南、陕西等地。黄连的分布概率如图 351-1。

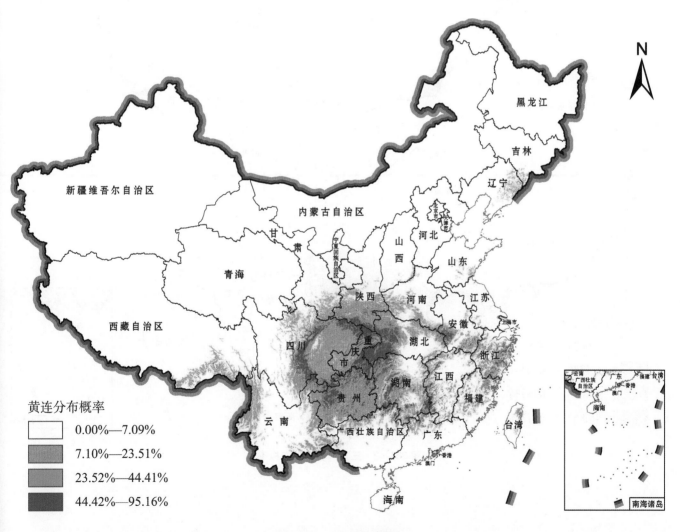

黄连分布概率

0.00%—7.09%

7.10%—23.51%

23.52%—44.41%

44.42%—95.16%

图 351-1 黄连分布概率

三角叶黄连 *Coptis deltoidea* C. Y. Cheng et Hsiao

通过汇总和分析第四次全国中药资源普查及相关文献查阅的数据,三角叶黄连分布于四川等地。

三角叶黄连分布概率较高的区域有重庆、四川、贵州、台湾等地。三角叶黄连的分布概率如图351-2。

云连 *Coptis teeta* Wall. 也为黄连基原,主要分布于湖南、云南等地。云连的分布如图439。

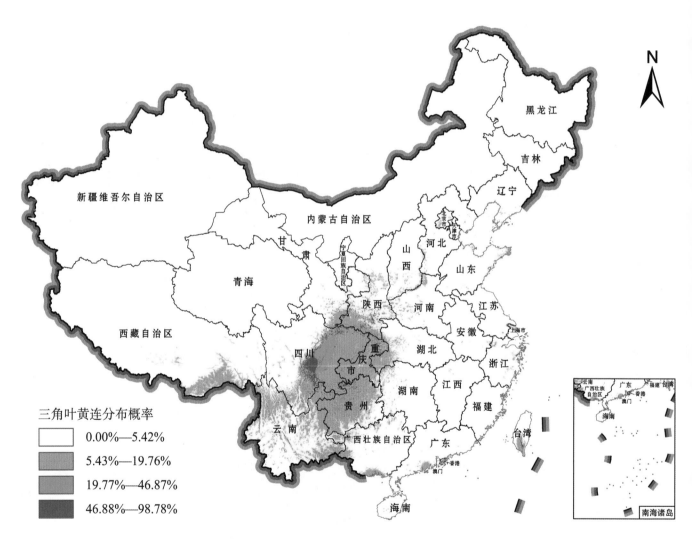

三角叶黄连分布概率

	0.00%—5.42%
	5.43%—19.76%
	19.77%—46.87%
	46.88%—98.78%

图 351-2 三角叶黄连分布概率

352. 黄柏

黄皮树 *Phellodendron chinense* C. K. Schneid.

通过汇总和分析第四次全国中药资源普查及相关文献查阅的数据,黄皮树分布于浙江、安徽、江西、河南、湖北、湖南、广东、广西、海南、重庆、四川、贵州、云南、陕西、甘肃等地。

黄皮树分布概率较高的区域有安徽、江西、湖北、湖南、重庆、四川、贵州、云南、陕西等地。黄皮树的分布概率如图 352。

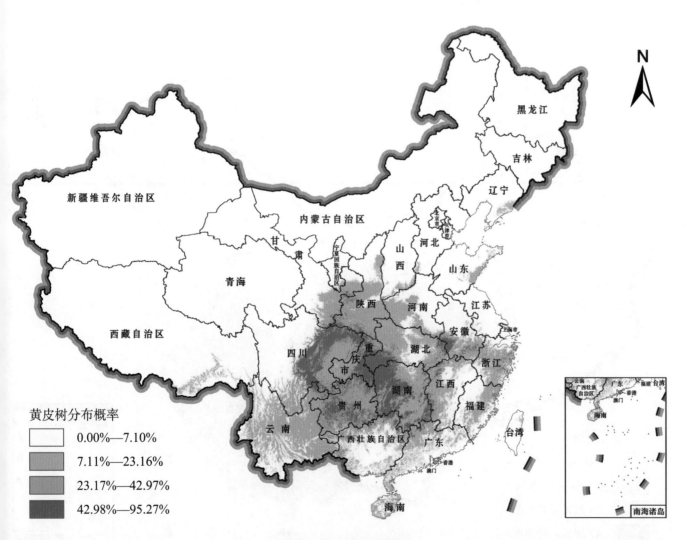

黄皮树分布概率

	0.00%—7.10%
	7.11%—23.16%
	23.17%—42.97%
	42.98%—95.27%

图 352 黄皮树分布概率

353. 黄蜀葵花

黄蜀葵 *Abelmoschus manihot*（L.）Medik.

通过汇总和分析第四次全国中药资源普查及相关文献查阅的数据,黄蜀葵分布于北京、天津、河北、山西、内蒙古、上海、江苏、浙江、安徽、福建、江西、山东、河南、湖北、湖南、广东、广西、海南、重庆、四川、贵州、云南、西藏、陕西、台湾、香港、澳门等地。

黄蜀葵分布概率较高的区域有上海、江苏、浙江、安徽、福建、江西、山东、湖北、湖南、广东、广西、海南、重庆、四川、贵州、云南、陕西等地。黄蜀葵的分布概率如图353。

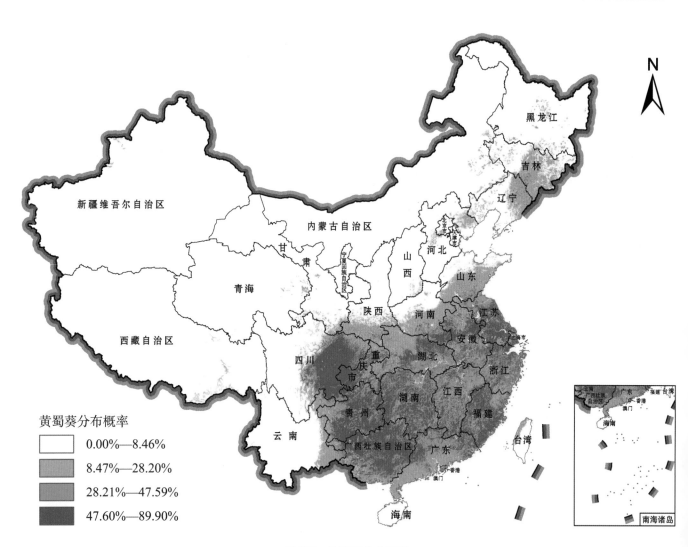

黄蜀葵分布概率

	0.00%—8.46%
	8.47%—28.20%
	28.21%—47.59%
	47.60%—89.90%

图 353　黄蜀葵分布概率

354. 黄精

滇黄精 **Polygonatum kingianum** **Coll. et Hemsl.**

通过汇总和分析第四次全国中药资源普查及相关文献查阅的数据,滇黄精分布于湖北、湖南、广西、重庆、四川、贵州、云南、陕西等地。

滇黄精分布概率较高的区域有广西、重庆、四川、贵州、云南、西藏等地。滇黄精的分布概率如图354-1。

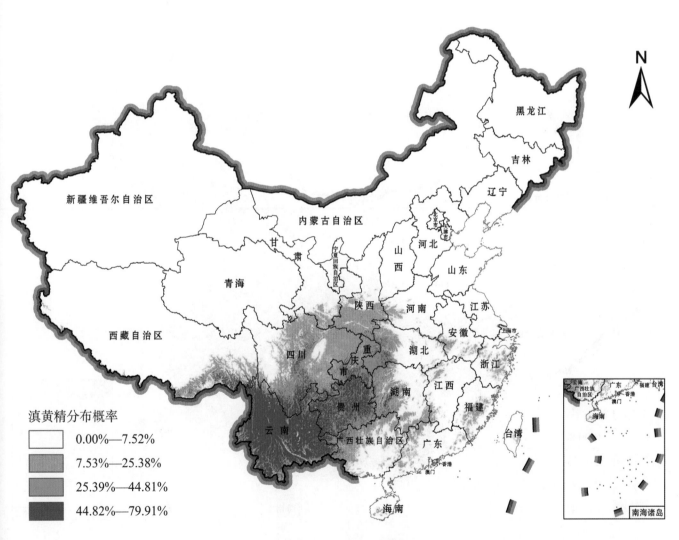

滇黄精分布概率

- 0.00%—7.52%
- 7.53%—25.38%
- 25.39%—44.81%
- 44.82%—79.91%

图 354-1　滇黄精分布概率

黄精 *Polygonatum sibiricum* Red.

通过汇总和分析第四次全国中药资源普查及相关文献查阅的数据,黄精分布于北京、天津、河北、山西、内蒙古、辽宁、吉林、黑龙江、上海、江苏、浙江、安徽、福建、江西、山东、河南、湖北、湖南、广东、广西、重庆、四川、贵州、云南、陕西、甘肃、青海、宁夏、新疆、台湾等地。

黄精分布概率较高的区域有北京、天津、河北、山西、内蒙古、辽宁、吉林、黑龙江、浙江、安徽、福建、江西、山东、河南、湖北、湖南、广东、广西、重庆、四川、贵州、云南、西藏、陕西、甘肃、青海、宁夏、台湾等地。黄精的分布概率如图 354 - 2。

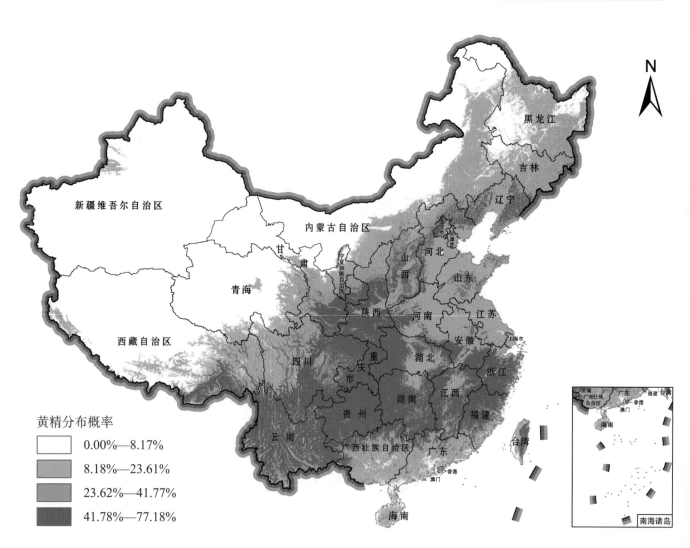

黄精分布概率

- 0.00%—8.17%
- 8.18%—23.61%
- 23.62%—41.77%
- 41.78%—77.18%

图 354 - 2 黄精分布概率

多花黄精 *Polygonatum cyrtonema* **Hua**

通过汇总和分析第四次全国中药资源普查及相关文献查阅的数据,多花黄精分布于北京、河北、辽宁、上海、江苏、浙江、安徽、福建、江西、山东、河南、湖北、湖南、广东、广西、海南、重庆、四川、贵州、云南、西藏、陕西、甘肃、青海、台湾、香港、澳门等地。

多花黄精分布概率较高的区域有北京、浙江、安徽、福建、江西、湖北、湖南、广东、广西、重庆、四川、贵州、云南等地。多花黄精的分布概率如图 354 - 3。

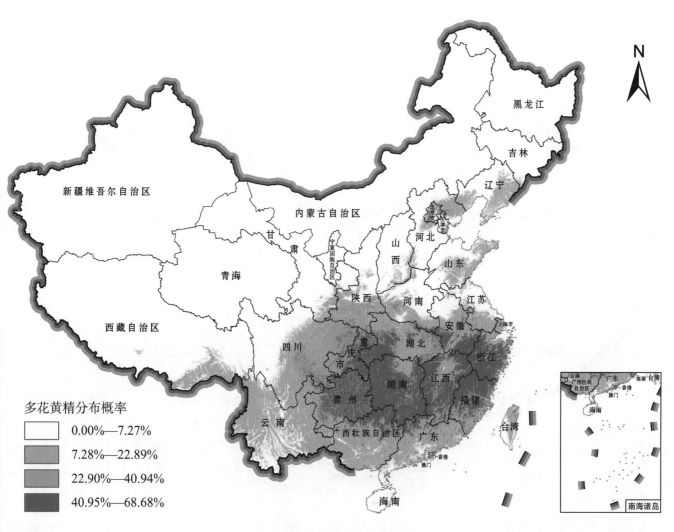

多花黄精分布概率

- 0.00%—7.27%
- 7.28%—22.89%
- 22.90%—40.94%
- 40.95%—68.68%

图 354 - 3 多花黄精分布概率

355. 黄藤

黄藤 *Fibraurea recisa* Pierre.

通过汇总和分析第四次全国中药资源普查及相关文献查阅的数据,黄藤分布于广东、广西、海南、云南、台湾、澳门等地。

黄藤分布概率较高的区域有广西、海南、云南、西藏、台湾等地。黄藤的分布概率如图355。

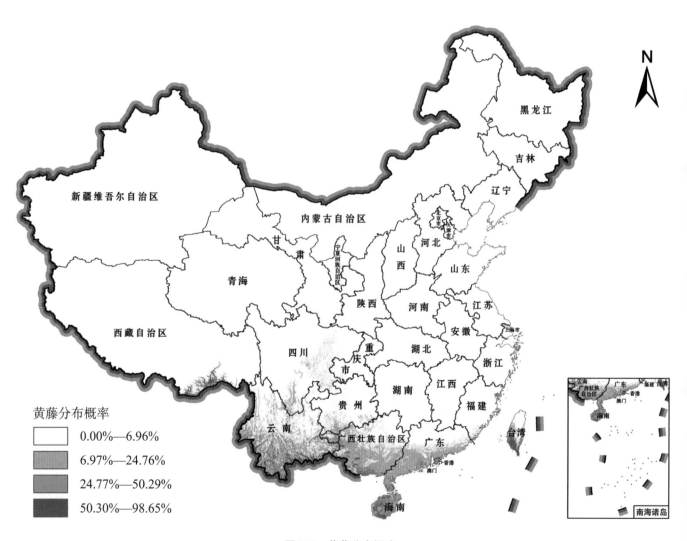

黄藤分布概率

0.00%—6.96%
6.97%—24.76%
24.77%—50.29%
50.30%—98.65%

图 355 黄藤分布概率

356. 菥蓂

菥蓂 *Thlaspi arvense* **L.**

通过汇总和分析第四次全国中药资源普查及相关文献查阅的数据,菥蓂分布于全国各地。

菥蓂分布概率较高的区域有河北、山西、辽宁、吉林、黑龙江、上海、江苏、安徽、山东、河南、湖北、四川、贵州、云南、西藏、陕西、甘肃、青海、宁夏、新疆等地。菥蓂的分布概率如图356。

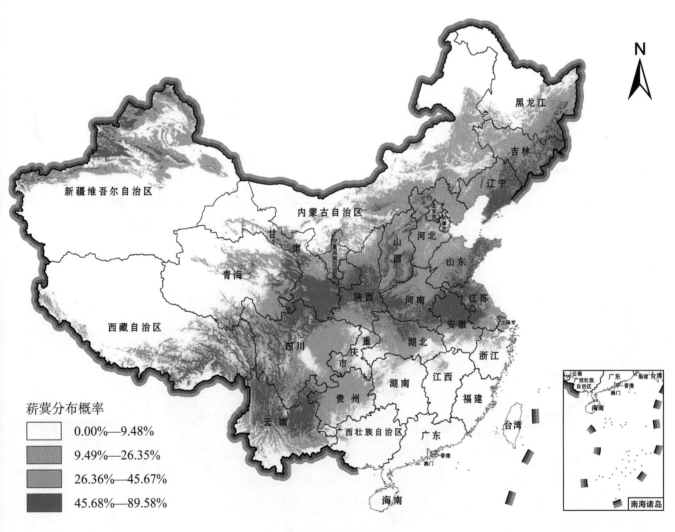

菥蓂分布概率
- 0.00%—9.48%
- 9.49%—26.35%
- 26.36%—45.67%
- 45.68%—89.58%

图356 菥蓂分布概率

357. 菝葜

菝葜 *Smilax china* L.

通过汇总和分析第四次全国中药资源普查及相关文献查阅的数据,菝葜分布于河北、山西、辽宁、上海、江苏、浙江、安徽、福建、江西、山东、河南、湖北、湖南、广东、广西、海南、重庆、四川、贵州、云南、西藏、陕西、甘肃、台湾、香港、澳门等地。

菝葜分布概率较高的区域有上海、江苏、浙江、安徽、福建、江西、山东、河南、湖北、湖南、广东、广西、海南、重庆、四川、贵州、云南、西藏、陕西、甘肃、台湾、香港等地。菝葜的分布概率如图357。

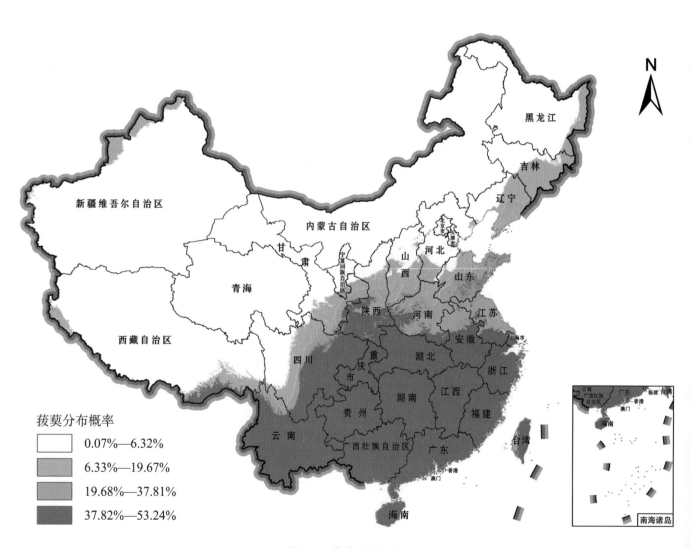

菝葜分布概率
- 0.07%—6.32%
- 6.33%—19.67%
- 19.68%—37.81%
- 37.82%—53.24%

图357 菝葜分布概率

358. 菟丝子

南方菟丝子 *Cuscuta australis* R. Br.

通过汇总和分析第四次全国中药资源普查及相关文献查阅的数据,南方菟丝子分布于河北、辽宁、吉林、江苏、浙江、安徽、福建、江西、山东、湖北、湖南、广东、四川、云南、陕西、甘肃、宁夏、新疆、台湾等地。

南方菟丝子分布概率较高的区域有北京、河北、山西、江苏、浙江、安徽、福建、江西、山东、河南、湖北、湖南、广东、广西、海南、陕西、甘肃、台湾等地。南方菟丝子的分布概率如图 358-1。

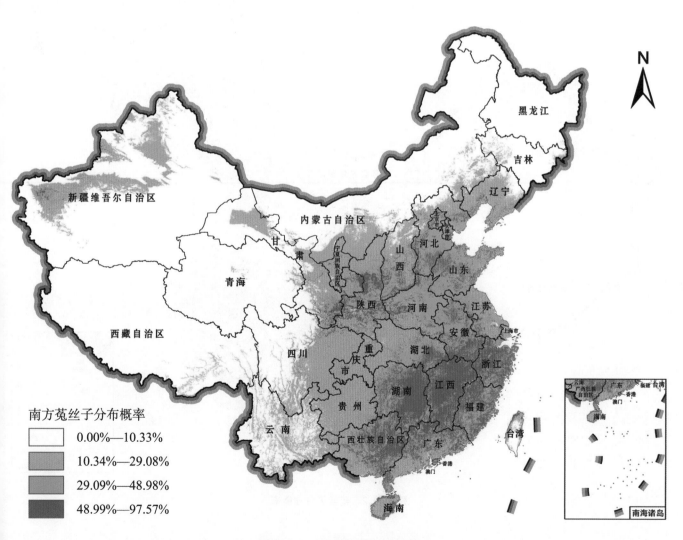

南方菟丝子分布概率
- 0.00%—10.33%
- 10.34%—29.08%
- 29.09%—48.98%
- 48.99%—97.57%

图 358-1　南方菟丝子分布概率

菟丝子 *Cuscuta chinensis* Lam.

通过汇总和分析第四次全国中药资源普查及相关文献查阅的数据,菟丝子分布于北京、天津、河北、山西、内蒙古、辽宁、吉林、黑龙江、上海、江苏、浙江、安徽、福建、江西、山东、河南、湖南、广东、重庆、四川、贵州、云南、西藏、陕西、甘肃、青海、宁夏、新疆、台湾等地。

菟丝子分布概率较高的区域有北京、天津、河北、山西、内蒙古、辽宁、江苏、浙江、安徽、福建、江西、山东、河南、湖北、湖南、广东、广西、海南、重庆、四川、贵州、云南、陕西、甘肃、青海、宁夏等地。菟丝子的分布概率如图358-2。

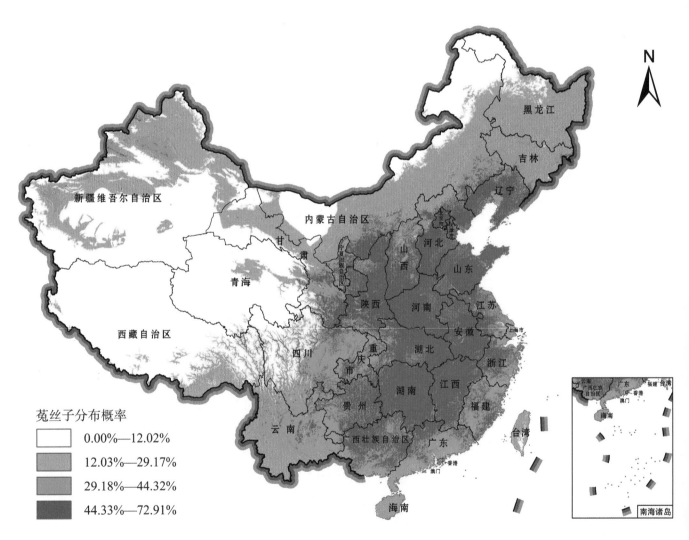

菟丝子分布概率

☐	0.00%—12.02%
▨	12.03%—29.17%
▨	29.18%—44.32%
■	44.33%—72.91%

图 358-2 菟丝子分布概率

359. 菊苣

毛菊苣 *Cichorium glandulosum* Boiss. et A. Huet

通过汇总和分析第四次全国中药资源普查及相关文献查阅的数据,毛菊苣分布于四川、陕西、新疆等地。毛菊苣分布概率较高的区域有新疆等地。毛菊苣的分布概率如图 359-1。

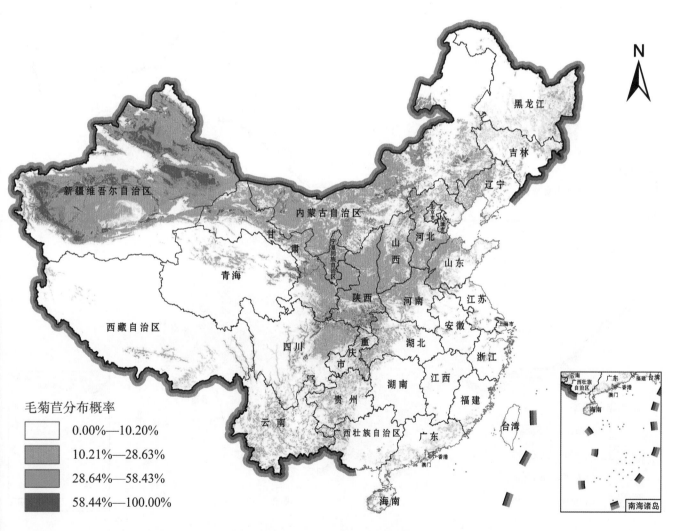

毛菊苣分布概率
- 0.00%—10.20%
- 10.21%—28.63%
- 28.64%—58.43%
- 58.44%—100.00%

图 359-1 毛菊苣分布概率

菊苣 *Cichorium intybus* L.

通过汇总和分析第四次全国中药资源普查及相关文献查阅的数据,菊苣分布于北京、天津、河北、山西、内蒙古、辽宁、吉林、黑龙江、江苏、浙江、安徽、江西、山东、河南、湖北、湖南、重庆、四川、贵州、云南、陕西、甘肃、青海、宁夏、新疆等地。

菊苣分布概率较高的区域有辽宁、上海、江苏、安徽、河南、湖北、重庆、四川、贵州、云南、陕西、新疆等地。菊苣的分布概率如图 359 - 2。

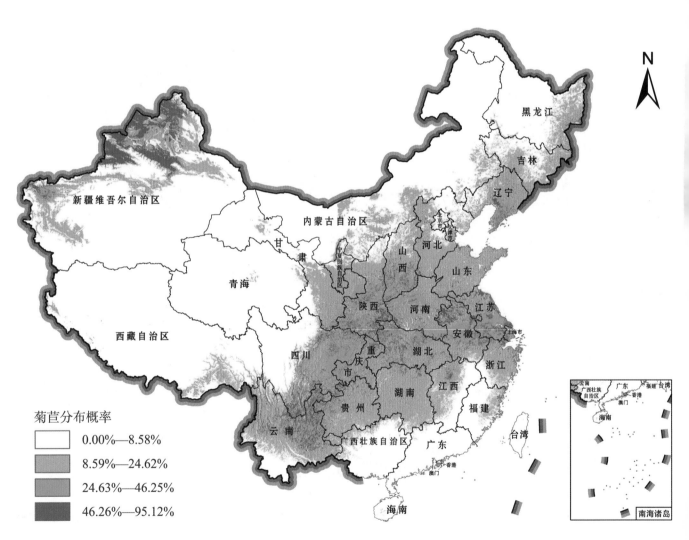

菊苣分布概率

	0.00%—8.58%
	8.59%—24.62%
	24.63%—46.25%
	46.26%—95.12%

图 359 - 2 菊苣分布概率

360. 菊花

菊 *Chrysanthemum morifolium* Ramat.

通过汇总和分析第四次全国中药资源普查及相关文献查阅的数据,菊分布于全国各地。

菊分布概率较高的区域有北京、天津、河北、山西、内蒙古、辽宁、吉林、黑龙江、上海、江苏、浙江、安徽、江西、山东、河南、湖北、湖南、海南、重庆、四川、贵州、陕西、甘肃、台湾、香港等地。菊的分布概率如图360。

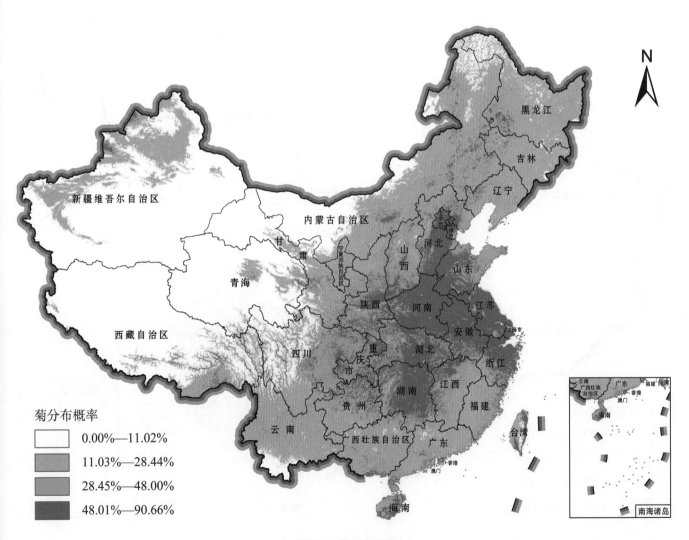

菊分布概率

- 0.00%—11.02%
- 11.03%—28.44%
- 28.45%—48.00%
- 48.01%—90.66%

图 360 菊分布概率

361. 梅花/乌梅

梅 *Prunus mume* (Sieb.) Sieb. et Zucc.

通过汇总和分析第四次全国中药资源普查及相关文献查阅的数据,梅分布于全国大部分省区。

梅分布概率较高的区域有上海、江苏、浙江、安徽、福建、江西、湖北、湖南、广东、广西、重庆、四川、贵州、云南、陕西等地。梅的分布概率如图 361。

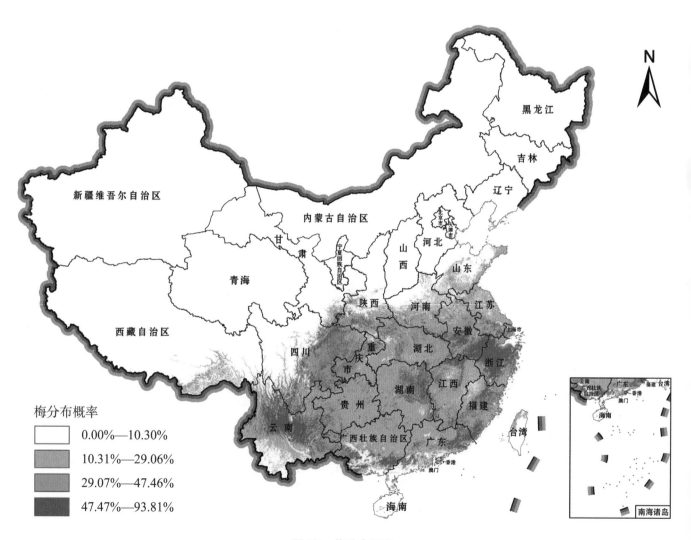

梅分布概率

	0.00%—10.30%
	10.31%—29.06%
	29.07%—47.46%
	47.47%—93.81%

图 361　梅分布概率

362. 救必应

铁冬青 *Ilex rotunda* **Thunb.**

通过汇总和分析第四次全国中药资源普查及相关文献查阅的数据,铁冬青分布于上海、江苏、浙江、安徽、福建、江西、湖北、湖南、广东、广西、海南、重庆、四川、贵州、云南、台湾、香港、澳门等地。

铁冬青分布概率较高的区域有浙江、福建、江西、湖南、广东、广西、海南、西藏、台湾、香港等地。铁冬青的分布概率如图362。

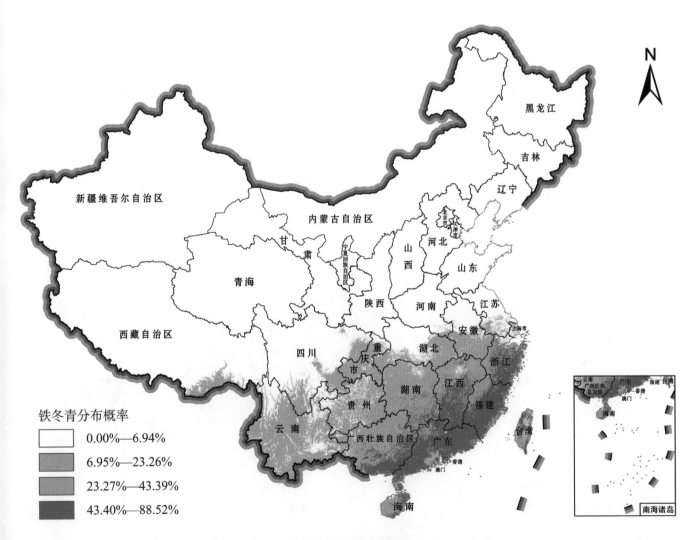

铁冬青分布概率

- 0.00%—6.94%
- 6.95%—23.26%
- 23.27%—43.39%
- 43.40%—88.52%

图 362 铁冬青分布概率

363. 常山

常山 *Dichroa febrifuga* Lour.

通过汇总和分析第四次全国中药资源普查及相关文献查阅的数据,常山分布于上海、江苏、浙江、安徽、福建、江西、河南、湖北、湖南、广东、广西、海南、重庆、四川、贵州、云南、西藏、陕西、甘肃、台湾、香港、澳门等地。

常山分布概率较高的区域有浙江、安徽、福建、江西、湖北、湖南、广东、广西、重庆、四川、贵州、云南、台湾等地。常山的分布概率如图363。

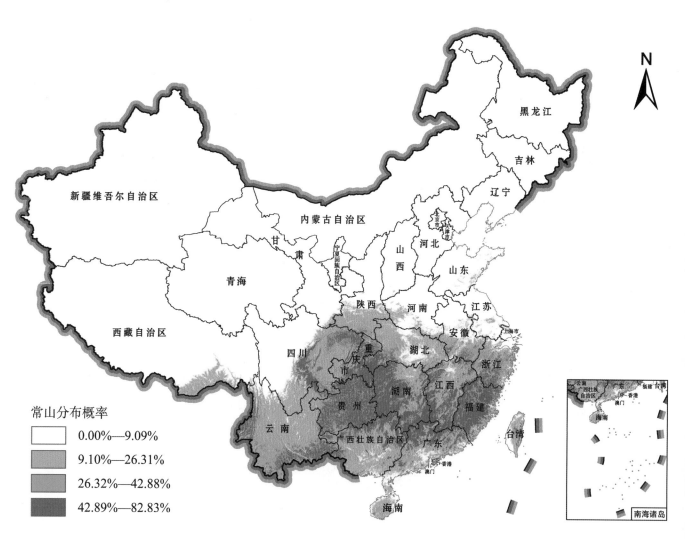

常山分布概率

- 0.00%—9.09%
- 9.10%—26.31%
- 26.32%—42.88%
- 42.89%—82.83%

图363 常山分布概率

364. 野马追

轮叶泽兰 *Eupatorium lindleyanum* DC.

通过汇总和分析第四次全国中药资源普查及相关文献查阅的数据,轮叶泽兰分布于全国各地。

轮叶泽兰分布概率较高的区域有河北、山西、内蒙古、辽宁、吉林、黑龙江、江苏、浙江、安徽、福建、江西、山东、河南、湖北、湖南、广东、广西、海南、重庆、四川、贵州、陕西等地。轮叶泽兰的分布概率如图364。

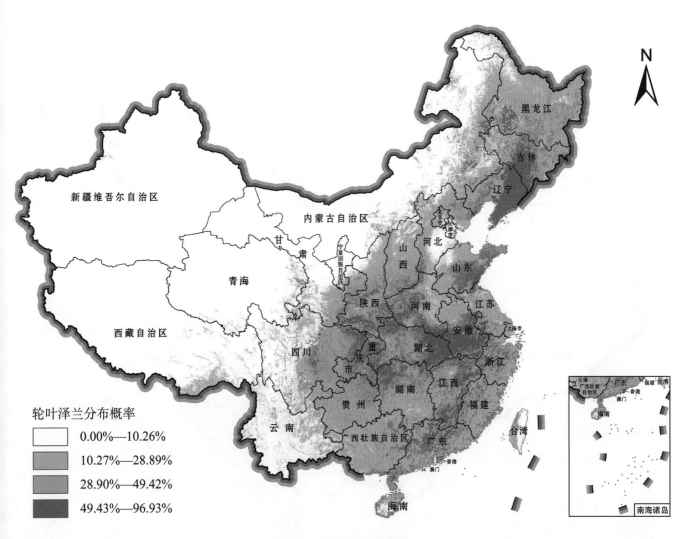

轮叶泽兰分布概率

	0.00%—10.26%
	10.27%—28.89%
	28.90%—49.42%
	49.43%—96.93%

图 364 轮叶泽兰分布概率

365. 野木瓜

野木瓜 *Stauntonia chinensis* DC.

通过汇总和分析第四次全国中药资源普查及相关文献查阅的数据,野木瓜分布于山西、江苏、浙江、安徽、福建、江西、湖北、湖南、广东、广西、海南、重庆、四川、贵州、云南、香港等地。

野木瓜分布概率较高的区域有浙江、安徽、福建、江西、湖南、广东、广西、贵州等地。野木瓜的分布概率如图365。

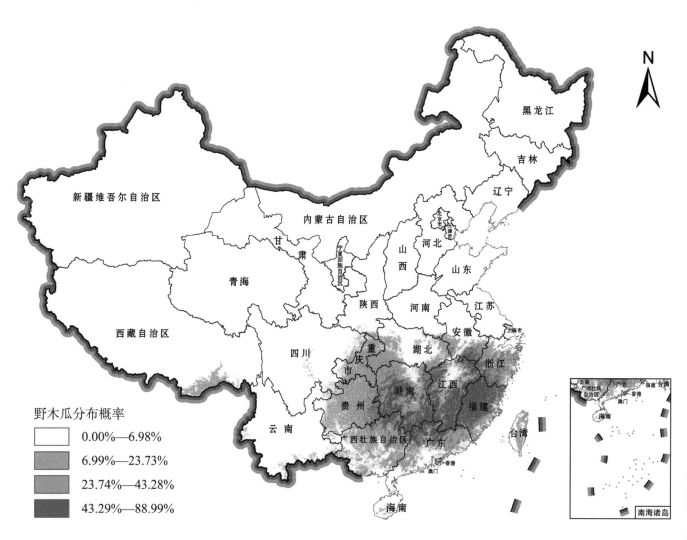

野木瓜分布概率

- 0.00%—6.98%
- 6.99%—23.73%
- 23.74%—43.28%
- 43.29%—88.99%

图365 野木瓜分布概率

366. 野菊花

野菊 *Chrysanthemum indicum* L.

通过汇总和分析第四次全国中药资源普查及相关文献查阅的数据,野菊分布于全国各地。

野菊分布概率较高的区域有北京、天津、河北、山西、辽宁、上海、江苏、浙江、安徽、福建、江西、山东、河南、湖北、湖南、广东、广西、重庆、四川、贵州、云南、陕西、甘肃、宁夏等地。野菊的分布概率如图366。

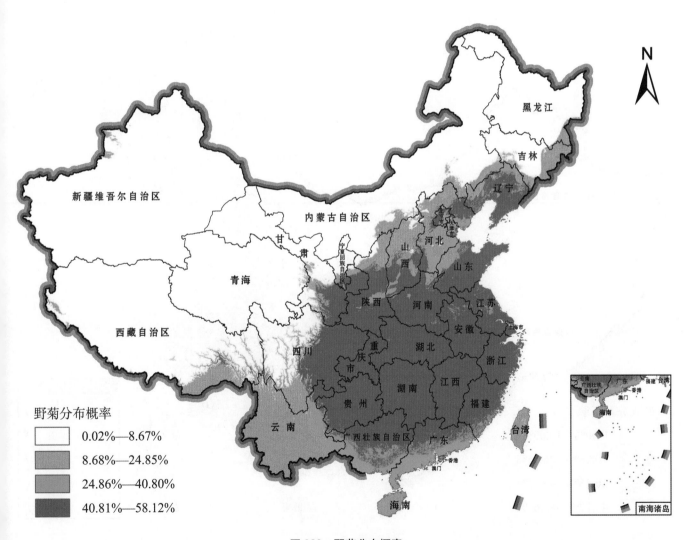

野菊分布概率

- 0.02%—8.67%
- 8.68%—24.85%
- 24.86%—40.80%
- 40.81%—58.12%

图 366 野菊分布概率

367. 蛇床子

蛇床 *Cnidium monnieri*（L.）Spreng.

通过汇总和分析第四次全国中药资源普查及相关文献查阅的数据,蛇床分布于全国各地。

蛇床分布概率较高的区域有北京、天津、河北、山西、辽宁、吉林、黑龙江、上海、江苏、浙江、安徽、福建、江西、山东、河南、湖北、湖南、广东、广西、重庆、四川、陕西、甘肃、台湾等地。蛇床的分布概率如图367。

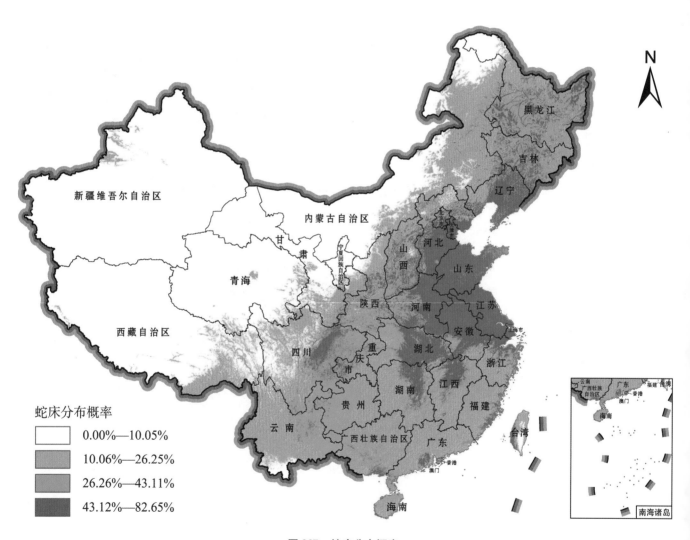

蛇床分布概率

- 0.00%—10.05%
- 10.06%—26.25%
- 26.26%—43.11%
- 43.12%—82.65%

图 367 蛇床分布概率

368. 银柴胡

银柴胡 *Stellaria dichotoma* L. var. *lanceolata* Bge.

通过汇总和分析第四次全国中药资源普查及相关文献查阅的数据,银柴胡分布于北京、天津、河北、山西、内蒙古、辽宁、吉林、黑龙江、河南、湖北、海南、重庆、四川、云南、陕西、甘肃、青海、宁夏、新疆等地。

银柴胡分布概率较高的区域有北京、河北、山西、内蒙古、河南、陕西、甘肃、青海、宁夏、新疆等地。银柴胡的分布概率如图368。

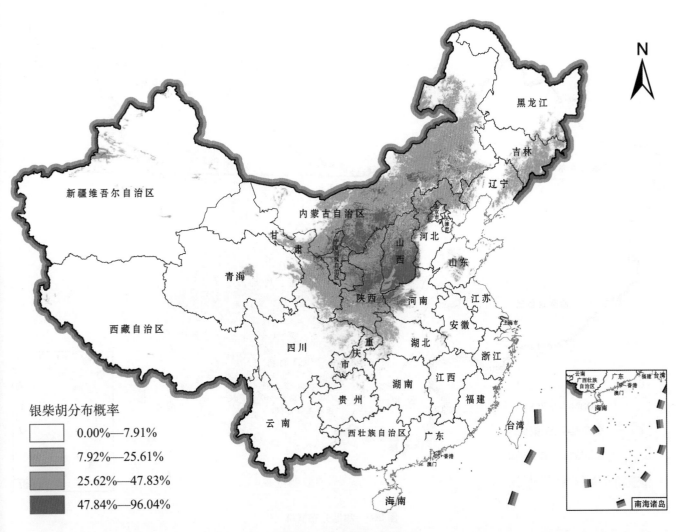

银柴胡分布概率

- 0.00%—7.91%
- 7.92%—25.61%
- 25.62%—47.83%
- 47.84%—96.04%

图 368 银柴胡分布概率

369. 甜瓜子

甜瓜 *Cucumis melo* L.

通过汇总和分析第四次全国中药资源普查及相关文献查阅的数据,甜瓜分布于全国各地。

甜瓜分布概率较高的区域有河北、山西、内蒙古、辽宁、上海、江苏、安徽、江西、山东、河南、湖北、湖南、广西、陕西等地。甜瓜的分布概率如图369。

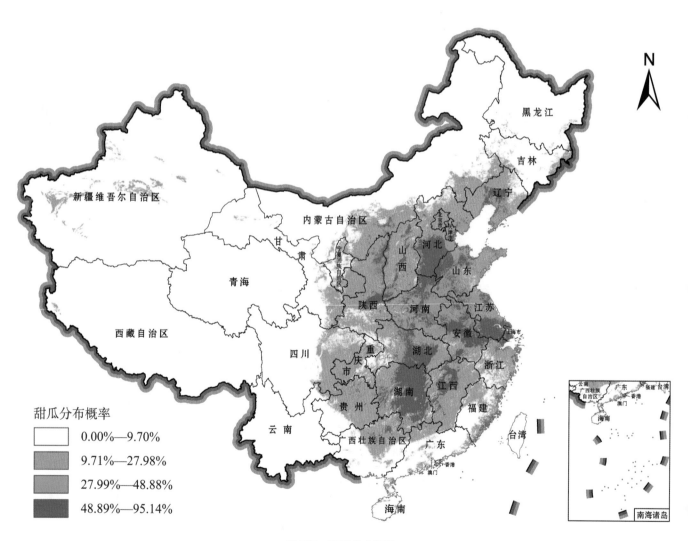

甜瓜分布概率

- 0.00%—9.70%
- 9.71%—27.98%
- 27.99%—48.88%
- 48.89%—95.14%

图 369 甜瓜分布概率

370. 猪苓

猪苓 *Polyporus umbellatus* （Pers.）Fries

通过汇总和分析第四次全国中药资源普查及相关文献查阅的数据，猪苓分布于全国各地。

猪苓分布概率较高的区域有山西、辽宁、吉林、浙江、安徽、福建、江西、河南、湖北、湖南、广东、广西、海南、重庆、四川、贵州、陕西、甘肃、台湾等地。猪苓的分布概率如图370。

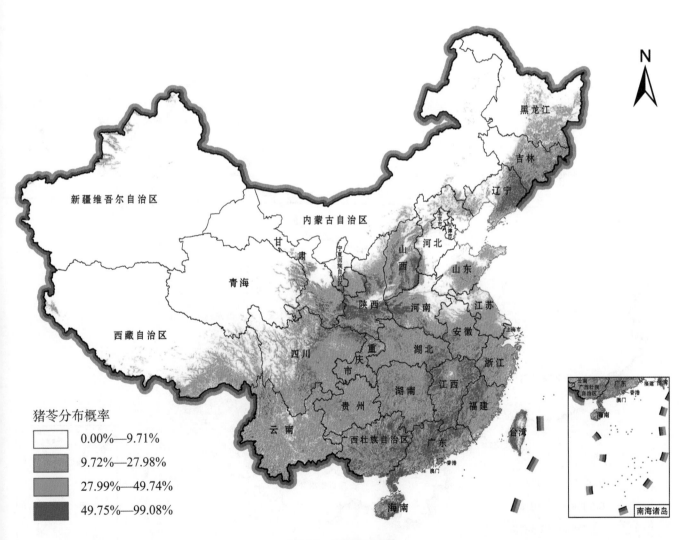

猪苓分布概率

	0.00%—9.71%
	9.72%—27.98%
	27.99%—49.74%
	49.75%—99.08%

图 370 猪苓分布概率

371. 猫爪草

小毛茛 *Ranunculus ternatus* Thunb.

通过汇总和分析第四次全国中药资源普查及相关文献查阅的数据,小毛茛分布于河北、山西、内蒙古、辽宁、吉林、黑龙江、上海、江苏、浙江、安徽、福建、江西、山东、河南、湖北、湖南、广西、海南、重庆、四川、贵州、云南、陕西、甘肃、新疆、台湾等地。

小毛茛分布概率较高的区域有上海、江苏、浙江、安徽、江西、河南、湖北、湖南、陕西等地。小毛茛的分布概率如图371。

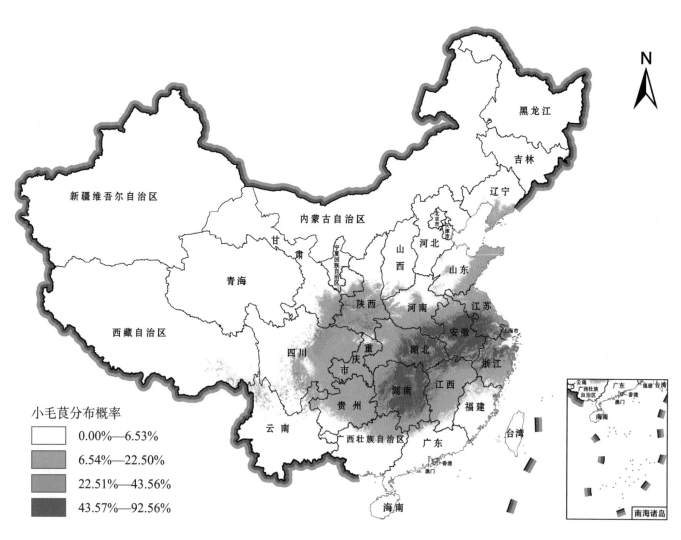

小毛茛分布概率

- 0.00%—6.53%
- 6.54%—22.50%
- 22.51%—43.56%
- 43.57%—92.56%

图 371　小毛茛分布概率

372. 麻黄/麻黄根

麻黄基原为草麻黄、中麻黄或木贼麻黄;麻黄根基原为草麻黄或中麻黄。

草麻黄 *Ephedra sinica* Stapf

通过汇总和分析第四次全国中药资源普查及相关文献查阅的数据,草麻黄分布于河北、山西、内蒙古、辽宁、吉林、黑龙江、山东、河南、湖北、四川、云南、陕西、甘肃、青海、宁夏、新疆等地。

草麻黄分布概率较高的区域有北京、河北、山西、内蒙古、辽宁、陕西、甘肃、宁夏等地。草麻黄的分布概率如图372-1。

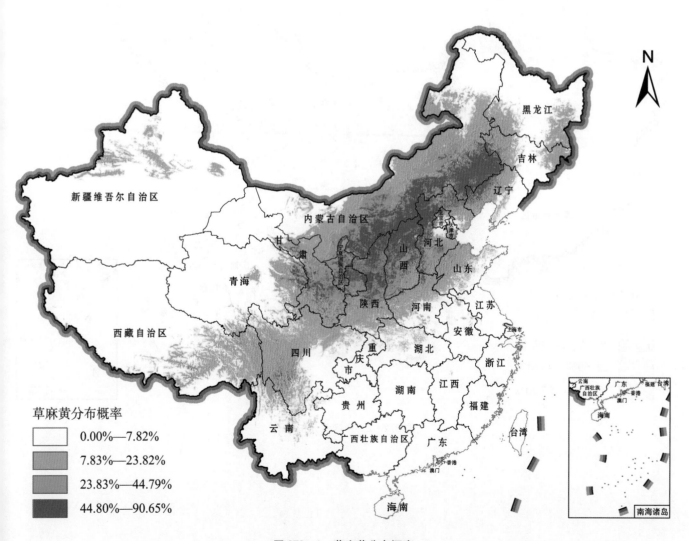

草麻黄分布概率

- 0.00%—7.82%
- 7.83%—23.82%
- 23.83%—44.79%
- 44.80%—90.65%

图 372-1 草麻黄分布概率

中麻黄 *Ephedra intermedia* Schrenk et C. A. Mey.

通过汇总和分析第四次全国中药资源普查及相关文献查阅的数据,中麻黄分布于河北、山西、内蒙古、辽宁、吉林、山东、云南、西藏、陕西、甘肃、青海、宁夏、新疆等地。

中麻黄分布概率较高的区域有河北、山西、内蒙古、四川、陕西、甘肃、青海、宁夏等地。中麻黄的分布概率如图372 - 2。

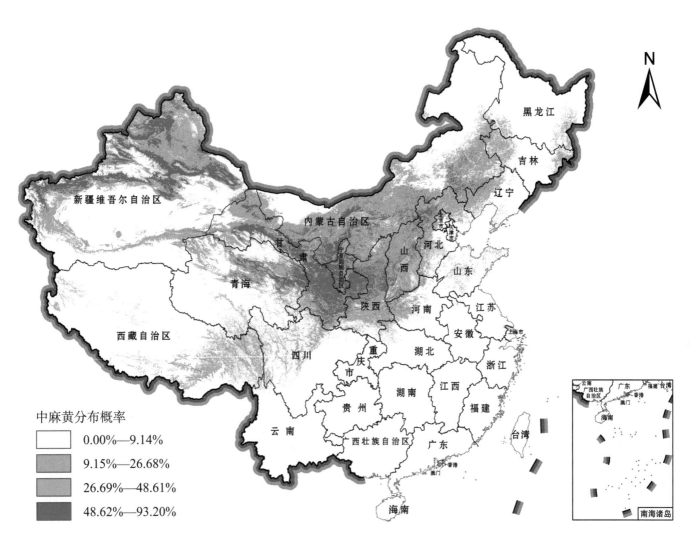

图372 - 2　中麻黄分布概率

木贼麻黄 *Ephedra equisetina* Bge.

通过汇总和分析第四次全国中药资源普查及相关文献查阅的数据,木贼麻黄分布于河北、山西、内蒙古、广西、重庆、四川、西藏、陕西、甘肃、青海、宁夏、新疆等地。

木贼麻黄分布概率较高的区域有河北、山西、内蒙古、吉林、陕西、甘肃、青海、宁夏、新疆等地。木贼麻黄的分布概率如图 372 - 3。

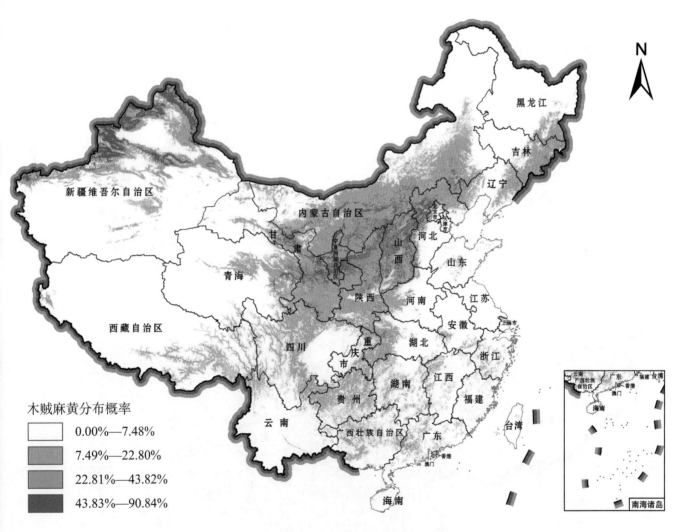

木贼麻黄分布概率

- 0.00%—7.48%
- 7.49%—22.80%
- 22.81%—43.82%
- 43.83%—90.84%

图 372 - 3　木贼麻黄分布概率

373. 鹿衔草

鹿蹄草 *Pyrola calliantha* Andres

通过汇总和分析第四次全国中药资源普查及相关文献查阅的数据,鹿蹄草分布于河北、山西、内蒙古、辽宁、吉林、黑龙江、上海、江苏、浙江、安徽、福建、江西、山东、河南、湖北、湖南、广东、重庆、四川、贵州、云南、西藏、陕西、甘肃、青海、宁夏、新疆、台湾等地。

鹿蹄草分布概率较高的区域有浙江、安徽、福建、江西、河南、湖北、湖南、重庆、四川、贵州、云南、西藏、陕西、甘肃、台湾等地。鹿蹄草的分布概率如图 373-1。

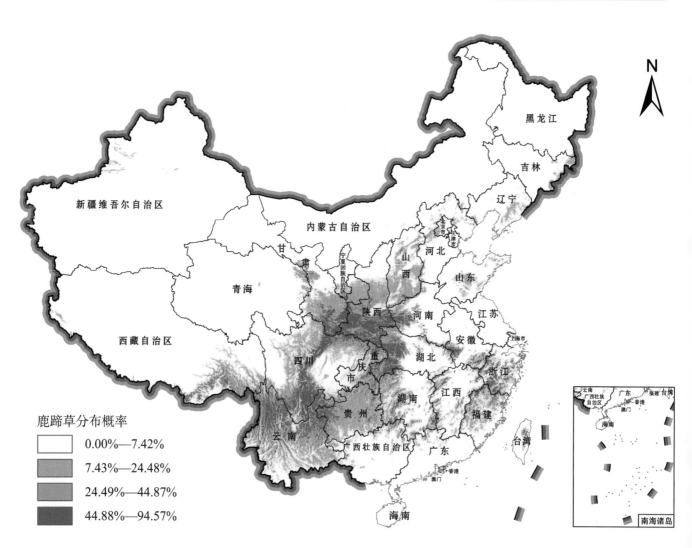

鹿蹄草分布概率

	0.00%—7.42%
	7.43%—24.48%
	24.49%—44.87%
	44.88%—94.57%

图 373-1 鹿蹄草分布概率

普通鹿蹄草 *Pyrola decorata* Andres

通过汇总和分析第四次全国中药资源普查及相关文献查阅的数据,普通鹿蹄草分布于上海、江苏、浙江、安徽、福建、江西、山东、河南、湖北、湖南、广东、广西、重庆、四川、贵州、云南、西藏、陕西、甘肃、台湾等地。

普通鹿蹄草分布概率较高的区域有浙江、安徽、福建、湖南、重庆、四川、贵州、云南、西藏、陕西等地。普通鹿蹄草的分布概率如图373-2。

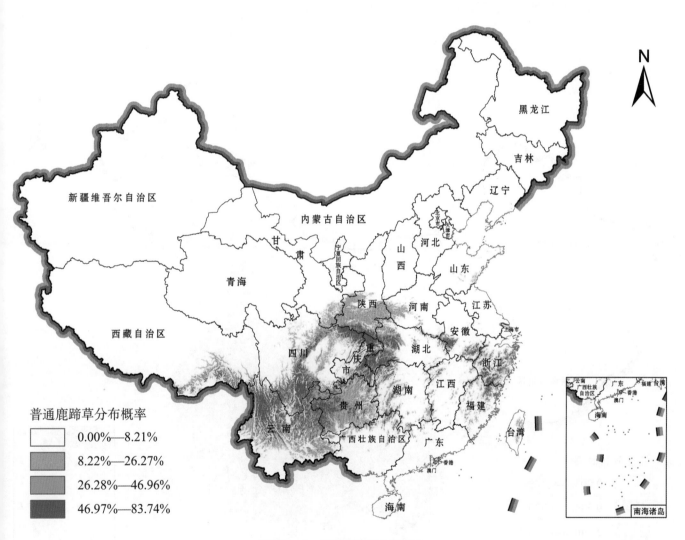

普通鹿蹄草分布概率

	0.00%—8.21%
	8.22%—26.27%
	26.28%—46.96%
	46.97%—83.74%

图373-2 普通鹿蹄草分布概率

374. 商陆

商陆 *Phytolacca acinosa* Roxb.

通过汇总和分析第四次全国中药资源普查及相关文献查阅的数据,商陆分布于全国大部分省区。

商陆分布概率较高的区域有天津、河北、山西、辽宁、上海、江苏、浙江、安徽、福建、江西、山东、河南、湖北、湖南、广东、广西、重庆、四川、贵州、云南、西藏、陕西、甘肃等地。商陆的分布概率如图 374-1。

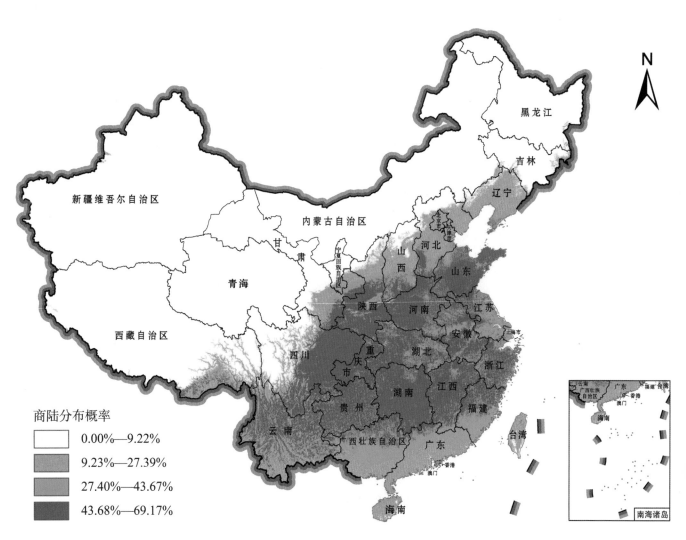

商陆分布概率

	0.00%—9.22%
	9.23%—27.39%
	27.40%—43.67%
	43.68%—69.17%

图 374-1　商陆分布概率

垂序商陆 *Phytolacca americana* L.

通过汇总和分析第四次全国中药资源普查及相关文献查阅的数据,垂序商陆分布于北京、天津、河北、山西、辽宁、吉林、黑龙江、上海、江苏、浙江、安徽、福建、江西、山东、河南、湖北、湖南、广东、广西、海南、重庆、四川、贵州、云南、陕西、甘肃、台湾、香港、澳门等地。

垂序商陆分布概率较高的区域有天津、河北、山西、辽宁、上海、江苏、浙江、安徽、福建、江西、山东、河南、湖北、湖南、广东、广西、重庆、四川、贵州、云南、陕西、台湾、香港等地。垂序商陆的分布概率如图 374-2。

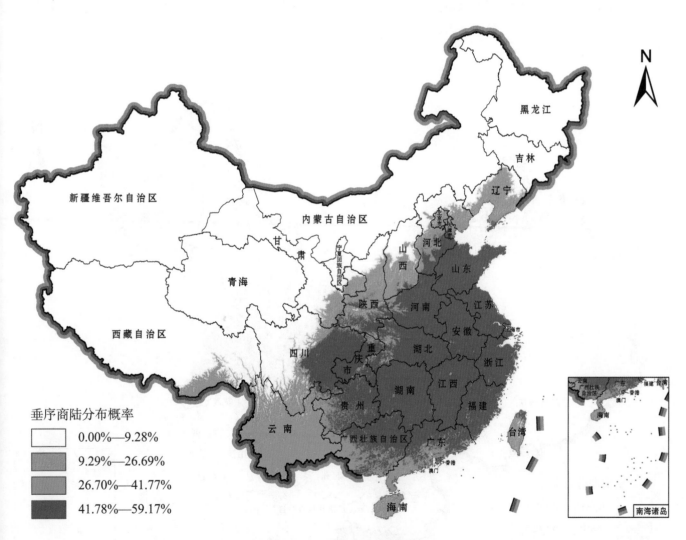

垂序商陆分布概率

0.00%—9.28%

9.29%—26.69%

26.70%—41.77%

41.78%—59.17%

图 374-2　垂序商陆分布概率

375. 旋覆花

欧亚旋覆花 *Inula britannica* L.

通过汇总和分析第四次全国中药资源普查及相关文献查阅的数据,欧亚旋覆花分布于北京、天津、河北、山西、内蒙古、辽宁、吉林、黑龙江、江苏、安徽、江西、山东、河南、湖北、湖南、四川、贵州、陕西、甘肃、青海、宁夏、新疆等地。

欧亚旋覆花分布概率较高的区域有北京、天津、河北、山西、内蒙古、辽宁、吉林、黑龙江、安徽、山东、河南、陕西、新疆等地。欧亚旋覆花的分布概率如图375。

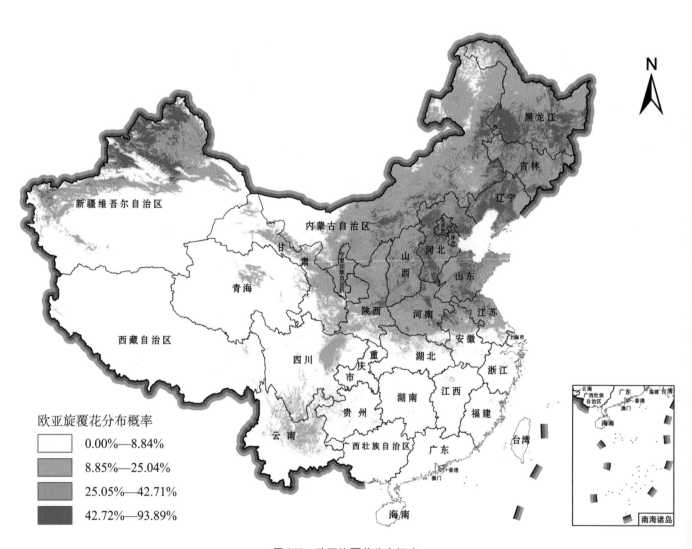

图 375 欧亚旋覆花分布概率

376. 断血流

灯笼草 *Clinopodium polycephalum* (Vaniot) C. Y. Wu et S. J. Hsuan ex P. S. Hsu

通过汇总和分析第四次全国中药资源普查及相关文献查阅的数据,灯笼草分布于河北、山西、辽宁、上海、江苏、浙江、安徽、福建、江西、山东、河南、湖北、湖南、广东、广西、海南、重庆、四川、贵州、云南、西藏、陕西、甘肃、台湾、香港、澳门等地。

灯笼草分布概率较高的区域有河南、湖北、湖南、广西、重庆、四川、贵州、云南、西藏、陕西、甘肃等地。灯笼草的分布概率如图 376-1。

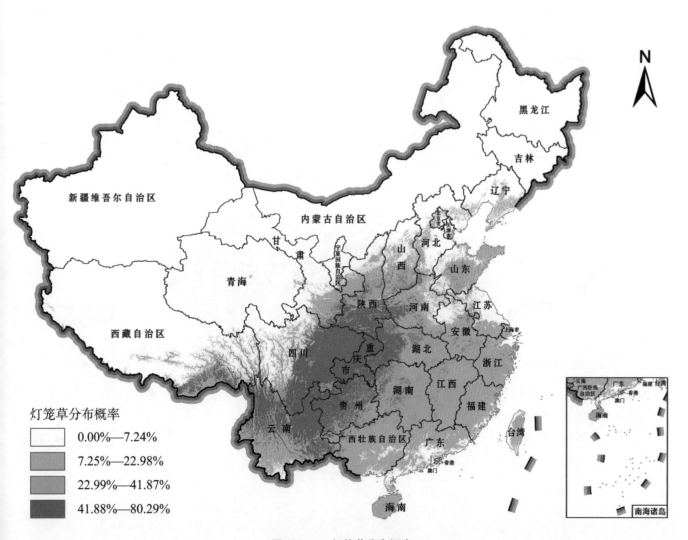

灯笼草分布概率

□	0.00%—7.24%
▨	7.25%—22.98%
▩	22.99%—41.87%
■	41.88%—80.29%

图 376-1 灯笼草分布概率

风轮菜 *Clinopodium chinense*（Benth.）Kuntze

通过汇总和分析第四次全国中药资源普查及相关文献查阅的数据,风轮菜分布于北京、天津、河北、山西、内蒙古、辽宁、吉林、黑龙江、江苏、浙江、安徽、福建、江西、山东、河南、湖北、湖南、广东、广西、四川、贵州、云南、西藏、陕西、甘肃、宁夏、台湾等地。

风轮菜分布概率较高的区域有山西、辽宁、吉林、江苏、浙江、安徽、福建、江西、山东、河南、湖北、湖南、广东、广西、重庆、四川、贵州、云南、西藏、陕西、甘肃、台湾等地。风轮菜的分布概率如图 376-2。

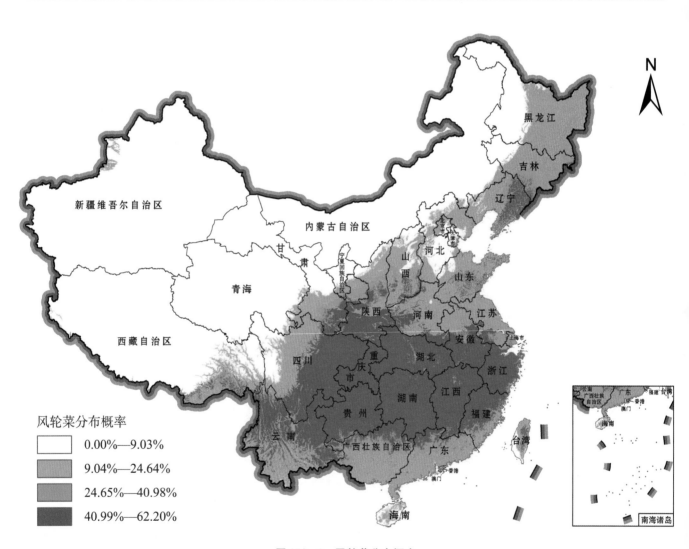

风轮菜分布概率

- 0.00%—9.03%
- 9.04%—24.64%
- 24.65%—40.98%
- 40.99%—62.20%

图 376-2 风轮菜分布概率

377. 淫羊藿

淫羊藿 *Epimedium brevicornu* Maxim.

通过汇总和分析第四次全国中药资源普查及相关文献查阅的数据,淫羊藿分布于北京、河北、山西、内蒙古、辽宁、吉林、浙江、安徽、福建、江西、河南、湖北、湖南、广西、重庆、四川、贵州、云南、陕西、甘肃、青海、宁夏、新疆等地。

淫羊藿分布概率较高的区域有山西、河南、湖北、重庆、四川、贵州、云南、陕西、甘肃等地。淫羊藿的分布概率如图 377-1。

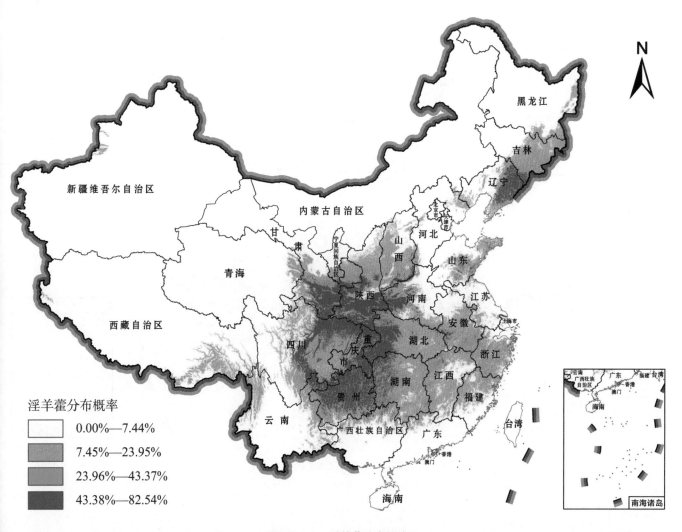

淫羊藿分布概率

- 0.00%—7.44%
- 7.45%—23.95%
- 23.96%—43.37%
- 43.38%—82.54%

图 377-1 淫羊藿分布概率

箭叶淫羊藿 *Epimedium sagittatum* (Sieb. et Zucc.) Maxim.

通过汇总和分析第四次全国中药资源普查及相关文献查阅的数据,箭叶淫羊藿分布于江苏、浙江、安徽、福建、江西、湖北、湖南、广东、广西、重庆、四川、贵州、云南、陕西、甘肃、台湾等地。

箭叶淫羊藿分布概率较高的区域有浙江、安徽、湖北、湖南、重庆、四川、贵州、陕西、甘肃等地。箭叶淫羊藿的分布概率如图 377 - 2。

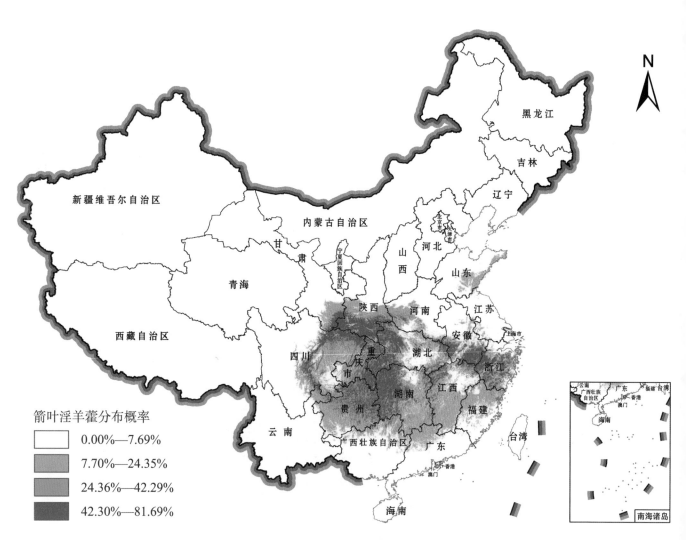

箭叶淫羊藿分布概率

- 0.00%—7.69%
- 7.70%—24.35%
- 24.36%—42.29%
- 42.30%—81.69%

图 377 - 2 箭叶淫羊藿分布概率

柔毛淫羊藿 *Epimedium pubescens* Maxim.

　　通过汇总和分析第四次全国中药资源普查及相关文献查阅的数据,柔毛淫羊藿分布于河北、内蒙古、浙江、安徽、江西、河南、湖北、重庆、四川、贵州、陕西、甘肃等地。

　　柔毛淫羊藿分布概率较高的区域有河南、湖北、重庆、四川、陕西等地。柔毛淫羊藿的分布概率如图377-3。

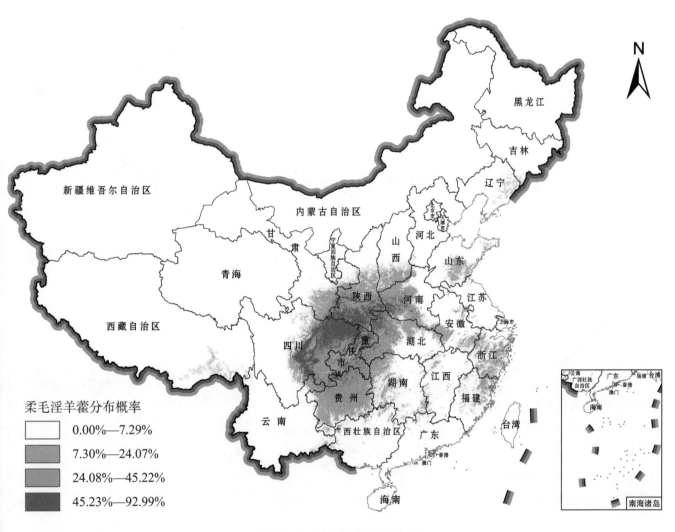

柔毛淫羊藿分布概率

0.00%—7.29%

7.30%—24.07%

24.08%—45.22%

45.23%—92.99%

图 377-3　柔毛淫羊藿分布概率

朝鲜淫羊藿 *Epimedium koreanum* Nakai

通过汇总和分析第四次全国中药资源普查及相关文献查阅的数据,朝鲜淫羊藿分布于辽宁、吉林、黑龙江、浙江、安徽、山东、河南、湖北、四川、陕西等地。

朝鲜淫羊藿分布概率较高的区域有辽宁、吉林等地。朝鲜淫羊藿的分布概率如图377-4。

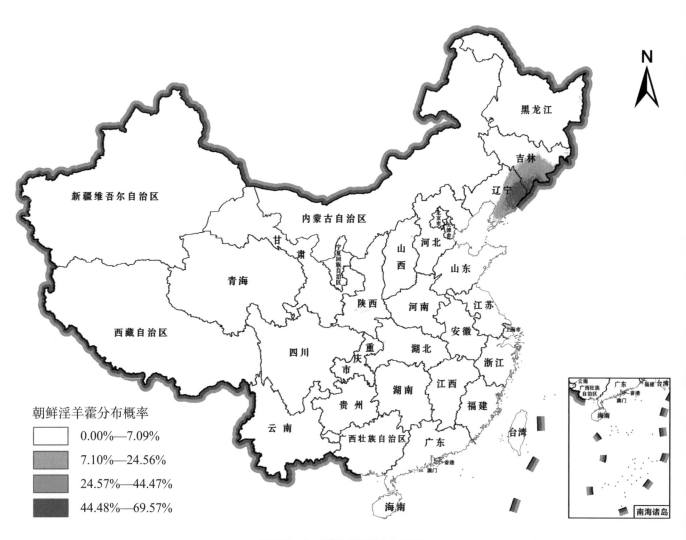

朝鲜淫羊藿分布概率

- 0.00%—7.09%
- 7.10%—24.56%
- 24.57%—44.47%
- 44.48%—69.57%

图 377‑4 朝鲜淫羊藿分布概率

378. 淡竹叶

淡竹叶 *Lophatherum gracile* Brongn.

通过汇总和分析第四次全国中药资源普查及相关文献查阅的数据,淡竹叶分布于上海、江苏、浙江、安徽、福建、江西、河南、湖北、湖南、广东、广西、海南、重庆、四川、贵州、云南、西藏、陕西、甘肃、青海、台湾、香港、澳门等地。

淡竹叶分布概率较高的区域有浙江、安徽、福建、江西、湖北、湖南、广东、广西、海南、重庆、四川、贵州、台湾、香港、澳门等地。淡竹叶的分布概率如图378。

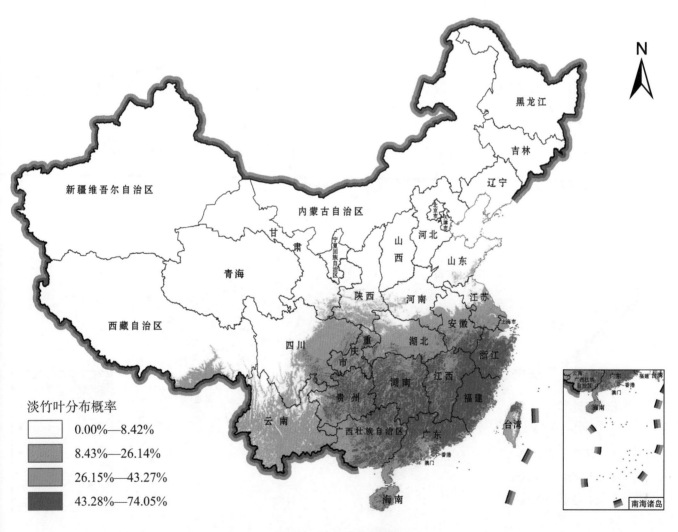

淡竹叶分布概率

□	0.00%—8.42%
▨	8.43%—26.14%
▨	26.15%—43.27%
■	43.28%—74.05%

图378 淡竹叶分布概率

379. 密蒙花

密蒙花 *Buddleja officinalis* Maxim.

通过汇总和分析第四次全国中药资源普查及相关文献查阅的数据,密蒙花分布于山西、江苏、安徽、福建、河南、湖北、湖南、广东、广西、海南、重庆、四川、贵州、云南、西藏、陕西、甘肃、青海、宁夏、新疆等地。

密蒙花分布概率较高的区域有湖北、湖南、广西、重庆、四川、贵州、云南、陕西、甘肃等地。密蒙花的分布概率如图 379。

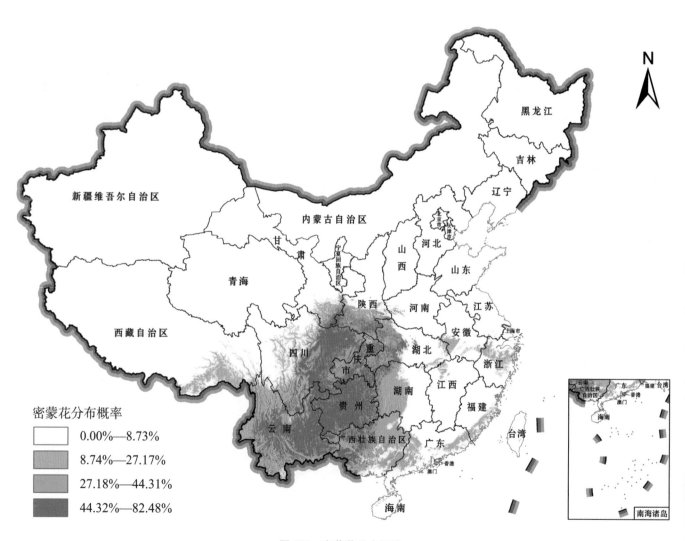

密蒙花分布概率

	0.00%—8.73%
	8.74%—27.17%
	27.18%—44.31%
	44.32%—82.48%

图 379　密蒙花分布概率

380. 续断

川续断 *Dipsacus asper* Wall.

通过汇总和分析第四次全国中药资源普查及相关文献查阅的数据,川续断分布于河北、山西、辽宁、浙江、安徽、福建、江西、山东、河南、湖北、湖南、广东、广西、重庆、四川、贵州、云南、西藏、陕西、甘肃、宁夏等地。

川续断分布概率较高的区域有浙江、河南、湖北、湖南、广西、重庆、四川、贵州、云南、西藏、陕西、甘肃、台湾等地。川续断的分布概率如图380。

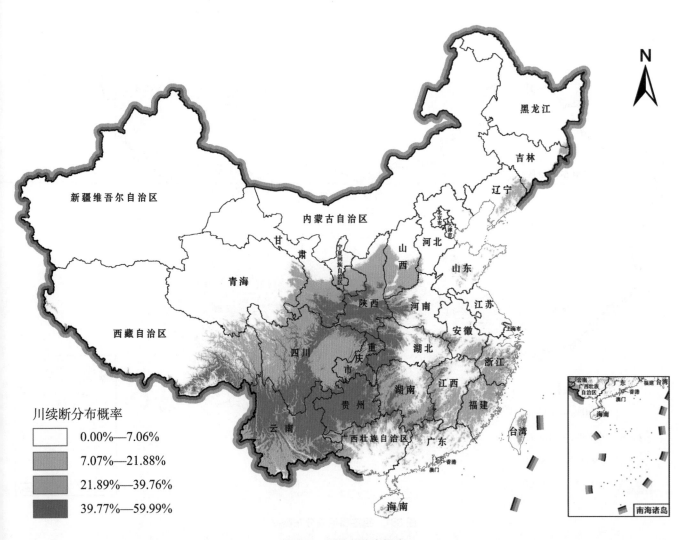

川续断分布概率

	0.00%—7.06%
	7.07%—21.88%
	21.89%—39.76%
	39.77%—59.99%

图 380　川续断分布概率

381. 绵马贯众

粗茎鳞毛蕨 *Dryopteris crassirhizoma* Nakai

通过汇总和分析第四次全国中药资源普查及相关文献查阅的数据,粗茎鳞毛蕨分布于北京、天津、河北、山西、内蒙古、辽宁、吉林、黑龙江、安徽、山东、河南、湖北、湖南、重庆、四川、云南、陕西、甘肃、宁夏、台湾等地。

粗茎鳞毛蕨分布概率较高的区域有辽宁、吉林、黑龙江、云南、陕西等地。粗茎鳞毛蕨的分布概率如图381。

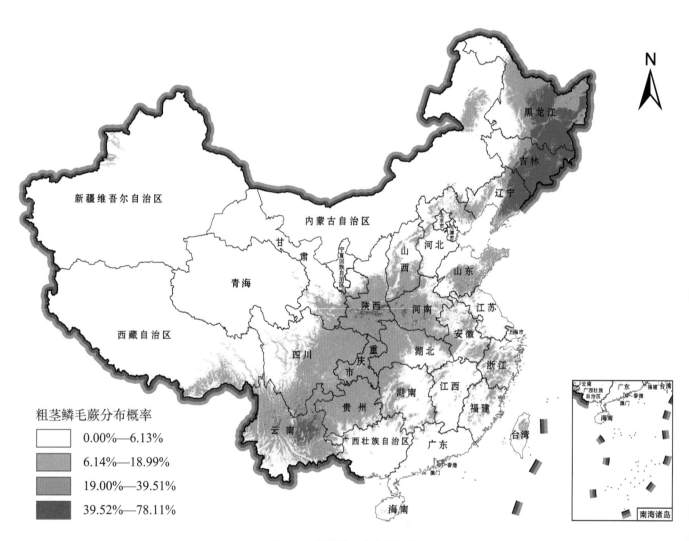

粗茎鳞毛蕨分布概率

- 0.00%—6.13%
- 6.14%—18.99%
- 19.00%—39.51%
- 39.52%—78.11%

图 381　粗茎鳞毛蕨分布概率

382. 绵萆薢

绵萆薢 *Dioscorea spongiosa* **J. Q. Xi, M. Mizuno et W. L. Zhao**

通过汇总和分析第四次全国中药资源普查及相关文献查阅的数据,绵萆薢分布于浙江、福建、江西、湖北、湖南、广东、广西、四川、贵州、云南等地。

绵萆薢分布概率较高的区域有浙江、安徽、福建、江西、湖南等地。绵萆薢的分布概率如图382-1。

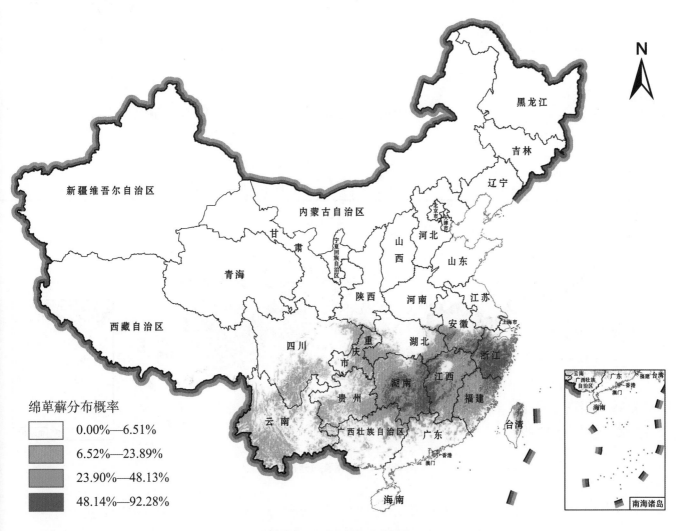

绵萆薢分布概率

- 0.00%—6.51%
- 6.52%—23.89%
- 23.90%—48.13%
- 48.14%—92.28%

图 382-1 绵萆薢分布概率

福州薯蓣 *Dioscorea futschauensis* Uline ex R. Knuth

通过汇总和分析第四次全国中药资源普查及相关文献查阅的数据,福州薯蓣分布于浙江、福建、湖南、广东、广西等。

福州薯蓣分布概率较高的区域有福建等地。福州薯蓣的分布概率如图 382 - 2。

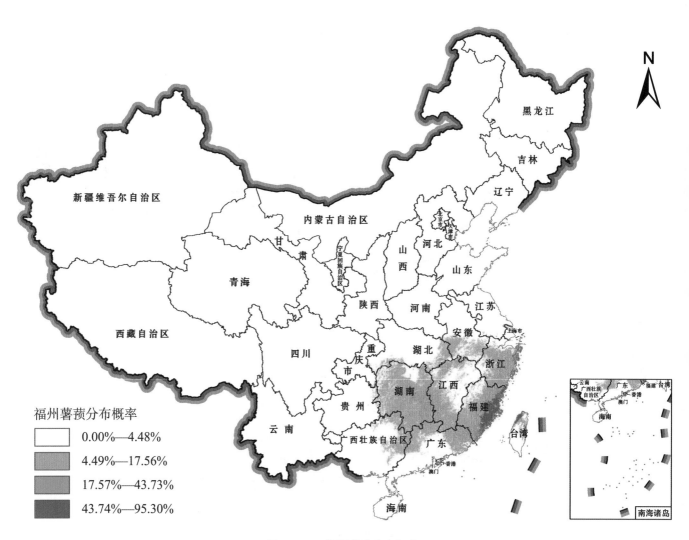

福州薯蓣分布概率

	0.00%—4.48%
	4.49%—17.56%
	17.57%—43.73%
	43.74%—95.30%

图 382 - 2　福州薯蓣分布概率

十二画

383. 款冬花

款冬 *Tussilago farfara* L.

通过汇总和分析第四次全国中药资源普查及相关文献查阅的数据,款冬分布于全国各地。

款冬分布概率较高的区域有山西、河南、湖北、重庆、陕西、甘肃、宁夏、新疆等地。款冬的分布概率如图383。

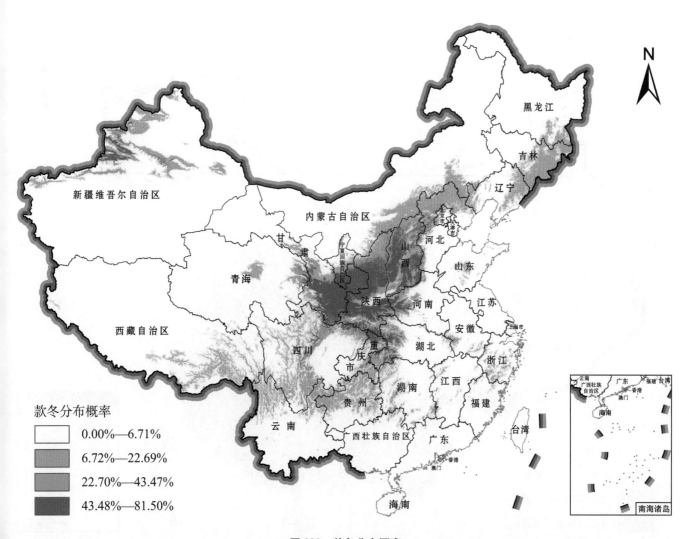

款冬分布概率

	0.00%—6.71%
	6.72%—22.69%
	22.70%—43.47%
	43.48%—81.50%

图383 款冬分布概率

384. 葛根

野葛 *Pueraria lobata*（Willd.）Ohwi

通过汇总和分析第四次全国中药资源普查及相关文献查阅的数据,野葛分布于北京、天津、河北、山西、内蒙古、辽宁、吉林、黑龙江、上海、江苏、浙江、安徽、福建、江西、山东、河南、湖北、湖南、广东、广西、海南、重庆、四川、贵州、云南、陕西、甘肃、青海、宁夏、台湾、香港、澳门等地。

野葛分布概率较高的区域有北京、河北、山西、辽宁、江苏、浙江、安徽、福建、江西、山东、河南、湖北、湖南、广东、广西、海南、重庆、四川、贵州、云南、西藏、陕西、甘肃、台湾、香港等地。野葛的分布概率如图384。

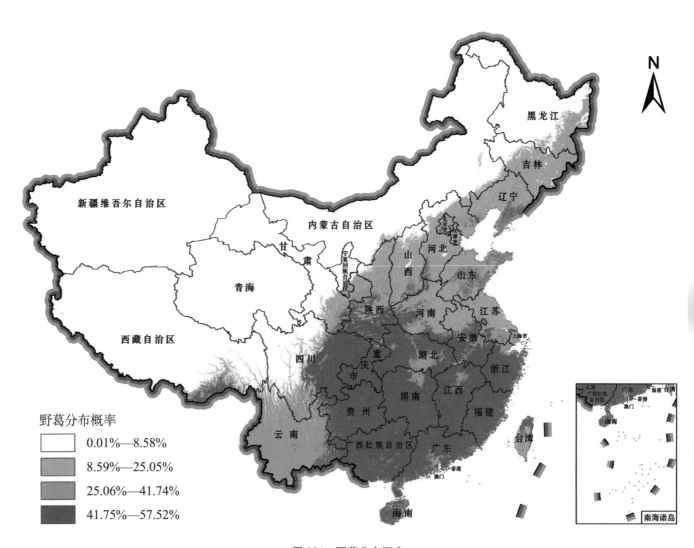

野葛分布概率

	0.01%—8.58%
	8.59%—25.05%
	25.06%—41.74%
	41.75%—57.52%

图 384　野葛分布概率

385. 葶苈子

播娘蒿 *Descurainia sophia*（L.）Webb ex Prantl

通过汇总和分析第四次全国中药资源普查及相关文献查阅的数据,播娘蒿分布于北京、天津、河北、山西、内蒙古、辽宁、吉林、黑龙江、上海、江苏、浙江、安徽、福建、江西、山东、河南、湖北、湖南、重庆、四川、贵州、云南、西藏、陕西、甘肃、青海、宁夏、新疆、台湾等地。

播娘蒿分布概率较高的区域有北京、天津、河北、山西、辽宁、江苏、安徽、山东、河南、四川、陕西、甘肃、青海、新疆等地。播娘蒿的分布概率如图 385-1。

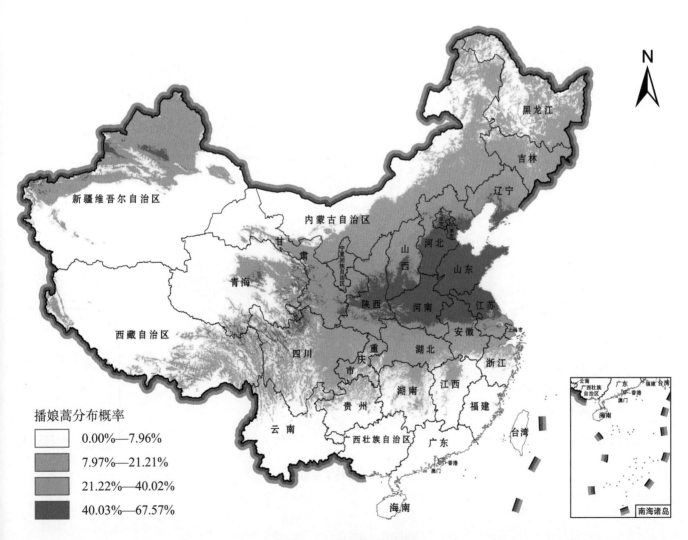

播娘蒿分布概率

	0.00%—7.96%
	7.97%—21.21%
	21.22%—40.02%
	40.03%—67.57%

图 385-1 播娘蒿分布概率

独行菜 *Lepidium apetalum* Willd.

通过汇总和分析第四次全国中药资源普查及相关文献查阅的数据,独行菜分布于北京、天津、河北、山西、内蒙古、辽宁、吉林、黑龙江、江苏、浙江、安徽、江西、山东、河南、湖北、广东、重庆、四川、贵州、云南、西藏、陕西、甘肃、青海、宁夏、新疆等地。

独行菜分布概率较高的区域有北京、天津、河北、山西、内蒙古、辽宁、吉林、黑龙江、江苏、安徽、山东、河南、湖北、西藏、陕西、甘肃、青海、宁夏、新疆等地。独行菜的分布概率如图 385-2。

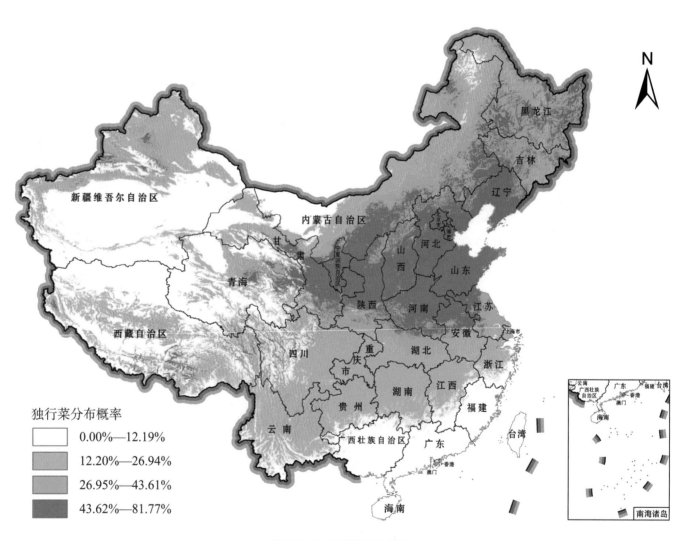

独行菜分布概率

	0.00%—12.19%
	12.20%—26.94%
	26.95%—43.61%
	43.62%—81.77%

图 385-2　独行菜分布概率

386. 萹蓄

萹蓄 *Polygonum aviculare* L.

通过汇总和分析第四次全国中药资源普查及相关文献查阅的数据,萹蓄分布于全国各地。

萹蓄分布概率较高的区域有北京、天津、河北、山西、内蒙古、辽宁、吉林、黑龙江、上海、江苏、浙江、安徽、江西、山东、河南、湖北、湖南、重庆、四川、贵州、陕西、甘肃、宁夏、新疆等地。萹蓄的分布概率如图386。

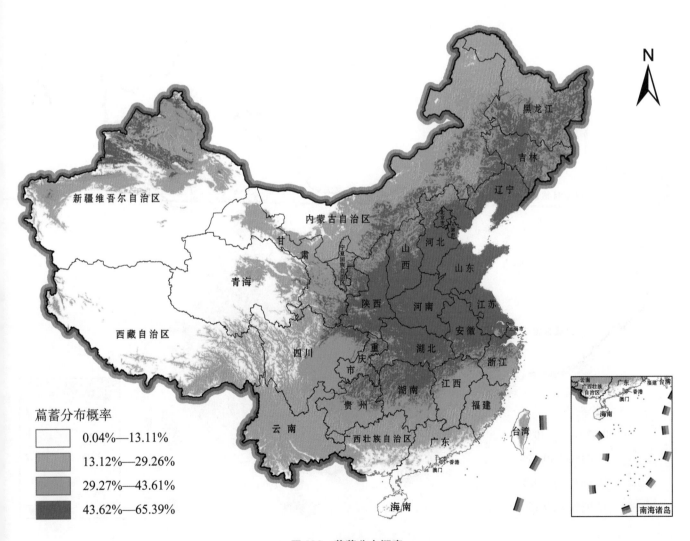

萹蓄分布概率

- 0.04%—13.11%
- 13.12%—29.26%
- 29.27%—43.61%
- 43.62%—65.39%

图 386　萹蓄分布概率

387. 楮实子

构树 *Broussonetia papyrifera* (L.) L'Hér. ex Vent

通过汇总和分析第四次全国中药资源普查及相关文献查阅的数据,构树分布于全国大部分省区。

构树分布概率较高的区域有北京、天津、河北、山西、辽宁、上海、江苏、浙江、安徽、福建、江西、山东、河南、湖北、湖南、广东、广西、海南、重庆、四川、贵州、云南、陕西、甘肃等地。构树的分布概率如图387。

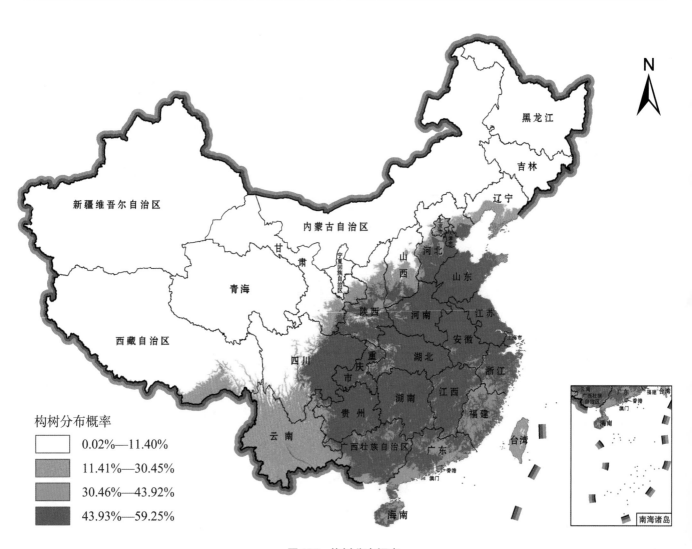

构树分布概率

☐	0.02%—11.40%
	11.41%—30.45%
	30.46%—43.92%
	43.93%—59.25%

图387　构树分布概率

388. 棕榈

棕榈 *Trachycarpus fortunei*（Hook.）H. Wendl.

通过汇总和分析第四次全国中药资源普查及相关文献查阅的数据,棕榈分布于北京、上海、江苏、浙江、安徽、福建、江西、山东、河南、湖北、湖南、广东、广西、海南、重庆、四川、贵州、云南、西藏、陕西、甘肃、台湾、香港、澳门等地。

棕榈分布概率较高的区域有浙江、安徽、福建、江西、河南、湖北、湖南、广东、广西、重庆、四川、贵州、云南、陕西、甘肃等地。棕榈的分布概率如图388。

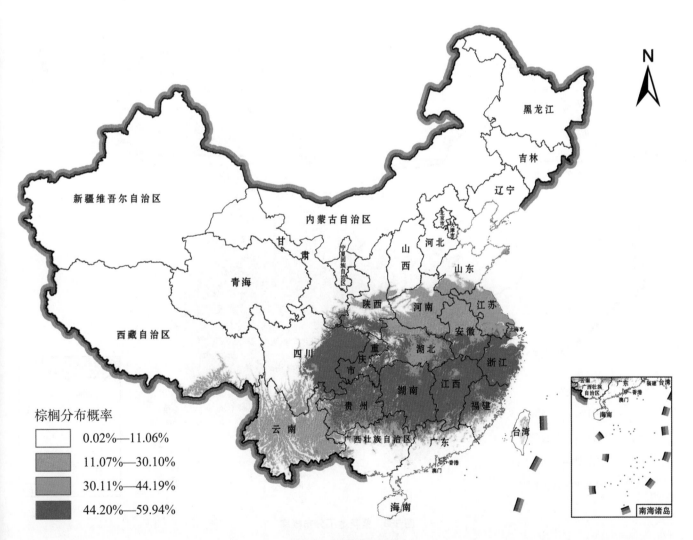

棕榈分布概率

	0.02%—11.06%
	11.07%—30.10%
	30.11%—44.19%
	44.20%—59.94%

图 388 棕榈分布概率

389. 紫花地丁

紫花地丁 *Viola yedoensis* **Makino**

通过汇总和分析第四次全国中药资源普查及相关文献查阅的数据,紫花地丁分布于全国各地。

紫花地丁分布概率较高的区域有北京、天津、河北、山西、内蒙古、辽宁、吉林、黑龙江、上海、江苏、浙江、安徽、福建、江西、山东、河南、湖北、湖南、广东、广西、重庆、四川、贵州、云南、西藏、陕西、甘肃、宁夏等地。紫花地丁的分布概率如图389。

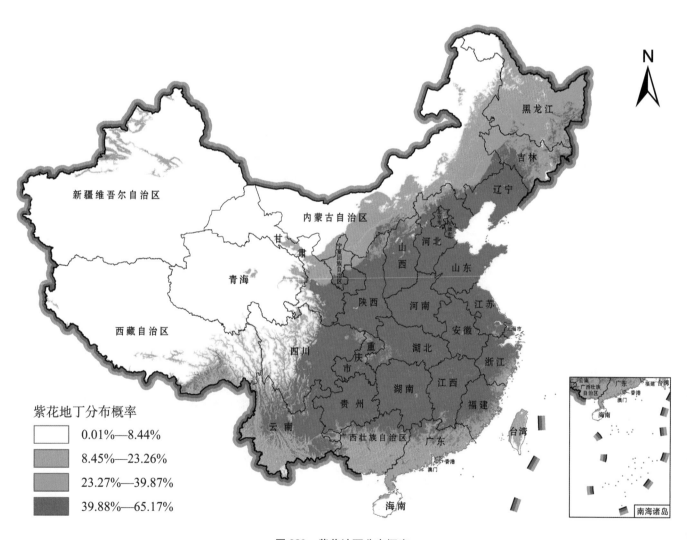

紫花地丁分布概率
0.01%—8.44%
8.45%—23.26%
23.27%—39.87%
39.88%—65.17%

图389 紫花地丁分布概率

390. 紫花前胡

紫花前胡 *Angelica decursiva*（Miq.）Franch. et Sav.

通过汇总和分析第四次全国中药资源普查及相关文献查阅的数据,紫花前胡分布于山西、辽宁、吉林、上海、江苏、浙江、安徽、福建、江西、山东、河南、湖北、湖南、广东、广西、海南、重庆、四川、贵州、云南、陕西、甘肃、台湾等地。

紫花前胡分布概率较高的区域有江苏、浙江、安徽、福建、江西、河南、湖北、湖南、广东、广西、重庆、四川、贵州、云南、陕西等地。紫花前胡的分布概率如图390。

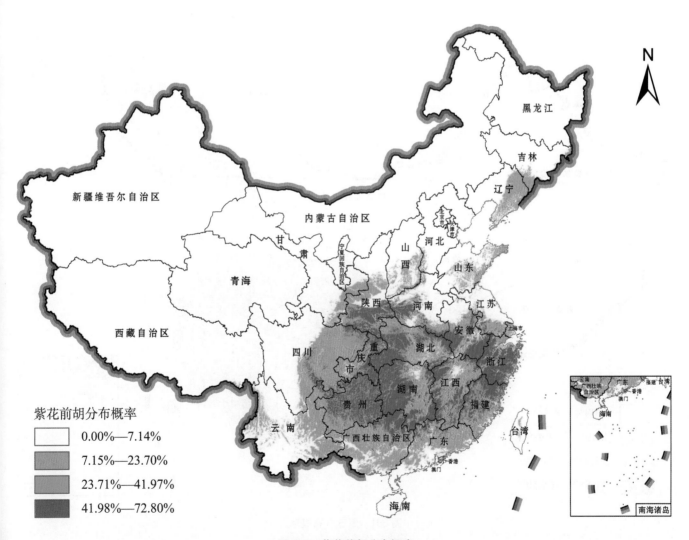

紫花前胡分布概率

- 0.00%—7.14%
- 7.15%—23.70%
- 23.71%—41.97%
- 41.98%—72.80%

图390 紫花前胡分布概率

391. 紫苏子/紫苏叶/紫苏梗

紫苏 *Perilla frutescens* (L.) Britton

通过汇总和分析第四次全国中药资源普查及相关文献查阅的数据,紫苏分布于全国各地。

紫苏分布概率较高的区域有山西、辽宁、上海、江苏、浙江、安徽、福建、江西、山东、河南、湖北、湖南、广东、广西、重庆、四川、贵州、云南、陕西、甘肃等地。紫苏的分布概率如图391。

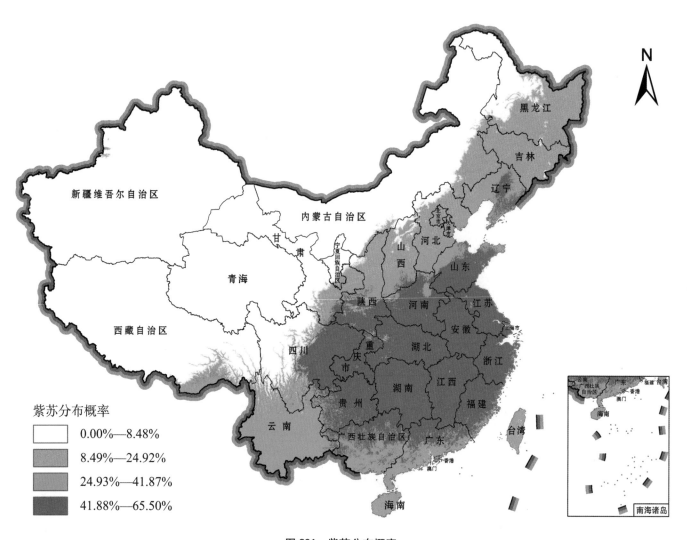

紫苏分布概率

	0.00%—8.48%
	8.49%—24.92%
	24.93%—41.87%
	41.88%—65.50%

图 391 紫苏分布概率

392. 紫草

新疆紫草 *Arnebia euchroma* (Royle) I. M. Johnst.

通过汇总和分析第四次全国中药资源普查及相关文献查阅的数据,新疆紫草分布于西藏、新疆等地。新疆紫草分布概率较高的区域有新疆等地。新疆紫草的分布概率如图 392 - 1。

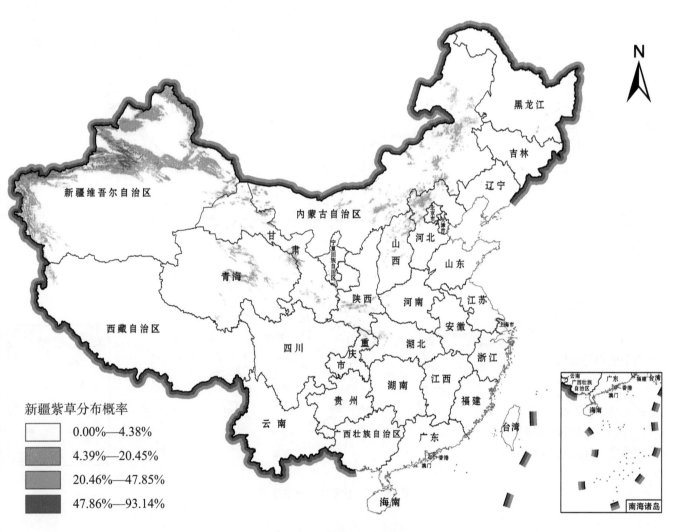

新疆紫草分布概率

- 0.00%—4.38%
- 4.39%—20.45%
- 20.46%—47.85%
- 47.86%—93.14%

图 392 - 1 新疆紫草分布概率

内蒙紫草 *Arnebia guttata* Bge.

通过汇总和分析第四次全国中药资源普查及相关文献查阅的数据,内蒙紫草分布于河北、内蒙古、西藏、陕西、甘肃、宁夏、新疆等地。

内蒙紫草分布概率较高的区域有内蒙古、甘肃、新疆等地。内蒙紫草的分布概率如图392-2。

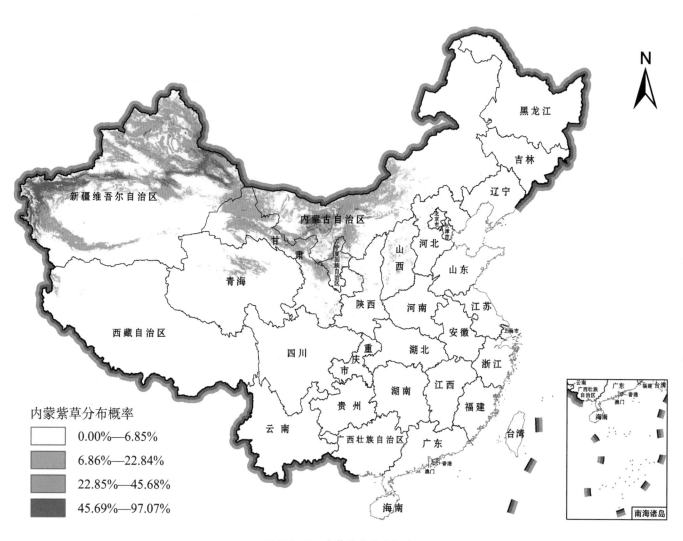

内蒙紫草分布概率

- 0.00%—6.85%
- 6.86%—22.84%
- 22.85%—45.68%
- 45.69%—97.07%

图 392 - 2　内蒙紫草分布概率

393. 紫珠叶

杜虹花 *Callicarpa formosana* Rolfe

通过汇总和分析第四次全国中药资源普查及相关文献查阅的数据,杜虹花分布于北京、天津、河北、山西、内蒙古、辽宁、吉林、黑龙江、江苏、安徽、山东、河南、湖北、湖南、广东、广西、海南、重庆、四川、贵州、云南、西藏、陕西、甘肃等地。

杜虹花分布概率较高的区域有浙江、福建、江西、湖南、广东、广西、海南、台湾等地。杜虹花的分布概率如图393。

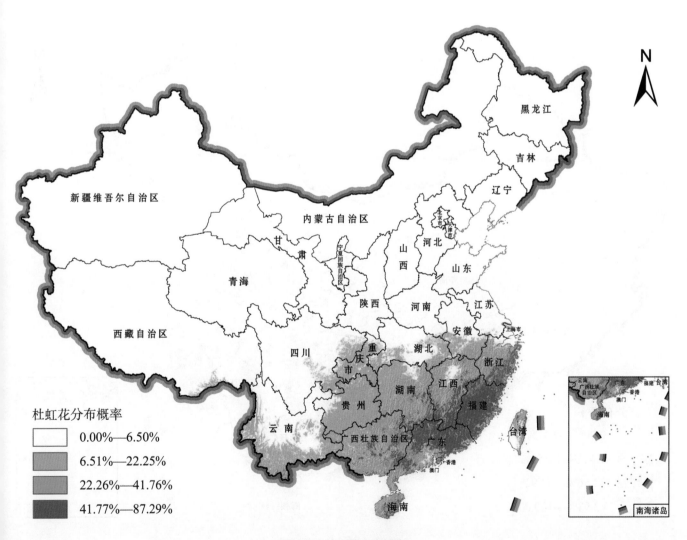

杜虹花分布概率

- 0.00%—6.50%
- 6.51%—22.25%
- 22.26%—41.76%
- 41.77%—87.29%

图393 杜虹花分布概率

394. 紫萁贯众

紫萁 *Osmunda japonica* Thunb.

通过汇总和分析第四次全国中药资源普查及相关文献查阅的数据,紫萁分布于北京、天津、河北、山西、内蒙古、上海、江苏、浙江、安徽、福建、江西、山东、河南、湖北、湖南、广东、广西、海南、重庆、四川、贵州、云南、西藏、陕西、甘肃、台湾、香港、澳门等地。

紫萁分布概率较高的区域有浙江、安徽、福建、江西、湖北、湖南、广西、重庆、四川、贵州等地。紫萁的分布概率如图 394。

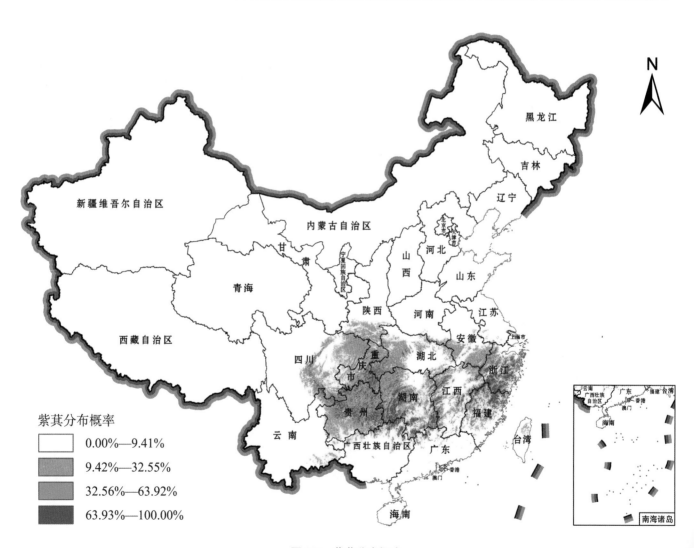

紫萁分布概率

- 0.00%—9.41%
- 9.42%—32.55%
- 32.56%—63.92%
- 63.93%—100.00%

图 394　紫萁分布概率

395. 紫菀

紫菀 *Aster tataricus* L. f.

通过汇总和分析第四次全国中药资源普查及相关文献查阅的数据,紫菀分布于北京、天津、河北、山西、内蒙古、辽宁、吉林、黑龙江、江苏、浙江、安徽、福建、江西、山东、河南、湖北、湖南、广东、广西、重庆、四川、贵州、云南、西藏、陕西、甘肃、青海、宁夏、新疆等地。

紫菀分布概率较高的区域有北京、天津、河北、山西、内蒙古、辽宁、吉林、黑龙江、浙江、山东、河南、湖北、湖南、重庆、四川、贵州、云南、陕西、甘肃、宁夏等地。紫菀的分布概率如图395。

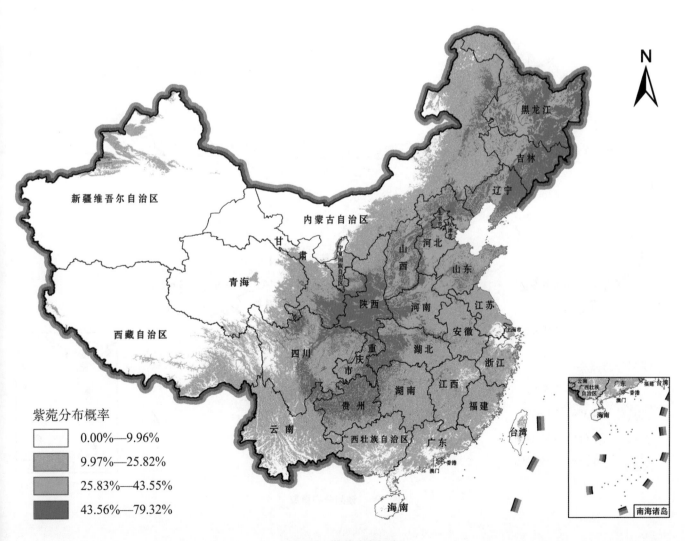

紫菀分布概率

- 0.00%—9.96%
- 9.97%—25.82%
- 25.83%—43.55%
- 43.56%—79.32%

图 395 紫菀分布概率

396. 锁阳

锁阳 *Cynomorium songaricum* **Rupr.**

　　通过汇总和分析第四次全国中药资源普查及相关文献查阅的数据,锁阳分布于内蒙古、云南、陕西、甘肃、青海、宁夏、新疆等地。

　　锁阳分布概率较高的区域有内蒙古、甘肃、青海、宁夏、新疆等地。锁阳的分布概率如图396。

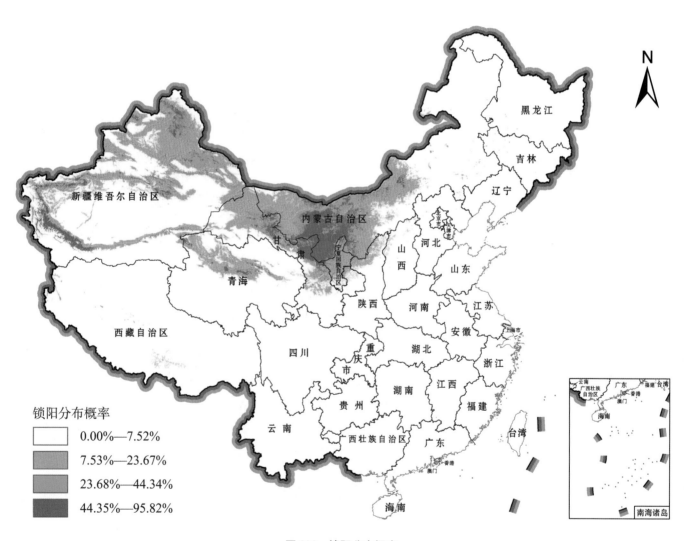

锁阳分布概率

	0.00%—7.52%
	7.53%—23.67%
	23.68%—44.34%
	44.35%—95.82%

图 396　锁阳分布概率

397. 筋骨草

筋骨草 *Ajuga decumbens* **Thunb.**

通过汇总和分析第四次全国中药资源普查及相关文献查阅的数据,筋骨草分布于北京、河北、山西、辽宁、上海、江苏、浙江、安徽、福建、江西、山东、河南、湖北、湖南、广东、广西、海南、重庆、四川、贵州、云南、西藏、陕西、甘肃、宁夏、台湾、香港、澳门等地。

筋骨草分布概率较高的区域有河北、山西、江苏、浙江、安徽、福建、江西、山东、河南、湖北、湖南、广东、广西、重庆、四川、贵州、云南、陕西、甘肃、台湾等地。筋骨草的分布概率如图397。

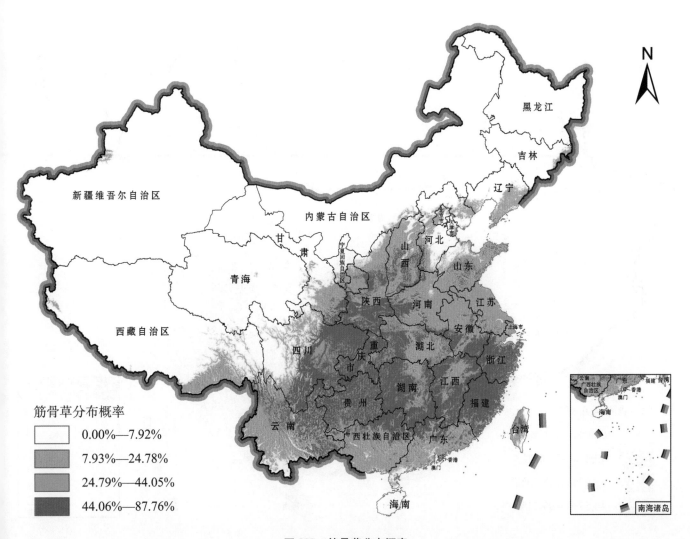

图 397　筋骨草分布概率

398. 鹅不食草

鹅不食草 *Centipeda minima* (L.) A. Braun et Asch.

通过汇总和分析第四次全国中药资源普查及相关文献查阅的数据,鹅不食草分布于北京、天津、河北、山西、内蒙古、辽宁、吉林、黑龙江、上海、江苏、浙江、安徽、福建、江西、山东、河南、湖北、湖南、广东、广西、海南、重庆、四川、贵州、云南、西藏、陕西、台湾、香港、澳门等地。

鹅不食草分布概率较高的区域有辽宁、江苏、浙江、安徽、福建、江西、山东、湖北、湖南、广东、广西、海南等地。鹅不食草的分布概率如图398。

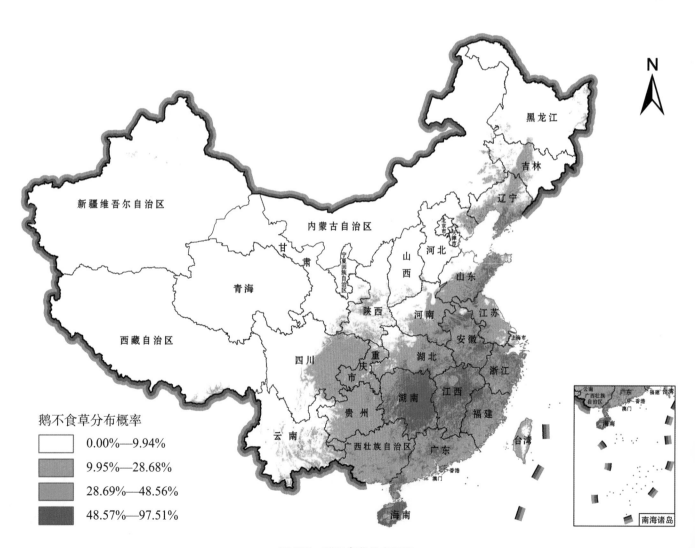

鹅不食草分布概率

	0.00%—9.94%
	9.95%—28.68%
	28.69%—48.56%
	48.57%—97.51%

图 398 鹅不食草分布概率

399. 湖北贝母

湖北贝母 *Fritillaria hupehensis* **Hsiao et K. C. Hsia**

通过汇总和分析第四次全国中药资源普查及相关文献查阅的数据,湖北贝母分布于安徽、河南、湖北、湖南、四川等地。

湖北贝母分布概率较高的区域有安徽、湖北等地。湖北贝母的分布概率如图399。

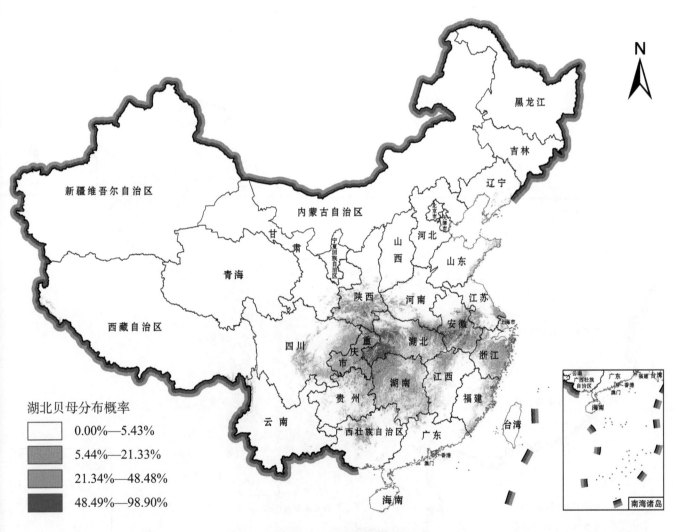

湖北贝母分布概率

- 0.00%—5.43%
- 5.44%—21.33%
- 21.34%—48.48%
- 48.49%—98.90%

图399 湖北贝母分布概率

十三画

400. 蓍草

蓍 *Achillea alpina* L.

通过汇总和分析第四次全国中药资源普查及相关文献查阅的数据,蓍分布于北京、天津、河北、山西、内蒙古、辽宁、吉林、黑龙江、江苏、安徽、江西、山东、湖南、四川、贵州、陕西、甘肃、宁夏、新疆等地。

蓍分布概率较高的区域有河北、山西、内蒙古、辽宁、吉林、黑龙江、陕西、甘肃、新疆等地。蓍的分布概率如图400。

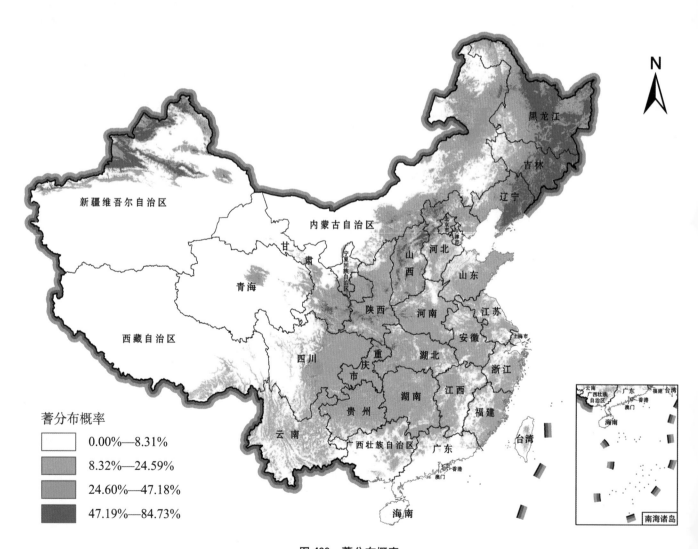

蓍分布概率

	0.00%—8.31%
	8.32%—24.59%
	24.60%—47.18%
	47.19%—84.73%

图 400　蓍分布概率

401. 蓝布正

路边青 *Geum aleppicum* **Jacq.**

通过汇总和分析第四次全国中药资源普查及相关文献查阅的数据,路边青分布于北京、天津、河北、山西、内蒙古、辽宁、吉林、黑龙江、上海、江苏、浙江、安徽、福建、江西、山东、河南、湖北、湖南、广东、广西、海南、重庆、四川、贵州、云南、西藏、陕西、甘肃、青海、宁夏、新疆、台湾等地。

路边青分布概率较高的区域有北京、河北、山西、内蒙古、辽宁、吉林、黑龙江、浙江、安徽、福建、江西、山东、河南、湖北、湖南、广东、广西、重庆、四川、贵州、云南、西藏、陕西、甘肃、青海、宁夏、新疆、台湾等地。路边青的分布概率如图401-1。

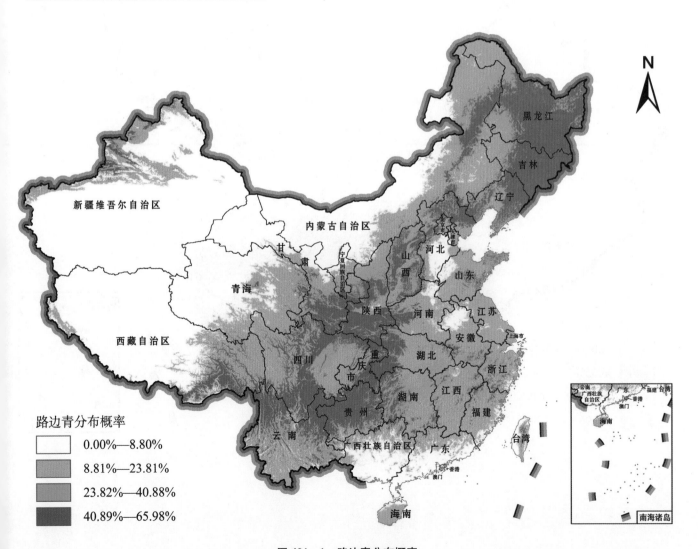

路边青分布概率

- 0.00%—8.80%
- 8.81%—23.81%
- 23.82%—40.88%
- 40.89%—65.98%

图401-1 路边青分布概率

柔毛路边青 *Geum japonicum* Jacq. var. *chinense* F. Bolle

通过汇总和分析第四次全国中药资源普查及相关文献查阅的数据,柔毛路边青分布于北京、天津、河北、山西、内蒙古、江苏、浙江、安徽、福建、河南、湖北、湖南、广东、广西、海南、重庆、四川、贵州、云南、西藏、陕西、甘肃、新疆等地。

柔毛路边青分布概率较高的区域有浙江、安徽、江西、湖北、湖南、重庆、四川、贵州、云南、陕西等地。柔毛路边青的分布概率如图401-2。

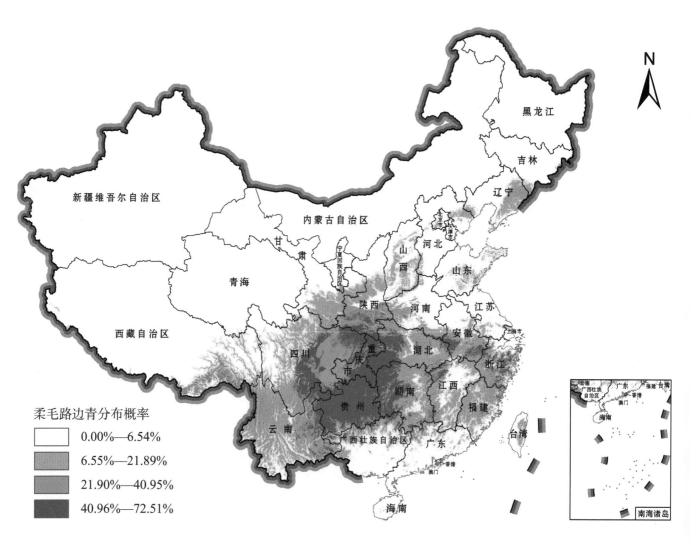

柔毛路边青分布概率
- 0.00%—6.54%
- 6.55%—21.89%
- 21.90%—40.95%
- 40.96%—72.51%

图401-2　柔毛路边青分布概率

402. 蓖麻子

蓖麻 *Ricinus communis* L.

通过汇总和分析第四次全国中药资源普查及相关文献查阅的数据,蓖麻分布于全国各地。

蓖麻分布概率较高的区域有天津、河北、山西、江苏、浙江、安徽、福建、江西、山东、河南、湖北、湖南、广东、广西、海南、重庆、四川、贵州、云南、陕西、台湾、香港、澳门等地。蓖麻的分布概率如图402。

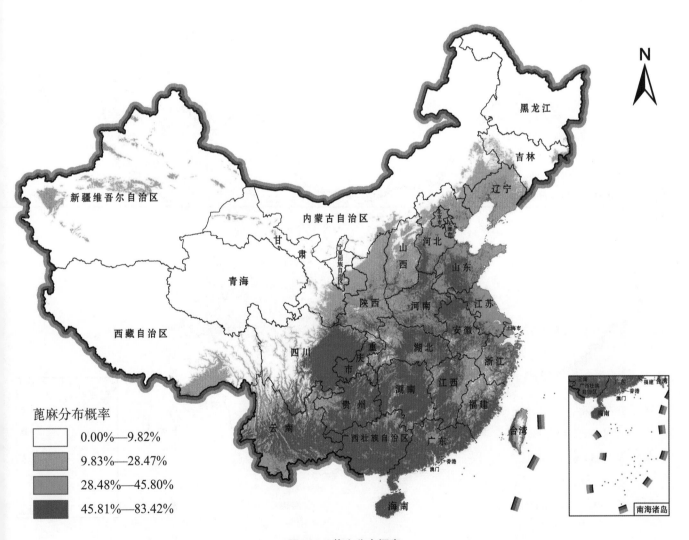

图 402　蓖麻分布概率

403. 蒺藜

蒺藜 *Tribulus terrestris* L.

通过汇总和分析第四次全国中药资源普查及相关文献查阅的数据,蒺藜分布于全国各地。

蒺藜分布概率较高的区域有北京、天津、河北、山西、内蒙古、辽宁、吉林、江苏、安徽、山东、河南、西藏、陕西、甘肃、宁夏、新疆等地。蒺藜的分布概率如图 403。

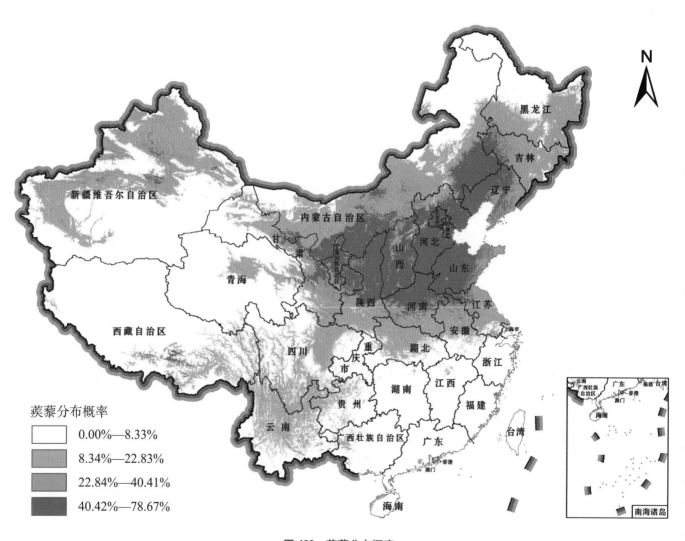

蒺藜分布概率

	0.00%—8.33%
	8.34%—22.83%
	22.84%—40.41%
	40.42%—78.67%

图 403 蒺藜分布概率

404. 蒲公英

蒲公英 *Taraxacum mongolicum* Hand. -Mazz.

通过汇总和分析第四次全国中药资源普查及相关文献查阅的数据,蒲公英分布于全国各地。

蒲公英分布概率较高的区域有北京、天津、河北、山西、内蒙古、辽宁、吉林、黑龙江、上海、江苏、浙江、安徽、江西、山东、河南、湖北、湖南、重庆、四川、贵州、云南、西藏、陕西、甘肃、青海、宁夏、新疆等地。蒲公英的分布概率如图 404 - 1。

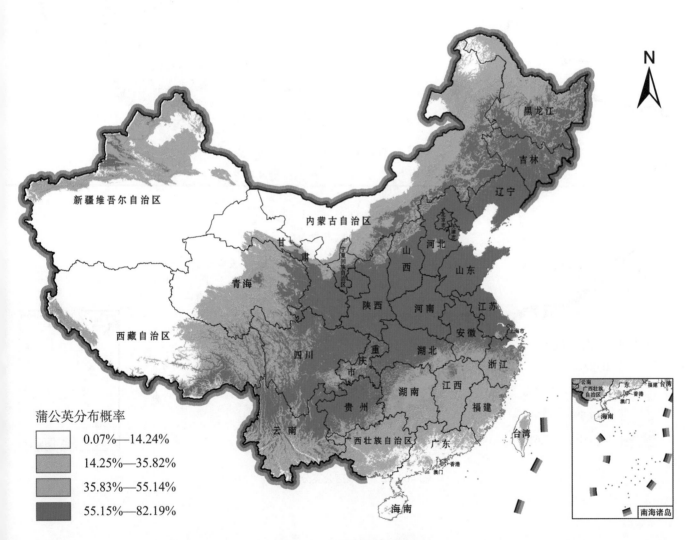

蒲公英分布概率

- ☐ 0.07%—14.24%
- ▨ 14.25%—35.82%
- ▨ 35.83%—55.14%
- ■ 55.15%—82.19%

图 404 - 1 蒲公英分布概率

碱地蒲公英 *Taraxacum borealisinense* Kitam

通过汇总和分析第四次全国中药资源普查及相关文献查阅的数据,碱地蒲公英分布于北京、天津、河北、山西、内蒙古、辽宁、吉林、黑龙江、河南、四川、云南、陕西、甘肃、青海、新疆等地。

碱地蒲公英分布概率较高的区域有河北、山西、吉林、黑龙江、山东、贵州、云南、甘肃、青海、宁夏等地。碱地蒲公英的分布概率如图404-2。

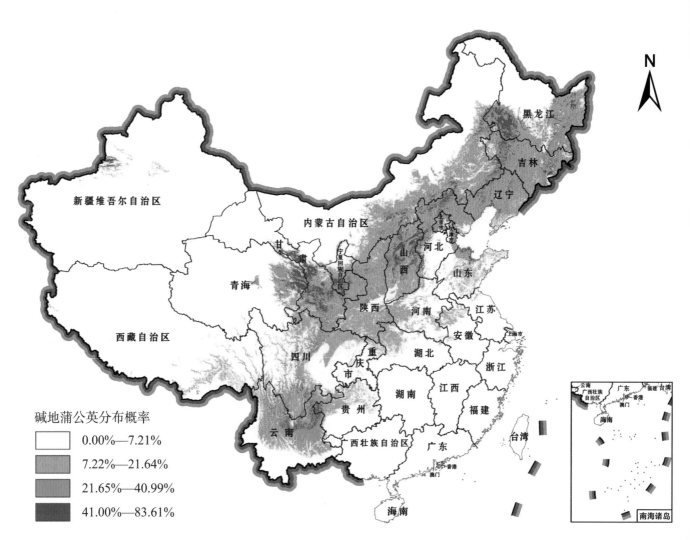

碱地蒲公英分布概率
	0.00%—7.21%
	7.22%—21.64%
	21.65%—40.99%
	41.00%—83.61%

图404-2 碱地蒲公英分布概率

405. 蒲黄

水烛香蒲 *Typha angustifolia* L.

通过汇总和分析第四次全国中药资源普查及相关文献查阅的数据,水烛香蒲分布于全国各地。

水烛香蒲分布概率较高的区域有北京、天津、河北、山西、辽宁、黑龙江、上海、江苏、浙江、安徽、福建、江西、山东、河南、湖北、湖南、广东、广西、海南、重庆、贵州、陕西、甘肃、新疆等地。水烛香蒲的分布概率如图405-1。

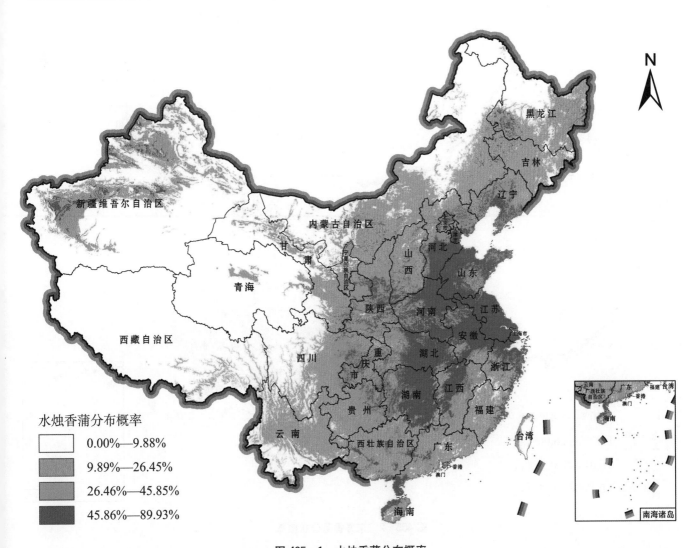

水烛香蒲分布概率

- 0.00%—9.88%
- 9.89%—26.45%
- 26.46%—45.85%
- 45.86%—89.93%

图 405-1　水烛香蒲分布概率

东方香蒲 *Typha orientalis* C. Presl

　　通过汇总和分析第四次全国中药资源普查及相关文献查阅的数据,东方香蒲分布于北京、天津、河北、山西、内蒙古、辽宁、吉林、黑龙江、上海、江苏、浙江、安徽、福建、江西、山东、河南、湖北、湖南、广东、广西、海南、四川、贵州、云南、陕西、甘肃、新疆、台湾等地。

　　东方香蒲分布概率较高的区域有河北、山西、辽宁、吉林、浙江、安徽、江西、山东、河南、湖北、湖南、重庆、四川、贵州、陕西等地。东方香蒲的分布概率如图 405-2。

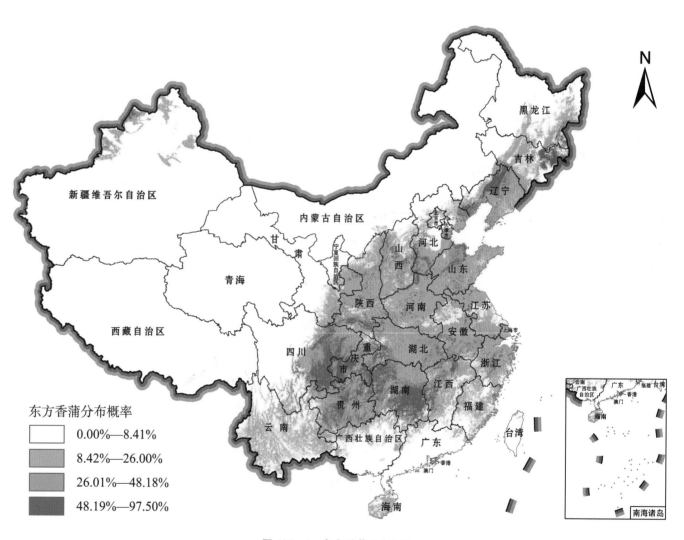

东方香蒲分布概率

	0.00%—8.41%
	8.42%—26.00%
	26.01%—48.18%
	48.19%—97.50%

图 405-2　东方香蒲分布概率

406. 椿皮

臭椿 *Ailanthus altissima*（**Mill.**）**Swingle**

　　通过汇总和分析第四次全国中药资源普查及相关文献查阅的数据，臭椿分布于全国各地。

　　臭椿分布概率较高的区域有北京、天津、河北、山西、辽宁、江苏、浙江、安徽、江西、山东、河南、湖北、湖南、陕西、甘肃、宁夏等地。臭椿的分布概率如图406。

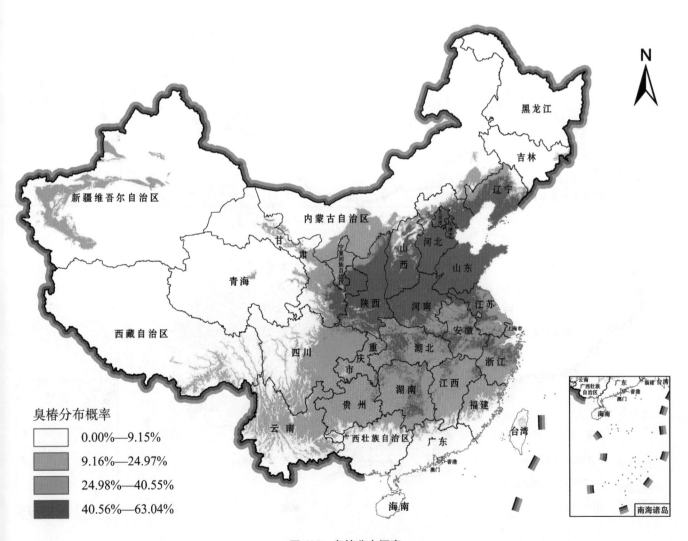

臭椿分布概率

- 0.00%—9.15%
- 9.16%—24.97%
- 24.98%—40.55%
- 40.56%—63.04%

图 406　臭椿分布概率

407. 槐花/槐角

槐 *Styphnolobium japonicum* (L.) Schott

通过汇总和分析第四次全国中药资源普查及相关文献查阅的数据,槐分布于全国各地。

槐分布概率较高的区域有北京、天津、河北、山西、辽宁、上海、江苏、浙江、安徽、福建、江西、山东、河南、湖北、湖南、广西、重庆、四川、贵州、云南、陕西、甘肃等地。槐的分布概率如图 407。

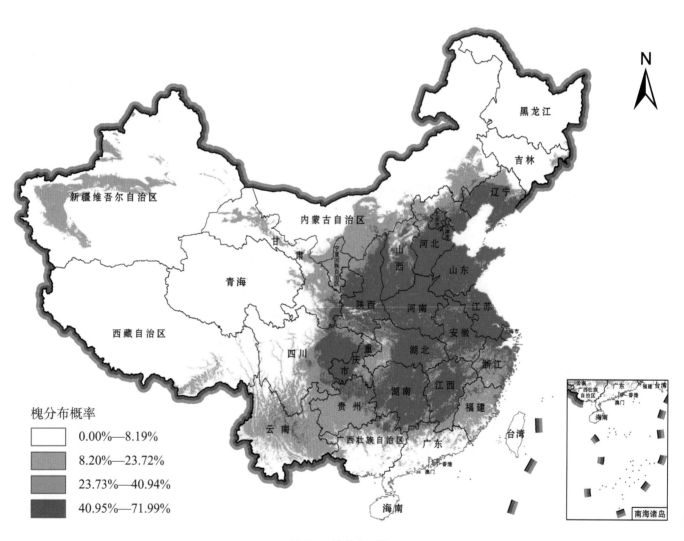

槐分布概率

- 0.00%—8.19%
- 8.20%—23.72%
- 23.73%—40.94%
- 40.95%—71.99%

图 407 槐分布概率

408. 雷丸

雷丸 *Polyporus mylittae* Cooke et Massee

通过汇总和分析第四次全国中药资源普查及相关文献查阅的数据,雷丸分布于江苏、浙江、安徽、福建、河南、湖北、湖南、广东、广西、四川、贵州、云南、陕西、甘肃等地。

雷丸分布概率较高的区域有北京、河北、内蒙古、辽宁、吉林、黑龙江、上海、江苏、浙江、安徽、福建、江西、山东、河南、湖北、湖南、广东、广西、重庆、四川、贵州、云南、陕西、台湾等地。雷丸的分布概率如图408。

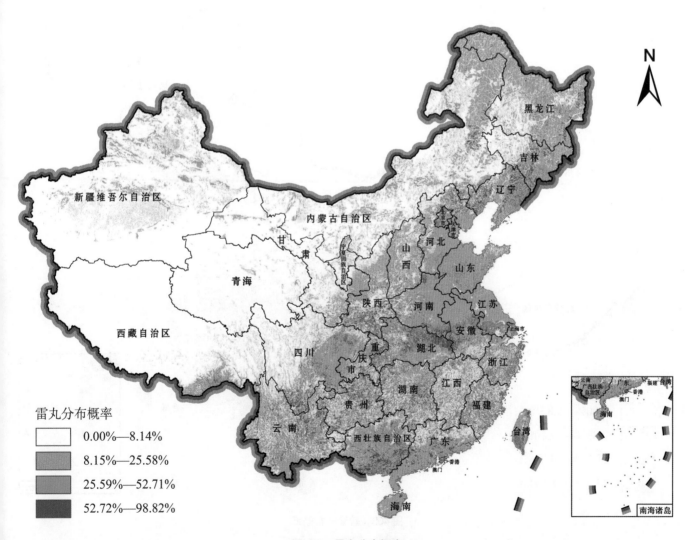

雷丸分布概率

	0.00%—8.14%
	8.15%—25.58%
	25.59%—52.71%
	52.72%—98.82%

图 408 雷丸分布概率

409. 锦灯笼

酸浆 *Physalis alkekengi* L. var. *franchetii*（Mast.）Makino

通过汇总和分析第四次全国中药资源普查及相关文献查阅的数据,酸浆分布于全国各地。

酸浆分布概率较高的区域有北京、河北、山西、辽宁、吉林、江苏、浙江、安徽、江西、山东、河南、湖北、湖南、海南、重庆、四川、贵州、云南、陕西、甘肃等地。酸浆的分布概率如图409。

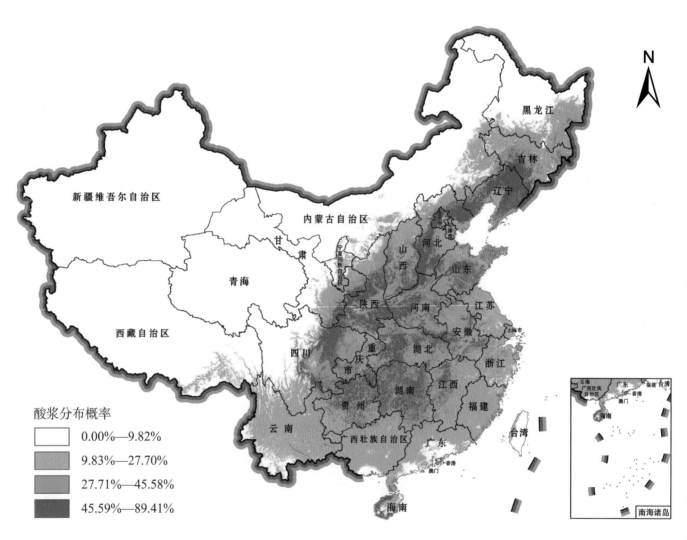

酸浆分布概率

	0.00%—9.82%
	9.83%—27.70%
	27.71%—45.58%
	45.59%—89.41%

图 409　酸浆分布概率

410. 矮地茶

紫金牛 *Ardisia japonica*（Thunb.）Blume

通过汇总和分析第四次全国中药资源普查及相关文献查阅的数据，紫金牛分布于河北、山西、内蒙古、辽宁、吉林、黑龙江、上海、江苏、浙江、安徽、福建、江西、山东、河南、湖北、湖南、广东、广西、海南、重庆、四川、贵州、云南、西藏、陕西、甘肃、宁夏、台湾、香港、澳门等地。

紫金牛分布概率较高的区域有浙江、安徽、福建、江西、河南、湖北、湖南、广东、广西、重庆、四川、贵州、陕西等地。紫金牛的分布概率如图410。

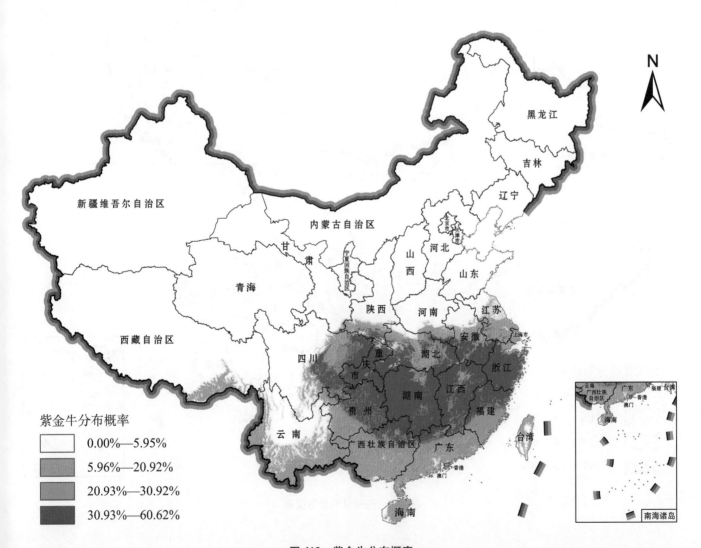

紫金牛分布概率

	0.00%—5.95%
	5.96%—20.92%
	20.93%—30.92%
	30.93%—60.62%

图 410 紫金牛分布概率

411. 满山红

兴安杜鹃 *Rhododendron dauricum* L.

通过汇总和分析第四次全国中药资源普查及相关文献查阅的数据,兴安杜鹃分布于内蒙古、辽宁、吉林、黑龙江等地。

兴安杜鹃分布概率较高的区域有内蒙古、吉林、黑龙江等地。兴安杜鹃的分布概率如图411。

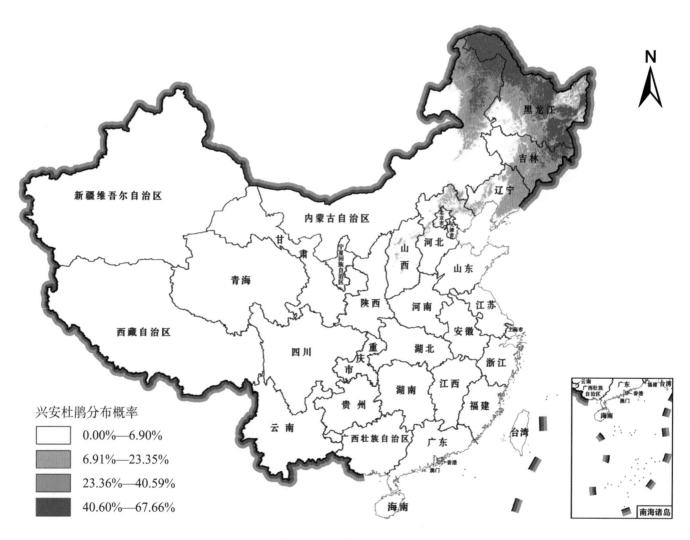

兴安杜鹃分布概率

- 0.00%—6.90%
- 6.91%—23.35%
- 23.36%—40.59%
- 40.60%—67.66%

图 411 兴安杜鹃分布概率

412. 滇鸡血藤

内南五味子 *Kadsura interior* **A. C. Smith**

通过汇总和分析第四次全国中药资源普查及相关文献查阅的数据,内南五味子分布于湖南、四川、云南等地。内南五味子分布概率较高的区域有重庆、四川等地。内南五味子的分布概率如图412。

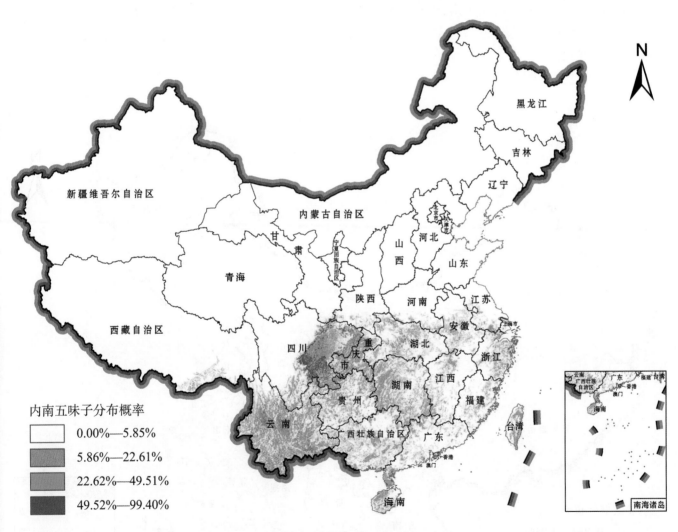

内南五味子分布概率

- 0.00%—5.85%
- 5.86%—22.61%
- 22.62%—49.51%
- 49.52%—99.40%

图 412　内南五味子分布概率

十四画

413. 蔓荆子

单叶蔓荆 *Vitex trifolia* L. var. *simplicifolia* Cham.

通过汇总和分析第四次全国中药资源普查及相关文献查阅的数据,单叶蔓荆分布于天津、河北、辽宁、上海、江苏、浙江、安徽、福建、江西、山东、河南、湖北、湖南、广东、广西、海南、云南、台湾、香港、澳门等地。

单叶蔓荆分布概率较高的区域有福建、江西、山东、湖南、广东、广西、海南、台湾、香港等地。单叶蔓荆的分布概率如图413-1。

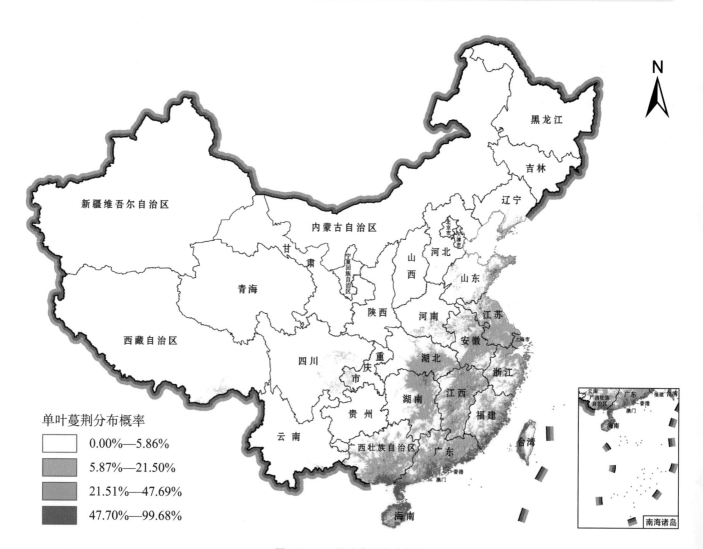

单叶蔓荆分布概率

	0.00%—5.86%
	5.87%—21.50%
	21.51%—47.69%
	47.70%—99.68%

图413-1 单叶蔓荆分布概率

蔓荆 *Vitex trifolia* L.

通过汇总和分析第四次全国中药资源普查及相关文献查阅的数据,蔓荆分布于天津、河北、辽宁、上海、江苏、浙江、安徽、福建、江西、山东、河南、湖北、湖南、广东、广西、海南、四川、贵州、云南、台湾、香港、澳门等地。

蔓荆分布概率较高的区域有河北、河南、广东、广西、海南、云南、香港、澳门等地。蔓荆的分布概率如图 413 - 2。

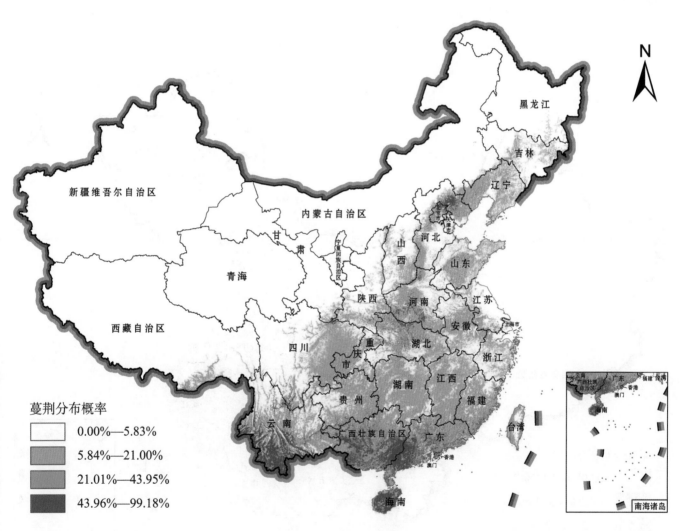

图 413 - 2 蔓荆分布概率

414. 蓼大青叶

蓼蓝 *Polygonum tinctorium* Ait.

通过汇总和分析第四次全国中药资源普查及相关文献查阅的数据,蓼蓝分布于全国各地。

蓼蓝分布概率较高的区域有浙江、安徽、江西、湖北、湖南、重庆、四川、贵州、陕西等地。蓼蓝的分布概率如图 414。

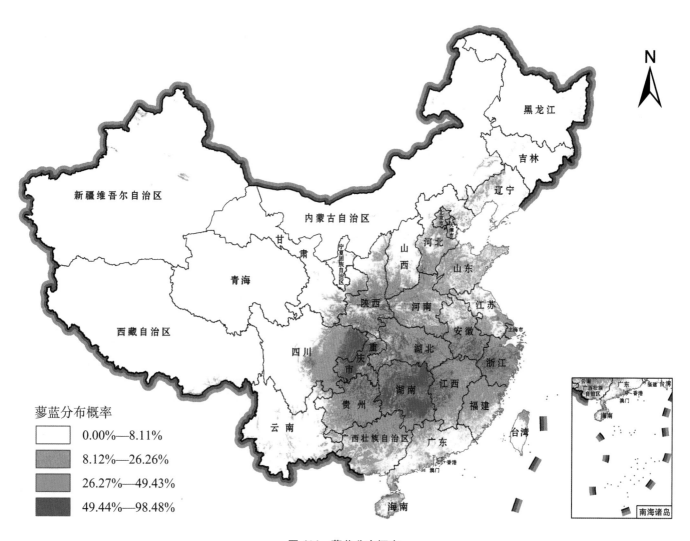

蓼蓝分布概率
0.00%—8.11%
8.12%—26.26%
26.27%—49.43%
49.44%—98.48%

图 414　蓼蓝分布概率

415. 榧子

榧 *Torreya grandis* Fort.

通过汇总和分析第四次全国中药资源普查及相关文献查阅的数据,榧分布于江苏、浙江、安徽、福建、江西、河南、湖北、湖南、四川、贵州、甘肃等地。

榧分布概率较高的区域有浙江、安徽、福建、江西、湖北、湖南等地。榧的分布概率如图415。

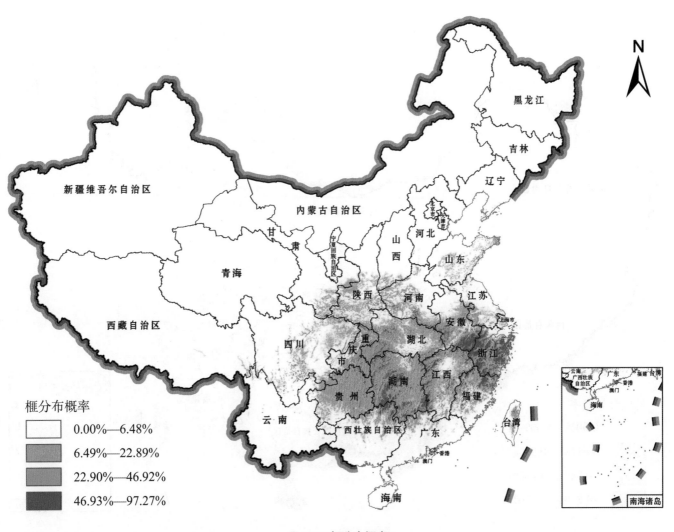

榧分布概率

	0.00%—6.48%
	6.49%—22.89%
	22.90%—46.92%
	46.93%—97.27%

图 415 榧分布概率

416. 榼藤子

榼藤 *Entada phaseoloides*（L.）Merr.

通过汇总和分析第四次全国中药资源普查及相关文献查阅的数据，榼藤分布于福建、广东、广西、海南、贵州、云南、西藏、台湾等地。

榼藤分布概率较高的区域有广西、海南、云南、台湾等地。榼藤的分布概率如图416。

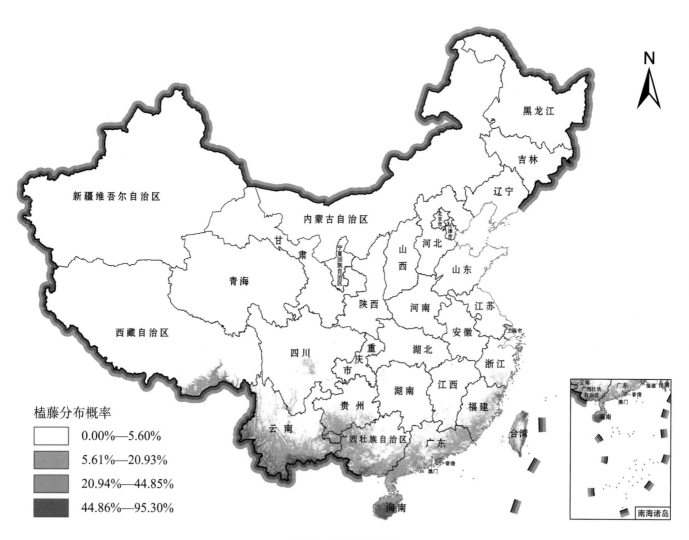

榼藤分布概率
- 0.00%—5.60%
- 5.61%—20.93%
- 20.94%—44.85%
- 44.86%—95.30%

图 416　榼藤分布概率

417. 槟榔/大腹皮

槟榔 *Areca catechu* L.

通过汇总和分析第四次全国中药资源普查及相关文献查阅的数据,槟榔分布于福建、广东、广西、海南、云南、台湾等地。

槟榔分布概率较高的区域有海南等地。槟榔的分布概率如图417。

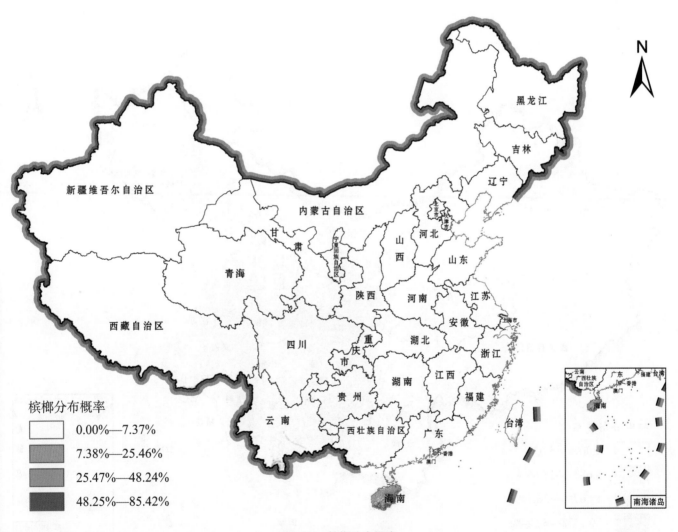

槟榔分布概率
- 0.00%—7.37%
- 7.38%—25.46%
- 25.47%—48.24%
- 48.25%—85.42%

图417 槟榔分布概率

418. 酸枣仁

酸枣 *Ziziphus jujuba* Mill. var. *spinosa* (Bge.) Hu ex H. F. Chow

通过汇总和分析第四次全国中药资源普查及相关文献查阅的数据,酸枣分布于北京、天津、河北、山西、内蒙古、辽宁、江苏、安徽、福建、山东、河南、湖北、湖南、广西、重庆、四川、贵州、云南、陕西、甘肃、青海、宁夏、新疆等地。

酸枣分布概率较高的区域有北京、天津、河北、山西、内蒙古、辽宁、江苏、安徽、山东、河南、陕西、甘肃、宁夏等地。酸枣分布概率如图418。

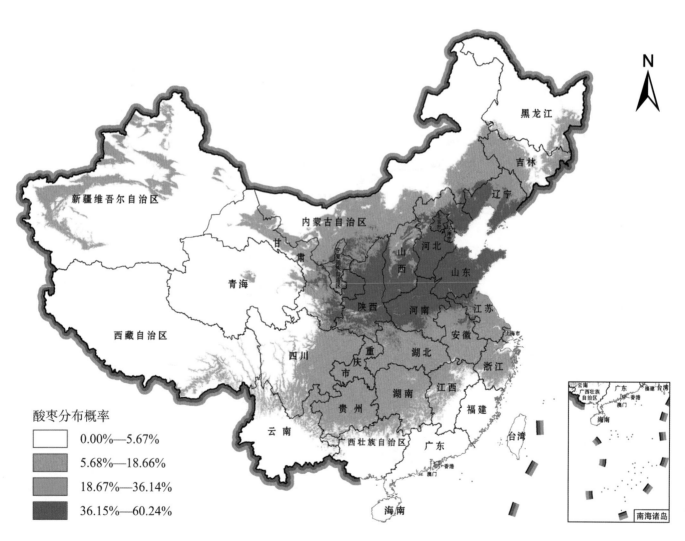

酸枣分布概率
- 0.00%—5.67%
- 5.68%—18.66%
- 18.67%—36.14%
- 36.15%—60.24%

图 418　酸枣分布概率

419. 豨莶草

豨莶 *Sigesbeckia orientalis* **L.**

通过汇总和分析第四次全国中药资源普查及相关文献查阅的数据,豨莶分布于河北、上海、江苏、浙江、安徽、福建、江西、河南、湖南、广东、广西、海南、重庆、四川、贵州、云南、西藏、陕西、甘肃、台湾、香港、澳门等地。

豨莶分布概率较高的区域有北京、河北、山西、辽宁、吉林、江苏、浙江、安徽、福建、江西、山东、河南、湖北、湖南、广东、广西、海南、重庆、四川、贵州、云南、西藏、陕西、甘肃等地。豨莶的分布概率如图 419-1。

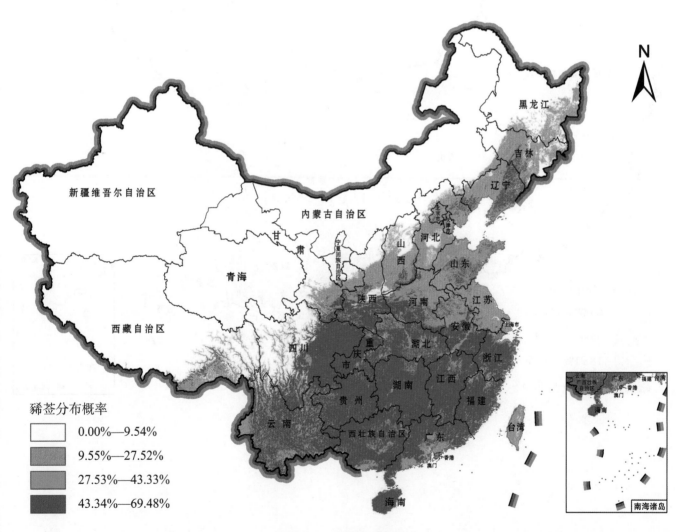

图 419-1 豨莶分布概率

豨莶分布概率
	0.00%—9.54%
	9.55%—27.52%
	27.53%—43.33%
	43.34%—69.48%

腺梗豨莶 *Sigesbeckia pubescens* Makino

通过汇总和分析第四次全国中药资源普查及相关文献查阅的数据,腺梗豨莶分布于全国大部分省区。腺梗豨莶分布概率较高的区域有四川、西藏等地。腺梗豨莶的分布概率如图419-2。

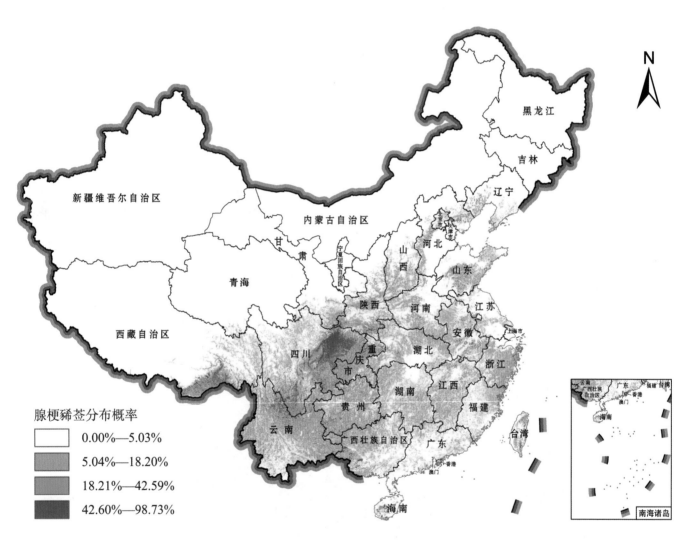

腺梗豨莶分布概率

- 0.00%—5.03%
- 5.04%—18.20%
- 18.21%—42.59%
- 42.60%—98.73%

图 419-2　腺梗豨莶分布概率

毛梗豨莶 *Sigesbeckia glabrescens* Makino

通过汇总和分析第四次全国中药资源普查及相关文献查阅的数据,毛梗豨莶分布于辽宁、吉林、黑龙江、上海、江苏、浙江、安徽、福建、江西、山东、河南、湖北、湖南、广东、广西、海南、重庆、四川、贵州、云南、西藏、陕西、甘肃、宁夏、台湾等地。

毛梗豨莶分布概率较高的区域有辽宁、吉林、黑龙江、浙江、安徽、福建、江西、山东、河南、湖北、湖南、广东、广西、重庆、贵州等地。毛梗豨莶的分布概率如图 419 - 3。

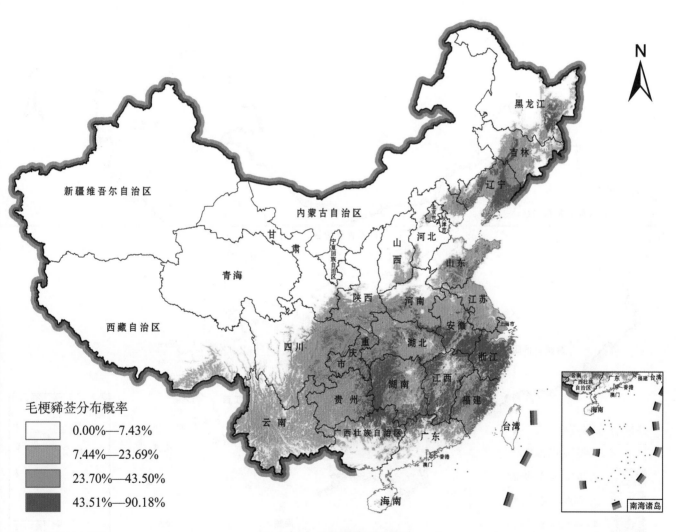

毛梗豨莶分布概率

- ☐ 0.00%—7.43%
- ☐ 7.44%—23.69%
- ☐ 23.70%—43.50%
- ■ 43.51%—90.18%

图 419 - 3　毛梗豨莶分布概率

420. 蜘蛛香

蜘蛛香 *Valeriana jatamansi* Jones

通过汇总和分析第四次全国中药资源普查及相关文献查阅的数据,蜘蛛香分布于山西、河南、湖北、湖南、广西、重庆、四川、贵州、云南、西藏、陕西、甘肃等地。

蜘蛛香分布概率较高的区域有湖北、重庆、四川、贵州、云南、陕西等地。蜘蛛香的分布概率如图 420。

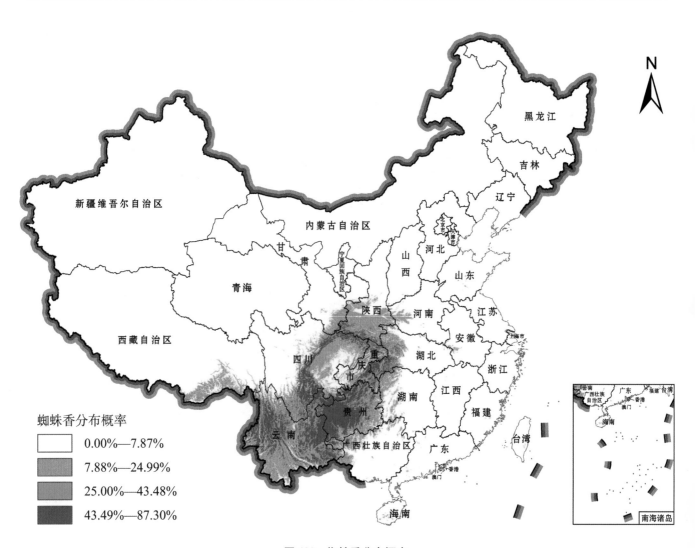

蜘蛛香分布概率

	0.00%—7.87%
	7.88%—24.99%
	25.00%—43.48%
	43.49%—87.30%

图 420　蜘蛛香分布概率

421. 罂粟壳

罂粟 *Papaver somniferum* L.

通过汇总和分析第四次全国中药资源普查及相关文献查阅的数据,罂粟分布于全国各地。

罂粟分布概率较高的区域有辽宁、吉林、上海、江苏、浙江、安徽、江西、山东、河南、湖北、湖南、四川、贵州、陕西、甘肃等地。罂粟的分布概率如图421。

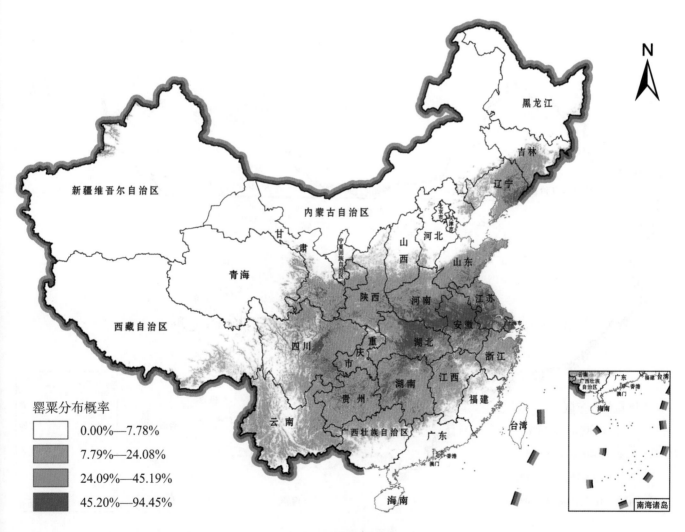

罂粟分布概率
- 0.00%—7.78%
- 7.79%—24.08%
- 24.09%—45.19%
- 45.20%—94.45%

图 421 罂粟分布概率

422. 漏芦

祁州漏芦 *Rhaponticum uniflorum*（L.）DC.

通过汇总和分析第四次全国中药资源普查及相关文献查阅的数据,祁州漏芦分布于全国各地。

祁州漏芦分布概率较高的区域有北京、天津、河北、山西、内蒙古、辽宁、吉林、黑龙江、山东、河南、湖北、四川、西藏、陕西、甘肃、青海、宁夏等地。祁州漏芦的分布概率如图422。

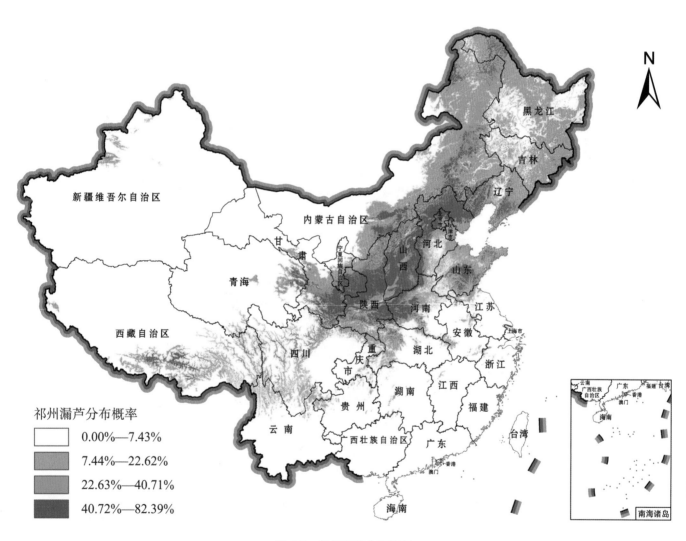

祁州漏芦分布概率

- 0.00%—7.43%
- 7.44%—22.62%
- 22.63%—40.71%
- 40.72%—82.39%

图 422　祁州漏芦分布概率

十五画

423. 蕤仁

蕤核 *Prinsepia uniflora* **Batalin**

通过汇总和分析第四次全国中药资源普查及相关文献查阅的数据,蕤核分布于山西、内蒙古、河南、四川、陕西、甘肃等地。

蕤核分布概率较高的区域有山西、陕西、甘肃、宁夏等地。蕤核的分布概率如图423-1。

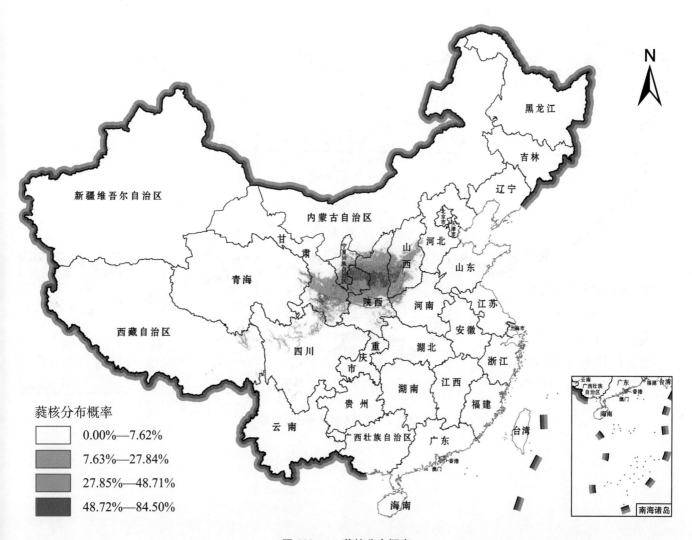

蕤核分布概率

- 0.00%—7.62%
- 7.63%—27.84%
- 27.85%—48.71%
- 48.72%—84.50%

图 423-1 蕤核分布概率

齿叶扁桃核木 *Prinsepia uniflora* Batalin var. *serrata* Rehd

通过汇总和分析第四次全国中药资源普查及相关文献查阅的数据,齿叶扁桃核木分布于山西、四川、陕西、甘肃、青海等地。

齿叶扁桃核木分布概率较高的区域有陕西、甘肃、宁夏等地。齿叶扁桃核木的分布概率如图 423 - 2。

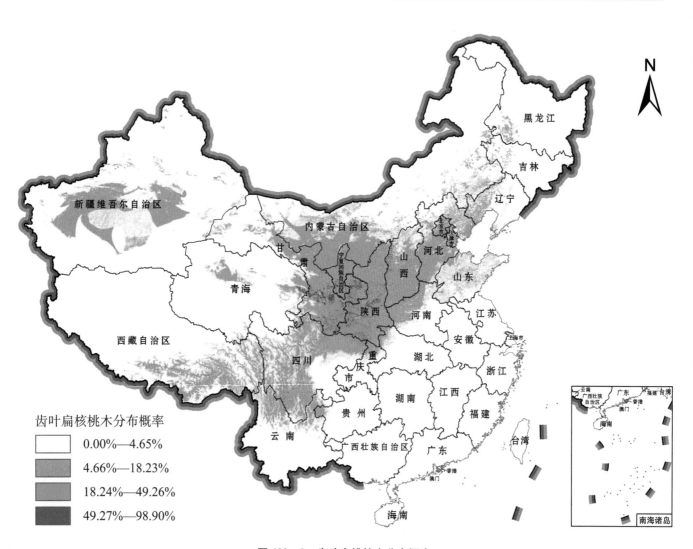

齿叶扁核桃木分布概率

☐	0.00%—4.65%
▨	4.66%—18.23%
▨	18.24%—49.26%
■	49.27%—98.90%

图 423 - 2　齿叶扁桃核木分布概率

424. 槲寄生

槲寄生 *Viscum coloratum* （Kom.）Nakai

通过汇总和分析第四次全国中药资源普查及相关文献查阅的数据，槲寄生分布于北京、天津、河北、山西、内蒙古、辽宁、吉林、黑龙江、上海、江苏、浙江、安徽、福建、江西、山东、河南、湖北、湖南、广西、海南、重庆、四川、贵州、陕西、甘肃、青海、宁夏、台湾、香港、澳门等地。

槲寄生分布概率较高的区域有山西、辽宁、吉林、黑龙江、浙江、安徽、福建、江西、河南、湖北、湖南、四川、云南、陕西、甘肃等地。槲寄生的分布概率如图 424。

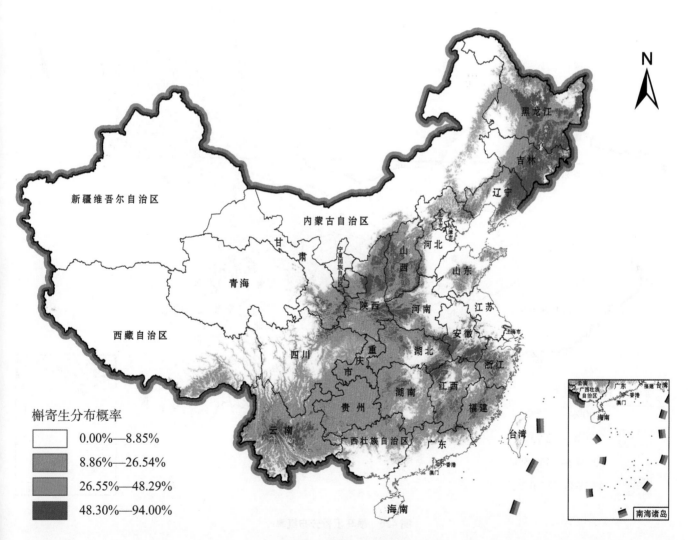

槲寄生分布概率

	0.00%—8.85%
	8.86%—26.54%
	26.55%—48.29%
	48.30%—94.00%

图 424　槲寄生分布概率

425. 暴马子皮

暴马丁香 *Syringa reticulata*（Bl.）Hara var. *mandshurica*（Maxim.）Hara

通过汇总和分析第四次全国中药资源普查及相关文献查阅的数据，暴马丁香分布于北京、天津、河北、山西、内蒙古、辽宁、吉林、黑龙江、安徽、山东、河南、陕西、甘肃、青海、宁夏、新疆等地。

暴马丁香分布概率较高的区域有北京、天津、河北、山西、内蒙古、辽宁、吉林、黑龙江、山东、河南、陕西等地。暴马丁香的分布概率如图425。

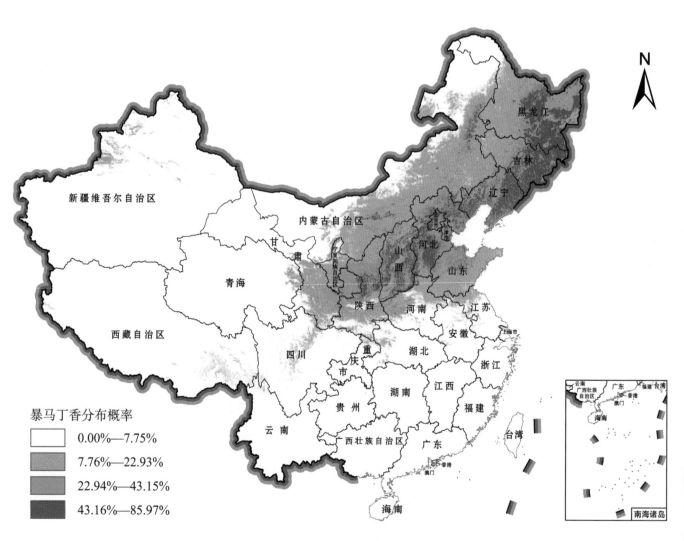

图425 暴马丁香分布概率

426. 墨旱莲

鳢肠 *Eclipta prostrat* L.

通过汇总和分析第四次全国中药资源普查及相关文献查阅的数据,鳢肠分布于全国大部分省区。

鳢肠分布概率较高的区域有北京、天津、河北、上海、江苏、浙江、安徽、福建、江西、山东、河南、湖北、湖南、广东、广西、海南、重庆、四川、贵州、云南、陕西、台湾、香港、澳门等地。鳢肠的分布概率如图 426。

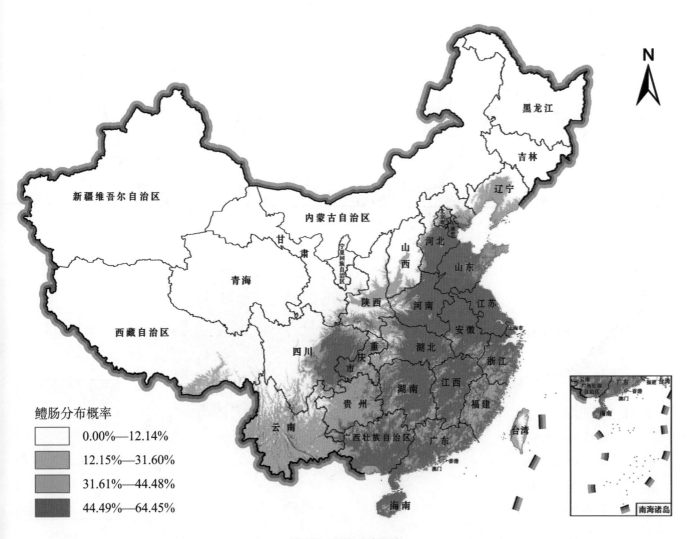

鳢肠分布概率

0.00%—12.14%
12.15%—31.60%
31.61%—44.48%
44.49%—64.45%

图 426 鳢肠分布概率

427. 鹤虱

天名精 *Carpesium abrotanoides* L.

通过汇总和分析第四次全国中药资源普查及相关文献查阅的数据,天名精分布于全国大部分省区。

天名精分布概率较高的区域有上海、江苏、浙江、安徽、福建、江西、山东、河南、湖北、湖南、广东、广西、重庆、四川、贵州、云南、西藏、陕西、甘肃等地。天名精的分布概率如图427。

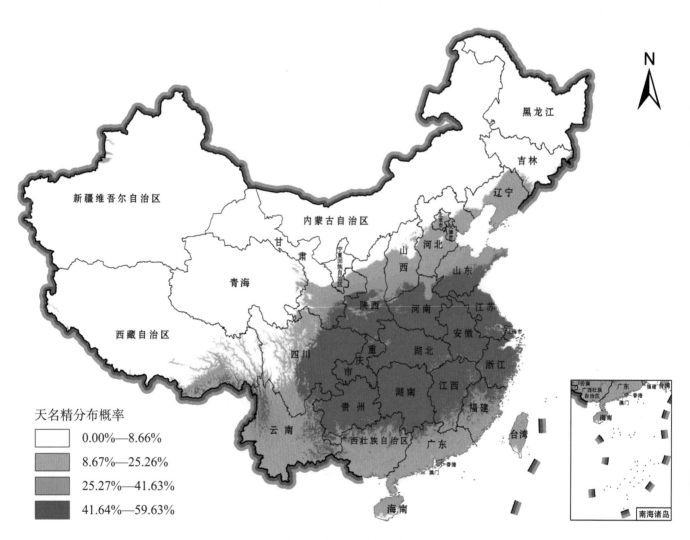

天名精分布概率

	0.00%—8.66%
	8.67%—25.26%
	25.27%—41.63%
	41.64%—59.63%

图 427　天名精分布概率

十六画

428. 薤白

小根蒜 Allium macrostemon Bge.

通过汇总和分析第四次全国中药资源普查及相关文献查阅的数据，小根蒜分布于北京、天津、河北、山西、内蒙古、辽宁、吉林、黑龙江、上海、江苏、浙江、安徽、福建、江西、山东、河南、湖北、湖南、广东、广西、海南、重庆、四川、贵州、云南、西藏、陕西、甘肃、宁夏、台湾、香港、澳门等地。

小根蒜分布概率较高的区域有北京、天津、河北、山西、辽宁、江苏、浙江、安徽、江西、山东、河南、湖北、湖南、重庆、四川、贵州、云南、陕西、甘肃、宁夏等地。小根蒜的分布概率如图 428-1。

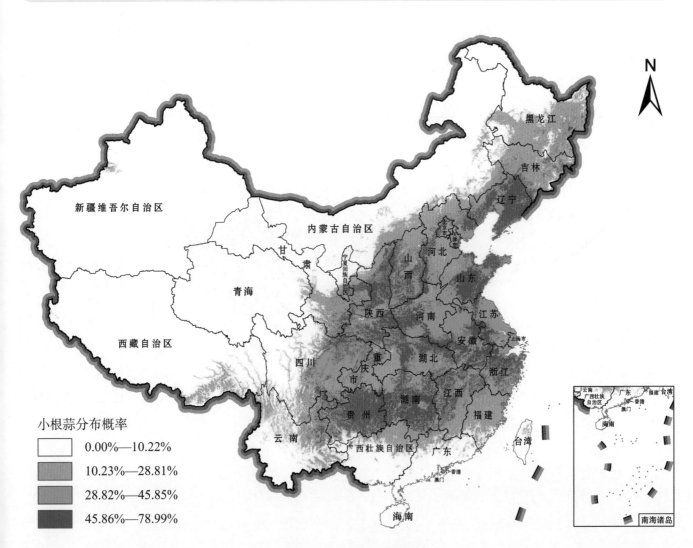

小根蒜分布概率

	0.00%—10.22%
	10.23%—28.81%
	28.82%—45.85%
	45.86%—78.99%

图 428-1 小根蒜分布概率

薤 *Allium chinensis* G. Don

通过汇总和分析第四次全国中药资源普查及相关文献查阅的数据,薤分布于北京、天津、河北、山西、内蒙古、辽宁、吉林、黑龙江、上海、江苏、浙江、安徽、福建、江西、山东、河南、湖北、湖南、广东、广西、海南、重庆、四川、贵州、云南、西藏、陕西、甘肃、青海、台湾、香港、澳门等地。

薤分布概率较高的区域有北京、河北、山西、江苏、浙江、安徽、福建、江西、山东、河南、湖北、湖南、广西、重庆、四川、贵州、云南、陕西、甘肃等地。薤的分布概率如图 428-2。

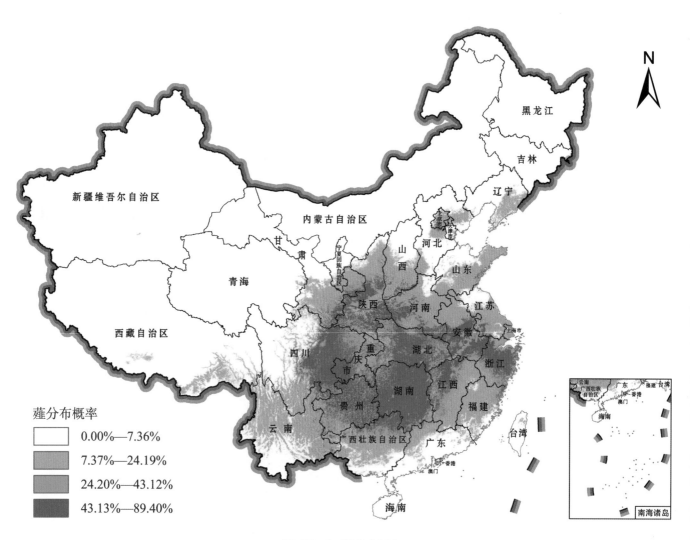

薤分布概率

	0.00%—7.36%
	7.37%—24.19%
	24.20%—43.12%
	43.13%—89.40%

图 428-2 薤分布概率

429. 薏苡仁

薏苡 *Coix lacrymajobi* L. var. *mayuen*（Roman.）Stapf

通过汇总和分析第四次全国中药资源普查及相关文献查阅的数据,薏苡分布于全国大部分省区。

薏苡分布概率较高的区域有上海、江苏、浙江、安徽、福建、江西、河南、湖北、湖南、广东、广西、海南、重庆、四川、贵州、云南、陕西、台湾、香港、澳门等地。薏苡的分布概率如图429。

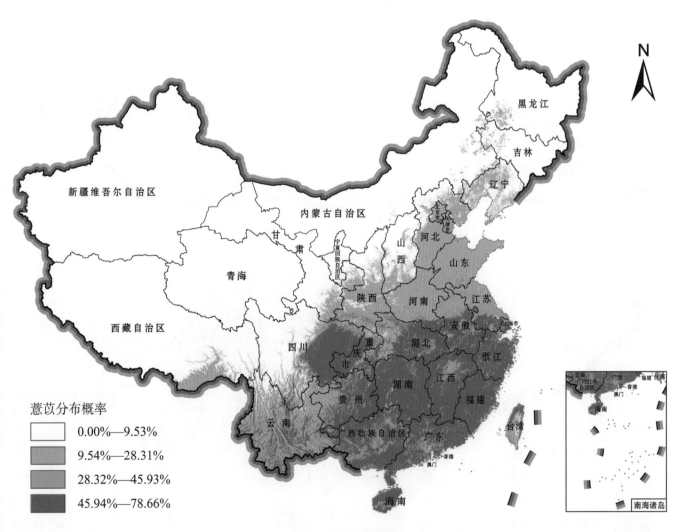

薏苡分布概率

- 0.00%—9.53%
- 9.54%—28.31%
- 28.32%—45.93%
- 45.94%—78.66%

图 429 薏苡分布概率

430. 薄荷/薄荷素油/薄荷脑

薄荷 *Mentha haplocalyx* **Briq.**

通过汇总和分析第四次全国中药资源普查及相关文献查阅的数据,薄荷分布于全国各地。

薄荷分布概率较高的区域有北京、天津、河北、山西、内蒙古、辽宁、吉林、黑龙江、上海、江苏、浙江、安徽、福建、江西、山东、河南、湖北、湖南、广东、广西、重庆、四川、贵州、云南、陕西、甘肃、青海、宁夏、新疆等地。薄荷的分布概率如图430。

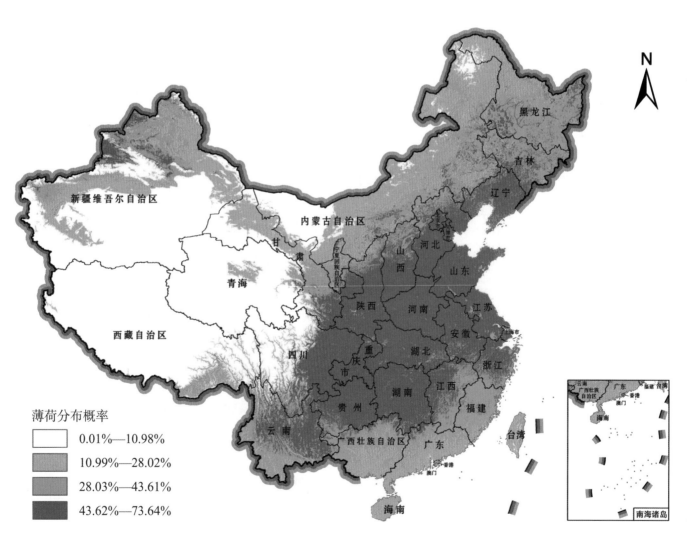

薄荷分布概率

☐	0.01%—10.98%
▨	10.99%—28.02%
▨	28.03%—43.61%
■	43.62%—73.64%

图430 薄荷分布概率

431. 颠茄草

颠茄 *Atropa belladonna* L.

通过汇总和分析第四次全国中药资源普查及相关文献查阅的数据,颠茄分布于北京、天津、河北、山西、内蒙古、上海、浙江、安徽、山东、河南、湖北、广西、云南、新疆等地。

颠茄分布概率较高的区域有福建、湖南、广东、海南、重庆、四川、贵州、云南等地。颠茄的分布概率如图431。

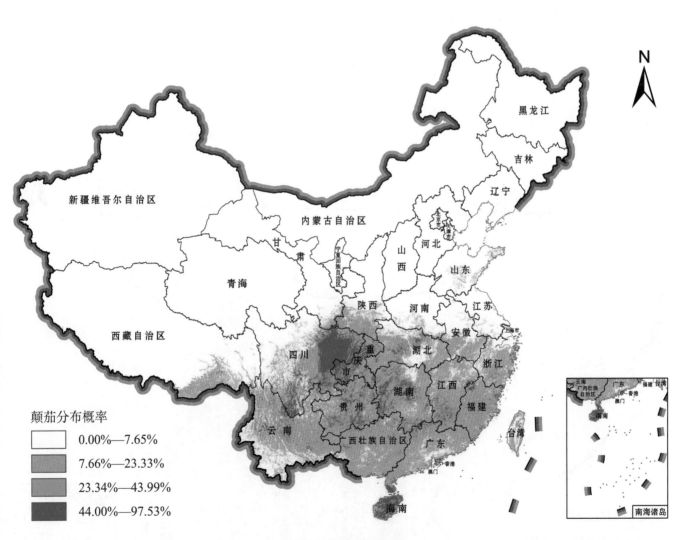

颠茄分布概率

0.00%—7.65%
7.66%—23.33%
23.34%—43.99%
44.00%—97.53%

图 431 颠茄分布概率

十七画及以上

432. 藏菖蒲

藏菖蒲 *Acorus calamus* L.

通过汇总和分析第四次全国中药资源普查及相关文献查阅的数据,藏菖蒲分布于北京、天津、河北、山西、内蒙古、辽宁、吉林、黑龙江、上海、江苏、浙江、安徽、福建、江西、山东、河南、湖北、湖南、广东、广西、海南、重庆、四川、贵州、云南、西藏、陕西、甘肃、台湾、香港、澳门等地。

藏菖蒲分布概率较高的区域有北京、天津、河北、山西、辽宁、吉林、黑龙江、上海、江苏、浙江、安徽、福建、江西、山东、河南、湖北、湖南、广东、广西、海南、重庆、四川、贵州、云南、陕西、台湾。藏菖蒲的分布概率如图432。

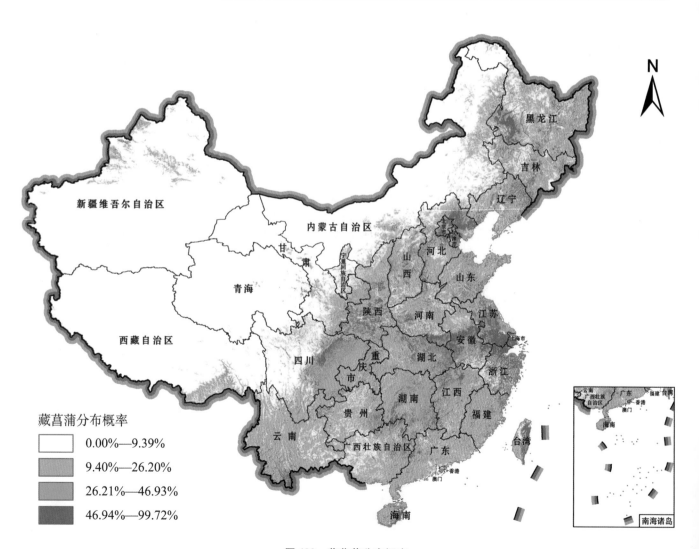

藏菖蒲分布概率
- 0.00%—9.39%
- 9.40%—26.20%
- 26.21%—46.93%
- 46.94%—99.72%

图 432 藏菖蒲分布概率

433. 藁本

藁本 *Ligusticum sinense* Oliv.

通过汇总和分析第四次全国中药资源普查及相关文献查阅的数据,藁本分布于河北、山西、内蒙古、辽宁、吉林、上海、江苏、浙江、安徽、福建、江西、山东、河南、湖北、湖南、广东、广西、海南、重庆、四川、贵州、云南、西藏、陕西、甘肃、宁夏、新疆、台湾、香港、澳门等地。

藁本分布概率较高的区域有北京、河北、山西、内蒙古、辽宁、吉林、浙江、安徽、江西、河南、湖北、湖南、重庆、四川、贵州、云南、陕西、甘肃、青海、宁夏、新疆等地。藁本的分布概率如图 433 - 1。

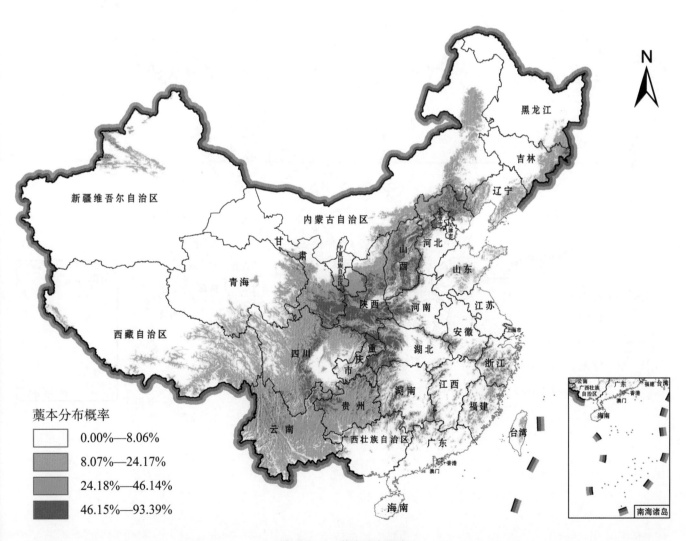

藁本分布概率

- 0.00%—8.06%
- 8.07%—24.17%
- 24.18%—46.14%
- 46.15%—93.39%

图 433 - 1 藁本分布概率

辽藁本 *Ligusticum jeholense* Nakai et Kitag.

通过汇总和分析第四次全国中药资源普查及相关文献查阅的数据,辽藁本分布于全国各地。

辽藁本分布概率较高的区域有北京、天津、河北、山西、辽宁、吉林、山东、河南、四川、贵州、云南、陕西等地。辽藁本的分布概率如图 433 - 2。

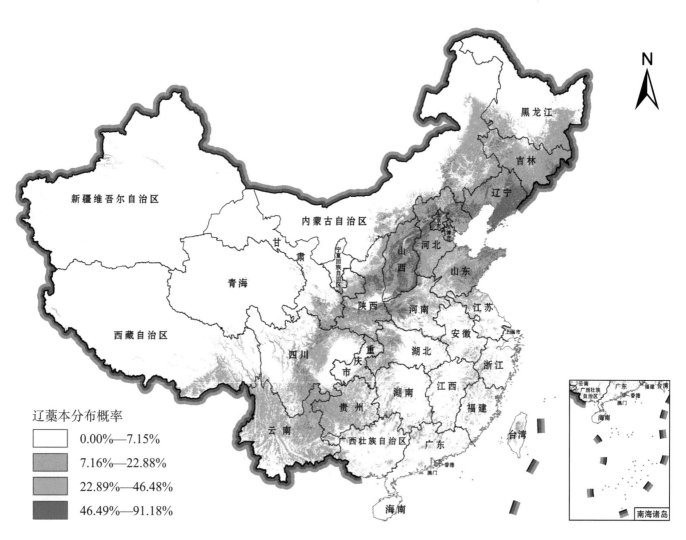

辽藁本分布概率
	0.00%—7.15%
	7.16%—22.88%
	22.89%—46.48%
	46.49%—91.18%

图 433 - 2　辽藁本分布概率

434. 檀香

檀香 *Santalum album* L.

通过汇总和分析第四次全国中药资源普查及相关文献查阅的数据,檀香分布于湖南、广东、广西、海南、云南、台湾等地。

檀香分布概率较高的区域有广东、广西、海南、云南、台湾等地。檀香的分布概率如图434。

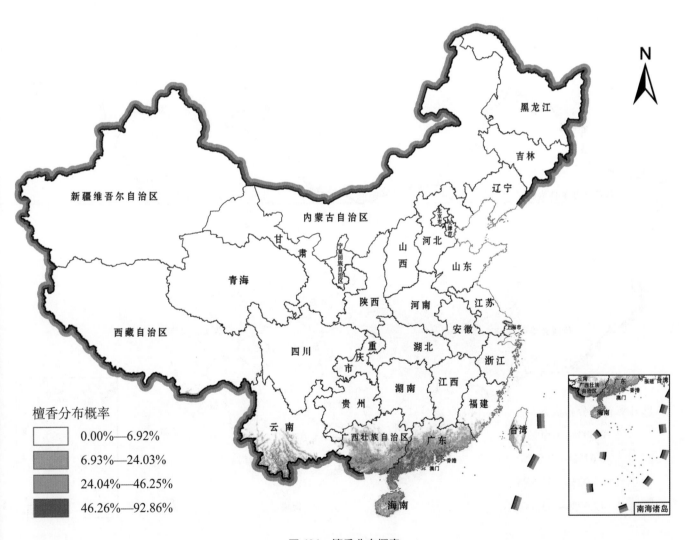

檀香分布概率

	0.00%—6.92%
	6.93%—24.03%
	24.04%—46.25%
	46.26%—92.86%

图 434　檀香分布概率

435. 翼首草

匙叶翼首草 *Pterocephalus hookeri* (C. B. Clarke) V. Mayer et Ehrend.

通过汇总和分析第四次全国中药资源普查及相关文献查阅的数据,匙叶翼首草分布于四川、云南、西藏、甘肃、青海等地。

匙叶翼首草分布概率较高的区域有四川、西藏、青海等地。匙叶翼首草的分布概率如图435。

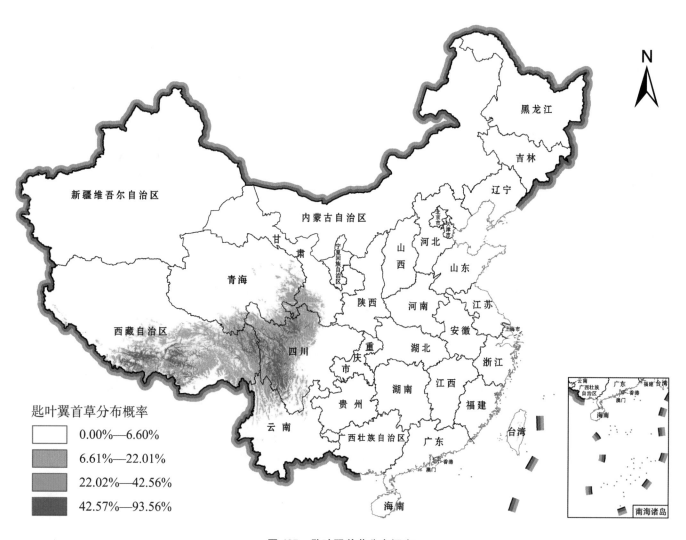

匙叶翼首草分布概率

☐	0.00%—6.60%
▨	6.61%—22.01%
▨	22.02%—42.56%
■	42.57%—93.56%

图 435　匙叶翼首草分布概率

436. 覆盆子

华东覆盆子 *Rubus chingii* Hu

通过汇总和分析第四次全国中药资源普查及相关文献查阅的数据,华东覆盆子分布于江苏、浙江、安徽、福建、江西、湖北、湖南、广东、广西、四川、云南、陕西、甘肃等地。

华东覆盆子分布概率较高的区域有江苏、浙江、安徽、福建、江西、湖北、湖南、四川、台湾。华东覆盆子的分布概率如图 436。

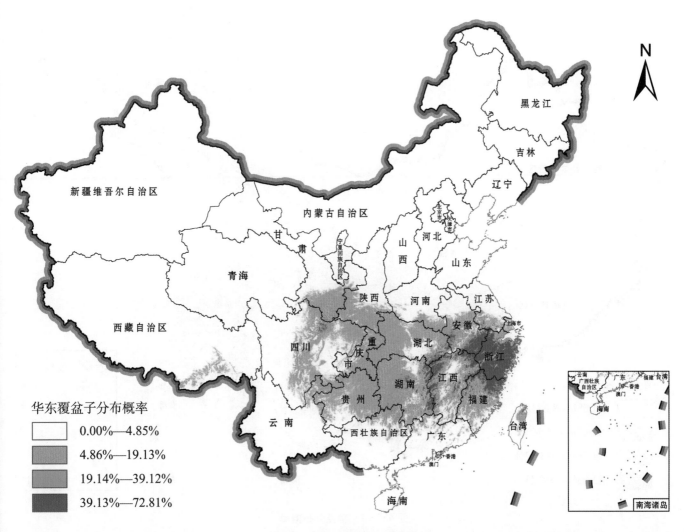

华东覆盆子分布概率

	0.00%—4.85%
	4.86%—19.13%
	19.14%—39.12%
	39.13%—72.81%

图 436　华东覆盆子分布概率

437. 瞿麦

瞿麦 *Dianthus superbus* L.

通过汇总和分析第四次全国中药资源普查及相关文献查阅的数据,瞿麦分布于全国各地。

瞿麦分布概率较高的区域有北京、河北、山西、内蒙古、辽宁、吉林、黑龙江、上海、江苏、浙江、安徽、江西、山东、河南、湖北、湖南、重庆、四川、陕西、甘肃、青海、宁夏、新疆、台湾等地。瞿麦的分布概率如图437-1。

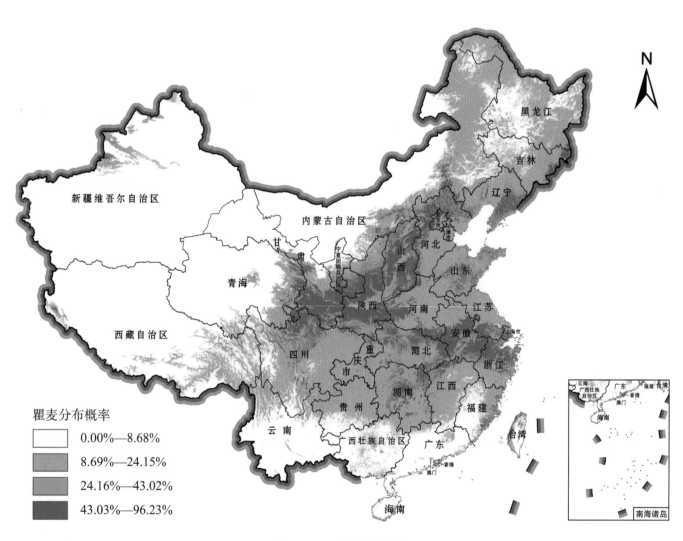

瞿麦分布概率

	0.00%—8.68%
	8.69%—24.15%
	24.16%—43.02%
	43.03%—96.23%

图437-1 瞿麦分布概率

石竹 *Dianthus chinensis* L.

通过汇总和分析第四次全国中药资源普查及相关文献查阅的数据,石竹分布于全国各地。

石竹分布概率较高的区域有北京、天津、河北、山西、内蒙古、辽宁、吉林、黑龙江、上海、江苏、安徽、江西、山东、河南、湖北、湖南、重庆、四川、陕西、甘肃、宁夏等地。石竹的分布概率如图 437 - 2。

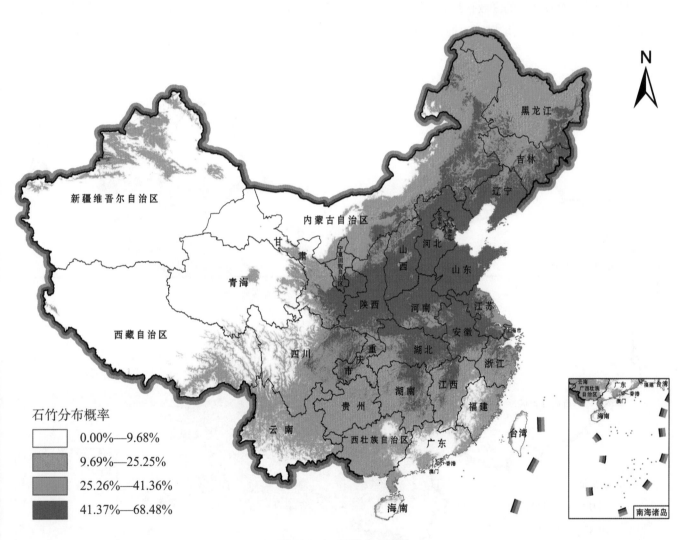

石竹分布概率

	0.00%—9.68%
	9.69%—25.25%
	25.26%—41.36%
	41.37%—68.48%

图 437 - 2　石竹分布概率

438. 翻白草

翻白草 *Potentilla discolor* Bunge

通过汇总和分析第四次全国中药资源普查及相关文献查阅的数据,翻白草分布于全国各地。

翻白草分布概率较高的区域有北京、河北、山西、辽宁、黑龙江、江苏、浙江、安徽、福建、江西、山东、河南、湖北、湖南、重庆、四川、贵州、云南、陕西、甘肃等地。翻白草的分布概率如图438。

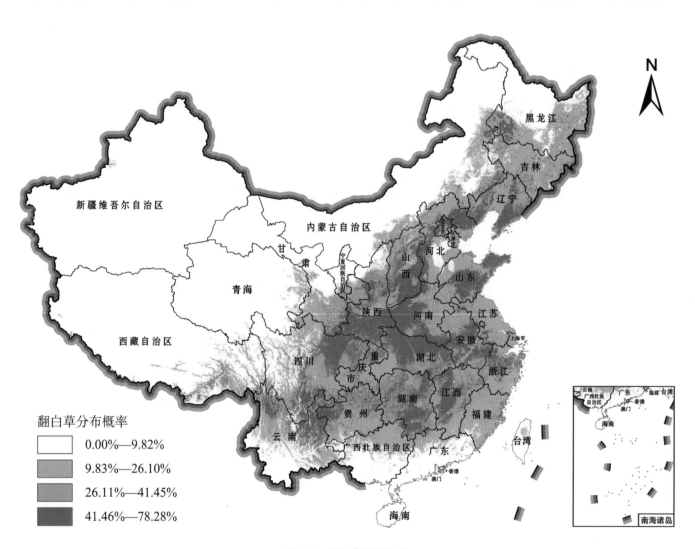

翻白草分布概率

	0.00%—9.82%
	9.83%—26.10%
	26.11%—41.45%
	41.46%—78.28%

图 438　翻白草分布概率

439. 马钱子、毛诃子、没药、昆布、黑种草子

马钱子：**马钱** *Strychnos nux-vomica* L. 主要分布于广西、海南等地。马钱的分布如图 439。

毛诃子：**毗黎勒** *Terminalia bellirica* (Gaertn.) Roxb. 主要分布于四川、云南等地。毗黎勒的分布如图 439。

没药：**地丁树** *Commiphora myrrha* Engl. 主要分布于贵州、陕西等地。地丁树的分布如图 439。

昆布：**海带** *Saccharina japonica* (J. E. Areschoug) C. E. Lane 主要分布于辽宁等地。海带的分布如图 439。

黑种草子：**腺毛黑种草** *Nigella glandulifera* Freyn et Sint. 主要分布于新疆等地。腺毛黑种草的分布如图 439。

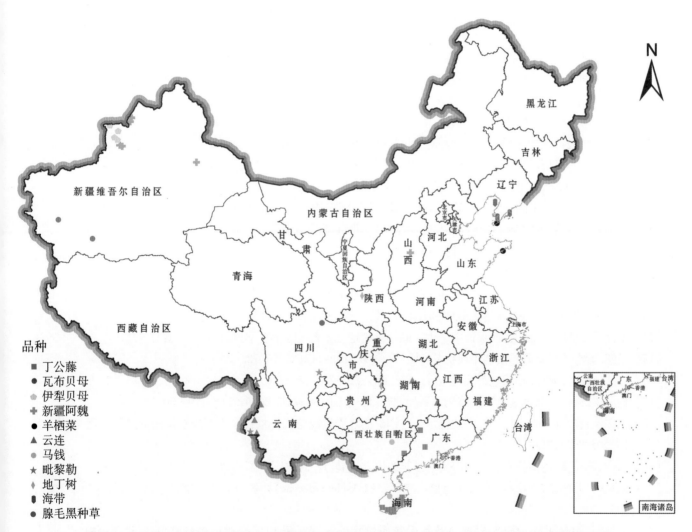

图 439　丁公藤、瓦布贝母、伊犁贝母、新疆阿魏、羊栖菜、云连、马钱、毗黎勒、地丁树、海带、腺毛黑种草分布

参考文献

［1］中国科学院中国植物志编辑委员会.中国植物志[M].北京:科学出版社,1959-2004.

［2］中国医学科学院药物研究所.中药志[J].北京:人民卫生出版社,1961.

［3］《全国中草药汇编》编写组.全国中草药汇编[M].北京:人民卫生出版社,1978.

［4］中国科学院中国植物志编辑委员会.中国植物志[M].北京:科学出版社,1993.

［5］中国药材公司.中国中药资源志要[M].北京:科学出版社,1994.

［6］国家中医药管理局《中华本草》编委会.中华本草[M].上海:上海科学技术出版社,1999.

［7］傅立国,陈潭清,郎楷永,等.中国高等植物[M].青岛:青岛出版社,2012.

［8］黄璐琦,王永炎.全国中药资源普查技术规范[M].上海:上海科学技术出版社,2015.

［9］中国科学院植物研究所.中国高等植物图鉴[M].北京:科学出版社,2016.

［10］董震初,王以中.木通[J].中药通报,1956(2):75.

［11］陶德定.昭通地区三种经济林木介绍[J].云南林业科技,1985(1):9-12.

［12］陈浩桉,徐国钧,金蓉鸾,等.全国药用防己类的调查报告[J].中国中药杂志,1990,15(12):3-4.

［13］刘志民.西藏日喀则固沙植物引种的比较研究[J].中国沙漠,1996(3):1-5.

［14］董光平,马晓匡.云南省产贝母中总生物碱含量测定[J].大理医学院学报,1998,7(3):11-12.

［15］张鹏.青海沙棘资源开发利用现状及对策[J].沙棘,1999,12(2):7-12.

［16］孙红绪,陈文明.高档绿色蔬菜菊苣[J].长江蔬菜,2000(5):25-26.

［17］杨廉玺.云南昭通地区乌头属植物的品种调查[J].中国中药杂志,2000,25(2):79-80.

［18］束文圣,杨开颜,张志权,等.湖北铜绿山古铜矿冶炼渣植被与优势植物的重金属含量研究[J].应用与环境生物学报,2001,7(1):7-12.

［19］郭玲,郭幼莹.海南特有种——海南青牛胆的研究进展[J].时珍国医国药,2004,15(4):245-246.

［20］朱长山,万四新,胡焕富,等.《河南植物志》萝科(Asclepiadaceae)补遗[J].信阳师范学院学报,2004,17(2):205-206.

［21］庞晓明.用分子标记研究柑橘属及其近缘属植物的亲缘关系和枳的遗传多样性[D].武汉:华中农业大学,2002.

［22］郭幼莹,林连波,申静.海南青牛胆化学成分的研究[J].海南医学院学报,2004,10(5):289-292.

［23］马跃,王红娟.攀缘植物及其在城市中的应用[J].西南园艺,2005,33(2):25-26.

［24］张学洪,刘杰,黄海涛,等.广西荔浦锰矿废弃地植被及优势植物重金属生物蓄积特征[J].地球与环境,2006,34(1):13-18.

[25] 樊亚妮.中国北方地区部分乌头属植物种质资源调查及其引种繁育研究[D].北京:北京林业大学,2007.

[26] 吴少华,陈有为,杨丽源,等.川赤芍的化学成分研究[J].中草药,2008,39(1):13-15.

[27] 园丁.活血行气止痛的延胡索[J].药物与人,2008(10):44.

[28] 肖琳,贾娜,何姣,等.青叶胆药材及饮片中獐牙菜苦苷和龙胆苦苷的含量测定[J].药物分析杂志,2009,29(5):876-879.

[29] 赵巍.草麻黄化学成分研究[D].北京:中国协和医科大学,2009.

[30] 胡建忠,金争平,吕荣森.新疆阿勒泰地区沙棘资源及种植开发[J].国际沙棘研究与开发,2011,9(1):34-41.

[31] 黄娇.重庆云阳同一地区不同土质种植天麻的质量分析[J].北方药学,2011,8(1):19-20.

[32] 杨华,张兴友,向青,等.凹叶厚朴生长与立地因子关系研究[J].四川林业科技,2011,32(5):88-90.

[33] 安月华.盐酸氯丙嗪片的质量分析[J].北方药学,2011,8(1):20-21.

[34] 张茹春,牛玉璐,王晓蕊,等.河北种子植物分布新资料[J].西北植物学报,2012,32(12):2568-2569.

[35] 向准,罗倩,涂成龙,等.贵州特大古银杏的分布与生长特性——贵州古银杏种质资源考察Ⅺ[J].林业科技开发,2012,26(3),15-24.

[36] 吴丽媛,张鹏威,董琳,等.HPLC测定海南青牛胆中盐酸巴马汀的含量[J].中国实验方剂学杂志,2012,18(8):75-77.

[37] 吴双庆,夏龙,姚士,等.野马追的化学成分与药理作用研究进展[J].中国药房,2013,24(15):1426-1428.

[38] 南宁丽,陈宏灏,张蓉.宁夏甘草害虫发生规律研究[J].宁夏农林科技,2013,54(12):70-71.

[39] 陈西仓.甘肃麦积山林区野生木本观赏植物资源及开发利用[J].中国林副特产,2014(6):86-87.

[40] 张军,刘翔,林茂祥,等.重庆药用植物新记录[J].中国中药杂志.2016,41(12):2213-2215.

[41] 杨鲁红,师雄.山西省蕨类植物区系研究[J].山西师范大学学报(自然科学版),2016,30(3):53-57.

[42] 吴晓俊,张小波,郭兰萍,等.党参药材分布区划研究[J].中国中药杂志,2017,42(22):4368-4372.

[43] 罗爱国,胡变芳,冯佳,等.5个地区商品贯众性状比较研究[J].山西农业科学,2017,45(11):1770-1775.

[44] 张媛媛,乾康,高淑婷,等.高效液相色谱法测定不同产地藏药诃子中7种鞣质类有效成分的含量[J].中国药学杂志,2017,52(12):1073-1082.

[45] 张淑梅,王欣,王萌,等.辽宁省合瓣花亚纲草本植物6个新变种[J].辽宁师范大学学报(自然科学版),2017,40(3):361-365.

[46] 崔国静,贺蔷,江肖肖.收敛止血的断血流[J].首都食品与医药,2017,24(17):51.

[47] 梅冥相,Khalid Latif,孟庆芬,等.寒武系张夏组鲕粒滩中微生物碳酸盐岩主导的生物丘:以河北秦皇岛驻操营剖面为例[J].地质学报,2019,93(1):227-251.

[48] 杨士桃,李欢欢,王元媛,等.安徽省毛茛科植物棉团铁线莲分布新记录[J].中国现代中药,2019,21(8):1006-1008.

[49] 国家药典委员会.中华人民共和国药典(2020年版):一部[S].北京:中国医药科技出版社,2020.

[50] 周霞,林娟,陈铁柱.青牛胆的产地生态适宜性分析[J].华西药学杂志,2021,36(6):709-713.

[51] 陈海玲,李述万,邓振海,等.广西植物名录补遗(Ⅴ)[J].广西师范大学学报(自然科学版),2021,39(1):107-113.

[52] 何欣,孟慧,杨云."木中黄金"降香檀[J].生命世界,2021(9):20-23.

[53] 赵光华.气候变化背景下我国酸枣空间分布格局演变及影响因素分析[D].太原:山西师范大学,2020.

[54] 陈细钦,冯剑,詹志来,等.经典名方中豆蔻类中药的本草考证[J].中国实验方剂学杂志,2022,28(10):22-41.

[55] 乞超.不同产地的大戟科狼毒的质量分析和比较[D].武汉:湖北中医药大学,2013.

索　引

一、基原中文名称索引

A

艾　138
暗紫贝母　55
凹叶厚朴　382

B

八角茴香　4
巴豆　126
巴戟天　127
菝葜　478
白豆蔻　258
白花曼陀罗　412
白花前胡　410
白花树　230
白及　162
白芥　246
白蜡树　421
白蔹　174
白茅　168
白木通　103
白木香　279
白屈菜　170
白术　163
白头翁　164
白薇　176
白鲜　175
白芷　165
百合　204
斑地锦　197

半边莲　183
半夏　185
半枝莲　184
暴马丁香　566
北苍术　249
北马兜铃　81
北乌头　358
北细辛　350
荜茇　356
蓖麻　537
扁茎黄芪　277
萹蓄　519
蝙蝠葛　157
扁豆　173
滨蒿　361
槟榔　555
播娘蒿　517
薄荷　572
补骨脂　282

C

彩绒革盖菌　97
苍耳　250
草豆蔻　359
草果　360
草麻黄　495
草珊瑚　338
侧柏　327
柴胡　433

长柄扁桃　314
长叶地榆　195
常山　486
朝鲜淫羊藿　508
车前　113
柽柳　201
匙叶小檗　15
匙叶翼首草　578
齿叶扁桃核木　564
赤芝　283
臭椿　543
川贝母　54
川赤芍　242
川党参　437
川楝　63
川木香　50
川牛膝　59
川芎　61
川续断　511
穿龙薯蓣　413
穿心莲　414
垂盆草　324
垂序商陆　501
刺儿菜　75
刺五加　311
粗茎鳞毛蕨　512
粗茎秦艽　418

D

大高良姜　236
大花红景天　237
大戟　341
大麻　125
大马勃　79
大三叶升麻　118
大头典竹　218
大血藤　23
大叶钩藤　392
大叶紫珠　22
丹参　123
单叶蔓荆　550
淡竹　219
淡竹叶　509
当归　209
党参　435
刀豆　8
灯笼草　503
灯心草　228
地丁草　301
地丁树　583
地枫皮　190
地肤　191
地黄　193
地锦　196
地榆　194
滇黄精　473
颠茄　573

二、基原拉丁学名索引